Ungeschminkt
Kosmetik nach Lernfeldern

Band C

von

Ingrid Hartmann
Angelika Kaluza
Renate Raptis
Brigitte Stelle

mit Beiträgen von

Birgit Bassus
Doris Maaß
Prof. Dr. Hans-Michael Ockenfels
Alexandra Lea Weinberg
Stefanie Westerweller

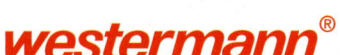

westermann®

Vorwort

Der Band C des Lehrwerkes „Ungeschminkt – Kosmetik nach Lernfeldern" komplettiert die Lehrwerkreihe und bietet einen umfangreichen Überblick mit fachvertiefenden Ausführungen zu den vielfältigen Behandlungsmöglichkeiten im Bereich der Körperkosmetik.

Mit diesem Band erhalten Sie:
- Einblicke in das Pflegen und Gestalten von Händen und Nägeln (Maniküre, LF 4)
- Informationen über und für „flotte Füße" und deren Pflege (Pediküre, LF 8)
- Kenntnisse bez. der wohltuenden Wirkungen von kosmetischen Ganzkörpermassagen (zweiter Teil des LF 6)
- Was Sie über Haltung und Entspannung als unterstützende Maßnahmen kosmetischer Behandlungen wissen sollten (zweiter Teil des LF 10).
- „Summa summarum und Simsalabim ..." – oder wie Sie mit vielen kleinen kosmetischen Spezialbehandlungen Ihre Kunden verschönern und glücklich machen können (LF 11).

Wir hoffen, auch dieses Buch ist uns so weit gelungen – wir freuen uns aber trotzdem wieder auf Ihre konstruktive Kritik.

Viel Spaß wünscht Ihnen
Ihr Autorenteam Kosmetik

PS: Wir stellen uns Ihnen am Ende des Buches kurz vor.

---

3. Auflage, 2011
Druck 1, Herstellungsjahr 2011

© Bildungshaus Schulbuchverlage
Westermann Schroedel Diesterweg
Schöningh Winklers GmbH, Braunschweig
www.westermann.de

Lektorat: Birgit Bassus, Rödermark
Redaktion: Heidrun Kreitlow
Satz: PER Medien+Marketing GmbH, Braunschweig
Druck und Bindung: westermann druck GmbH, Braunschweig

ISBN 978-3-8045-**5844**-1

Auf verschiedenen Seiten dieses Buches befinden sich Verweise (Links) auf Internet-Adressen.
Haftungshinweis: Trotz sorgfältiger inhaltlicher Kontrolle wird die Haftung für die Inhalte der externen Seiten ausgeschlossen. Für den Inhalt dieser Seiten sind ausschließlich deren Betreiber verantwortlich. Sollten Sie bei dem angegebenen Inhalt des Anbieters dieser Seite auf kostenpflichtige, illegale oder anstößige Inhalte treffen, so bedauern wir dies ausdrücklich und bitten Sie, uns umgehend per E-Mail unter www.westermann.de davon in Kenntnis zu setzen, damit der Verweis beim Nachdruck gelöscht wird.

Das Werk und seine Teile sind urheberrechtlich geschützt. Jede Nutzung in anderen als den gesetzlich zugelassenen Fällen bedarf der vorherigen schriftlichen Einwilligung des Verlages. Hinweis zu § 52 a UrhG: Weder das Werk noch seine Teile dürfen ohne eine solche Einwilligung gescannt und in ein Netzwerk eingestellt werden. Dies gilt auch für Intranets von Schulen und sonstigen Bildungseinrichtungen.

Lernfeld 4
Pflegen und Gestalten der Hände und Nägel ... 9

1 Bedeutung der Maniküre ... 10

2 Aufbau und Funktion von Hand und Nagel ... 13
   2.1 Skelett, Sehnen und Muskulatur ... 13
   2.2 Aufbau und Funktion der Nägel ... 16
   2.3 Nagelanomalien und Nagelerkrankungen ... 17

3 Planung und Ablauf einer klassischen Maniküre ... 23
   3.1 Das Kundengespräch ... 25
   3.2 Aufbau des Arbeitsplatzes ... 27
   3.3 Nagellack und Co. ... 28
   3.4 Möglicher Ablauf einer Maniküre ... 31
   3.5 Kosmetische Behandlung von Nagelanomalien ... 38

4 Kosmetische Handpflegebehandlungen ... 43
   4.1 Handpeeling ... 44
   4.2 Handpackung und Paraffinbad ... 46
      Exkurs: Spezielles Handpflege-Behandlungsangebot ... 48
   4.3 Handschutz- und Handpflegeempfehlungen ... 49
      Exkurs: Handcreme gleich Creme? ... 50
   4.4 Handgymnastik ... 52

5 Nagelmodellage und Nageldesign ... 55
   5.1 Indikationen der Nagelmodellage ... 55
   5.2 Nagelmodellagetechniken ... 56
      5.2.1 Anbringen eines künstlichen Fingernagels *(Tip)* ... 58
      5.2.2 Arbeiten mit Modellagematerialien ... 60
      Exkurs: *French Manicure* ... 64
   5.3 Nageldesign ... 65

Lernfeld 8
Pflegen und Gestalten der Füße und Nägel ... 67

1 Anatomie der Füße ... 68
   1.1 Knochen und Gelenke ... 68
   1.2 Fußgewölbe und Bänder ... 71
   1.3 Die Fuß- und Unterschenkelmuskulatur ... 72
   1.4 Nerven und Gefäße ... 76

2 Statik und Fehlstatik des Fußes (Deformationen) ... 79
   2.1 Was ist Statik? ... 79
   2.2 Fehlstatik und Umbau ... 79
   2.3 Fußdeformationen ... 82

3 Haut am Fuß ... 87
- 3.1 Die Fußsohlen ... 87
- 3.2 Die Haut am Fußrücken ... 89
- 3.3 Hautveränderungen am Fuß ... 90
  - 3.3.1 Übermäßige Verhornung ... 90
  - 3.3.2 Hornhautfehlbildungen ... 91
  - 3.3.3 Hühneraugen ... 95
- 3.4 Kosmetische Behandlung von Hornhautveränderungen am Fuß ... 98
  - 3.4.1 Chemische Behandlungsmethoden ... 98
  - 3.4.2 Mechanische Behandlungsmethoden ... 99
  - 3.4.3 Behandlung von Hühneraugen ... 104

4 Die Nägel der Füße und Fußnageldeformitäten ... 109
- 4.1 Aufbau und Funktion der Fußnägel ... 109
- 4.2 Fußnageldeformitäten und deren kosmetische Behandlung ... 112
- Exkurs: Fußnagelmodellage ... 118

5 Kosmetische Fußbehandlung (Pediküre) ... 121
- 5.1 Aufgaben der Pediküre ... 121
- 5.2 Arbeitsplatz und Arbeitsmittel ... 122
- 5.3 Vorbereitungen und Fußbefundung ... 123
- Exkurs: Kosmetische Fußberatung ... 127
- 5.4 Die einzelnen Arbeitsschritte ... 131
  - 5.4.1 Das Nagelschneiden ... 132
  - 5.4.2 Schleifen und Polieren ... 134
  - 5.4.3 Fußhautpflege ... 136
  - 5.4.4 Fußnagellacken ... 140
- Exkurs: Mobile Fußpflege – kleines Institut auf Rädern ... 141

6 Fußmassagen ... 143
- 6.1 Ausführen einer Fußmassage ... 144
- 6.2 Selbstmassage am Fuß ... 146
- 6.3 Fußreflexmassage ... 147
- 6.4 Fußreflex-Eigenmassage ... 151

7 Fußgymnastik ... 154

Anhang: Fußparty – Warum nicht Fußpflege mal anders? ... 158
Anhang: Muster-Hygieneplan (Pediküre) ... 160

Teil des Lernfeldes 6
Anwenden von kosmetischen Massagen (Körpermassage) 161

1 Kosmetische Ganzkörpermassage.. 162
    1.1 Allgemeines über die kosmetische Ganzkörpermassage 162
    1.2 Wirkungen einer kosmetischen Ganzkörpermassage 164
    1.3 Massageberatung und Kontraindikationen 166
    1.4 Risiken einer nicht sachgemäß ausgeführten kosmetischen Ganzkörpermassage 168

2 Anatomie des menschlichen Körpers 170
    2.1 Die Knochen des Menschen... 170
    2.2 Die Muskulatur des Menschen 175
        2.2.1. Schultergürtel- und Schultermuskulatur 175
        2.2.2. Armmuskulatur 179
        2.2.3. Rumpfmuskulatur 182
        2.2.4. Beinmuskulatur 184
    2.3 Das Nervensystem des Menschen 187
    2.4 Das Blutgefäßsystem des Menschen 189
    2.5 Das Lymphgefäßsystem des Menschen 192

3 Massagevorbereitungen 195
    3.1 Vorbereitung des Massageraumes 195
    3.2 Eigene Vorbereitung auf die kosmetische Ganzkörpermassage 197
    3.3 Vorbereitung des Kunden 198
    3.4 Massagemittel... 199
    3.5 Allgemeine Massageregeln 200

4 Ablauf einer kosmetischen Ganzkörpermassage 202
    4.1 Grundlegende Massagegriffe und ihre Wirkungen 202
    4.2 Griffe der kosmetischen Ganzkörpermassage 207
        4.2.1 Griffe für die Unterschenkelrückseite 208
        4.2.2 Griffe für die Oberschenkelrückseite 209
        4.2.3 Griffe für den Rücken 210
        4.2.4 Fußmassage 213
        4.2.5 Griffe für die Unterschenkelvorderseite 215
        4.2.6 Griffe um das Knie 216
        4.2.7 Griffe für die Oberschenkelvorderseite 216
        4.2.8 Griffe für den Oberkörper (Vorderseite) 217
        4.2.9 Handmassage 221
        4.2.10 Griffe für die Unterarme 222
        4.2.11 Griffe für die Oberarme 223
        4.2.12 Griffe für die Handflächeninnenseite 224
        4.2.13 Griff für die Unter- und Oberarminnenseite 225
        Exkurs: Kopfmassage 226

5 Besondere Massagearten 228
    5.1 Aromaölmassage... 228
    5.2 Edelsteinmassage 229
    5.3 *Herbal Stamp*- oder Kräuterstempelmassage 230
    5.4 *Hot Stone* Massage 231

5.5	*Garshan*-Massage...	231
5.6	*Ayurveda*-Massage und Synchronmassage............................	232
5.7	Klang- oder Klangschalenmassage..................................	234
5.8	*Shiatsu*..	234
	Exkurs: Verwendung von Ohrkerzen.................................	236

6	**Apparative Methoden der kosmetischen Ganzkörpermassage**.........	**238**
6.1	Pneumatische Massage...	239
6.2	Ultraschall...	240
6.3	Mechanische Vibrationsmassage....................................	242
6.4	Strombehandlungen..	243

Teil des Lernfeldes 10
Haltung und Entspannung.. 247

1	**Aufbau des Halteapparates**.....................................	**248**
1.1	Bedeutung von Wirbelsäule und Bandscheiben.......................	248
1.2	Muskulatur für Haltung und Bewegung..............................	251
2	**Haltungsgrundlagen**..	**253**
2.1	Das richtige Sitzen..	253
2.2	Der aufrechte Stand..	256
2.3	Bücken, Heben und Tragen...	257
2.4	Entspanntes liegen...	258
3	**Training**...	**262**
3.1	Mobilisation..	262
3.2	Kräftigung (dynamische und isometrische Übungen).................	264
	3.2.1 Trainingsgestaltung.......................................	264
	3.2.2 Aktives Rückentraining für Hals- und Brustwirbelsäule.....	266
	3.2.3 Kräftigung der gesamten Rückenmuskeln.....................	268
	3.2.4 Aktives Training für die Bauchmuskeln.....................	269
	3.2.5 Kräftigung von Oberschenkeln, Hüftbereich, Gesäß – „Anti-Cellulite-Training".....	271
3.3	Ausdauertraining..	272
	3.3.1 Bedeutung von Ausdauertraining............................	272
	3.3.2 Geeignete Ausdauersportarten..............................	274
3.4	Dehnung *(Stretching)*...	275
4	**Entspannung und Entspannungsübungen**...........................	**279**
4.1	Progressive Muskelentspannung nach Jakobson......................	282
4.2	Autogenes Training...	284
4.3	Weitere Methoden der Entspannung.................................	285
	Exkurs: Geruchssinn..	287
5	**Atmung und Atemübungen**..	**290**
5.1	Die „richtige" Atmung..	291
5.3	Atemübungen..	292

Lernfeld 11
Kosmetische Spezialbehandlungen 295

1 Kosmetische Bestrahlungen 296
    1.1 Tiefenwärmeanwendungen mit Licht 297
    1.2 UV-Lichtanwendungen 298
        Exkurs: Licht heilt – moderne dermatologische Fototherapie 299
        1.2.1 Naturlicht-/Helio-Therapie 303
        1.2.2 Solarium 304
    1.3 Farblichtbehandlungen 306
        1.3.1 Farbwahrnehmung 306
        1.3.2 Farbmischgesetze 307
        1.3.3 Farbwirkungen 308
    1.4 Laseranwendungen (und Lasertherapien) 311
        1.4.1 Einsatzmöglichkeiten verschiedener Lasersysteme 313
        1.4.2 Umgang mit dem Laser 317
        1.4.3 Kontraindikationen und Nebenwirkungen 318

2 Kosmetische Wasserbehandlungen 320
    2.1 Wärme und Kälte 323
        Exkurs: Saunaanwendung 325
    2.2 Kosmetisches Baden und Duschen 326
    2.3 Sprayanwendungen 330
    2.4 Dampfanwendungen 331
    2.5 Kosmetische Wickel und Auflagen 333
    2.6 Salz- und Thermalwasseranwendungen 337
    2.7 Wasser und Wellness 340

3 Kosmetische Haarentfernung 343
    3.1 Haarentfernungsmethoden 344
    3.2 Das Haar 345
        3.2.1 Die Aufgaben des Haares 345
        3.2.2 Haarwachstum 346
        3.2.3 Haarwachstumsstörungen 347
    3.3 Kundenberatung und Vorbereitungen für eine Depilation 348
        3.3.1 Vorbereitung des Arbeitsplatzes 349
        3.3.2 Vorbereitung der Kundin/des Kunden 350
    3.4 Technik der Wachsenthaarung 351
    3.5 Weitere Depilationsmethoden 357
    3.6 Chemische Mittel 359
    3.7 Methoden der dauerhaften Haarentfernung 360
        3.7.1 Elektroepilation 360
        3.7.2 Dauerhafte Haarentfernung per Fotoepilation 364

4 Kosmetische Cellulitebehandlungen 372
    4.1 Was ist Cellulite? 372
    4.2 Ursachen und Auslöser 373
    4.3 Kosmetische Behandlungsmöglichkeiten 377
        4.3.1 Anti-Cellulitemittel 378
        4.3.2 Manuelle kosmetische Cellulitebehandlungen 380
        4.3.3 Apparative und spezielle Cellulitebehandlungen 382

5	**Manuelle Lymphdrainage**	388
	5.1 Unterschiede zur Körpermassage	390
	5.2 Grundgriffe der Ganzkörper-ML	391
	5.3 Abfolgen manueller Lymphdrainagen	393
	5.4 Indikationen und Kontraindikationen	397

Bildquellenverzeichnis	401
Autoren	402
Sachwortverzeichnis	404

Redaktionelle Elemente:

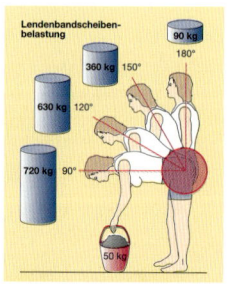

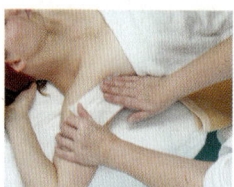

Fotos und Grafiken werden Ihnen helfen mit unseren Lerninhalten auch optisch Kontakt zu halten.

Extrakt

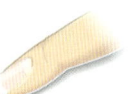

Denkanstöße, Tipps und Extrakte stellen inhaltlich den eher praktischen Teil dar und außerdem weisen sie auf eventuell vermeidbare Fehler hin, die wir bereits „hinter uns" haben.

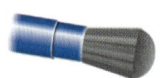

Texte, Merksätze und Aufgabenblöcke stellen den theoretischen Teil des Lehrstoffes dar.

Exkurse ermöglichen Ihnen den Blick „über den Tellerrand" – hin zu spezialisierten oder verwandten Fachgebieten und Disziplinen.

Peripherie Fremdsprachliche und andere wichtige Begriffe finden Sie auf der Buchseite am Rand gedruckt zum schnelleren (Wieder-)Finden.

Pflegen und Gestalten der Hände und Nägel

LF 4

Unsere Hände sind ein wichtiges Werkzeug. Bewegliche Finger und die seitliche Daumenstellung (Gegenüberstellbarkeit des Daumens) ermöglichen es uns, die Hand vielfältig einzusetzen.

Mit den Händen können wir einen Presslufthammer bedienen, einen Teig anrühren, Klavier spielen oder auch eine Hand- und Nagelpflege durchführen.

Außer der Werkzeugfunktion benutzen wir die Hände zum Tasten und Fühlen. Wir gestikulieren mit den Händen und unterstützen damit die Aussage unserer Worte. Manchmal versteht man Gesten sogar besser als Worte.

Kaum eine Hautpartie wird so stark beansprucht wie die der Hände. Sie sind meist ungeschützt und den äußeren Einflüssen wie z. B. Wasser, Wind, Wärme und Kälte und Reinigungsmitteln ausgeliefert. Daher sieht man den Händen auch besonders deutlich das Alter an. Wie gepflegt Hände und Nägel sind, ist für viele Menschen ein Kriterium, um den anderen zu beurteilen.

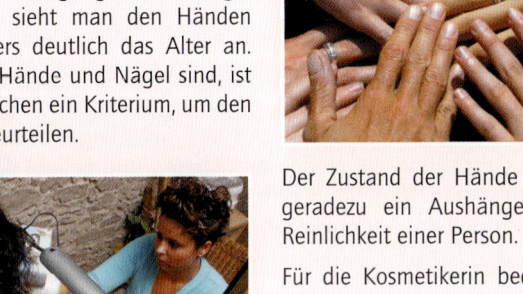

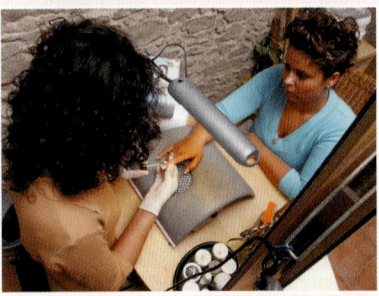

Der Zustand der Hände und Nägel ist geradezu ein Aushängeschild für die Reinlichkeit einer Person.

Für die Kosmetikerin bedeutet das bei der Pflege von Hand und Nagel kompetent zu helfen und mit dem Aussehen der eigenen Nägel ihr handwerkliches Können zu demonstrieren. Unter dem Begriff „Pflegen" wird die kosmetische Behandlung von Hand und Nägeln verstanden.

Pflegen und Gestalten der Hände und Nägel
1. Bedeutung der Maniküre
2. Aufbau und Funktion von Hand und Nagel
3. Planung und Ablauf einer klassischen Maniküre
4. Kosmetische Handpflegebehandlungen
   Exkurse: Spezielles Handpflege-Behandlungsangebot
   Handcreme gleich Creme?
5. Nagelmodellage und Nageldesign
   Exkurs: French Manicure

Pflegen und Gestalten der Hände und Nägel – LF 4

1 Bedeutung der Maniküre

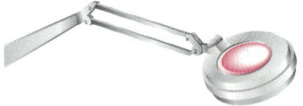

Tom und Nina sind befreundet und treffen sich zufällig auf der Straße. Nina ist auf dem Heimweg. Sie kommt von der Schule, wo sie gerade eine Ausbildung zur Kosmetikerin begonnen hat. Tom möchte eine Versicherungslehre machen.

Nina: „Hallo Tom, man erkennt dich ja gar nicht wieder, wieso trägst du Anzug und Krawatte, sonst sind doch nur Jeans angesagt?" Tom macht ein trauriges Gesicht: „Ach, heute ist nicht mein Tag. Ich war gerade zum Vorstellungsgespräch bei einer Versicherung. Eigentlich hatte ich gedacht, meine Chancen wären ganz gut, aber dann hat man mich doch nicht genommen. Eigentlich weiß ich nicht, warum." Nina: „Aber Tom, hast du dir mal deine Hände und Nägel angesehen? Deine Hände sind ganz rissig und da sitzt ja noch das Motoröl von deinem Motorrad unter den Nagelrändern. Außerdem sind alle Nägel ungleich abgebrochen. Da musst du etwas ändern, denn andere Leute achten darauf." Tom: „Ich habe aber für so etwas kein Talent!" Nina: „Komm nachher einfach zu mir, da mache ich eine Maniküre – die habe ich gerade in der Schule gelernt."

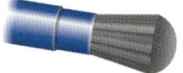

Die Pflege und Gestaltung der Hände und Fingernägel nennt man Maniküre.

manus, cura

Der Begriff der Maniküre setzt sich zusammen aus den lateinischen Wörtern *manus* = Hand und *cura* = Sorge.

Zur klassischen Maniküre, wie sie von Ihnen als Kosmetiker angeboten wird, gehört immer ein angenehm temperiertes und mit Pflegezusätzen bestücktes **Nagelbad**, die **Gestaltung der Nägel mit Scheren und Feilen**, die **Pflege von Nagel, Nagelbett und Nagelhaut mit Ölen und Cremes**, die **Massage der Hände** und eventuell das **Lackieren der Nägel**.

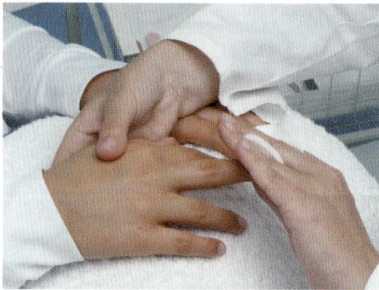

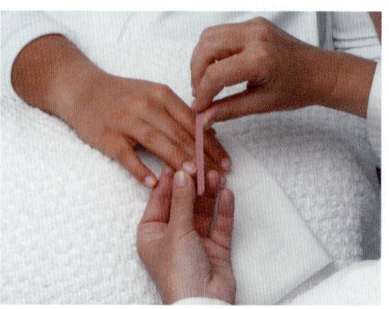

Abb. 1.1a und b: Szenen der Maniküre

Zu jeder Maniküre gehört auch ein **Beratungsgespräch**. Jedem Kunden wird der aktuelle Haut- und Nagelzustand erklärt, Probleme werden erläutert und Lösungsmöglichkeiten vorgestellt. Auch auf die Flexibilität (Beweglichkeit) und Durchblutung der Hände kann Bezug genommen werden, indem Sie Übungen zur **Handgymnastik** zeigen. Sie können Produkte zur Heimpflege von Händen und Nägeln anbieten und Ihrem Kunden verkaufen.

Als **erweitertes Pflegeprogramm** können die **Hände oder die kompletten Arme** mitbehandelt werden. Hautzustände wie Trockenheit, Rissigkeit, Fältchen, Verhornungen, Sonnenschäden oder Altersflecken werden mit Spezialprodukten gezielt kosmetisch behandelt.

Hierzu gehören in der Regel verschiedene Peelings, die die Haut glätten und aufnahmefähiger machen. Wickel oder Packungen können der Haut Pflegestoffe zuführen und sie je nach Bedarf straffen, durchbluten, beruhigen, durchfeuchten oder mit Wirkstoffen versorgen.

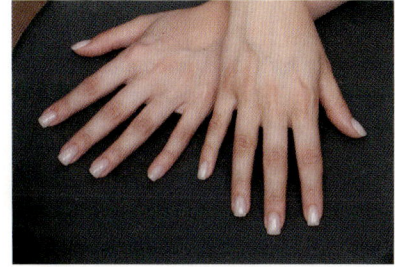

Abb. 1.2:
Manikürte Hände

Haben Sie als Kosmetiker neben der klassischen Maniküre-Ausbildung die **Qualifikation zur Durchführung von Nagelmodellagen,** können Sie sich Nagelmodellist, *Nagel-Stylist, Nail-Artist* oder *Nail-Designer* nennen. Ihr Tätigkeitsfeld erweitert sich dann auf die Anbringung von Nagelverstärkungen oder künstlichen Nägeln. Zum **Nageldesign** gehört dann ebenfalls das Auftragen von Speziallacken und das Anbringen von Verzierungen wie Strass, Tattoos oder Farbmustern.

Kleine Geschichte

Ein Blick in die Vergangenheit zeigt, dass die Hand- und Nagelpflege in allen Hochkulturen (in der Zeit von 3 000 vor bis 500 nach Christus) – wie zum Beispiel von Ägyptern, Griechen und Römern – praktiziert wurde.

Vor allem der reichen Oberschicht war die Körperpflege sehr wichtig und dazu gehörten gepflegte Hände und Nägel. Sie wurden gesalbt, beduftet und die Nägel geformt und gefärbt. Bildliche Darstellungen, schriftliche Überlieferungen und Funde aus Grabbeigaben belegen dies. Je nach Kulturkreis wurden damals – und werden heute (wie etwa bei den Beduinen oder den Indern) – zur Verschönerung und aus rituellen Gründen, etwa zur Hochzeit, die Hände und Nägel mit Pflanzenstoffen wie *Henna* gefärbt und bemalt.

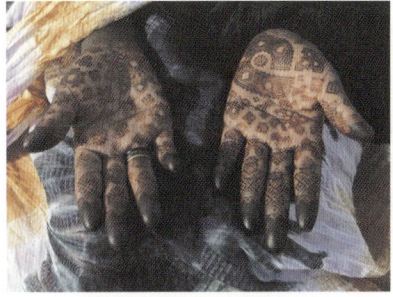

Abb. 1.3:
Hennahände

Henna

Über die Hand- und Nagelpflege ist im weiteren Verlauf der Geschichte nicht sehr viel berichtet worden. Generell kann jedoch behauptet werden, dass immer dann, wenn ein Volk intensive Körperpflege und Kosmetik betrieben hat, die Hand- und Nagelpflege dazugehörte. War die Nagelpflege im Allgemeinen bei einem Großteil der Bevölkerung nicht immer selbstverständlich, wurde sie jedoch in der Regel von der Oberschicht einer Gesellschaft praktiziert. Dazu gehörte neben dem Feilen der Nägel und dem Polieren auch das Pflegen mit Duftölen.

Im Mittelalter (ca. 500 bis 1 500 nach Christus) gab es anfänglich eine vom gesamten Volk praktizierte Badekultur, die noch von den Römern stammte. Der in den Badehäusern beschäftigte Bader sorgte nicht nur für Bäder und Massagen, versorgte Hühneraugen und Zähne, sondern war auch zuständig für die Hand- und Nagelpflege. Durch die Ausbreitung des Christentums wurde die öffentliche gemeinsame Körperpflege als heidnisch dargestellt und verurteilt. Eingeschleppte Krankheiten und Seuchen durch die Völkerwanderung führten dazu, dass die Menschen Angst vor Ansteckung hatten und die Badehäuser mieden. Das Interesse an einem gepflegten Äußeren und somit auch an der Hand- und Nagelpflege ließen beim Volk nach.

Die Angst vor Wasser (man dachte, Wasser dringe durch die Poren in den Körper und verunreinige ihn) hielt weiter an. Zu Zeiten der Renaissance (1450 – 1600), des Barock (1600 – 1720) und des Rokoko (1720 – 1789) wurde nicht gebadet, nur geschminkt, gepudert und beduftet. Somit beschränkte sich auch die Hand- und Nagelpflege auf ein Minimum, musste sie doch ohne Handbad und Waschprodukte auskommen. Ab 1800 traten Wasseranwendungen und Bäder wieder in den Alltag des Volkes und auch die Nagelpflege wurde wieder aktueller und gründlicher.

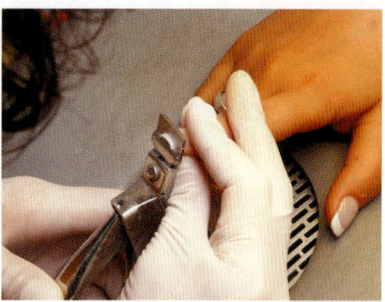
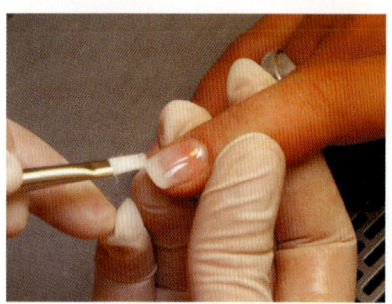

Abb. 1.4 a und b: Szenen der Nagelmodellage

An der zeitlichen Entwicklung lässt sich feststellen, dass neben der Pflege des Nagels auch die Verschönerung durch Lacke und Farben intensiviert wurde. Heute ist es möglich, die Nägel durch Acryl-, Gel- oder **Kunstnägel** *(tips)* haltbarer und gleichmäßiger zu gestalten. Was ursprünglich als eine Hilfe für kranke oder schadhafte Nägel gedacht war, entwickelte sich zu einer Modeerscheinung. Aufgrund der großen Nachfrage entstand der Beruf der **Nageldesignerin**. Sie gibt den Nägeln eine neue Oberfläche und verschönert diese mit Farb- und Dekorationselementen (➜ Kapitel 5).

> *Haben Sie schon einmal eine Nagelmodellage bei sich durchführen lassen?*

Um die Pflege und Gestaltung der Hände und Nägel fachkompetent durchführen zu können, benötigt die Kosmetikerin ein vielfältiges Wissensspektrum: sie beherrscht Arbeitsabläufe und Techniken einer Hand- und Nagelpflege, Instrumente, Geräte und Werkzeuge werden professionell eingesetzt, ebenso die kosmetischen Präparate, deren Inhaltsstoffe und Wirkung sie kennt. Da die Kosmetik ein Hygieneberuf ist, kennt die Kosmetikerin die Hygieneverordnung und wendet diese für sich und ihren Arbeitsbereich an (Hygieneplan ➜ Ende Kapitel 3). Bei der Reinigung ihrer Wäsche, hinsichtlich Wasserverbrauch und dem Umgang mit Reinigungsmitteln sowie der Entsorgung von Abfällen richtet sie sich nach den Umweltschutzbestimmungen und sie beachtet bei ihrer Tätigkeit Unfall- und Arbeitsschutzmaßnahmen (➜ Band A, LF 1, Kapitel 4.5). Kenntnisse aus den Bereichen der Anatomie, Physiologie und Dermatologie (➜ Band A, LF 2, Kapitel 1) sind unerlässlich. Auch wenn krankhafte Veränderungen nicht in den eigentlichen Behandlungsbereich der Kosmetik gehören, ist es wichtig, diese zu erkennen.

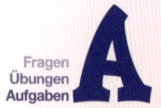

Fragen Übungen Aufgaben

1. Warum ist unsere Hand als Werkzeug so vielfältig einzusetzen (➜ Einleitung)?
2. Wozu benutzen wir unsere Hände?
3. Was sind die Aufgaben der klassischen Maniküre?
4. Welche Tätigkeit verrichtet der Nageldesigner?
5. Benötigt ein Kosmetiker Kenntnisse der Dermatologie, um eine Nagelpflege durchzuführen, und wenn ja, warum?

2 Aufbau und Funktion von Hand und Nagel

Nina hat ihren Freund Tom zu Besuch. Er klagt darüber, dass seine Nägel seit einiger Zeit immer einreißen und splittern. Nina schaut sich die Nägel genauer an: „Das nennt man Nagelspliss, Tom. Deine Nagelplatte ist ganz trocken und spröde. Sie braucht dringend Fett und Feuchtigkeit." Tom: „Ich verstehe gar nicht, wie es zu diesem Nagelspliss kommen konnte."

Im weiteren Gespräch stellt sich heraus, dass Tom neuerdings sein Taschengeld durch einen Job im Bistro aufstockt. Hier arbeitet er meist hinter der Theke und spült die Gläser. Nina: „Aha, das Wasser und die Spülmittel trocknen deine Haut und Nägel aus. Obwohl die Nagelplatte und die oberste Hautschicht aus ‚toten Zellen' bestehen, kannst du beide mit etwas Pflege geschmeidig halten und glätten. Jetzt benutzt du erst einmal regelmäßig mein Nagelöl und cremst deine Hände jeden Abend nach der Arbeit ein."

2.1 Skelett, Sehnen und Muskulatur

Unser Bewegungssystem besteht aus Knochen, Muskeln, Sehnen und Bändern (→ Band A, Grundlagen-Lexikon).

An den Knochen sitzen die Muskeln, die als aktive Elemente Arbeit verrichten. Über Sehnen sind die Muskeln an die Knochen angeheftet. An manchen Stellen des Körpers sind die Knochen aus Stabilitätsgründen direkt mit Bändern untereinander verknüpft.

Die Hand des Menschen ist ein sehr bewegliches und daher kompliziert aufgebautes Greiforgan. Betrachtet man nur die knöchernen Strukturen der Hand, so gliedert sie sich in Handwurzel, Mittelhand und Finger.

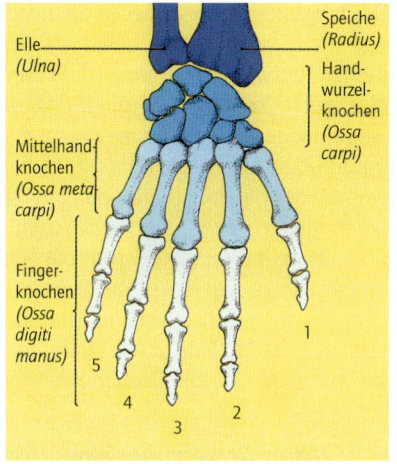

Abb. 2.1: Skelett der Hand

Die Handknochen werden in Handwurzelknochen, Mittelhandknochen und Fingerknochen gegliedert.

Die Handwurzel besteht aus acht Handwurzelknochen, die in zwei Reihen angeordnet und durch Bänder miteinander verbunden sind. Kahnbein und Mondbein bilden zusammen mit Speiche bzw. Elle das Handgelenk.

Die fünf Mittelhandknochen sind Röhrenknochen. Gelenkflächen an beiden Enden, d. h. zur Handwurzel und zu den Fingerknochen hin, sorgen für eine Verbindung untereinander. Die Verbindung zwischen dem Mittelhandknochen des ersten Fingers (Daumen) und der Handwurzel ist ein Sattelgelenk (Daumenwurzelgelenk). Der Daumen kann durch dieses Gelenk den anderen Fingern gegen-

übergestellt werden. Aus dieser Position heraus ist es möglich, mit der Hand zu greifen und festzuhalten. Durch straffe Bänder im Bereich der anderen Gelenke zwischen Mittelhand und Handwurzel sind diese fixiert und wenig beweglich.
(GELENKE, Gelenkformen und ihre Funktion sind in ➔ Band A, Grundlagen-Lexikon beschrieben.)

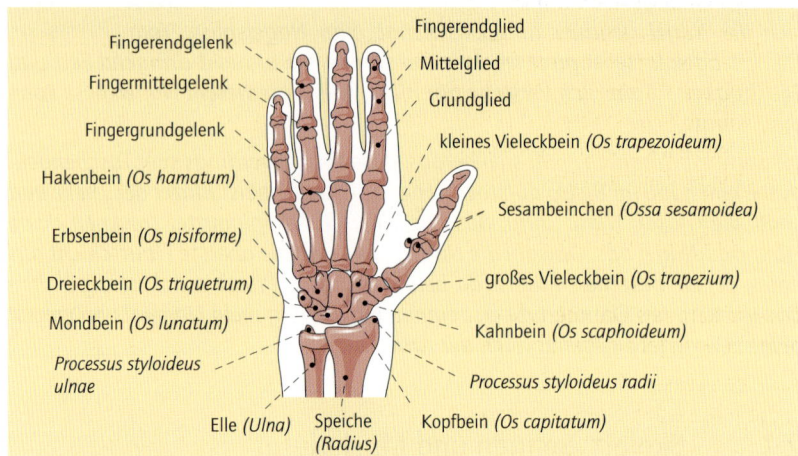

Abb. 2.2:
Knochen der Hand

Die Fingerknochen schließen an die Mittelhandknochen an. Sie bestehen jeweils aus drei Gliedern. Man nennt sie Grund-, Mittel- und Endglied. Der Daumen besitzt nur zwei Fingerglieder, das Grund- und Endglied. Diese Fingerglieder nennt man auch *Phalangen* (Einzahl: *Phalanx*). Einzelne kleine Gelenke verbinden die Fingerglieder untereinander. Entsprechend ihrer Lage werden die Gelenke in Fingergrundgelenke (Verbindung zwischen Grundgliedern und Mittelhandknochen), Fingermittelgelenke (Verbindung zwischen Grund- und Mittelgliedern) und Fingerendgelenke (Verbindung zwischen Mittel- und Endgliedern) unterteilt. Außer dem Daumengrundgelenk, das ein Scharniergelenk ist, sind alle anderen Fingergrundgelenke Eigelenke. Die Beweglichkeit des Daumens ist in diesem Bereich eine Beugung und Streckung. Die übrigen Finger können beugen, strecken und seitlich spreizen. Eine aktive Drehung ist nicht möglich, da dafür keine Muskulatur vorhanden ist. Die Drehung kann nur passiv erfolgen.

Phalangen, Phalanx

Phalanx
=
ein Fingerglied

Welche Handknochen können Sie von außen durch die Haut ertasten?

Die **Hand- und Fingermuskulatur** (Aufbau und Funktion von Muskulatur auch ➔ Band A, Grundlagen-Lexikon) hat ihren Ausgangspunkt zumeist in Bereichen des *distalen* (lat., körperfernen) Ober- bzw. Unterarms.

distalen

Die Bewegungen erfolgen willkürlich. Es gibt nur wenige Reflexe, wie z. B. das Wegziehen der Hand bei Berührung einer heißen Kochplatte (peripheres NERVENSYSTEM ➔ LF 6 oder Band A, Grundlagen-Lexikon). An dieser Bewegung sind viele Muskeln beteiligt.

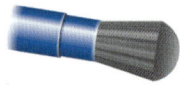

Für die Bewegung der Hand sind kräftige Muskeln vonnöten, die in der Hand selbst keinen ausreichenden Platz finden würden. Daher werden die Bewegungen der Hand zum größten Teil von Muskeln bewirkt, die vom Unterarm kommen.

Die **Unterarmmuskeln** werden entsprechend ihrer Aufgaben u. a. in Beuger *(Flexoren)* und Strecker *(Extensoren)* unterschieden.

Flexoren
Extensoren

Beispiel

Langer radialer Handstrecker *(M. extensor carpi radialis longus)*
Kurzer radialer Handstrecker *(M. extensor carpi radialis brevis)*
Ulnarer Handstrecker *(M. extensor carpi ulnaris)*
Radialer Handbeuger *(M. flexor carpi radialis)*
Ulnarer Handbeuger *(M. flexor carpi ulnaris)*
Oberer Fingerstrecker *(M. extensor digitorum superficialis)*
Unterer und oberer Fingerbeuger *(M. flexor digitorum profundus bzw. - superficialis)*
Langer und kurzer Daumenstrecker *(M. extensor pollicis longus bzw. - brevis)*
Langer Daumenabzieher *(M. abductor pollicis longus)*
Langer Daumenbeuger *(M. flexor pollicis longus)*

Die Muskeln des **Daumens** sind separat angeordnet, wodurch der Daumen den restlichen Fingern gegenübergestellt werden kann.

Am Ende dieser Muskeln befinden sich lange, dünne Sehnen, die an Hand und Fingern ansetzen. Damit durch häufiges Bewegen der Sehnen keine Reizung auftritt, sind sie von Sehnenscheiden umhüllt, die durch einen inneren Gleitfilm ein reibungsloses Gleiten möglich machen.

Die Sehnen, die für das Strecken der Finger verantwortlich sind, verlaufen entlang dem Handrücken, während die Sehnen der Fingerbeuger gebündelt durch einen von einem Halteband überspannten Kanal **(Karpaltunnel)** im Handwurzelbereich geführt werden und dann entlang der Handinnenflächen verlaufen.

Karpaltunnel

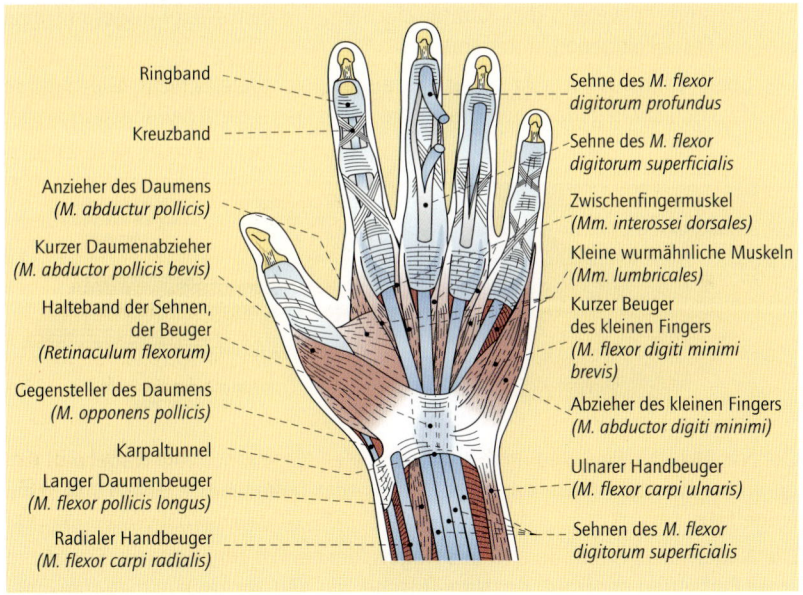

Abb. 2.3:
Muskeln, Sehnen und Bänder der Hand

Die an der Hand selbst befindliche Hand- und Fingermuskulatur ist in mehreren Muskelschichten angeordnet. Es gibt auch hier Beuger und Strecker, aber auch Abzieher/Abspreizer *(Abduktoren)* oder Anzieher *(Adduktoren)*, so genannte

Abduktoren
Adduktoren

Pflegen und Gestalten der Hände und Nägel – LF 4

Palmaraponeurose

kleine **wurmähnliche Muskeln** der Mittelhand, die einzelne Finger in den Grundgelenken beugen, aber in den Mittel- und Endgelenken strecken und viele Zwischenfingermuskeln. Sehnen haben Beuge- oder Streckfunktion. Bänder stabilisieren, bündeln und halten. Die Hohlhand (Handfläche) ist von einer festen Sehnenplatte *(Palmaraponeurose)* überspannt.

Das Zusammenspiel von Knochen, verschiedenen Gelenkarten, Muskeln, Sehnen und Bändern ermöglicht uns die vielfältige Bewegungsweise der Hand.

2.2   Aufbau und Funktion der Nägel

Die Nägel sind Anhangsgebilde der Haut. Sie haben verschiedene Funktionen:

Nagel = Hautanhangsgebinde

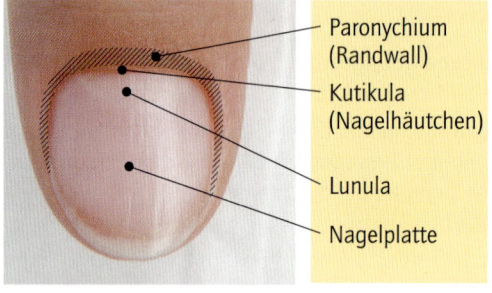

- Paronychium (Randwall)
- Kutikula (Nagelhäutchen)
- Lunula
- Nagelplatte

▸ Widerlager für die weichen Finger- und Zehenenden zur Unterstützung der Tastfunktion,
▸ Schutz der Endglieder von Finger und Zehen vor äußeren Einflüssen,
▸ Werkzeug zum Kratzen, Anheben usw.,
▸ Schönheitsmerkmal.

Abb. 2.4: Der Nagel

Der Nagel ist eine leicht gewölbte Hornplatte (Nagelplatte). Die **Nagelplatte** ist ca. 0,5 – 1 mm dick und zu zwei Dritteln mit dem Nagelbett verwachsen. Sie besteht aus stark verhornten (keratinisierten) Zellen, die fest miteinander verbunden sind. Es werden drei Keratinschichten, die dem Nagel insgesamt eine größere Festigkeit geben, unterschieden.

Die obere Längsfaserschicht bildet die äußere, sichtbare Schicht. Die mittlere Querfaserschicht liegt darunter. Die untere Längsfaserschicht befindet sich an der Basis der Nagelplatte.

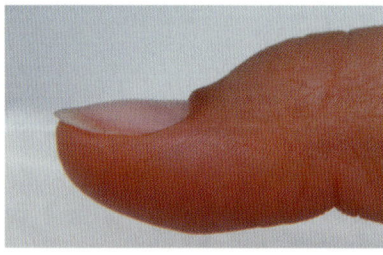
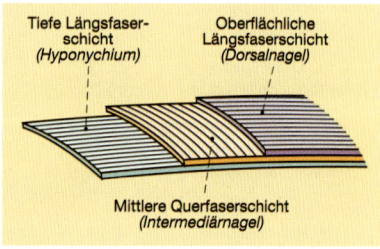

Abb. 2.5 a und b: Aufbau der Nagelplatte

Der Nagelkörper wird rundum (bis auf den freien Nagelrand) vom **Nagelwall** eingerahmt. Zwischen Nagelwall und Nagelkörper befindet sich eine Furche, die **Nagelfalz**.

Die Nagelwurzel ist ein Bereich des Nagels, der ca. 0,5 cm ausmacht. Sie sitzt in einer Einfaltung der Haut, der **Nageltasche**, die sich am körpernahen (proximalen) Nagelende befindet.

Hyponychium

Der freie Nagelrand ragt über die Finger- bzw. Zehenkuppe hinaus. Er kann durch bearbeiten, z. B. schneiden und feilen, eine spezielle Form erhalten. Der Hautbereich unter dem freien Nagelrand wird als *Hyponychium* bezeichnet.

Der Nagel besteht aus Nagelkörper, Nagelwurzel und freiem Nagelrand.

Die Unterlage der Nagelplatte ist das **Nagelbett**. Das Nagelbett ist stark durchblutet und scheint rosig unter der Nagelplatte durch. Der proximale Bereich ist heller und hat eine halbmondförmige Abgrenzung, die **Lunula** oder **Nagelmöndchen**. Dieser Bereich ist der sichtbare Teil der **Matrix** (Wachstumszone).

Nagelmatrix = Wachstumszone

Das so genannte Nagelhäutchen oder **Kutikula** ist ein blutgefäßfreies Epithel (→ Band A, LF 2, Kapitel 1.4.2), das sich von der Nageltasche aus auf die Nagelplatte schiebt. Die Kutikula schützt die Matrix vor dem Eindringen von Schmutz, Chemikalien und Bakterien.

Kutikula = Nagelhäutchen

Je nach Alter des Menschen, seinem Gesundheitszustand oder der jeweiligen Jahreszeit kann die Schnelligkeit des Nagelwachstums variieren. Durchschnittlich wächst der Nagel drei Millimeter pro Monat. Daher ist es erforderlich, ihn zu pflegen und in Form zu bringen. Das ist die Aufgabe der Kosmetik.

Ungepflegte Nägel haben z. B. Schmutzränder, ungleiche Nagellängen, sind abgerissen und/oder zeigen Nagellackreste.

> *Warum sollten die Nägel gepflegt werden?*

Es sind mehrere Gründe zu nennen:
- Ungepflegte Nägel wirken abstoßend und lassen auf mangelnde Hygiene und Sauberkeit schließen.
- Durch ungleiche und abgerissene Nägel können Sie sich selbst und anderen Verletzungen zufügen, indem Sie z. B. an der Kleidung hängen bleiben oder jemanden kratzen.
- Schmutzige Nägel erhöhen die Möglichkeit einer Infektion. Bakterien oder Pilze können dort in Ruhe gedeihen.

In welchen **Abständen eine Maniküre durchgeführt werden sollte,** hängt jedoch nicht nur vom Nagelwachstum ab. Maßgebend ist ebenfalls, wie schnell die Nagelhaut nachwächst und welchen Beanspruchungen der Nagel ausgesetzt ist, z. B. ob Garten- oder Schreibtischarbeit.

> Generell wird einmal pro Woche eine Handpflege empfohlen.

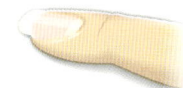

2.3 Nagelanomalien und Nagelerkrankungen

Es gibt krankhafte Nagelveränderungen, vor allem Pilzerkrankungen und bakterielle Infektionen, die nicht in den Behandlungsbereich einer Kosmetikerin gehören, sondern eine ärztliche Behandlung z. B. durch einen Dermatologen erforderlich machen.

Generell unterscheidet man **Nagelanomalien,** ein Fehlwachstum des Nagels, und **Nagelerkrankungen.** Diese sind entweder Folge einer inneren Erkrankung oder kommen durch Einwirkung äußerer Faktoren zustande, die letztlich krankheitsverursachend wirken und in der Konsequenz auch schädigend für den Nagel sind.

Nagelanomalie ≠ Nagelerkrankung

Die Kosmetikerin sollte in der Lage sein Hinweise auf eine Nagelerkrankung zu erkennen und den Kunden an den Dermatologen zu verweisen.

Sie dürfen Nagelanomalien und auch Nagelerkrankungen – wenn der Arzt keine andere Anweisung gibt – äußerlich pflegen (→ Kapitel 3.4).

Da vor jeder Maniküre eine Nagelbeurteilung steht, werden nachfolgend einige der häufigsten Nagelveränderungen erklärt.

Tab. 2.5 Nagelanomalien und Nagelerkrankungen

A Nagelplattenverformungen (Hohlnägel, Löffelnägel)
Der Nagel ist brüchig, dünn, mit gewölbter bzw. eingedellter Nagelplatte. Ursache können das Alter, aber auch Eisenmangel, Durchblutungsstörungen oder die Einwirkung von Chemikalien sein. (Abbildungen von Hohl- und Löffelnägeln am Fuß → LF 8, Kapitel 4.2.)

B Aufgesplitterte und/oder brüchige Nägel

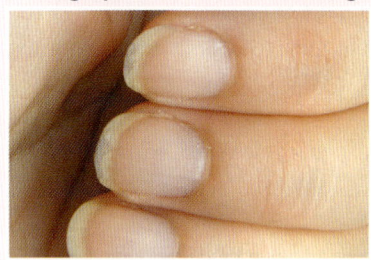

Abb.: Aufgesplitterter Nagel

Die Nagelplatte reißt vom freien Nagelrand her auf („Nagelspliss"). Gesplitterte, spröde, leicht brechende Nägel weisen auf Mangel an Vitamin B oder speziellen Eiweißstoffen oder auf Stoffwechsel- oder Hormonstörungen hin. Äußere Faktoren, wie Wasch- und Putzmittel, Nagellacke und acetonhaltiger Nagellackentferner sind jedoch Hauptursachen dafür, dass heute über 40 % aller Frauen „Nagelspliss" haben.

C *Onycholysis* – Ablösung der Nagelplatte

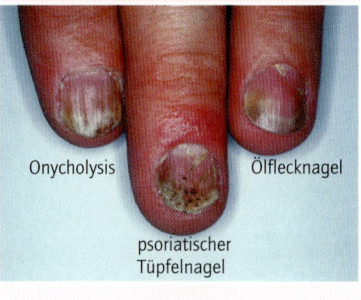

Onycholysis — Ölflecknagel — psoriatischer Tüpfelnagel

griech. *onycho* = Nagel

lat. *lysis* = Auf-, Ablösung

Abb.: Onycholysis, psoriatischer Tüpfel- und Ölflecknagel

Bei z. B. Psoriasis sind Nagelbett und Nagelplatte infolge einer Verhornungsstörung nicht mehr fest miteinander verbunden. Die Nagelplatte löst sich am Ende langsam ab (→ Band A, LF 2, Kapitel 4.7.1). Weitere Ursachen einer Nagelablösung können Infektionen, Nagelpilz sowie äußere Einflüsse sein: Tenside und Laugen in Reinigungsmitteln können die **Hornschichtlipide** heraus lösen → Band B, LF 3).

D *Onychodystrophie*

lat. *dystrophie* = Verdickung

Die Nagelplatte ist häufig dick und verformt, glanzlos und bröckelig. Die Onychodystrophie ist eine stoffwechselbedingte Nagelveränderung, die als Folge von Psoriasis oder einer Lungenerkrankung auftreten kann. Meist handelt es sich jedoch um eine angeborene Verhornungsstörung. Sie tritt häufiger beim Fuß- als beim Fingernagel in Erscheinung.

E Tüpfelnägel

Bei diesen ist die Nageloberfläche mit kleinen Dellen versehen. Wenige Tüpfel sind durchaus als normal zu bezeichnen. Nimmt die Tüpfelhäufigkeit zu, kann dies eine Folge von Psoriasis sein (➔ Abb. in Tabellenzeile C), aber auch durch Einnahme spezieller Medikamente hervorgerufen werden oder infolge einer Lokalinfektion sowie als Begleiterscheinung einer Vergiftung auftreten.

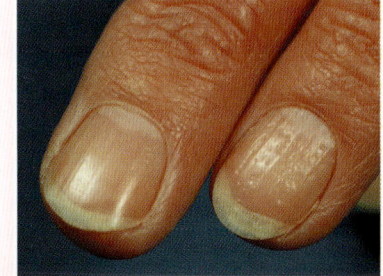

Abb.: Tüpfelnagel

F *Onychogryposis* – Krallennägel

Die Nägel sind hier krallenartig (lat. *grypos*, Kralle) verformt und oft verfärbt. Durch ein verlangsamtes Nagelwachstum ist die Nagelplatte besonders dick und hart. Ursache: Ein Teil der Fälle ist durch Erbfaktoren bedingt und wird durch Alter und Durchblutungsstörungen verstärkt. Diese Nageldeformation tritt häufiger an den Füßen als an den Händen auf. Zu enge Schuhe sind dafür der Grund. Die Abbildung zeigt zusätzlich einen Nagelpilz (➔ Tabellenzeile J).

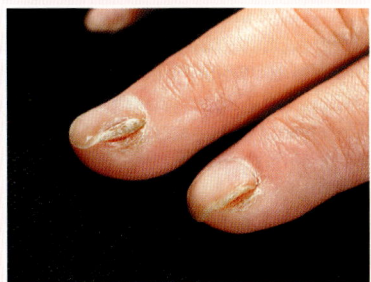

grypos

Abb.: Krallennägel mit Onychomykose

G Querfurchen, Querbänder des Nagels

Querfurchen oder -bänder können unterschiedliche Längen und Tiefen haben. Sie beruhen oft auf Durchblutungsstörungen des Nagelbettes bzw. der Nagelwurzel oder auf einer lokalen Entzündung oder Verletzung der Matrix. Sie können aber auch im Anschluss an innere Erkrankungen oder Vergiftungen, oder als Begleiterscheinungen von Hautkrankheiten auftreten. Empfehlung: Evtl. den Arzt konsultieren.

H Längsrillen

Nagelplatten mit Rillen in Längsrichtung können auf eine schlechte Magen-/Darmfunktion sowie Ernährungsstörungen hinweisen. Weitere Ursache kann eine punktuelle Schädigung der Matrix sein. Wenn zusätzlich das Nagelwachstum verlangsamt ist, wie es infolge von Durchblutungsstörungen oder als eine Alterserscheinung vorkommt, sind die Nägel zusätzlich rau und streifig.

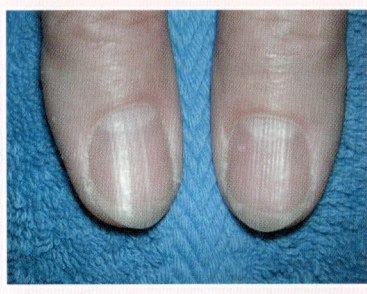

Abb.: Längsrillen

I Leukonychie – Weißfärbung der Nägel

griech. *leuko* = weiß

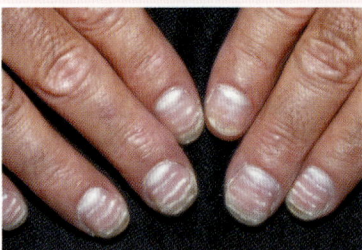

Abb.: Weißfärbung

Die Verfärbung kann verschieden groß, ihre Form variabel sein. Es handelt sich um die sicher am häufigsten vorkommende Nagelveränderung. Leukonychie tritt häufig während der Pubertät oder in den Wechseljahren auf, infolge hormoneller Umstellungsprozesse. Sie kann Zeichen für Eisen- und Kalziummangel sein. Die Ursache kann aber auch in einer Verletzung der Matrix liegen (z. B. wenn das Nagelhäutchen zu stark beschnitten wurde) oder angeboren sein (z. B. Störung der Blut-Eiweißzusammensetzung). Generell liegt ein Fehler im Aufbau des Nagelkeratins vor. Ob es sich bei der Weißfärbung auch um eingelagerte Luft handelt, ist nicht bewiesen.

J Gelb- bis Braun-Schwarzfärbung der Nägel durch Pilzbefall

Onychomykose

Sie wird als Nagelmykose (*Onychomykose* → Abb. in Tabellenzeile F) bezeichnet. Typisch sind verschiedene Stadien, die der befallene Nagel durchläuft. Diese gehen mit einer Nagelverfärbung von Gelb bis Braun/Schwarz einher und enden mit der Zerstörung des Nagels (→ LF 8, Kapitel 4.2). Hier ist die Behandlung und Pflege durch den Arzt oder den Podologen unbedingt angezeigt.

K Gelbfärbung – *Yellow-Nail-Syndrom*

Verdickter, gelblicher Nagel. Er tritt im Zusammenhang mit Lymphödemen und Lungenerkrankungen auf. Im Gegensatz zu einer Nagelmykose, bei welcher der Nagel mit der Zeit porös, brüchig und dunkler wird, erscheint hier der Nagel durchaus intakt.

L Grünfärbung

Durch bakterielle Infektion des Erregers **Pseudomonas** (→ Band A, LF 2, Kapitel 4.2) entsteht eine Grünfärbung. Die Verfärbung des Nagels wird durch die Einlagerung von verschiedenen Pigmenten erzeugt, die der Erreger produziert. Hier ist eine Behandlung und Pflege durch den Arzt angezeigt.

M Bläuliche Verfärbung

Durch äußere Einwirkungen wie etwa durch Druck, Stoß oder Quetschung kann ein Bluterguss unter der Nagelplatte entstehen. Die „Blaufärbung" ist dann durch den Nagel hindurch sichtbar. Meist bildet sich der Bluterguss von selbst wieder zurück. Tritt jedoch starker Druckschmerz auf, sollte der Arzt zu Rate gezogen werden.

N Nagelverfärbungen durch äußere Einwirkung

Nikotin

Durch den Kontakt mit Gerb- oder Farbstoffen, die zum Beispiel in Pflanzen wie Rote Beete, Karotten, Pflaumen usw. vorkommen (→ Band A, LF 10, Kapitel 8), oder durch den Kontakt mit Stoffen wie *Nikotin* (Zigaretten) verfärbt sich die Nagelplatte. Diese Verfärbung verblasst mit der Zeit.

O Melanineinlagerung

Hier entsteht eine braun-schwarze Pigmentierung als sichtbare Verfärbung der Nagelplatte. Meist verläuft die Pigmentierung in Längsachse zur Nagelplatte. Diese Verfärbung sollte unbedingt vom Hautarzt untersucht werden, denn sie deutet in der Regel auf ein Melanin produzierendes Naevus oder auf ein Melanom hin (→ Band A, LF 2, Kapitel 4). Die Pflege durch die Kosmetikerin ist hier nur dann angezeigt, wenn die Hautveränderung nicht bösartig ist. Ein farbiger Lack verdeckt dann die Färbung. Bösartige Hautveränderungen behandelt ausschließlich der Arzt.

Melanin = Pigment der Haut

P Nagelpanaritium

Das Nagelpanaritium, auch **Nagelbetteiterung** oder **Paronychie** genannt, ist ein Saumgeschwür zwischen Falz und Wall mit Eiterbildung, Rötung und Schwellung. Es entsteht durch lokale Verletzung, z. B. infolge unsachgemäßer Maniküre. Gefährdet sind aber auch alle Personen und Berufsgruppen, die handwerklich mit Wasser und Seifen zu tun haben (z. B. Kosmetiker, Frisöre, Reinigungspersonal). Hervorgerufen wird ein Saumgeschwür durch Keime, die ins Nagelbett eindringen und dann die Entzündung hervorrufen. An diesem Nagel sollte keine Maniküre durchgeführt werden, bis die Entzündung abgeheilt ist. Die Behandlung erfolgt durch den Arzt.

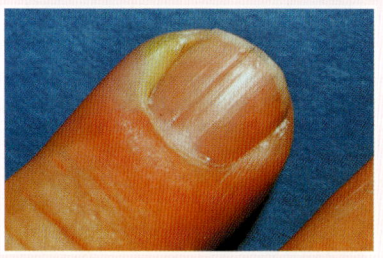

Abb.: Nagelpanaritium

Q Nagel-Patella-Syndrom

Beim Nagel-Patella-Syndrom fehlen ein bis mehrere Nägel (griech. = *Anonychie*). Diese Erscheinung ist erblich bedingt und lässt sich nicht behandeln. Es fehlt die Nagelmatrix, die Wachstumszone, aus der sich der Nagel herausbildet. Nur durch spezielle Nagelmodellagemasse (→ LF 8, Exkurs in Kapitel 4.2) kann die fehlende Nagelplatte ersetzt werden.

Anonychie

R Ölfleck- oder Tüpfelnagel

Die Nagelplatte ist nicht von einheitlicher Farbe, sondern wie mit kleinen Ölflecken (Tüpfeln) bedeckt. Die Fleckenfarbe variiert dabei von rötlich bis Gelb-Braun (→ Abb. in Tabellenzeile C). Der Ölflecknagel wird häufig als Begleiterscheinung von Schuppenflechte beobachtet.

S Uhrglasnagel

Die Nägel sind *konvex* (gewölbt) geformt, wie bei einem Uhrglas. Das Nagelbett weist oft eine bläuliche Verfärbung auf. Die Endglieder der Finger sind „trommelschlegelartig" verdickt. Die Ursache ist chronischer Sauerstoffmangel durch krankheitsbedingte Störungen der Lungenfunktion (bei Lungenkrebs, Lungentuberkulose oder bei bestimmten Herzfehlern). Da es sich um eine Nagelerkrankung handelt, ist die Behandlung durch den Arzt erforderlich.

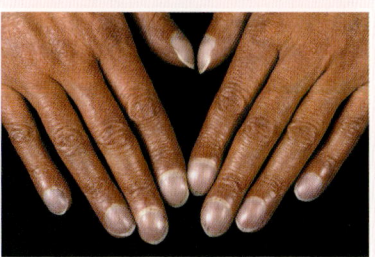

konvex

Abb.: Uhrglasnägel

T Raue Nägel – *Trachyonychie*

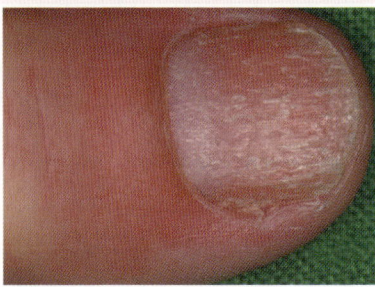

Abb.: Raue Nägel

Der Nagel ist schuppig und eingedellt. Teils gelöste Hornlamellen sind auf der Nagelplatte sichtbar. Raue Nägel sind als Folge von bestimmten erblichen Hauterkrankungen zu beobachten (z. B. *Psoriasis, Alopezia Areata* → Band A, LF 2, Kapitel 4.6.1 und 4.7.2). Hier handelt es sich um eine Nagelerkrankung und die Behandlung gehört deshalb in die Hände des Arztes.

U Nagelwachstumsstörungen

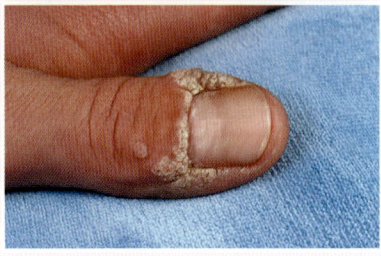

Abb.: Nagel mit Warzen

Sie sind meist auf eine Beschädigung der Wachstumszone *(Matrix)* zurückzuführen. Durch Verletzungen, Entzündung, Pilzbefall oder Warzeninfektion am Nagelbett kann die *Matrix* in ihrer Funktion geschädigt worden sein. Der Nagel weist dann Mängel wie zum Beispiel Risse oder Unebenheiten auf oder sein Wachstum ist eingeschränkt. Krankheitsbedingte Wachstumsstörungen sind nur vom Arzt zu behandeln.

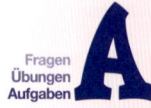

Fragen Übungen Aufgaben

1. In welche drei Gruppen werden die Handknochen gegliedert?
2. Aus wie vielen Knochen besteht die Handwurzel?
3. Wie viele Mittelhandknochen besitzt der Mensch?
4. Aus wie vielen Gliedern besteht je ein Fingerknochen?
5. Welche Funktion haben Muskeln und Sehnen der Hand?
6. Welche Funktionen haben die Nägel?
7. Erklären Sie den Nagelaufbau.
8. Wie dick ist die Nagelplatte und aus wie vielen Schichten besteht sie?
9. Welche Funktion hat die Kutikula?
10. Wie viele Millimeter wächst der Nagel im Monat?
11. Wie oft sollte eine Nagelpflege durchgeführt werden?
12. Wie sieht ein Hohlnagel oder Löffelnagel aus und welche Ursachen gibt es hierfür?
13. Erklären Sie die möglichen Ursachen für aufgesplitterte Nägel.
14. Wodurch kann es zu einer Ablösung der Nagelplatte kommen?
15. Nennen Sie typische Farbveränderungen an Nägeln und ihre Ursachen.
16. Was ist ein Nagelpanaritium?
17. Welche Nagelanomalien dürfen Sie kosmetisch behandeln?
18. Wie behandeln Sie einen Nagel
    a) mit Querrillen?
    b) mit braun-schwarzer Verfärbung?

3 Planung und Ablauf einer klassischen Maniküre

Nina soll bei ihrer Freundin Melanie eine Maniküre durchführen. Als Nina die Vorbereitungen trifft, wird ihre Freundin ganz unruhig und fragt: „Wozu brauchst du denn die ganzen Sachen? Ich habe immer nur eine kleine Schere und eine Feile, mehr braucht man doch nicht!" Nina erklärt nun ihrer Freundin jedes Instrument und jeden Arbeitsschritt. Melanie ist beeindruckt. „Da steckt ja doch mehr dahinter, als ich vermutet hätte!"

> Wie führen Sie nun also Ihre Maniküre zu Hause durch?

Im Umgang mit Kunden und speziell bei der Manikürebehandlung müssen **Sauberkeit und Hygiene** Beachtung finden. Sie zeigen auch durch eigene Reinlichkeit Ihre Arbeitskompetenz und schaffen für Ihre Kunden eine angenehme Arbeitsatmosphäre.

Vor jedem Kundenempfang muss daher eine Überprüfung Ihrer eigenen Erscheinung und Ihres Arbeitsbereiches durchgeführt werden. Auf Ihrer Checkliste sollte z. B. stehen:

- saubere, weiße Kleidung
- ordentliche Frisur
- frischer Atem
- kein Körpergeruch
- gewaschene, desinfizierte Hände
- kurze, saubere Fingernägel
- kein Hand- und Armschmuck
- steriles (keimfreies) Werkzeug
- frische Handtücher
- geordnetes Arbeitsmaterial (→ Kapitel 3.2).

Der Hygiene kommt deshalb eine so große Bedeutung zu, weil sie Krankheiten verhüten soll. In der **Hygieneverordnung** (→ Band A und B, LF 2, Hygiene-Kapitel) und im **Hygieneplan** (→ Ende dieses Kapitels) können Sie nachlesen, welche Hygienepflichten vorgeschrieben sind und auf welche Bereiche sich diese beziehen.

Es gibt viele Möglichkeiten, wie sich Krankheitserreger verbreiten, z. B. durch Hautkontakt mit anderen Menschen, durch Tiere und Insekten, durch Unsauberkeit des Körpers, der Kleidung, der Umgebung und der Gebrauchsgegenstände. Da Kosmetiker mit vielen Menschen in Kontakt kommen, **müssen sie sich selbst und andere durch Hygienemaßnahmen schützen.** Dazu zählen das Reinigen mit Wasser und Seifen, die DESINFEKTION und STERILISATION (→ Band A, Grundlagen-Lexikon).

- **Hände waschen und desinfizieren** ist eine Hygienemaßnahme, die Sie vor und nach jedem Kundenbesuch durchführen müssen.
- Da die Kosmetikerin normalerweise bei der Hand- und Nagelpflege nicht mit Körperflüssigkeiten in Kontakt kommt und auch keine kranken Menschen behandelt,

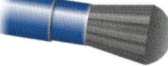

werden **in der Regel keine Schutzhandschuhe** getragen. Sollte jedoch in Absprache mit dem Arzt z. B. eine Nagelpflege an einem „kranken" Nagel durchgeführt werden, sind **stets Einmalhandschuhe** zu tragen.

- Die **Arbeitsfläche** und die zu benutzenden **Instrumente und Hilfsmittel** sind ebenfalls vor und nach jedem Kundenbesuch zu reinigen, zu desinfizieren und zu sterilisieren.

> **Vor jeder Desinfektion und Sterilisation müssen Schmutz und Hautreste von den Instrumenten entfernt werden. Dies geschieht in der Reihenfolge 1. Desinfizieren, 2. Reinigen.**

Durch die **Desinfektion** werden krankheitserregende Mikroorganismen (wie z. B. Bakterien) abgetötet. Zum Desinfizieren verwenden Sie zum Beispiel gebrauchsfertige Lösungen, die entweder zur Haut- oder Flächendesinfektion oder als Desinfektionsbad verwandt werden. Auch das Auskochen bei hohen Temperaturen bewirkt eine Desinfektion. Deshalb sollten Ihre Arbeitskleidung und die Handtücher gekocht werden können (90 °C). Die Desinfektion erfasst jedoch nicht alle Mikroorganismen.

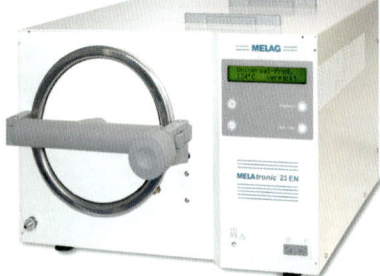

Abb. 3.1: Autoklav

Deshalb ist die **Sterilisation** die gründlichste Reinigung, die ein Instrument restlos keimfrei macht. Zum Sterilisieren sind jedoch besonders hohe Temperaturen nötig. Dazu werden Geräte eingesetzt wie der Heißluftsterilisator (arbeitet mit trockener Hitze und Temperaturen bis zu 180 Grad Celsius) oder der **Autoklav** (arbeitet mit unter hohem Druck stehendem heißem Wasserdampf).

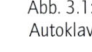

> Alle Instrumente, die Sie zur Handpflege benutzen, sollten nach jedem Kunden sterilisiert werden. Besitzen Sie mehrere Instrumentensätze, kommen Sie nicht in Bedrängnis, auch bei vielen Kunden hintereinander eine Maniküre durchführen zu können.

- Am einfachsten lassen sich Instrumente aus Metall sterilisieren.
- Einmalwerkzeuge und Hilfsmittel wie etwa Sandblattfeilen werden nach jedem Kunden weggeworfen.
- Werkzeuge und Hilfsmittel, die mehrfach verwendet werden, wie z. B. Diamantfeilen, werden zuerst vom Feilstaub durch Bürsten befreit und danach sprühdesinfiziert. Es versteht sich, dass die verwendete Bürste nur zu diesem Zweck eingesetzt und danach desinfiziert wird.
- Holz und Kunststoff sind nicht zu sterilisieren, da sie meist keinen hohen Temperaturen und keinen starken Durchfeuchtungen standhalten. Sie sind nur desinfizierbar, indem sie mit einer Desinfektionslösung abgerieben werden.

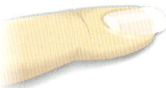

Holz und Kunststoff lassen sich nicht sterilisieren.

Deshalb sollten Sie beim Kauf Ihrer Instrumente die Herstellerfirmen zu den Möglichkeiten der Desinfektion und Sterilisation befragen und sich dann erst entscheiden, mit welchen Instrumenten Sie arbeiten wollen.

Sind alle Vorbereitungen getroffen, können Sie Ihre/-n Kundin/Kunden empfangen.

3.1 Das Kundengespräch

Vor jeder Maniküre stehen das Kundengespräch und die Hand- und Nagelbeurteilung.

Während des Kundengespräches wird gemeinsam mit dem Kunden die bevorstehende Maniküre besprochen. Dies beinhaltet den aktuellen Zustand der Hände und Nägel (Hand- und Nageldiagnose), die gewünschte oder zu empfehlende Nagelform, Arbeitsgänge und Dekorationen.

Außerdem werden Probleme erörtert und – sofern diese im Betätigungsfeld der Kosmetikerin liegen – Lösungsmöglichkeiten angeboten.

Für eine **Hand- und Nageldiagnose** geben Ihnen das Alter, der Beruf, durchlebte und aktuelle Krankheiten und die Ernährung Ihrer Kunden mögliche Erklärungen für verschiedene äußere Erscheinungen von Hand und Nägeln.

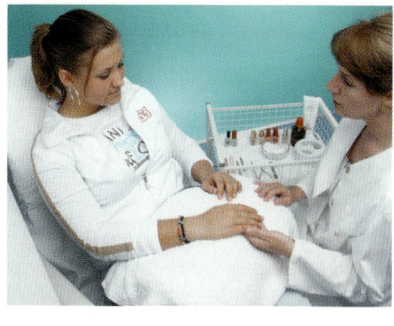

Abb. 3.2: Kundengespräch

- Über das **Alter** lassen sich Mangelerscheinungen der Haut wie geringe Spannkraft, Trockenheit und runzlige Haut sowie Altersflecken erklären.
- Ob Bankangestellte, Hausfrau oder Floristin, der **Beruf** gibt Aufschluss über die Beanspruchung von Haut und Nägeln. Sind Haut und Nägel zum Beispiel durch äußere Einflüsse wie häufiger Kontakt mit Wasser, Seifen, Putzmitteln oder Arbeit im Freien beeinträchtigt, können Pflegeprodukte wie Nagelöl, Handcremes oder Handpackungen angewandt werden und zur Heimpflege empfohlen werden.
- **Krankheiten** können auch Auswirkungen auf die Nagelbeschaffenheit haben (→ Tabelle 2.5).

Krankhafte Nagelveränderungen sollten vom Arzt behandelt werden.

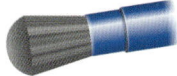

- Die Frage nach den **Ernährungsgewohnheiten,** ob einseitig oder ausgewogen, hilft mögliche Mangelerscheinungen wie zu wenig Vitamine, Eisen oder Kalzium aufzuspüren und dadurch Rückschlüsse auf Haut und Nägel zu ziehen. (Hohlnägel können z. B. durch Eisenmangel hervorgerufen werden.)

Alle Informationen, die Sie bezüglich der Hand- und Nagelpflege von Ihren Kunden erfahren, lassen sich auf einer **Kundenkarte Maniküre** eintragen und können so beim nächsten Besuch der Kundin/des Kunden wieder überprüft werden.

Da Sie viele Kundinnen und Kunden haben, ist es unmöglich, sich alle Daten zu merken. Die Kundenkarte gibt Ihnen direkt Auskunft über den letzten Zustand der Hände und Nägel und die Pflegemaßnahmen, die durchgeführt wurden. So ist es beispielsweise möglich, Probleme weiterzubehandeln, Verbesserungen festzustellen oder Veränderungen schneller wahrzunehmen.

Der Kunde erkennt Ihre Kompetenz, wenn Sie sich an die letzte Behandlung erinnern und dort wieder anknüpfen können.

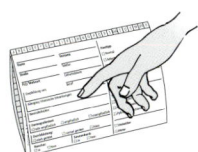

A	B	C	D	E	F	G	H	I	J	K	L	M	N	O	P	Q	R	S	Sch	T	U	V	W	XY	Z

Maniküre

Name und Vorname

Straße

PLZ/Wohnort

Telefon/E-Mail

Alter   **Beruf**

Krankheiten

Ernährungsgewohnheiten

Nagelanomalien

Zustand der Hände: ☐ rissig ☐ schuppig ☐ zart ☐ rauh ☐ weich ☐ Sonstiges _____

Natürliche Nagelform
☐ oval
☐ schmal
☐ breit
☐ trapezförmig
☐ sonstige _____

Beschaffenheit des Nagels
☐ dick
☐ dünn
☐ eingerissen
☐ gesund
☐ brüchig
☐ sonstige _____

Nagelhaut
☐ gering
☐ stark
☐ ausgefranst
☐ sonstige _____

Kundenwunsch:

Nagellänge
☐ kurz
☐ lang
☐ Kommentar

Nagelform
☐ oval
☐ eckig
☐ spitz
☐ sonstige _____

Lack
☐ rot
☐ farblos
☐ kein Lack
☐ Sonstiges _____

Durchgeführte Arbeiten:

Datum	Maniküre	spezielle(s) Peeling(s)	Handpackung	Massage	Sonstiges

Verkaufte Ware:

Datum	Produkt	Artikelnummer	Farbnummer
	Nagelöl		
	Handcreme		
	Nagellack		

Empfehlung an den Kunden:
Arbeitshandschuhe tragen
...

Nächster Termin:
Datum _____
Datum _____
Datum _____
Datum _____

Abb. 3.3:
Kundenkarteikarte
Maniküre (Muster)

3.2 Aufbau des Arbeitsplatzes

Ein gut sortierter Arbeitsplatz erleichtert Ihnen das Arbeiten, denn alle Utensilien sind in Greifnähe so angeordnet, dass sie leicht zu erreichen sind und sofort benutzt werden können (Zangen schon vor Gebrauch öffnen, Wattepads und Kleenextücher auspacken). Wenn Sie während der Maniküre ständig aufstehen müssen, um Arbeitsmaterial zu holen oder andere Dinge zu erledigen, stören Sie damit den flüssigen Ablauf Ihrer Arbeit, das hinterlässt bei Ihrem Kunden den Eindruck von Unprofessionalität. Außerdem könnten Ihre Hände wieder beschmutzt werden und müssten erneut gewaschen und desinfiziert werden.

Utensilien für die Maniküre
- **1 kleines sauberes Handtuch** als Unterlage für Werkzeug und Utensilien
- **2 normale saubere Handtücher,** eines als Rolle zur Handauflage, ein anderes – der Länge nach vom Kunden zum/-r Kosmetiker/-in über die Rolle gelegt – als Arbeitsunterlage
- **gesäuberte oder neue Feilen** (mit grober und feiner Reibfläche)
  grobe Seite: zum Kürzen und In-Form-Bringen der Nägel,
  feine Seite: um den Nagelrand zu glätten. Zur Auswahl stehen verschiedene Feilen, die sich in puncto Haltbarkeit, Sterilisierbarkeit, Beschaffenheit usw. unterscheiden, z. B. Diamantfeilen, Sandblattfeilen, Modellagefeilen.
- **saubere Maniküreschale** für das Nagelbad
- **Nagelöl** um den Nagel zu pflegen und gleichzeitig einen Schutzfilm auf dem Nagel zu hinterlassen
- **Nagelhautentferner** enthält u. a. Hornhautlöser und dient dazu, die Nagelhaut zu lösen, um sie leichter zurückschieben zu können.
- **Nagelhautstäbchen** (so genannter „Pferdefuß" aus Metall, Kunststoff, oder Holz – nur Metall ist sterilisierbar)
  flache Seite: um die Nagelhaut zurückzuschieben,
  spitze Seite: um Schmutzreste unter dem Nagel zu entfernen.
- **Sterile Hautzupfzange** falls kleine Hautreste entfernt werden müssen (nicht die gesamte Nagelhaut!)
- **ggf. sterile Nagelschere** wenn die Nägel nicht komplett gefeilt werden können (siehe unten)
- **Alkohol (50 %) oder Nagellackentferner** zum Entfetten der Nägel

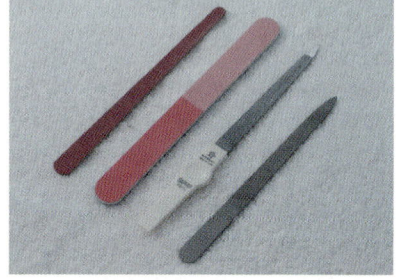
Abb. 3.4: verschiedene Feilen

Weitere Utensilien:
- Wattepads
- mehrere Kosmetiktücher
- Hand- oder Massagecremes
- Nagellacke

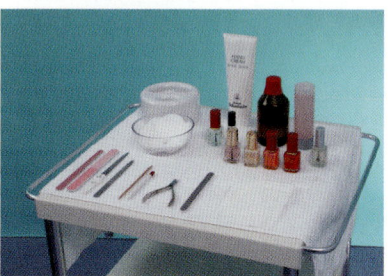
Abb. 3.5: Utensilien für die Maniküre

3.3 Nagellack und Co.

Nagellacke werden auf den Nagel aufgetragen, um ihn optisch durch Farbe und Art der Lackierung zu verschönern oder der Nagelplatte einen zusätzlichen Schutz zu geben. Nagellacke sind wasserundurchlässig.

In Nagellacken sind verschiedene Stoffe enthalten:

Harze, Polyacrylate
- Natürliche und synthetische *Harze*, z. B. *Polyacrylate*; sie können sich mit dem Keratin der Nagelplatte verbinden, sind Haftverstärker und geben Glanz.

Weichmacher Kampfer
- *Weichmacher*: z. B. *Kampfer*; hierdurch bleibt der Nagellack streichfähig.

Propanol, Butanol Aceton
- Lösungs- und Verdünnungsmittel: z. B. *Propanol, Butanol, Aceton*, sorgen ebenfalls für erhöhte Streichfähigkeit und regelmäßige Verteilung der Inhaltsstoffe. Sie verdunsten an der Luft aus dem Gemisch.

- Durchmischungshilfen wie Metallplättchen oder kleine Kugeln, die den Nagellack beim Schütteln mischen helfen.

Kosmetikprodukte fallen in Deutschland seit September 2005 unter das Lebensmittel-, Bedarfsgegenstände- und Futtermittelgesetzbuch (LFGB). In der Kosmetikverordnung (KVO) wird definiert, was Kosmetikprodukte sind und wie sie sich von Arzneimitteln und Lebensmitteln abgrenzen (→ Band B, LF 7). Vorschriften sind z. B. die Sicherheitsanforderungen, die Kennzeichnung der Inhaltsstoffe und die Angaben aller Inhaltsstoffe auf der Verpackung. Für die Kennzeichnung der Inhaltsstoffe wurde festgelegt, wie sie genau zu benennen sind und in der INCI (engl. *International Nomenclature of Cosmetic Ingredients*) aufgeführt. Anhand der einheitlichen Bezeichnungen, lassen sich Eintragungen in Allergiepässen mit den Stoffen auf einem Pflegepräparat vergleichen.

Lackierte Fingernägel sind ein Schönheitsideal

Weniger schön ist es, wenn sie Hautausschläge und Ekzeme im Gesicht verursachen.

Dass Ausschlag im Gesicht, auf den Wangen und am Augenlid durch Nagellack verursacht wird, ist zunächst nicht besonders nahe liegend. Doch 80 Prozent aller durch Nagellack verursachten Hautveränderungen betreffen das Gesicht, so die erstaunliche Erkenntnis von Professor Björn Manfred Hausen vom Dermatologischen Zentrum am Krankenhaus Buxtehude. Der Grund: Hände und Finger berühren im Laufe eines Tages sehr häufig das Gesicht – meist ohne dass man es überhaupt registriert. Frühmorgens etwa reiben wir uns den Schlaf aus den Augen, im Büro kratzt man sich verlegen hinterm Ohr, weil der Chef unzufrieden mit der Arbeit war. Endlich am Schreibtisch angekommen, dient die Hand als Kopfstütze – wieder berühren die lackierten Fingernägel das Gesicht. Da der Zusammenhang zwischen Ursache und Wirkung nur schwer nachvollzierbar ist, brauchen Frauen oft Jahre, um zu erkennen, dass der Nagellack die Ursache ihres Leidens ist.

Wie hoch das Risiko ist, durch den häufigen Gebrauch des bunten Lackes eine Allergie zu bekommen, ist noch strittig. Die meisten Hersteller gehen nur von einem Risiko von 1 : 856 000 aus. Demgegenüber führt Professor Hausen eine Studie an, die herausfand, dass etwa eine von 1 700 Frauen betroffen ist. Auch zwei große Befragungen von Hautärzten in den USA zeigten, dass die Allergie nicht gerade selten vorkommt: Etwa ein Drittel aller Kosmetika-Unverträglichkeiten, so fanden die Mediziner heraus, geht auf das Konto von Nagellack.

Fest steht: Das Fläschchen Nagellack ist inzwischen zum unverzichtbaren Inventar von rund fünf Millionen deutschen Frauen geworden. Nach Umfragen bemalen sie täglich oder zumindest mehrmals wöchentlich ihre Nägel. Nur ein Drittel aller Frauen greift nie zur Flasche. (...)

Was tun?

Ob ein Nagellack Allergien verursachen kann, lässt sich an der Liste der Inhaltsstoffe erkennen: Der dafür verantwortliche Stoff wird meist als Tosylamide/Formaldehyde Resin deklariert. Wichtig zu wissen: Die Unverträglichkeit zeigt sich meist nicht an den Händen, sondern vor allem am Augenlied, auf der Wange oder am Hals – eben dort, wo Nagellack häufig unbewusst die Haut berühren. Wer ein Produkt mit dem problematischen Formaldehyd-Harz gekauft hat, sollte es vorsichtshalber nicht weiter benutzen und wegwerfen.

Quelle: ÖKO-TEST-Ratgeber Kosmetik 01/2000

Farblacke

Farblacke enthalten Farbstoffe. Diese können organische oder anorganische Pigmente sein, wie z. B. *Eisenoxide* oder *Titanoxide*.

Eisenoxide
Titanoxide

Außerdem zugesetzte *Thixotropiermittel* wie Kieselsäure (*thixotrop* = Eigenschaft einer Substanz, sich durch mechanischen Druck und Wärme zu verflüssigen) verhindern das Absetzen der Farbpigmente und verändern die Fließeigenschaften des Lackes, damit er leichter aufzutragen ist, d. h. relativ dünnflüssig bleibt.

Thixotropiermittel
Kieselsäure

Um eine einheitliche Farbe und Lackdicke zu bekommen, werden die Farblacke in zwei Schichten aufgetragen. Sie trocknen in der Zeit von ca. 3 – 5 Minuten.

Die Farbe hält – je nach Beanspruchung in Beruf, Haushalt und Freizeit – mehr oder weniger lang. Ein einmaliges Lackieren pro Woche ist empfehlenswert.

Was ist Ihre Lieblings-nagellack-farbe?

Farblacke gibt es je nach Modetrend und Modefarben, Saison und Kosmetikhersteller in verschiedenen Farben – passend für jeden Geschmack und für jede Gelegenheit.

Bei den Farblacken wird in **Cremelacke,** die ca. 3–5 % Pigmente und lösliche Farbstoffe enthalten, und **Perllacke,** die einen speziellen Glanz haben, der durch Perlglanzpigmente erzeugt wird (z. B. Weißfischschuppen oder synthetische Glanzpigmente), unterschieden.

Perlglanzpigmente

Sekundenlack

Hier brauchen Sie nur eine Schicht aufzutragen, die durch ihre Farbdichte (hoher Pigmentanteil) sofort deckend genug ist, um das gewünschte Ergebnis hervorzurufen.

Die Trockenzeit beträgt nur ca. 1 Minute. Dies kommt durch einen erhöhten Anteil von leicht flüchtigen Lösungsmitteln in der Rezeptur. Der Nachteil dieser Lacke besteht in der Tendenz, schneller einzutrocknen, denn mit jedem Öffnen verdunstet auch ein Teil des Lösungsmittels aus der Flasche.

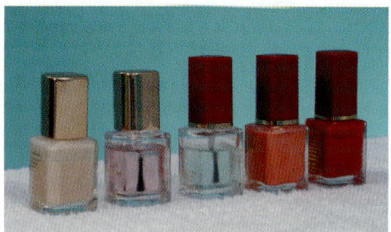

Abb. 3.6:
Verschiedene Nagellacke

Transparentlacke

Hier können Sie zwischen Unterlacken, Rillenfüllern und Überlacken unterscheiden.

Unterlacke sind meist farblos, seltener leicht getönt und dann auch als Einzellack ohne weitere Überlackierung zu benutzen. Zu den Unterlacken gehören auch die **Rillenfüller.** Sie sind glättende Unterlacke, die eine unebenmäßige Nagelplatte ausgleichen. Die nachfolgenden Lackschichten können dann besser aufgetragen werden und haben eine glatte Oberfläche.

Unterlacke und Rillenfüller enthalten Vitamine, biotechnologisch nachgebildetes Keratin und Kollagen, Calcium und Panthenol, also Inhaltsstoffe, die den Nagel pflegen, stärken und schützen. Außerdem sollen diese Lacke verhindern, dass die in den farbigen Nagellacken enthaltenen Farbpigmente in die Nagelplatte eindringen und eine Verfärbung bewirken. Sie enthalten Polyacrylate.

Die Unterlacke dienen ebenfalls der Nagelpflege, denn sie enthalten z. B. Vitamine, Calcium, Panthenol.

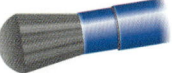

Überlacke sind wie die Unterlacke farblos und klar. Sie enthalten wieder Polyacrylate. Dazu gehören Celluloseitrat, natürliche und synthetische Harze. Diese versiegeln den Farblack und erhöhen seine Haltbarkeit. Außerdem geben sie der Farbe zusätzlichen Glanz und Intensität. Sie bilden einen elastischen Schutzfilm und sind wasserundurchlässig.

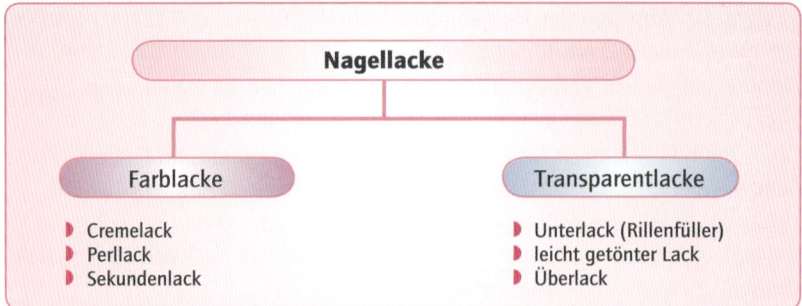

Abb. 3.7: Übersicht Nagellacke

Nagellackentferner

Propanol
Aceton, Butanol

Er dient dazu, den Nagellack vom Nagel zu lösen, ohne die Nagelplatte und die Nagelhaut zu schädigen. In ihm enthalten sind Lösungsmittel wie z. B. *Propanol*, *Aceton* und *Butanol* (ALKOHOLE → Band A, Grundlagen-Lexikon).

> Nagellackentferner sind durch ihren hohen Gehalt an Lösungsmitteln schnell entflammbar.

Ethylacetat

Alkohole wie zum Beispiel Aceton trocknen die Nagelplatte aus, weil sie ihr Fett entziehen. Viele Hersteller verzichten daher auf Aceton als Lösungsmittel und erhöhen den Anteil an *Ethylacetat*, auch ein Lösungsmittel, jedoch „sanfter".

Lanolin

Um den Nagel zu pflegen, werden dem Nagellackentferner rückfettende Substanzen wie *Lanolin* oder Pflanzenöle beigefügt (→ Band B, LF 3, Kapitel 3.2.2).

Nagelhärter

Formaldehyd

Nagelhärter können Sie vor allem bei brüchigen und dünnen Nägeln empfehlen. Sie enthalten ca. 5 % *Formaldehyd*.

allergen, kanzerogen

Diese Substanz ist als nicht unproblematisch zu bezeichnen, da sie als möglicherweise allergieauslösend *(allergen)* und krebsverdächtig *(kanzerogen)* diskutiert wird.

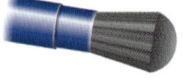

> Formaldehydlösungen bewirken eine Proteinhärtung und sind deshalb in Nagelhärtern enthalten.

Vitamine, Kalzium, Kollagen, Chlorid

Außerdem können weitere nagelproteinhärtende Substanzen eingearbeitet sein wie z. B. *Vitamine, KALZIUM, Kollagen, CHLORID* (→ Band A, LF 10 bzw. Grundlagen-Lexikon).

Die Nagelhärter stärken den Nagel gegenüber chemischen und mechanischen Einflüssen. Sie glätten rissige Nägel und bilden einen festen Überzug.

Nagelöle

Sie sind Pflegepräparate für die Nagelplatte und die umliegende Nagelhaut.

Vor allem ausgetrocknete, spröde und rissige Nägel sollen regelmäßig mit Nagelöl eingerieben werden.

Zusammengesetzt sind die Nagelöle aus natürlichen oder synthetischen Ölen, denen *Mandel-, Oliven-* oder *Rizinusöl* und *Lanolin* zugesetzt werden. Es kommen Pflegestoffe wie *Vitamine, Kollagen, Panthenol* und *Calcium* hinzu.

*Mandel-, Oliven-
Rizinusöl, Lanolin,
Vitamine, Kollagen,
Panthenol, Calcium*

Die Kosmetikerin kann Nagelöl an ihre Kunden verkaufen und zur Heimbehandlung weiterempfehlen.

Nagelhautentferner

Sie dienen dem Erweichen der Nagelhaut, besonders wenn diese stark ausgeprägt ist und sich nicht so einfach mit einem Nagelhautstäbchen zurückschieben lässt.

Die Konsistenz der Nagelhautentferner ist meist wässrig. In ihr enthalten sind stark alkalisch wirkende Substanzen wie *Kalium-* oder *Natriumhydroxid* oder *Kaliumcarbonat*. Deshalb liegt der pH-WERT bei ca. 11 (➜ Band A, Grundlagen-Lexikon). Die Haut reagiert darauf, indem die Zellen aufquellen und sich die Hornschicht löst. Hinzu kommt z. B. Glycerin als Feuchthaltemittel.

*Kalium-,
Natriumhydroxid
Kaliumcarbonat*

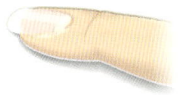

Nagelhautentferner sollten Sie nie ohne Vor- und/oder Nachbehandlung mit Nagelöl anwenden. Das Nagelöl kann den Nagel schon vor der Behandlung mit Nagelhautentferner pflegen und schützen. Möglich ist auch eine Nachbehandlung mit Nagelöl, damit die Nagelplatte wieder geschmeidig wird.

3.4 Möglicher Ablauf einer Maniküre

Bevor mit der Maniküre begonnen wird, setzen Sie sich vor oder neben Ihren Kunden.

Um Rückenschäden vorzubeugen, sollten Sie Ihre Beine nicht überschlagen, setzen Sie vielmehr beide Füße flach auf den Boden auf. Halten Sie Ihren Rücken gerade. Steht ein höhenverstellbarer Hocker oder Stuhl zur Verfügung, gleichen Sie die Sitzhöhe einer bequemen Arbeitsposition an. (Zum richtigen Sitzen ➜ LF 10, 2.1.)

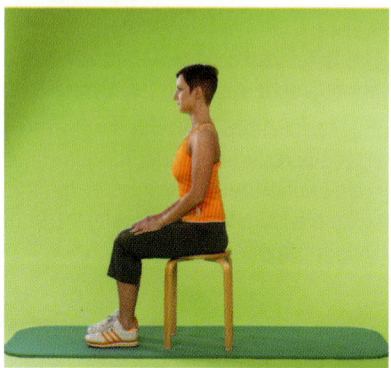

Abb. 3.8:
Richtiges Sitzen

Der Kosmetiker kann ohne Anstrengung und Vorbeugen des Rückens oder Heben der Arme eine Maniküre durchführen.

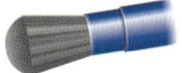

Ein flüssiger und methodischer Arbeitsablauf wird dadurch erzielt, dass Sie die einzelnen Finger in einer systematischen Reihenfolge bearbeiten.

Beginnen Sie mit der **Desinfektion und der Bearbeitung der linken Hand** und arbeiten Sie vom kleinen Finger zum Daumen. Anschließend verfahren Sie mit der rechten Hand ebenso.

Pflegen und Gestalten der Hände und Nägel – LF 4

A Ablacken

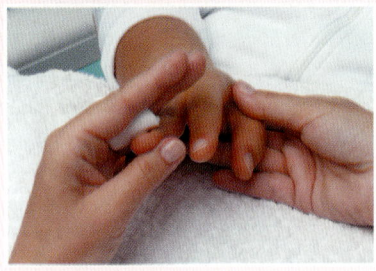

Abb. 3.9: Das Ablacken

Legen Sie ein halbiertes Wattepad innen um Ihren Mittelfinger und tränken Sie dieses mit Nagellackentferner. Lassen Sie das Pad einen Moment auf dem lackierten Nagel ruhen und wischen Sie dann zur Nagelspitze hin ab. Erzeugen Sie dabei mit dem eigenen Daumen einen Gegendruck von unten.

B Feilen

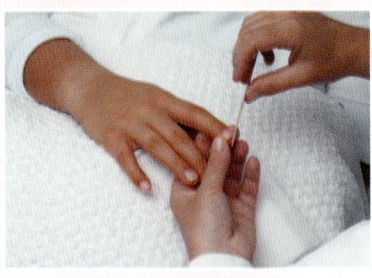

Abb. 3.10: Das Feilen der klassischen Nagelform

Durch das Feilen können Sie den Nagel kürzen und in Form bringen. Benutzen Sie zuerst die grobe Feile zum Vorformen des Nagels.
Anschließend beseitigen Sie raue Stellen und Unebenheiten mit der feinen Seite der Feile. Feilen Sie die Nägel immer von den Seiten zur Mitte hin.

Vom Schneiden der Nägel wird abgeraten, da der Nagelrand dadurch scharf und ungleichmäßig wird und schneller splittert.

Muss jedoch ein langer Nagel stark gekürzt werden, erscheint aus Zeitersparnis ein vorheriges Abschneiden doch am sinnvollsten.

Die Form, die der Nagel letztendlich haben soll, muss vorher mit dem Kunden abgesprochen werden (➔ Kapitel 3.1).

Für Tätigkeiten, die eine starke Beanspruchung des Nagels zur Folge haben (Handwerksberufe), oder wo ein direkter Körperkontakt mit Menschen besteht (Hygieneberufe, medizinische Berufe, Körperpflegeberufe, Sozialberufe usw.), sollte die Nagellänge pflegeleicht, praktisch und hygienisch kurz sein (➔ Band B, LF 2, Kapitel 1.1.4).

Dies gilt übrigens auch für Ihren Beruf!

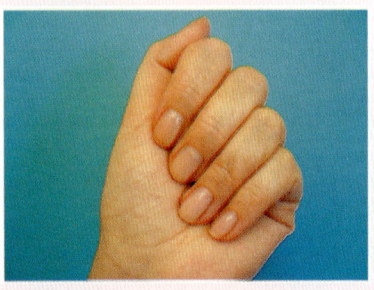

Abb. 3.11: Kurze, glatte Fingernägel

Längere Nägel sind nur gut zu pflegen und zu erhalten, wenn sie wenig beansprucht werden (z. B. beim Ausüben eines kaufmännischen Berufes, Medienberufes usw.).

Bitte keine langen Fingernägel in Hygieneberufen!

Die **klassische Nagelform** richtet sich nach der Form der gegenüberliegenden Nagelwurzel. Im Idealfall entsteht so ein symmetrisches Oval. Andere Formen richten sich nach der momentanen Mode. Nicht alle Nägel sind gleich geformt. Man unterscheidet schmale, ovale, eckige, breite und trapezförmige Nägel. Soll der Nagel eine optisch andere Form erhalten, kann das freie Nagelende etwas länger getragen werden und entsprechend in die gewünschte Form gefeilt werden. Auch durch Auftragen von Farblacken kann die Nagelform schmäler, länger oder breiter erscheinen (→ Abb. 3.20).

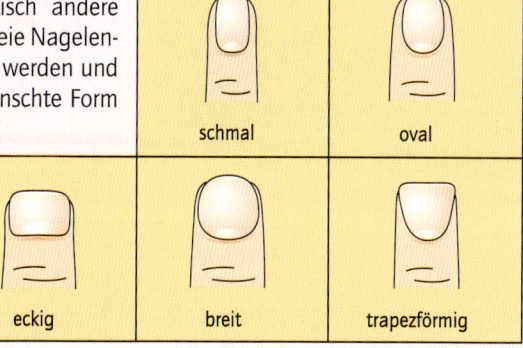

Abb. 3.12: Verschiedene Nagelformen

C Nagelbad

Das Nagelbad dient dem Lösen von Schmutz und dem Erweichen der Nagelhaut. Dazu füllen Sie warmes Wasser in eine Maniküreschale. Als Zusatz können Pflege-, Duft- und Seifenpräparate beigefügt werden.

Das Nagelbad sollte ca. 5 Min. dauern. Während die (bereits gefeilte) linke Hand im Nagelbad ruht, feilen Sie die Nägel der rechten Hand. Anschließend kann die linke Hand aus dem Wasserbad heraus und die rechte Hand ins Wasserbad eintauchen. Die bereits gebadete linke Hand können Sie nun nachfeilen. Ist die rechte Hand ebenfalls gebadet, führen Sie auch hier das Nachfeilen durch.

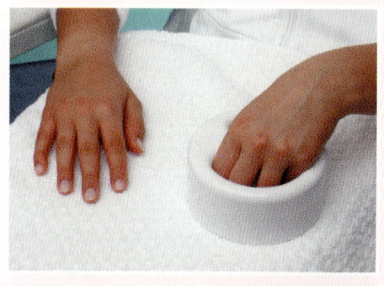

Abb. 3.13: Das Nagelbad

> Das Nachfeilen ist besonders wichtig. Da die Nagelplatte aus verschiedenen Schichten besteht, zeigt sich häufig nach dem Nagelbad an einigen Stellen des gefeilten Nagelrandes ein dünnes Häutchen. Diese Restschicht sollte entfernt werden, denn sie ragt meist unregelmäßig unter dem Nagelrand hervor.

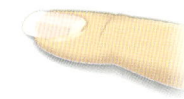

D Nagelöl

Nach dem Nagelbad trocknen Sie die Fingerspitzen mit einem weichen Handtuch ab und geben auf jeden Nagel einen Tropfen Nagelöl, den Sie mit Daumen und Fingerspitzen leicht einmassieren. Das Nagelöl pflegt den Nagel und bildet einen Schutzfilm vor äußeren Einflüssen wie auch vor dem aggressiveren Nagelhautentferner.

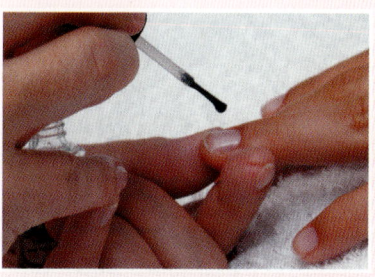

Abb. 3.14: Auftragen des Nagelöls

E Nagelhautentfernen

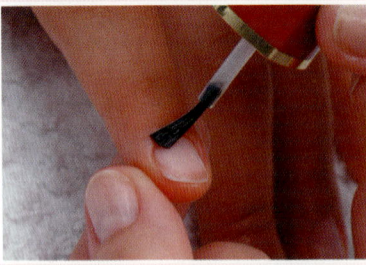

Abb. 3.15a und b: Auftragen des Nagelhautentferners und Arbeiten mit dem Nagelhautstäbchen

Als klassische Methode tragen Sie jetzt Nagelhautentferner auf das Nagelhäutchen auf und schieben es mit der schrägen Seite eines **Nagelhautstäbchens** (z. B. Rosenholzstäbchen oder Pferdefüßchen) zurück. Durch das Zurückschieben der Nagelhaut wird die Nagelform insgesamt

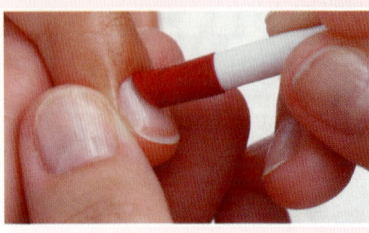

besser sichtbar und klarer definiert. Der so entstandene saubere Abschluss erleichtert ein späteres Lackieren. Mit der spitzen Seite des Instrumentes können Sie Schmutzreste unter dem Nagel entfernen. Dieser Arbeitsschritt kann auch direkt nach dem Handbad erfolgen. Reste von Haut und Nagelhautentferner lassen sich mit einem Kosmetiktuch wegwischen, das für solche Fälle bereitliegen muss.

F Zupfen der Nagelhaut

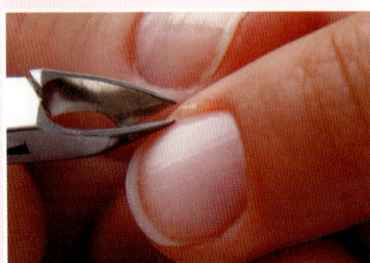

Abb. 3.16: Zupfen von Haut am Nagel

Das Zupfen der Nagelhaut geschieht mit einer speziellen Hautzange. Entfernen Sie dabei vorsichtig die Reste der gelösten Hautpartikel. Lose Hautreste wischen Sie mit einem Kosmetiktuch ab.

> **Die Nagelhaut darf nicht rigoros abgeschnitten werden. Sie wird nur zurückgeschoben!**

Wird die Nagelhaut zu stark abgeschnitten kann dadurch eine Anregung zu stärkerem Wachstum erfolgen. Durch das Schneiden verringert sich außerdem die Schutzfunktion der Nagelhaut.

Nachdem Sie nun die linke Hand manikürt haben, verfahren Sie mit der rechten Hand ebenso (→ Punkt D, E, F).

G Handmassage

Zu einer guten Maniküre gehört immer eine Handmassage, denn sie wird vom Kunden als Wohltat empfunden.

> *Warum ist eine Handmassage angenehm? Wie kommt es dazu?*

Die Handmassage lockert und entkrampft Sehnen und Muskulatur und durchblutet die Hand. Pflegende Öle oder spezielle Handcremes werden bei der Massage in die Haut eingearbeitet.

Massagemittel für die Handmassage haben je nach Inhaltsstoffen verschiedene Wirkungen: Sind Ätherische Öle eingearbeitet, kann die Wirkung z. B. anregend, durchblutungsfördernd oder beruhigend sein. Enthält das Massageprodukt Vitamine, Kräuter und Öle, wirken sie feuchtigkeitsspendend, pflegend und regenerierend.

Als Kosmetiker können Sie auf die unterschiedlichen Bedürfnisse der Haut gezielt eingehen, wenn Sie verschiedene Präparate für die Handmassage zur Auswahl bereitstehen haben:

- Da die Handmassage relativ kurz ist, können Sie auch **leichtere Cremes**, die schneller einziehen, zur Massage verwenden. Normalerweise verwenden Sie für eine längere Massage eine **fette Creme**, die nicht so schnell einzieht, damit Sie nicht ständig neue Creme auftragen müssen.
- Feuchtigkeitshaltige Massagecremes sind nach dem Sonnenbad zu empfehlen. Sie kühlen leicht, machen die Haut wieder geschmeidig und hinterlassen keinen Fettfilm. **Inhaltsstoffe wie *Aloe vera* und *Hyaluron* spenden Feuchtigkeit.** — *Aloe vera, Hyaluron*
- Für eine trockene und gealterte Haut benötigen Sie ein rückfettendes, pflegendes und regenerierendes Massagepräparat. **Der Inhaltsstoff Avocadoöl (Avocado) wirkt durch seine Vitamine rückfettend und pflegend.** — *Avocado*
- Eine empfindliche, gereizte, zu Rötungen neigende Haut benötigt ein beruhigendes und sanftes Massagepräparat. **Inhaltsstoffe wie Kamille, Johanniskraut oder Calendulaöl (Calendula) wirken pflegend und beruhigend.** — *Kamille, Johanniskraut, Calendulaöl*
- Eine gealterte, fahle und schlecht durchblutete Haut benötigt ein anregendes und stärkendes Massagepräparat. **Der Inhaltsstoff Ginseng wirkt regenerierend und durchblutungsfördernd.** — *Ginseng*

Die Handmassage dauert in der Regel ca. 15 Minuten. Wiederholen Sie jeden Massagegriff etwa fünfmal.

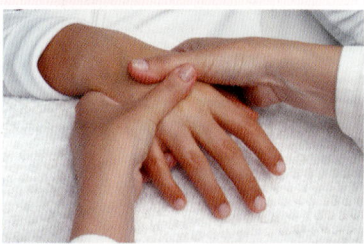
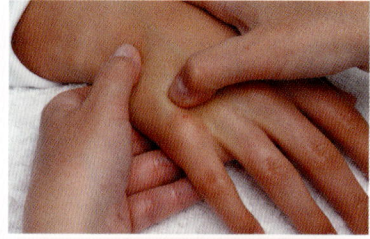
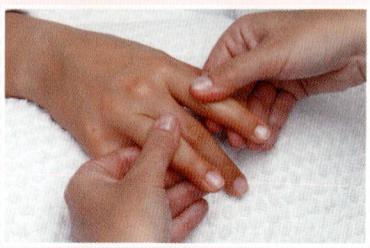
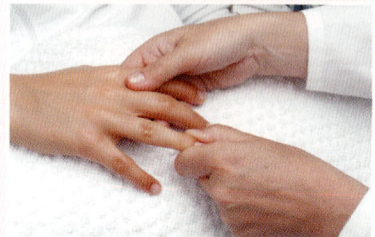

Abb. 3.17 a – d: Beispielablauf einer Handmassage

- Ausstreichen des Handrückens Richtung Herz zur Erwärmung und Entkrampfung.
- Zwischenräume der Mittelhandknochen ausstreichen (Richtung Handgelenk). Es wird von außen nach innen und zurück massiert.
- Finger Richtung Mittelhand friktieren. Dabei wird die Haut der Finger leicht verschoben.
- Finger seitlich ausziehen, von oben Richtung Fingerspitzen. Dies dehnt die Finger leicht.

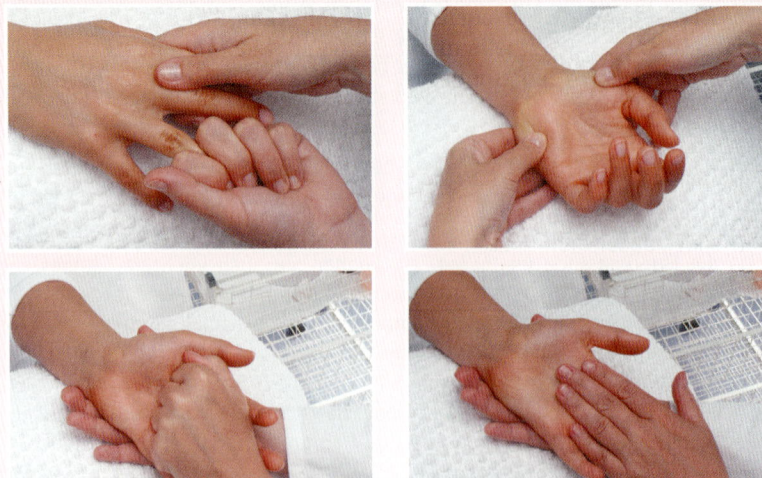

Abb. 3.17 e – h:
Beispielablauf einer
Handmassage

- Finger seitlich ausziehen, von unten. Auch dies dehnt die Finger leicht.
- Daumenballen und Handkante zum Handgelenk hin friktieren. Das entspannt die Muskeln von Daumen und kleinem Finger.
- Knöcheleffleurage (Hochschieben mit der Faust und Zurückziehen mit der flachen Hand).

Die verschiedenen Grundmassagegriffe (hier das Friktieren und die Effleurage) finden Sie in LF 6 ➜ Kapitel 4.1 dieses Bandes erklärt.

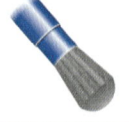

Auf fettigen Nägeln hält kein Nagellack!

H Entfetten der Nägel

Um weitere Arbeiten durchführen zu können, müssen die Nägel nach der Massage entfettet werden.

Dazu befeuchten Sie ein Wattepad mit Alkohol und reiben die Nägel mit der Technik des Ablackens ab (➜ Punkt A).

I Polieren der Nägel

Als eine **Zusatzleistung** können Sie die Nägel mit einer Polierfeile glatt und glänzend machen (Polierfeile ➜ Abb. 3.4).

Poliert werden sollte besonders dann, wenn kein Nagellack aufgetragen wird oder wenn die Nagelplatte ein besonders stumpfes Aussehen hat. Auch bei männlichen Kunden ist oft ein Polieren erwünscht.

Der Effekt ist ein glatter, glänzender Nagel, der nicht nur besonders gut aussieht, sondern eine erhöhte Widerstandsfähigkeit gegen Keime und Schmutz bietet, die auf der glatten Oberfläche keine Haftung haben.

Zum Polieren verwenden Sie entweder spezielle Polierfeilen oder benutzen ein weiches Polierpolster, z. B. mit einer Wildlederbespannung.

> Poliert wird immer zur Nagelspitze hin. Bei diesem Vorgang wird das Nagelbett gleichzeitig massiert und durchblutet. Die Wirkung zeigt sich im beschleunigten Nagelwachstum.

J Lackieren der Nägel

Um einen sauberen Lackierstrich ausführen zu können, muss der Hand, die den Pinsel führt, ein Widerlager geboten werden. Zu diesem Zweck stehen die kleinen Finger beider Hände in Kontakt. Der kleine Finger der linken Hand bildet dabei die Stütze für die rechte Hand. Mittel- und Ringfinger der linken Hand halten die Nagellackflasche.

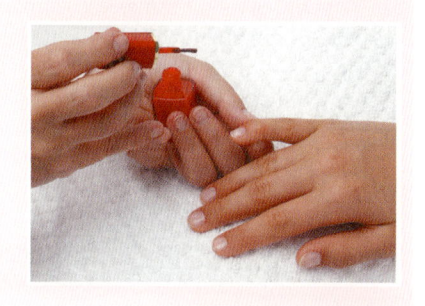

Abb. 3.18: Halten der Nagellackflasche

Versuchen Sie das Lacken zügig und mit möglichst wenigen Strichen durchzuführen. Den ersten Strich setzen Sie auf die Nagelmitte und drücken den Nagellack bis nahe an den Rand des Nagelwalls. Strich 2 und 3 werden seitlich gezogen und mehr oder weniger breit angelegt.

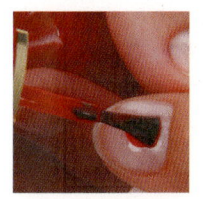

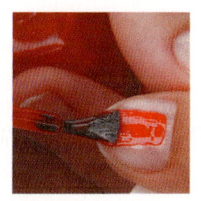

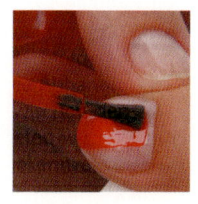

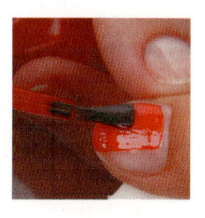

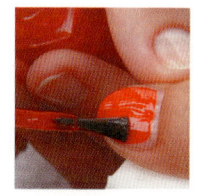

Abb. 3.19 a – e: Abfolge der Lackstriche

Ob der Nagel ganz mit Lack ausgefüllt wird oder nur partiell, hängt von der Nagelform ab oder richtet sich nach dem Kundenwunsch. Der Nagel wirkt schlanker, wenn der Lack nicht die ganze Nagelplatte ausfüllt, sondern seitliche Streifen frei bleiben.

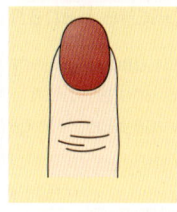

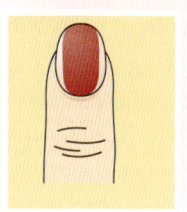

Abb. 3.20 a und b: komplett ausgefüllter und teillackierter Nagel

Gelackt wird in drei Schritten:
1. **Unterlack,** verhindert Nagelverfärbungen durch Farblacke,
2. **erste Schicht Farblack,** zur Formgebung der Lackfläche,
3. **zweite Schicht Farblack,** um einen gleichmäßigen Farbauftrag zu erzielen und kleine Fehler des ersten Lackanstriches zu korrigieren.

> Sie können ohne Zwischenwartezeiten von Schritt zu Schritt weiterarbeiten! Trocknungszeiten zwischen den einzelnen Lackschichten sind nicht notwendig.

Als **Zusatzleistung** können Sie als 4. Schritt transparenten **Überlack** auftragen, der die farbige Lackierung schützt und den Farbglanz erhöht.

> *Was passt zu wem?*

Die Farbwahl des Nagellackes richtet sich nach den individuellen Wünschen des Kunden. Sie als Kosmetiker können dabei beraten, indem Sie Kleidung, Make-up, Nagelform und Nagellänge berücksichtigen.

> Zu einer jungen, sportlich gekleideten Kundin mit kurzen Nägeln passt sicher ein transparenter oder heller Nagellack besser als ein roter Nagellack. Sehen Sie hierzu die Ausführungen zur Farb- und Stilberatung in ➜ Band B, LF 12, Kapitel 3.3.2.

Die lackierten Nägel brauchen in der Regel **10 Minuten Trockenzeit**.

Ist der Lack schon etwas älter, wird er zähflüssiger, trocknet lange, lässt sich schlecht auftragen und sollte daher nicht mehr verwendet werden.

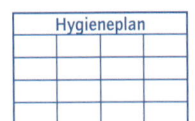

Auch das beliebte Verdünnen mit Nagellackentferner schafft keine zufrieden stellende Lösung. Vorbeugend können das Flaschengewinde und der Pinsel nach jedem Lacken mit einem mit Lackentferner getränkten Kosmetiktuch gesäubert werden.

Nach jeder Maniküre müssen die benutzten Werkzeuge entsprechend der Hygieneverordnung gereinigt und sterilisiert werden (Hygieneplan ➜ Kapitelende).

3.5 Kosmetische Behandlung von Nagelanomalien

Sie können den Nägeln und der Handhaut Ihrer Kunden kosmetisch viel Gutes tun, diese schützen, gesund erhalten und/oder konkret verschönern. In folgender Tabelle sind hierfür einige Beispiele genannt.

Es gibt aber auch Situationen, in welchen Sie bei oder nach erfolgter Hand- und Nageldiagnose (➜ Kapitel 3.1) eine Behandlung ablehnen müssen. In diesen, als **Kontraindikationen** bezeichneten Fällen, sollte keine Maniküre und Handpflege durchgeführt werden.

Tab. 3.21: Kosmetische Behandlung von Nagelanomalien

Hohlnägel, Löffelnägel
Sie sollten den brüchigen Nagel stark kürzen und in Form feilen. Danach tragen Sie **Nagelhärter** und pflegendes **Nagelöl** auf und empfehlen dies zur weiteren Heimbehandlung. Auf Nagellacke und Nagellackentferner sollte verzichtet werden, damit die Nagelplatte nicht weiter beansprucht wird.

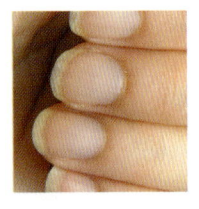

Aufgesplitterte oder brüchige Nägel
Sind die Nägel eingerissen, kürzen Sie sie auf gleiche Länge und feilen sie in Form. Diese Länge sollte beibehalten werden, bis sich die Nägel wieder erholt haben. Eine öl- und feuchtigkeitshaltige Packung (➜ Kapitel 4) zur Wiederherstellung der natürlichen Geschmeidigkeit der Haut und der normalen Nagelhärte sollten Sie in die Maniküre integrieren.

Empfehlen Sie dem Kunden das tägliche Einmassieren von **Nagelöl**, das Auftragen von **Nagelhärter** und das Tragen von Handschuhen bei Arbeiten mit Wasser und Reinigungsmitteln. Nagellack sollte nicht ohne Basislack – und grundsätzlich sollte nur acetonfreier Nagellackentferner verwendet werden.

Onycholysis
Nur wenn die Nagelplatte zum größten Teil noch festsitzt, kann eine normale Maniküre durchgeführt werden. Die Nägel müssen Sie kurz feilen, damit ein Abreißen der gelösten Nagelplatte verhindert wird. Auf eine Lackierung sollte verzichtet werden.
Da die Onycholysis meist eine Folge von Erkrankung ist, sollten Sie aus Sicherheitsgründen **Einmalhandschuhe** tragen. Ist ein Nagel abgefallen, können Sie mit Hilfe einer speziellen Nagelmasse (➔ LF 8, Exkurs in Kapitel 4.2) oder mit einem **künstlichen Nagel** den fehlenden ersetzen (➔ Kapitel 5).

Onychodystrophie
Die Nägel sollten eine kurze, gleichmäßige Form erhalten. Die verdickte Nagelplatte können Sie, sofern sie noch nicht bröckelig ist, leicht herunterfeilen und anschließend polieren. Auf Lack sollte verzichtet werden.

Tüpfelnägel
Da die Nagelplatte eine ungleichmäßige Oberfläche aufweist, kann der Nagel nicht lang getragen werden. Er bricht schneller ab oder reißt ein. Daher ist es sinnvoll den Nagel zu kürzen. Ansonsten kann eine normale Maniküre durchgeführt werden. Glätten Sie die Nagelplatte zusätzlich mit einer weichen Feile oder **Polierfeile**, die der Oberfläche auch Glanz verleiht. Tragen Sie anschießend einen **Rillenfüller** auf. In diesem Fall ist es auch angebracht, mit einem Farblack Restunebenheiten zu verdecken.

Krallennägel
Die Krallennägel werden **stark gekürzt**. Ein langer Nagel wächst unschön und würde den Kunden z. B. bei der Arbeit nur behindern und stören. Liegt eine verdickte Nagelplatte vor, können Sie diese mithilfe der verschiedenen Feilen auf eine normale Dicke reduzieren. Im weiteren Arbeitsverlauf kann die Maniküre wie oben beschrieben durchgeführt werden.

Querfurchen
Sofern es sich nicht um eine Entzündung oder Verletzung handelt, kann eine normale Maniküre durchgeführt werden. Glätten Sie die Querfurchen mit der **Polierfeile** und tragen Sie **Rillenfüller** auf. Bei tieferen Furchen sollte die Anwendung von Füllmaterial (➔ Kapitel 5) erwogen werden. Auf das Lackieren sollte verzichtet werden.

Längsrillen
Feilen Sie den Nagel in die gewünschte Form. Längsrillen sind meist nicht mit Nagelbrüchigkeit verbunden und daher ist es nicht immer nötig, den Nagel ganz zu kürzen. Die Rillen lassen sich mit einer **Polierfeile** glätten. Tragen Sie einen **Rillenfüller** auf, um noch vorhandene Unebenheiten zu beheben. Empfehlen Sie dem Kunden ein Nagelöl als Heimpflege täglich einzumassieren. Dadurch wird die Rauhigkeit der Nagelplatte vermindert und der Nagel gleichzeitig gestärkt. Längsrillen sind eine Indikation für die Nagelmodellage (➔ Kapitel 5). Beraten Sie den Kunden dahingehend und zeigen Sie die Vorteile, wie z. B. die gleichmäßige Nagelbeschaffenheit auf.

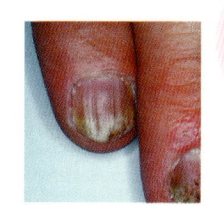

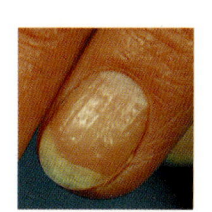

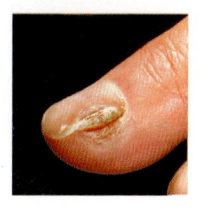

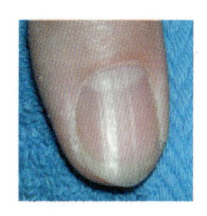

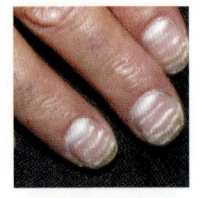

Weißfärbung der Nägel
Wenn keine akute Verletzung vorliegt, kann eine normale Maniküre durchgeführt werden. Empfehlen Sie der Kundin das Auftragen von farbigem **Nagellack**, um die Weißfärbung zu verdecken. Auch ist eine Nagelmodellage (→ Kapitel 5) zur Verschönerung der Nägel empfehlenswert.

Gelbfärbung
Nach Rücksprache mit dem Arzt, dass es sich nicht um eine Pilzerkrankung handelt, ist eine normale Nagelpflege möglich. Ist der Nagel verdickt, sollten Sie ihn abfeilen und glätten. Dazu können Sie die groben Feilen zum Vermindern der Nagelplatte verwenden. Zum Glätten nehmen Sie dann zuerst eine feine Feile und anschließend die Polierfeile. Ein **farbiger Lack** oder eine Nagelmodellage (→ Kapitel 5) verdecken die Gelbfärbung.

Nikotinnagel, Karotinnagel
Hier kann die normale Nagelpflege und Maniküre erfolgen. Lack oder eine Nagelmodellage (→ Kapitel 5) verdecken die Verfärbung.

Bläulich verfärbter Nagel
Ist der bläulich verfärbte Nagel, ein Bluterguss, der keiner weiteren ärztlichen Behandlung bedarf, so können Sie eine normale Maniküre durchführen. Beachten Sie bei der Behandlung des bläulichen Nagels, dass zusätzlicher Druck auf den Nagel schmerzhaft ist. Gehen Sie vorsichtig ans Werk und vermeiden Sie langes Feilen. Durch einen **Farblack** können die Nägel ein einheitliches Aussehen bekommen.

Nagel-Patella-Syndrom
Da beim Nagel-Patella-Syndrom ein bis mehrere Nägel fehlen, sollten Sie versuchen dem Kunden die fehlende Nagelplatte durch einen **modellierten Kunstnagel aus Nagelmodellagemasse** (→ Kapitel Pediküre) zu ersetzen. Aufzuklebende Kunstnägel und sonstige Nagelmodellagematerialien (→ Kapitel 5) eignen sich nicht. Die verbleibenden Nägel werden ganz normal maniküürt, wobei Sie darauf achten müssen, dass Kunstnägel und Eigennägel die gleiche Form und Länge haben.

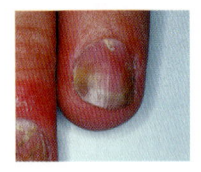

Ölflecknagel
Sie ergänzen die Basis-Maniküebehandlung durch das Polieren der Nagelplatte und das Auftragen eines Nagellackes, der die Flecken auf der Nagelplatte verdeckt.

Kontraindikationen der Maniküre und Handpflege sind Entzündungen, offene Wunden, frische Verbrennungen, gerade erfolgte Operation an Hand und/oder Nagel, Pilzerkrankungen, bakteriellen Infektionen und bösartige Hautveränderungen.

Bleiben Sie freundlich, aber lehnen Sie die kosmetische Behandlung in diesem Stadium bestimmt und konsequent ab, um eine Verschlimmerung oder weitere Erkrankung zu verhüten.

Es ist für den Kunden und für Sie wichtig, klar herauszustellen, wo die beruflichen Kompetenzen von Kosmetikerin und Arzt liegen. Informieren Sie den Kunden darüber, dass Ihre Verantwortung im Bereich der vorbeugenden Gesundheitspflege liegt.

Die Kosmetikerin ist für viele Kunden eine Vertrauensperson in Bezug auf Nagelprobleme. Sie sollten daher in der Lage sein, eine Nagelanomalie zu erkennen und den Kunden richtig zu beraten. Dazu gehört auch, in unklaren Fällen einen Arztbesuch zu empfehlen. Sie zeigen damit keine Unsicherheit, sondern grenzen Ihren Beruf gegen den des Arztes ab.

> **Der Arzt behandelt krankhafte *(pathologische)* Veränderungen von Hand und Nagel. Die Kosmetikerin arbeitet im Bereich der vorbeugenden Gesundheitspflege am Nagel.**

In vielen Fällen ist die Früherkennung, z. B. eines malignen Melanoms unter dem Nagel, für eine rechtzeitige Behandlung durch den Hautarzt wichtig.

In der Zusammenarbeit mit Hautärzten liegt heute eine Zukunftsorientierung für die Kosmetikerin. Den Ansprüchen, die daraus erwachsen, können Sie durch berufliche Sachkenntnis und bewusstes Abgrenzen der beiden Berufe voneinander gerecht werden.

A Fragen Übungen Aufgaben

1. Wie würde die Kundenkartei einer Ihrer Mitschülerinnen (oder einer Ihrer Verwandten) aussehen? Bitte füllen Sie eine solche unter Zuhilfenahme des Musters auf Seite 26 aus.
2. Welche Faktoren helfen Ihnen bei einer Hand- und Nageldiagnose?
3. Wie/woran erkennen Sie eine Nagelerkrankung? Nennen Sie einige Beispiele. Was ist dann zu tun?
4. Welche Arbeitsschritte beinhaltet eine „klassische" Maniküre?
5. Warum wird vom Schneiden der Nägel abgeraten?
6. Welche Funktion hat das Nagelbad?
7. Welche Funktion hat das Nagelöl?
8. Weshalb kann zum Zurückschieben der Nagelhaut kein Kunststoffstäbchen verwendet werden, oder doch?
9. Wie lassen sich Holz und Kunststoff hygienisch säubern?
10. Wie sieht die „klassische" Nagelform aus? Welche weiteren Nagelformen sind Ihnen bekannt?
11. Darf die Nagelhaut abgeschnitten werden?
12. Nennen Sie zwei beruhigende, in einer Creme zur Handmassage enthaltene Pflanzenwirkstoffe.
13. Warum werden die Nägel vor dem Lacken entfettet?
14. Wie viele Arbeitsgänge unterscheiden Sie beim Lacken?
15. Nennen Sie verschiedene Arten von Nagellack und wodurch sie sich unterscheiden.
16. Warum benutzt man einen Unterlack?
17. Warum kann im Gesicht eine durch Nagellack ausgelöste Kosmetika-Unverträglichkeitsreaktion entstehen?
18. Für welche Nagelanomalien empfiehlt sich eine Nagelmodellage?
19. Partnerarbeit: Wie würden Sie Ihre/-n Mitschülerin/Mitschüler oder Bekannte/-n bezüglich Nagellänge, Nagelform, Art des Lackens und Lackfarbe beraten?

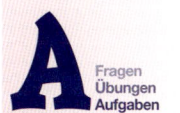

Tab. 3.22: Muster-Hygieneplan (Maniküre)

Bereich	R/D[1]	Häufigkeit	Wer	Womit	Wie[2]	Anwendung
Hände waschen	R	• zu Dienstbeginn • nach dem Essen • bei Verschmutzung • nach Toilettenbenutzung • vor Behandlung der Kunden, bei denen eine Händedesinfektion notwendig ist	Personal	Flüssigseife aus Spendern	gebrauchsfertig	Hände waschen, mit Einwegtuch abtrocknen
Hände desinfizieren	D	• vor Eingriffen, bei denen Haut bestimmungsgemäß verletzt wird • nach Ablegen der Schutzhandschuhe bei o. g. Eingriffen • nach Verunreinigung mit infektiösem Material (Blut) • nach Stich- oder Schnittverletzungen	Personal	alkoholisches Händedesinfektionsmittel	entsprechend VAH[3]-Liste oder Herstellerangaben	ausreichende Menge, mind. 3–5 ml auf der trockenen Haut gut verreiben, während der Einwirkzeit feucht halten
Handpflege		nach dem Händewaschen	Personal	Handcreme aus Tuben oder Spendern		auf trockenen Händen gut verreiben
Hautdesinfektion	D	bei hautdurchtrennenden Eingriffen	Kunde	Hautdesinfektionsmittel (Alkohol o. PVP-Alkohol-Lösung)	entsprechend VAH[3]-Liste oder Herstellerangaben	sprühen – wischen – sprühen oder: mit Tupfern mehrmals satt auftragen und verreiben (ca. 1 Min.)
Instrumentendesinfektion • hitzestabiles Instrumentarium	D	nach jeder Benutzung an einem Kunden und nach Bedarf	Personal	Reinigungs-, Desinfektionsautomat oder manuelle Aufbereitung	entsprechend Herstellerangaben	bei Utensilien mit Verletzungsgefahr immer erst desinfizieren, dann reinigen, ggf. abspülen, trocknen, verpacken und ggf. anschließend sterilisieren
• hitzelabiles Instrumentarium	D	nach jeder Benutzung an einem Kunden und nach Bedarf	Personal	Instrumentendesinfektionsmittel	entsprechend VAH[3]-Liste oder Herstellerangaben	erst desinfizieren, dann reinigen, ggf. abspülen, trocknen, verpacken
Ablagefläche für Instrumente und Materialien	D	vor jedem neuen Kunden bei Verunreinigung	Personal	gelistetes Flächendesinfektionsmittel (auch als alkoholisches Pumpspray oder Desinfektionstücher)	entsprechend Herstellerangaben	gebrauchsfertige Lösung mit Lappen satt auf der Fläche verteilen oder satt versprühen – wischen – sprühen
Handbad-/Nagelbad	D	nach Kundenbenutzung	Personal	gelistetes Flächendesinfektionsmittel	nach Herstellerangaben	wischdesinfizieren
Wäsche	R	nach Gebrauch	Personal	handelsübliche Waschmittel	in Waschmaschine	30 Min. bei 90 °C
Müll	R	täglich	Personal	Hausmüll	ggf. sicher verpackt	Treteimer und Mülltüten; spitze Gegenstände in bruch- und stichsicheren Behältern entsorgen

1 R/D = Reinigung/Desinfektion   2 Konzentration, Zubereitung, Einwirkzeit   3 Verband für Angewandte Hygiene

4 Kosmetische Handpflegebehandlungen

Nina besucht von Zeit zu Zeit ihre Tante auf dem Land. Sie ist auf einem Bauernhof groß geworden und hat sich nie um Hautpflege gekümmert. Nina bemerkt, dass die Hände der Tante sehr strapaziert und daher trocken und spröde sind. Nina möchte der Tante eine Handpackung machen und beginnt von der Wirkung und den Inhaltsstoffen zu erzählen. „Das ist mir viel zu kompliziert", sagt die Tante. „Gibt es nichts, was ich ganz einfach selbst machen kann?"
Nina hat da eine Idee. „Leinsamen und Pflanzenöl, so etwas hast du doch sicher im Haus, Tante?"

Die klassische Maniküre kann durch verschiedene Handpflegeanwendungen unterbrochen und erweitert werden – oder die kosmetische Handpflege wird als spezielle Teilkörperbehandlung separat durchgeführt.

In allen Fällen ist die Massage der Schlusspunkt der Handpflege, da sie vom Kunden als entspannend und beruhigend empfunden wird.

Man unterscheidet mehrere Arbeitsschritte.

Beispiel

Maniküre, Peeling, Handpackung oder Paraffinhandbad, Handmassage, Lacken.
Wird kein Peeling durchgeführt, sollten Sie die Hände des Kunden vorher reinigen, zum Beispiel durch eine Handwäsche oder zusätzlich durch ein Hautdesinfektionsmittel.

Die Hand lässt sich in Handrücken und Handinnenfläche gliedern.

Was fällt Ihnen an Ihrem Handrücken und Ihrer Handinnenfläche auf?

Die **Haut der Handinnenfläche** ist unbehaart, ihre Hornschicht ist dicker, denn sie wird durch Arbeit stark beansprucht und als Schutz gegen Abrieb ist die oberste Hautschicht kräftiger ausgebildet.
- Die Handinnenfläche wird in der Sonne nicht braun. **Sie hat also keine pigmentbildenden Zellen** *(Melanozyten)*.
- Unter der Haut sitzen Muskeln, die von außen zu ertasten sind (z. B. Muskel der Handkante und des Daumens). Trotz Muskulatur und dicker Hornschicht ist die Handinnenfläche im Bereich der Fingerkuppen besonders sensibel, denn es befinden sich dort viele Nervenenden (→ Band A, Gundlagen-Lexikon, TASTSINN).

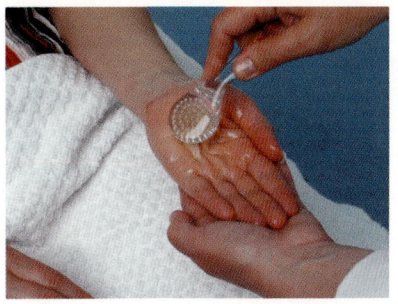

Abb. 4.1: Handinnenfläche beim „Peelen"

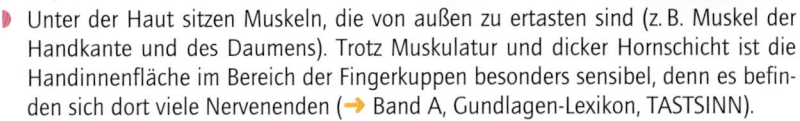

Pflegen und Gestalten der Hände und Nägel – LF 4

Handinnenfläche
=
Leistenhaut

- Ein typisches Merkmal der Handinnenfläche sind auch die Rillen, z. B. der „Fingerabdruck". Dies ist die Rillenformation der Endglieder, die jeden Menschen einmalig macht, denn sie wiederholt sich nicht. Die Haut der Handinnenfläche ist eine **Leistenhaut** (→ LF 8, Kapitel 3.1). Die Papillen, die Verbindung und Verzahnung zwischen *stratum papillare* der Dermis und *stratum basale* der Epidermis, stehen „in Reihe" und lassen so die Rillen z. B. der Fingerkuppen entstehen.
- An den Handinnenflächen sowie an den Fußsohlen besitzt die Leistenhaut keine Haare und keine Talgdrüsen, aber dafür vermehrt Schweißdrüsen.

Handrücken
=
Felderhaut

Die **Haut des Handrückens** weist keine verdickte Hornschicht auf, sondern ein normales Verhältnis der Hautschichten zueinander. Sie ist im Gegensatz zur Handinnenfläche behaart (gehört zur **Felderhaut** → LF 8, Kapitel 3.2) und ganz besonders den Witterungseinflüssen (Sonne = Strahlung und Hitze; Kälte, Regen, Schnee, Wind usw.) ausgesetzt. Beide Hautpartien sollten wegen ihrer großen Beanspruchung besonders intensiv gepflegt werden.

4.1 Handpeeling

> Eine gründliche Pflege beginnen Sie am besten mit dem Handpeeling.

Das Peelingpräparat wird auf die Handflächen aufgetragen und sanft einmassiert. Führen Sie dies entweder mit den eigenen Händen (Achtung, rau!) oder mithilfe eines Bürstenschleifgerätes (Massagebürstchen-Aufsatz) durch.

Ziel eines Handpeelings:

to peel;
engl. = (ab-)
schälen

- Ablösen loser Hornlamellen zur Glättung der Haut
- Erhöhung der Hautdurchblutung
- Erhöhung der Aufnahmebereitschaft der Haut. (Da die toten Hornlamellen eine optimale Aufnahme der Pflegestoffe in die Haut behindern.)

Es finden sich viele verschieden Peelingpräparate auf dem Markt:

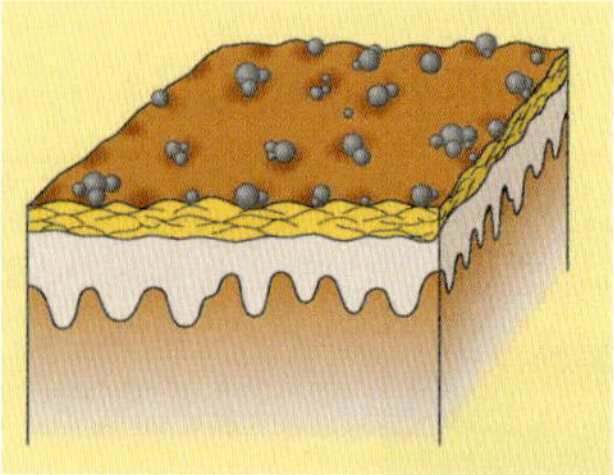

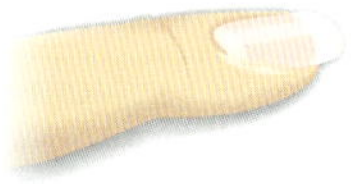

Abb. 4.2: Ungereinigte Haut 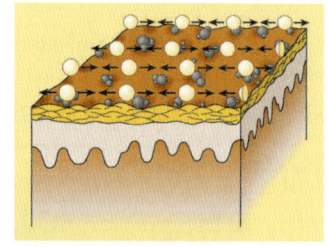   Abb. 4.3: Abrasive Reinigung 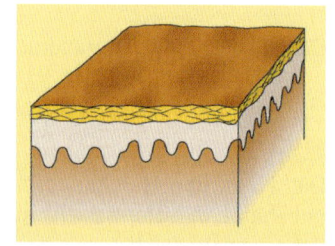   Abb. 4.4: Gereinigte Haut

Polyäthylenkörnchen
Oliven-, Mandel-,
Jojobaöl
Mineralien,
Spurenelemente

Für die Handpflege sind es meist so genannte **Schleifpeelings (abrasives Peeling)** mit unterschiedlichen Granulaten (Körnchen), wie z. B. Aprikosenkernen, Salzkristallen oder *Polyäthylenkörnchen*. Ihre Anwendung ist für eine **normale Haut** gedacht. Weitere Inhaltsstoffe können Pflanzenöle (*Oliven-, Mandel-, Jojobaöl* usw.) sein, um die Haut geschmeidig zu machen, *Mineralien und Spurenelemente*, die den Hautstoffwechsel anregen, sowie waschaktive Substanzen (Syndets → Band B, LF 3 und 7), die Schmutz lösen. Alle Substanzen sind in eine Basisemulsion (aus Öl in Wasser O/W oder Wasser in Öl W/O) eingebettet.

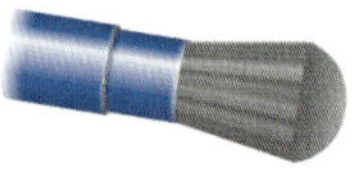

Im Prinzip ist ein Schleifpeeling eine mit Granulaten versetzte Creme.

Kosmetische Handpflegebehandlungen

Für strapazierte Hände, die empfindlich und daher meist trocken bis spröde sind, können Sie zur Verbesserung des Hautzustandes der Hände beitragen, indem Sie ein sanftes Peeling selbst herstellen:

> **Beispiel – Rezept: Sanftes Peeling**
> Leinsamen mit warmem Wasser zu einem Brei vermengen.
> Auf den Handflächen verreiben. Die abschuppenden Hornlamellen lösen sich dann durch die mechanische Bearbeitung mit den Samenkörnchen. Durch das warme Wasser werden Schleimstoffe freigesetzt, die eine besänftigende Wirkung auf die Haut haben.

Eine **gealterte Haut** (mit Altersflecken → Band A, LF 2, Kapitel 3.5) können Sie mit einem **Fruchtsäurepeeling** behandeln. Die Peelingsubstanz wird aufgetragen und ohne mechanische Bearbeitung ca. 10 Minuten auf der Haut belassen. In dieser Zeit löst die Fruchtsäure die toten Hornschüppchen der Oberhaut, das Hautrelief verfeinert sich, wird glatter und die Pigmentflecken hellen sich nach mehrmaliger Anwendung etwas auf.

Fruchtsäuren nennt man AHA-Säuren (engl. *alpha-hydroxy acid*), womit alle organischen Säuren benannt werden, die eine Peelingwirkung haben, aromatisch riechen und antimikrobiell sind (d. h. gegen Mikroorganismen wie Viren, Pilze, Bakterien wirken). Dazu gehören *Zitronensäure, Milchsäure, Weinsäure, Apfelsäure*.

> Es sind zurzeit Fruchtsäurekonzentrationen für die Kosmetikanwendung von 1 bis 40 % im Handel.
> Nur der Hautarzt darf höhere Konzentrationen (bis zu 70 %) einsetzen, da dann die Tiefenwirkung der Fruchtsäure besonders hoch wird.

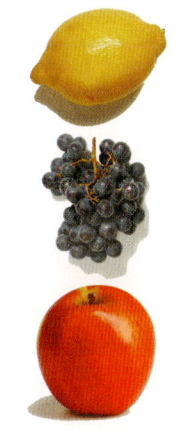

Abb. 4.3: „Fruchtsäurelieferanten"

Nach der Behandlung wird das Peeling mit warmem Wasser sorgfältig abgereinigt. Dazu können Sie entweder zwei Schwämmchen oder einen Waschlappen verwenden.

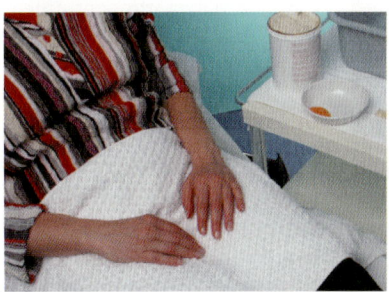

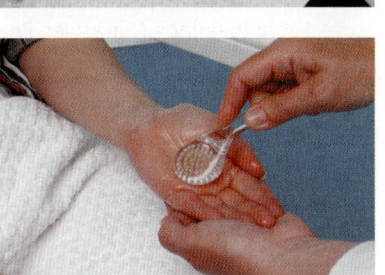

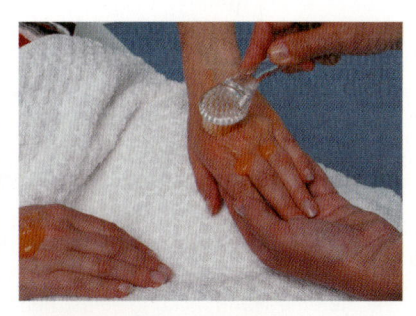

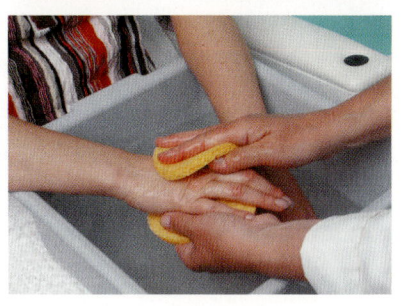

Abb. 4.4 a – d: Arbeitsschritte eines Handpeelings

4.2 Handpackung und Paraffinbad

Eine Handpackung (Masken und Packungen → Band B, LF 7, Kapitel 3.2) sollte vor allem Feuchtigkeit und Fett enthalten, Komponenten, die der Haut meistens fehlen, wenn die Hände durch Arbeit und Klima beansprucht sind.

> Die Anwendung einer Handpackung eignet sich gut als Intensivpflege der Hände nach der Intensivreinigung, das heißt nach dem Peeling.

Anwendung: Die Handpackung wird mit einem breiten, flachen Pinsel auf beide Hände aufgetragen und mit einer luftdichten Folie umhüllt. Dadurch entsteht Wärme. Die Hornschicht quillt und die Haut wird glatter. Die Poren öffnen sich und Wirkstoffe werden leichter von der Haut aufgenommen. Nach ca. 15–20 Minuten entfernen Sie die Folie und waschen die Reste der Handpackung mit warmem Wasser (wie beim Peeling) ab.

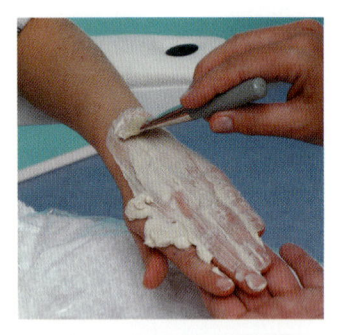

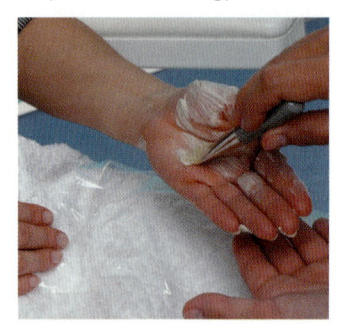

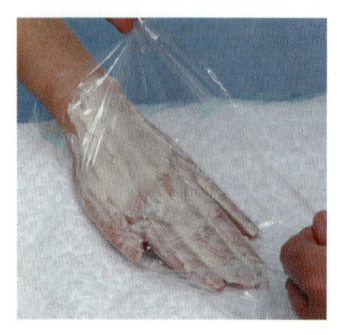

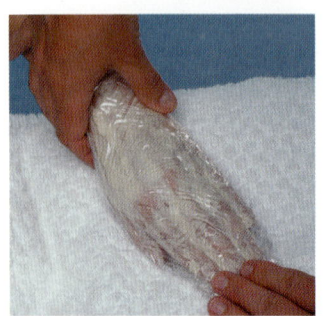

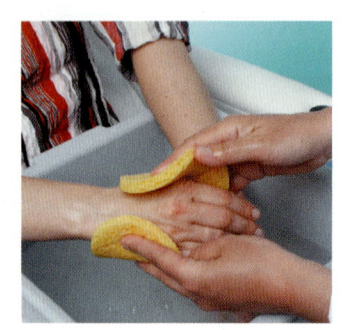

Abb. 4.5 a – e: Arbeitsschritte einer Handpackung

Viele Kosmetikfirmen stellen Handpackungen her, daher sind nicht alle gleich. Manchen Cremepackungen sind zusätzlich spezielle Wirkstoffe oder *ätherische Öle* (→ LF 10) beigefügt, die jeweils eine besondere Pflegeeigenschaft besitzen. *Avocadoextrakt* zum Beispiel ist reich an den Vitaminen A, B, D und E, das *Avocadoöl* ist dem Hautfett sehr ähnlich und fördert die Wundheilung.

Ayurveda

Wie Sie eine Handpackung selbst herstellen können, beschreibt ein Rezept aus der indischen Naturheilkunst des *Ayurveda*:

> **Beispiel – Rezept: Erdbeer-Mandel-Handpackung**
>
> 2½ EL Hafer- oder Mandelmehl, 1 EL Jogurt, 1 TL *Mandelöl*, 1–2 Erdbeeren.
> Erdbeeren zerdrücken. Mehl, Jogurt und Mandelöl vermischen und die Erdbeeren hinzufügen. Rühren, bis eine cremige Masse entstanden ist. Bei Bedarf mit etwas Wasser verdünnen.
> Jogurt und Erdbeeren sind bewährte Bleichmittel. Sie geben den Händen eine gleichmäßige, frische Tönung. Mandelöl glättet die Haut.
> aus: *(„Natürlich schön mit Ayurveda" Dr. med. Ernst Schott; Cynthis Nina Bolen; Mosaik Verlag (Bertelsmann) 1997)*

Die Paraffinbehandlung

Nach einem Peeling kann auch alternativ eine Paraffinbehandlung als Handbad oder als Paraffinaufstrich durchgeführt werden. Paraffin ist ein künstliches Wachs auf Erdölbasis und kommt auch in der Gesichtspflege als Paraffinmaske zur Anwendung (➜ Band B, LF 7, Kapitel 3.2.4).

Das Paraffinhandbad erfordert eine gewisse Vorbereitung und Planung.

- Das Wachs muss langsam erhitzt werden. Es sollte angenehm warm und nicht zu heiß sein, der Kunde empfindet sonst die Behandlung als unangenehm und die Hände können durch die Hitze rot werden. Am besten prüfen Sie selbst die Temperatur, indem Sie mit einem Spatel etwas Wachs entnehmen und auf Ihren Finger streichen.
- Die benötigten Utensilien sind: Handtücher, Folie, Pinsel, Spatel, Hautdesinfektionsmittel. Legen Sie sich diese griffbereit zurecht.

Zuerst werden die Hände sprühdesinfiziert und nach dem Trocknen mit einem Pflegepräparat eingecremt. Hier ist die Auswahl groß. Es gibt spezielle Handpackungen, die schon in ihrer Zusammensetzung auf die Probleme der Handhaut konzipiert worden sind: Feuchtigkeit, Nährstoffe und Pflegestoffe zur Geschmeidigkeit und Straffung. Es ist jedoch auch durchaus möglich, Packungen und Cremes aus dem Gesichts- oder Körperpflegebereich einzusetzen, die auf spezielle Hautbedürfnisse eingehen.

Beispiele

Algenpackungen – sie enthalten vor allem viel Feuchtigkeit;
Heilerde-, Moor- und Kräuterpackungen wirken entzündungshemmend;
Cremepackungen mit verschiedenen Inhaltsstoffen wie Vitaminen, *Aloe vera, Gelee Royal, Jojobaöl* usw.

Aloe vera, Gelee Royal, Jojobaöl

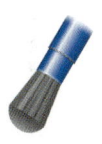

Sind die Hände eingecremt, werden sie anschließend mehrmals in das Paraffinbad getaucht. Danach umhüllen Sie die Hände mit luftdichter Folie und schlagen sie in ein Handtuch ein, um den Wärmeeffekt noch zu verstärken. Nach ca. 15–20 Minuten kann die Folie mit dem Paraffin abgenommen werden.

Hier ist neben Ihrer Fachkompetenz auch Kreativität gefragt.

Durch das Paraffin wird die Haut luftdicht abgeschlossen, dadurch entwickelt sich Wärme und die Poren öffnen sich, was eine bessere Wirkstoffaufnahme zur Folge hat. Es kann außerdem keine Verdunstung von der Hautoberfläche erfolgen, die Oberhaut quillt auf und wird intensiv durchfeuchtet und geschmeidig. Der Effekt ist eine glatte und zarte Handhaut.

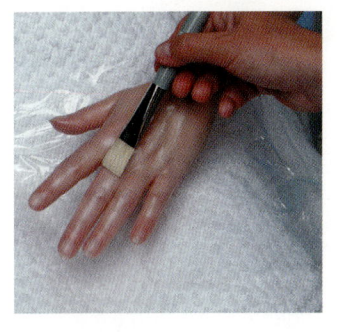

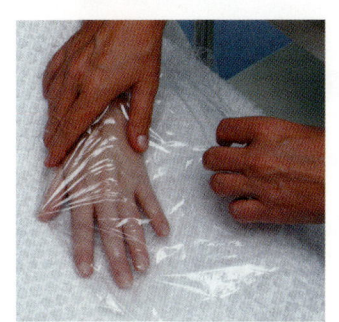

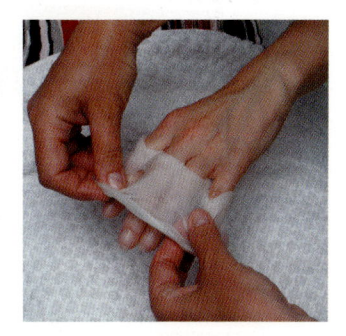

Danach können Sie eine Handmassage (➜ Kapitel 3.4) anschließen, die dann die kosmetischen Intensivpflegebehandlungen der Hände abschließt.

Abb. 4.6 a – c: Arbeitsschritte einer Paraffinhandbehandlung

EXKURS: Spezielles Handpflege-Behandlungsangebot

Um potentielle Kunden auf Ihre Hand- und Nagelpflege aufmerksam zu machen, gibt es die Möglichkeit, ein attraktives Angebot zu erstellen. Die Varianten der Ausgestaltung eines solchen Konzeptes sind vielfältig. Um die Kunden neugierig zu machen und gleichzeitig etwas Besonderes anzubieten, kann ein spezielles Motto gewählt werden: *Wellness*-Behandlung, *Thalasso*-Behandlung, *Ayurveda*-Behandlung usw.

Haben Sie sich ein interessantes Thema ausgesucht, können Ihnen die folgenden Tipps bei der Erstellung des Angebots hilfreich sein:

- Das gewählte Thema sollte in den Teilschritten der Behandlung immer wiederkehren.
- Einzelne Behandlungsschritte können mit Überschriften benannt werden, die beim Kunden positive *Assoziationen* (Vorstellungen) wecken.
- Dekoration und Musik sollten konsequent auf das Thema abgestimmt sein.

... und so könnte beispielsweise Ihr Konzept aussehen:

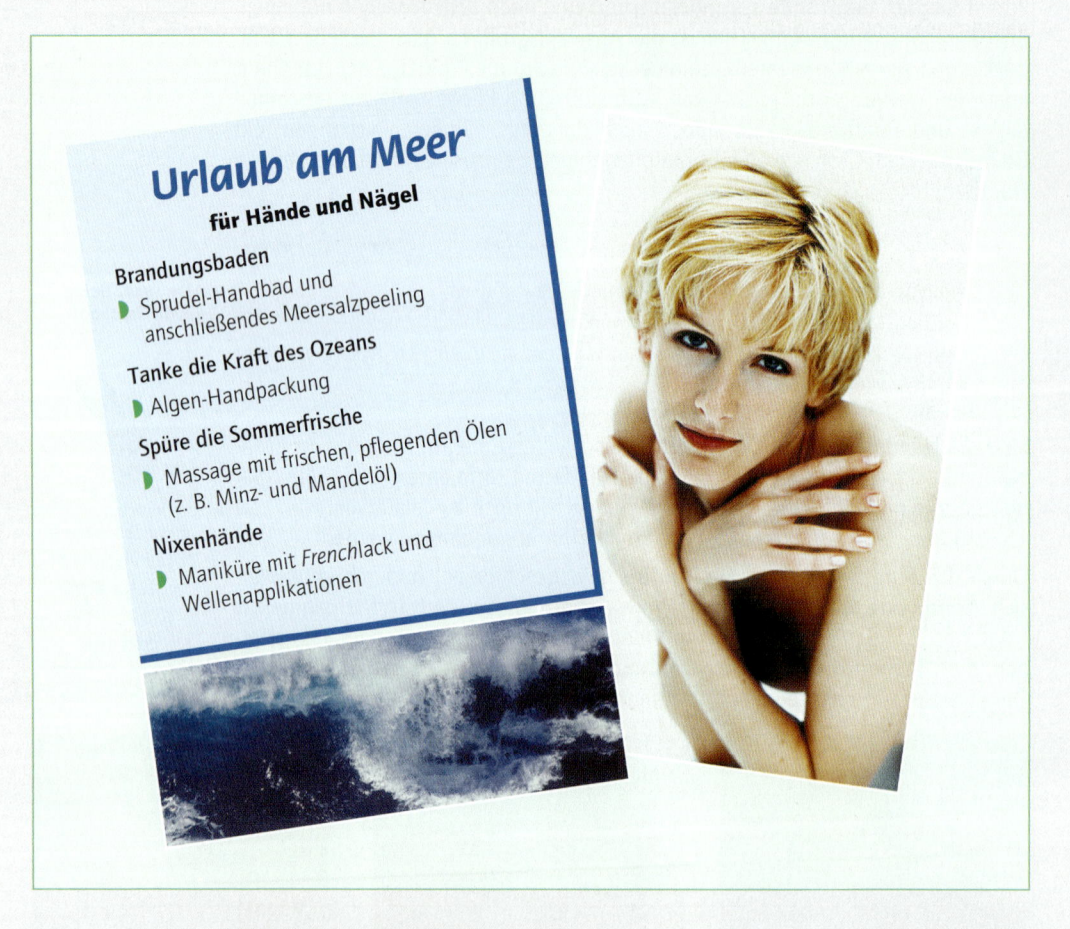

Urlaub am Meer
für Hände und Nägel

Brandungsbaden
- Sprudel-Handbad und anschließendes Meersalzpeeling

Tanke die Kraft des Ozeans
- Algen-Handpackung

Spüre die Sommerfrische
- Massage mit frischen, pflegenden Ölen (z. B. Minz- und Mandelöl)

Nixenhände
- Maniküre mit *French*lack und Wellenapplikationen

Eine Entspannungsmusik mit Meeresgeräuschen, Utensilien, wie Handtücher in Blau und Weiß, eine maritime Dekoration mit Muscheln, Sand usw. runden das Angebot ab.

Ihrer Phantasie sind keine Grenzen gesetzt. Das Angebot kann auch ein passendes Begrüßungsgetränk beinhalten oder überraschen Sie Ihre Kunden mit einer kleinen Entspannungsreise während die Algen-Handpackung einwirkt.

4.3 Handschutz- und Handpflegeempfehlungen

Die folgenden Schutz- und Handpflegeempfehlungen können Sie an sich selbst anwenden und Ihren Kunden mit nach Hause geben.

Die Handhaut und die Nägel können so als Unterstützung zu einer regelmäßigen und fachgerechten Maniküre systematisch geschützt, gepflegt oder regeneriert werden.

A Nach jeder Handwäsche die Hände eincremen.
Seifen- und andere Reinigungsprodukte (vor allem scharfe Haushaltsreiniger) entziehen der Haut das Eigenfett und bewirken letztlich, dass die Hautoberfläche spröde, rau und rissig wird.

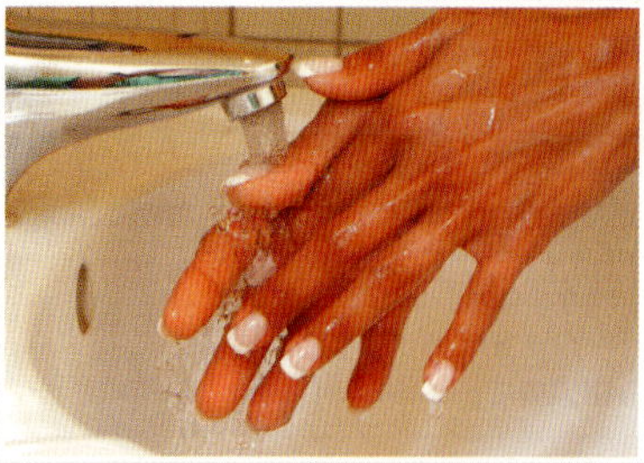

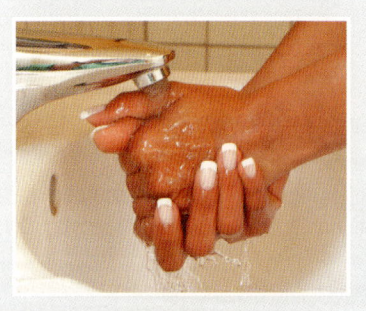

Außerdem ist die Handhaut nicht mehr so gut vor Keimen geschützt, da der Hydrolipid-Mantel (→ Band A und B, LF 2) geschädigt wird.
Die für das Eincremen geeigneten Handpflegepräparate lassen sich in Handpflegecremes und Handschutzcremes einteilen (→ Exkurs).

B Den direkten Kontakt mit Reinigungsmitteln (Putzmitteln) vermeiden.
Das ist möglich, indem Sie Schutzhandschuhe tragen (Begründung wie unter A).

C In der kalten Jahreszeit sollten Sie die Hände mit Handschuhen bedecken.
Kälte und Wind beanspruchen die Handhaut stark. Sie kann rau und rissig werden und Rötungen bekommen. Tragen Sie regelmäßig eine Handcreme auf. Im Winter sollte die Handcreme den speziellen klimatischen Anforderungen entsprechen, wie etwa vor allem einen Kälteschutz bieten. Die Handpflege darf also ruhig etwas fetter sein als im Sommer. Sie sollte pflegenden Öle enthalten und Inhaltstoffe besitzen, die die Haut schützen und geschmeidig halten. Rötungen, Risse und Rauigkeit werden somit verhindert.

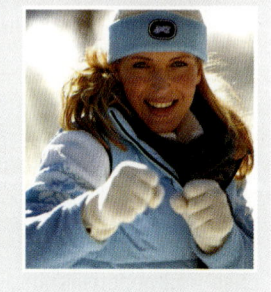

Abb. 4.8: geschützte Hände

D Die Haut der Handrücken vor zu starker Sonneneinstrahlung schützen.
Die Sonnenstrahlen entziehen der Haut Feuchtigkeit und verstärken dadurch die Faltenbildung. Außerdem wird die Pigmentbildung angeregt, was nicht nur zu einer Bräunung, sondern oft auch zu Pigmentfleckenbildung führt. Als Schutz vor der Sonnenstrahlung verdickt die Haut ihre Hornschicht und wird somit gröber und härter. Außerdem ist das Risiko von Hautkrebs höher, je länger die Hände der Sonnenstrahlung ausgesetzt werden.

Und hier noch spezielle Empfehlungen für raue, trockene oder empfindliche Hände:

- Mehrere Tage hintereinander eine Handpackung auftragen. Die Packung soll über Nacht auf den Händen bleiben. Die zu empfehlende Handcreme wird dick auf beide Hände, Handrücken und Handinnenfläche aufgetragen und mit Waschhandschuhen bedeckt. Geeignet sind neben Handcremes ebenfalls alle Pflegepackungen für trockene und empfindliche Haut.
- Spröde Haut mit Trockenheit und Schuppenbildung kann durch ein Ölbad regeneriert werden: Dazu wird Pflanzenöl (*Olivenöl* oder *Sonnenblumenöl*) erwärmt und die Hände ca. 10–15 Min. darin gebadet. Die Hautspannung lässt nach, da die Hornschicht (oberste Hautschicht der Epidermis) durch das Öl wieder geschmeidig wird. Dieses Ölbad sollte als Kur mehrere Tage hintereinander angewendet werden.

Olivenöl
Sonnenblumenöl

> Als Kosmetiker sollten Sie konsequenten Hand(haut)schutz betreiben. Ihre Hände sind auch Ihre Werkzeuge. Jede Störung der natürlichen Barriereschicht und jede Verletzung der Haut birgt die Gefahr von Entzündungen und Infektionen.

EXKURS: Handcreme gleich Creme?

Die für das Eincremen der Hände geeigneten Handpflegepräparate lassen sich in Handpflegecremes und Handschutzcremes einteilen.

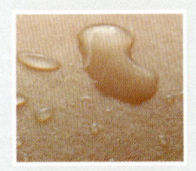

Handpflegecremes wirken z. B. gegen rissige, raue und strapazierte Handhaut, stärken das Nagelkeratin, sollen hauteigene Feuchtigkeit binden und verlorene Epidermisfette zurückbringen. Sie sollen beruhigend und entzündungshemmend wirken, vorbeugend gegen Hautalterung sein und Überverhornungen (*Hyperkeratinisierungen, Hyperkeratose*) wie Schwielenbildung (→ LF 8, Kapitel 3.3.1 und 3.3.2) entgegenwirken. Die Creme sollte keinen Fettfilm hinterlassen und schnell einziehen.

Mögliche Inhaltsstoffe sind daher:
- *Propylenglykol* und *Glyzerin* zur Feuchtigkeitsbindung,
- natürliche und naturidentische Fette, Öle und Wachse (als Emulsionsgrundlage → Band B, LF 7) zur Rückfettung, Stärkung, Erhaltung der Hautgeschmeidigkeit und Hautpflege,
- *Kieselsäure* und *Schachtelhalmextrakt* zur Stärkung des Nagelkeratins,
- *Lecitin*, Vitamin A und E erhöhen die Regenerationsfähigkeit und das Nagelwachstum, stärken die Widerstandsfähigkeit und Schutzfunktion der Handhaut, wirken rückfettend,
- *Sonnenhutextrakte* und *Kamillenextrakte* wie *Azulen* und *Bisabolol* wirken beruhigend und entzündungshemmend,
- *Salicylsäure* wirkt gegen Überverhornung,
- Gurkenextrakt, Zitronenextrakt und *Vitamin C* wirken zur Hautbleichung bei Altersflecken und Sommersprossen.

Kieselsäure

> Handpflegecremes sind auch für eine Handmassage gut geeignet.

Handschutzcremes sollten vor allem wasserabweisend sein. Sie sind für Berufsgruppen gedacht, bei deren Tätigkeiten die Hände ständig mit Wasser und Reinigern in Berührung kommen. Inhaltsstoffe vieler Handschutzcremes sind daher ein besonders hoher Anteil an *Mineralölen* und *-wachsen*, die zwar vor äußeren Einflüssen schützen, jedoch auch die Gas- und Wärmeabgabe der Haut nach außen behindern. Das heißt vereinfacht, die Haut kann

Mineralöle, -wachse

nicht „atmen" und die Handschutzcreme ist deshalb auf längere Sicht zur Daueranwendung nicht empfehlenswert.

Mineralöle und -wachse lassen die Haut nicht „atmen".

Eine Alternative bieten die Hautschutzcremes, die *Perfluoräther* (auch Fombin genannt) enthalten. Perfluoräther bildet einen Schutzfilm auf der Haut. Er lässt sich nicht in Wasser lösen und kann auch durch organische Lösungsmittel nicht abgewaschen werden. Positiv ist bei Perfluoräther, dass die Haut „atmen" kann.

Perfluoräther

Eine Handschutzcreme eignet sich daher nicht als handpflegendes Präparat oder als Handmassagepräparat.

Der Kosmetiker benötigt **keine** Handschutzcreme. Ihre Hände kommen vorwiegend mit Pflegestoffen in Berührung. Zum Schutz der Hände beim Reinigen Ihres Behandlungsraumes reichen Haushaltshandschuhe aus. Trotzdem sollten auch Ihre Hände nach der Arbeit mit einer Handpflegecreme gepflegt werden.

Für welche Berufsgruppe würden Sie eine Handschutzcreme empfehlen?

Spezielle **Nagelcremes** sind generell zu empfehlen und besonders für trockene und brüchige Nägel geeignet. Ihre Basis besteht aus Wachsen, wie etwa *Wollwachs*, oder aus *Paraffinöl*. Verschiedene Zusätze, wie z. B. *Vitamine (A, E) Azulen, Panthenol* und *Bisabolol*, pflegen den Nagel und wirken zusätzlich entzündungshemmend. Durch den Zusatz von Kalium wird der Nagel gestärkt. Meist ist die Nagelcreme eine O/W Emulsion, sie zieht dadurch leicht ein und hinterlässt keinen Fettfilm auf dem Nagel.

Eine **Creme** ist immer eine Emulsion, die entweder als O/W-Emulsion mehr als 50 % Wasseranteil besitzt oder als W/O-Emulsion mehr als 50 % Fettanteil.

Je nachdem, welche Funktion der Creme zugedacht wird, werden die Wirkstoffe zugesetzt. Es gibt daher viele verschiedene Cremes – je nach Funktion (z. B. Feuchtigkeitscreme: Sie enthält einen hohen Anteil an feuchtigkeitsspendenden Wirkstoffen. Ist sie für eine trockene Haut gedacht, ist es eine W/O-Emulsion. Für eine fette Haut ist es eine O/W-Emulsion.). Auch eine **Handpflegecreme** ist eine O/W oder W/O-Emulsion, je nach Bedürfnis der Handhaut. Nicht alle Handcremes sind daher gleich.

Der **Unterschied zu einer Handpflegecreme** ist dann auch nur über die zu erzielende Wirkung, die eine Handcreme erfüllen soll, zu ermitteln.

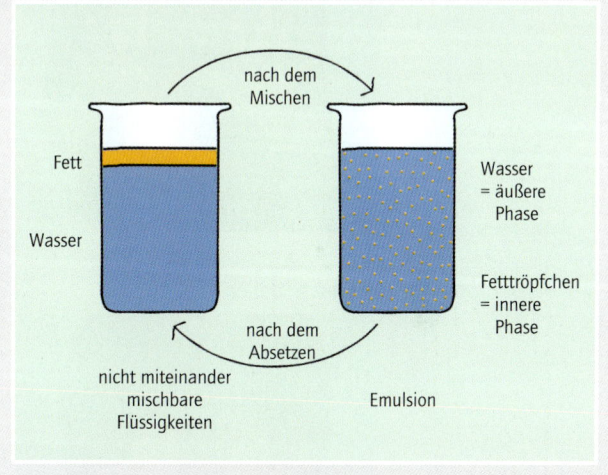

Abb.: Emulsion

Jedoch gibt es zwischen Handschutzcreme und Creme einen gravierenden Unterschied: Die Handschutzcreme ist grundsätzlich Wasser abweisend und von ihren Inhaltsstoffen her nicht für eine Gesichtspflege geeignet.

4.4 Handgymnastik

Um die Hand in ihrer Funktion zu kräftigen, sind **Fingerübungen und Handgymnastik** empfehlenswert. Die Gelenke, die Muskulatur und die Sehnen lockern sich und entspannen. Die Durchblutung erhöht sich. Dadurch können Schlackenstoffe schneller abtransportiert und Ablagerungen in Geweben und Gelenken vermieden werden. Kalte Hände erwärmen sich. Die Haut wird rosiger.

Die folgenden Übungen sollen Ihnen für sich selbst oder als Empfehlung an Ihre Kunden Anregungen geben, wie Sie Ihre Hände funktionsfähig und geschmeidig halten.

Praktisch ist, dass zur Handgymnastik keine besonderen Vorkehrungen getroffen werden müssen und man sie jederzeit zwischendurch durchführen kann, etwa wenn die Hände durch Arbeiten ermüdet sind (z. B. durch Computerarbeit, spezielle Hausarbeiten usw.). Sie kann im Sitzen, Stehen oder Liegen gemacht werden.

> *Bei welchen Arbeiten ermüden Ihre Hände?*

Da jedoch nur Regelmäßigkeit zum Erfolg führt, sollte die Handgymnastik mindestens zweimal täglich geübt werden und jedes Mal ca. 10 Minuten dauern. Das macht geschmeidige Hände.

A Strecken

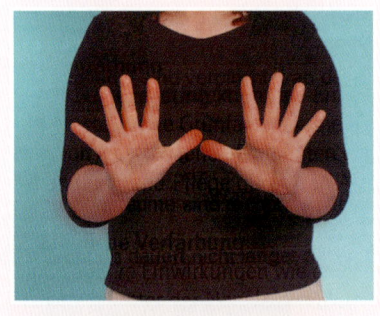

Die Finger stark nach oben durchdrücken und einige Zeit auf Spannung halten. Dann entspannen und erneut durchdrücken. Durch den Wechsel von Anspannung und Entspannung werden mit dieser Übung Sehnen und Bänder der Hände gekräftigt und gedehnt. Die Beweglichkeit der Finger bleibt erhalten. Die Übung mehrmals wiederholen.

Abb. 4.9: Strecken

B Fäuste ballen

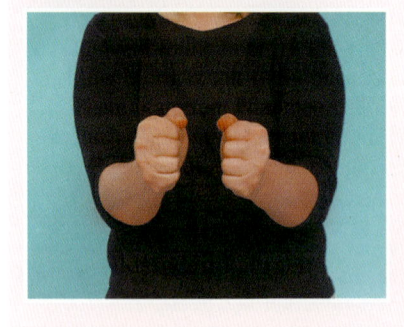

Die Faust so fest es geht zusammendrücken und einige Zeit festhalten. Anschließend die Faust langsam öffnen und entspannen. Der Wechsel von Anspannen und Entspannen kräftigt die Hand- und Fingermuskulatur. Je häufiger die Übung wiederholt wird, umso intensiver ist die Stärkung der Muskulatur. Die Übung mehrmals wiederholen.

Abb. 4.10: Fäuste ballen

C Dehnen

Die Finger werden ineinander verschränkt und dann nach außen gedehnt. Diese Übung wiederholen Sie mehrmals.

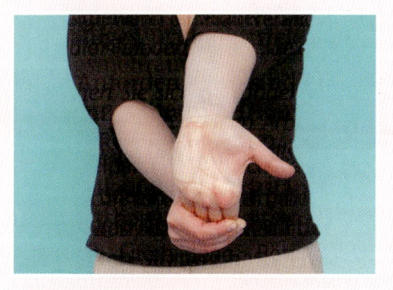

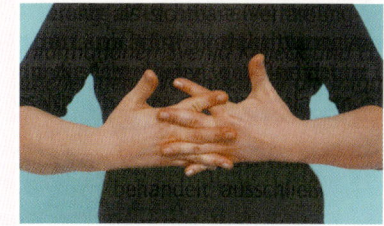

Die rechte Hand dehnt die Finger der linken Hand. Dabei zeigt die Handinnenfläche nach außen. Mit der anderen Hand die Übung wiederholen. Danach mehrmals mit der rechten und linken Hand wiederholen.

Abb. 4.11a und b: Dehnen von Fingern und Hand

D Ausschütteln

Ohne Spannung und locker aus dem Handgelenk die Hände ausschütteln. Diese Bewegung sollte nicht zu heftig ausgeführt werden, sondern rhythmisch und gleichmäßig. Die vorangegangenen Übungen haben die Hände ermüdet und beansprucht. Das Ausschütteln dient der Entspannung und Lockerung der Muskulatur. So lange schütteln, bis die Anspannung nachlässt.

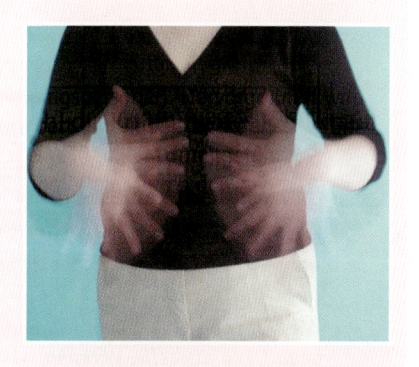

Abb. 4.12: Ausschütteln

E Beweglichkeit

Das Üben mit **Asiatischen Kugeln** erfordert Geschick. Diese Geschicklichkeit kommt durch bewegliche Finger zustande. Um dies zu erreichen, wird die Übung jeweils mit einer Hand durchgeführt. Die Kugeln rollt man in der Hand mit Hilfe der Finger hin und her. Der **Igelball** lässt sich vielfach einsetzen: Er stärkt die Hände, denn man kann ihn zusammendrücken. Rollt man ihn in der Hand, massieren die Noppen die Handinnenfläche, sorgen für eine stärkere Durchblutung und aktivieren Nervenendpunkte. Mit den Bällen kann das Jonglieren geübt werden und somit neben der Beweglichkeit der Hände auch das Reaktionsvermögen.

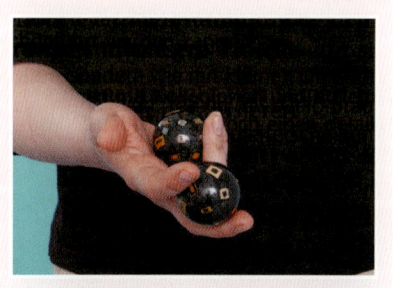

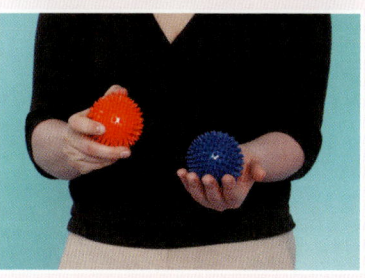

Abb. 4.13: Spielen mit Asiatischen Kugeln

Abb. 4.14: Kneten von Igelbällen

Pflegen und Gestalten der Hände und Nägel – LF 4

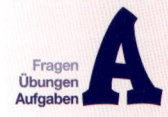

Fragen Übungen Aufgaben A

1. Was bewirkt ein Peeling?
2. Welche Inhaltsstoffe sollten in einer Handpackung enthalten sein?
3. Warum hüllt man die Hände nach Auftragen der Handpackung mit Folie ein?
4. Wie lange sollte eine Handpackung einwirken?
5. Warum ist Avocadoöl gut für die Haut?
6. Nennen Sie ein natürliches Bleichmittel für die Haut.
7. Welche Wirkung hat ein Paraffinhandbad auf die Haut und warum?
8. Wie sollte ein Kunde mit rauer, trockener und empfindlicher Handhaut seine Hände selbst behandeln?
9. Was kann ein Ölbad bei spröder und trockener Haut bewirken?
10. Welche Unterschiede gibt es bei Handcremes?
11. Nennen Sie die Regeln des konsequenten Hautschutzes.
12. Welche Möglichkeiten gibt es, um die Hand geschmeidig zu halten?
13. Sie sind selbstständige Kosmetikerin mit einem eigenen Kosmetikinstitut. Eines ihrer Arbeitsgebiete ist die Hand- und Nagelpflege. Leider kommen zur Zeit nur weibliche Kunden, obwohl sich gleich in der Nähe ihres Institutes ein Bürogebäude und eine Bank befindet, mit vielen männlichen Angestellten. Sie haben die Idee daran etwas zu ändern: Sie machen sich Gedanken, wie Sie männliche Kunden für eine Hand- und Nagelpflege werben können.

    a) Definieren Sie Ihre Zielgruppe unter Beachtung folgender Aspekte:

    Welche Erwartungen stellt ein Mann an eine Hand- und Nagelpflege (Nagelform, Nageloberfläche)?

    Welche Haut- und Nagelprobleme sind bei Männern häufig anzutreffen?

    Aus welchen Einzelkomponenten sollte die Behandlung bestehen (Achtung: Zeitfaktor)?

    Wie sollen die Hand- und Nagelpflegeprodukte beschaffen sein (Duft, Fettgehalt, Inhaltsstoffe, Wirkung, ...)?

    b) Entwerfen sie zwei verschiedene Behandlungsangebote Hand- und Nagelpflege für männliche Kunden.

    c) Überlegen sie sich dafür jeweils eine ansprechende Werbegestaltung unter Berücksichtigung der in → Band A, LF 9, Kapitel 8.2 genannten Werbegrundsätze und -strategien.

5 Nagelmodellage und Nageldesign

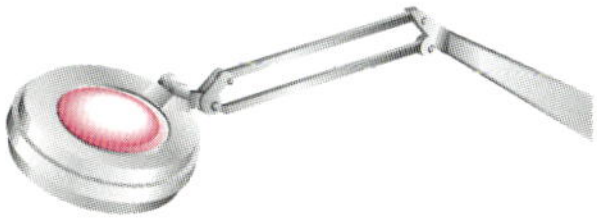

Nina und ihre Schulfreundinnen treffen sich in der Eisdiele. Martina zeigt stolz ihre manikürten Nägel mit dem neuen Nagellack. Alle Mädchen sind begeistert. Nur Sabine nicht. Ihr Kommentar: „Ich glaube, meine Nägel sind die schönsten. Ich hab mir gestern eine Nagelmodellage machen lassen." Jetzt kann sich Sabine vor lauter Fragen nicht mehr retten. Wie wird so etwas gemacht? War es teuer? Wie lange hält das? Dient die Modellage nur der Verschönerung ...?

> *Fallen Ihnen auch noch Fragen ein?*

Die Ursprünge der Verschönerung der Nägel liegen in der klassischen Nagelpflege und Maniküre.

Die **Nagelmodellage oder künstliche Nagelerstellung** ist bereits aus dem antiken Ägypten bekannt. Kleopatra z. B. hatte modellierte Fingernägel, deren Basis ein Porzellanpulver, vermischt mit einer klebrigen Flüssigkeit war.

Aber auch aus China kennt man diese Technik. In Aufzeichnungen der Ming Dynastie, die auf das Jahr 1644 n. Chr. zurückgehen, wird über künstliche Nägel bei Männern, bestehend aus Reispapier, Seide oder Porzellanpulver, berichtet.

1934 bringt ein Zahnarzt aus Chicago den ersten künstlichen Fingernagel auf den Markt. Sein Produkt *„Nu Nails"* ermöglichte auch Menschen, die Fingernägel kauen, schöne Nägel zu haben.

Bis heute werden immer wieder neue Techniken und Materialien zur Nagelmodellage entwickelt, immer mit dem Hintergrund, den Naturnagel im natürlichen Wachstum zu fördern, zu formen und zu verschönen.

5.1 Indikationen der Nagelmodellage

Nagelmodellage wird überwiegend zur Verschönerung der natürlichen Nägel eingesetzt und besonders dann, wenn die Naturnägel nicht schön sind, z. B. bei durch Unfällen verformten Nagelplatten, bei „Nagelkauern", bei brüchigen Nägeln, bei Rillen oder auch bei zu weichen Nägeln.

Je nachdem, wie der Naturnagel beschaffen ist, wird die anzuwendende Technik und das richtige Material ausgewählt.

Die Kosmetische Behandlung von Nagelanomalien und die Indikationen der Nagelmodellage finden Sie in → Kapitel 3.5 beschrieben. Sie sind:

- Gespaltene, brüchige und weiche Fingernägel
- Abgebrochene oder eingerissene Fingernägel

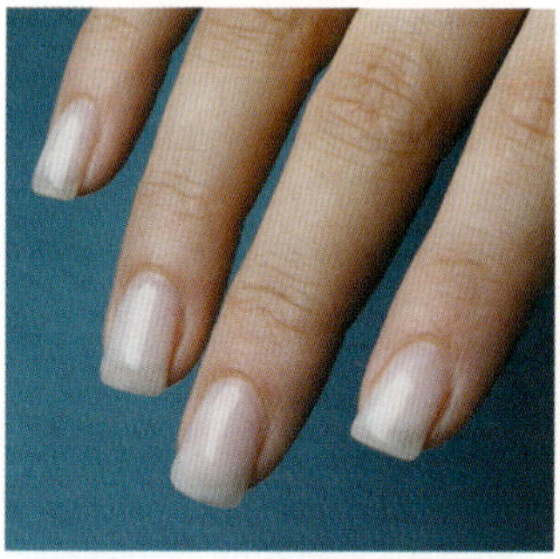

Abb. 5.1: Modellierte Nägel

- **Nagelverformungen** (Hohl- und Löffelnägel, Uhrglasnägel, evtl. Krallennägel)
- **Nagelablösungen** (Zustand nach Nagelpilzerkrankung oder Verletzung)
- **Nagel-Patella-Syndrom** (bei Verwendung von spezieller Nagelmodellagemasse → LF 8)
- **Nagelplattenfehlbildungen** (Querfurchen, Längsrillen)
- **Nagelverfärbungen** (*Leukonychie*, Gelbfärbung, Nikotinnagel, Karotinnagel, Braunfärbung, Blaufärbung)

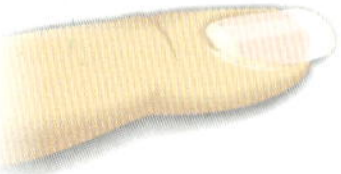

> Dunkle Verfärbungen können alle möglichen Ursachen haben, z. B. Vergiftung, Röntgenschädigung, Herzleiden usw. oder als Folge bei Verletzung der Nagelhaut (z. B. durch zu starkes Zurückdrücken bei der Maniküre). Der meistvorkommende „Nagelkiller" ist jedoch der Nagelpilz (→ Kapitel 2.3). Generelle Empfehlung ist daher, den Arzt zur Abklärung der Verfärbung zu konsultieren, bevor Sie eine Nagelmodellage anwenden.

5.2 Nagelmodellagetechniken

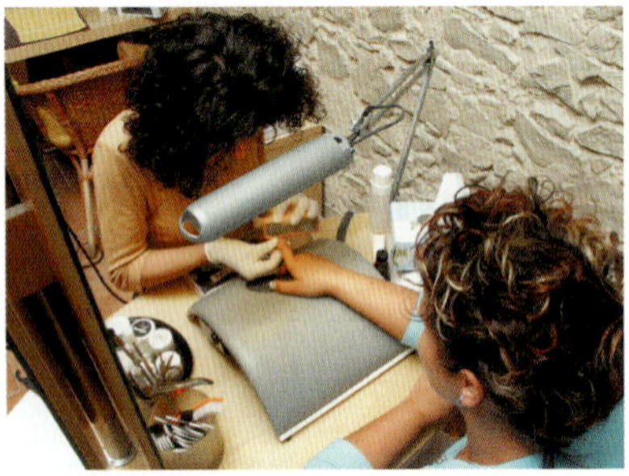

tips

Um Naturnägel in Form, Länge, Haltbarkeit und Struktur zu verändern werden sie modelliert. Hierfür kommen künstliche, aufklebbare Nagelspitzen (engl. = *tips*), lichthärtende Kunststoffe (Gele), Acryl oder Fiberglas/Seide und die entsprechenden Techniken zur Anwendung.

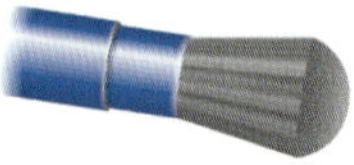

Abb. 5.2: Maniküreplatz

> **Nagelmodellage verändert die natürlichen Nägel unter Einsatz künstlicher, vorgeformter Fingernagelspitzen und/oder verschiedener Materialien und Techniken in Form, Länge, Haltbarkeit und Struktur.**

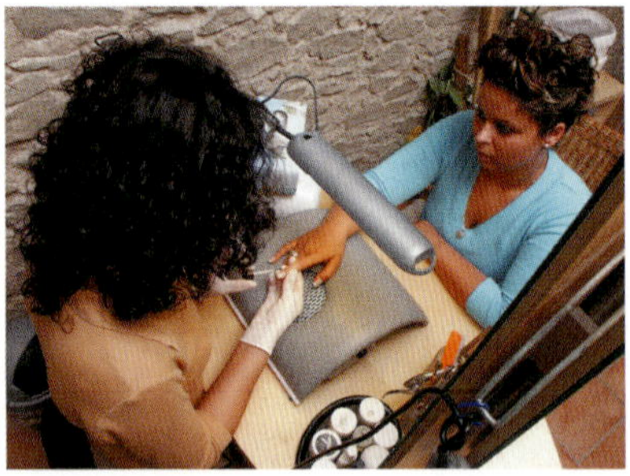

Die Auswahl des Modellagematerials richtet sich zum einen nach der Struktur des Naturnagels, den Vorlieben der Kunden (manchmal bevorzugen sie spezielle Materialien) und der Fertigkeit eines Nageldesigners. Die unterschiedlichen Materialien können direkt auf die Naturnägel (als so genannte **Naturnagelmodellage**) oder auf die aufgeklebten Kunstnägel aufgebracht werden.

- **Die Geltechnik (lichthärtende Kunststoffe)**
  Diese Technik ist in Europa die beliebteste, da sie leicht zu erlernen ist und besonders bei Naturnagelbeschichtungen eine gute Elastizität bietet. Auf dem Kunstnagel angewendet dient sie der Nagelverlängerung.

  polymerisiert
  Polymerisation
  Kunststoffe

  Dieses Material wird immer unter einem UVA-Lichthärtungsgerät („UV-Tunnel") ausgehärtet *(polymerisiert)*, die hierfür angewendete UV-A-Strahlung liegt in einem Wellenbereich von 360 nm. Diese Wellenlänge ist für die Haut unschädlich und so gesundheitlich unbedenklich. Die **Polymerisation** von lichthärtenden **Kunststoffen** erfolgt durch eine fotochemische Reaktion: Die ausgestrahlte UV-Energie absor-

biert ein Molekül, die so genannte fotosensible Substanz im Gel, und setzt es in chemische Energie um. Hierauf findet eine Molekülvernetzung statt, die als *Polymerisation* bezeichnet wird.

▶ Die Acryltechnik

Acryl wird häufig dann verwendet wenn eine besondere Stabilität und Härte gewünscht wird. Dafür ist es nicht so elastisch wie die lichthärtenden Kunststoffe der Geltechnik, hält aber mehr und stärkeren Belastungen stand.

Acryl

Acryl besteht aus zwei Phasen, genannt **Monomer** (eine Flüssigkeit) und **Polymer** (ein Pulver), die direkt vor/bei der Verarbeitung miteinander vermischt werden.

Monomer, Polymer

Es gibt Acrylarten, die unter UV-Licht aushärten müssen, und an der Luft trocknende. Die lufttrocknenden sind zwar zeitsparender, aber auch schwerer anzuwenden; es wird eine hohe Fingerfertigkeit und Erfahrung benötigt, denn das Material härtet bereits während des Verarbeitungsprozesses aus.

Acryl kann als Naturnagelmodellage zur Verstärkung aufgetragen werden, in Kombination mit dem Kunstnagel zur Verlängerung der Nägel oder mithilfe einer Schablone, wodurch verlängert oder auch ➜ repariert werden kann.

▶ Die Fiberglas- und Seidentechnik

Bei dieser Technik werden drei Materialien verarbeitet: eine Seiden- oder Fiberglasfaser, die zugeschnitten werden muss oder schon fertig geformt vorliegt, **Resin** (engl., Harz), eine harzartige, klebende Flüssigkeit (dickflüssiger, aber sonst vergleichbar mit dem Klebstoff zum Anbringen der Nagel*tips*), der die Faser auf den Nagel klebt, und ein **Activator,** der als Flüssigkeit aufgesprüht oder aufgepinselt und für die Aktivierung des Aushärtungsprozesses benötigt wird.

Resin

Activator

Die Technik ist als Naturnagelmodellage oder auf dem Kunstnagel möglich. Besonders gut geeignet zur ➜ Reparatur bei eingerissenen Fingernägeln.

Hygiene

Wichtigste Voraussetzung für alle Leistungen und jeden Service, den Sie Ihren Kunden bieten, ist eine **konsequente Hygiene.** Diese verhindert die Ausbreitung und Weitergabe von vorhandenen Keimen oder die Entstehung einer Entzündung bei eventuell vorhandenen Verletzungen. Nur so schützen Sie sich selbst und Ihre Kunden vor Infektionen.

> Empfehlenswert bei Nagelarbeiten ist das Tragen von Handschuhen. Wenn Sie darauf verzichten, müssen Sie umso mehr darauf achten, dass Ihre Hände immer frisch gewaschen und desinfiziert sind.
> Besprühen Sie auch die Hände Ihrer Kunden mit Desinfektionsmittel.

Feilen müssen Sie z. B. durch Bürsten vom Feilstaub befreien und danach mit Desinfektionsmittel besprüht, zum Trocknen legen. Verwenden Sie diese Bürste ausschließlich zum Entfernen von Feilstaub! Sehr praktisch und auch hygienischer ist es, wenn jeder Kunde seine eigene Feile hat. Diese kann mit Namen versehen im Institut aufbewahrt werden.

> **Alle Utensilien, die Sie zur Maniküre, zur Modellage und zur Erstellung künstlicher Fingernägel verwenden, müssen vor der Behandlung trocken und desinfiziert bereit stehen.**

Pflegen und Gestalten der Hände und Nägel – LF 4

Staublunge

Während und nach dem Arbeiten an den Nägeln schwebt Feilstaub durch die Luft. Er besteht aus Partikeln von Nagelmaterial, Kunststoff, Acryl, Fiberglas oder Seide. **Kunststoff setzt sich in der Lunge ab!** Damit Sie keine Staublunge bekommen, sollten Sie einen Mundschutz tragen und eine Staubabsaugung (Handauflage mit integriertem Staubsauger) verwenden.

Ihren Arbeitsplatz müssen Sie nach jeder Kundennagelbehandlung vom Staub reinigen. Am Besten nutzen Sie Einmal-Arbeitsunterlagen, die Sie vorher frisch auflegen und nachher mit dem Hausmüll entsorgen können. Zusätzlich zu den üblichen hygienischen Anforderungen (Hygieneplan → Ende Kapitel 3) verlangt das Institut mit Nagelmodelllageplätzen nach häufigem Staubsaugen, Staubwischen von Regalen und Ablagen und nach guter Durchlüftung der Räume.

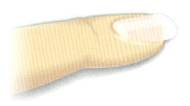

> Achten Sie immer auf Sauberkeit und Hygiene; das schützt nicht nur vor Krankheiten, sondern fördert auch das Vertrauen Ihrer Kunden zu Ihrer Arbeit.

Arbeitsmaterialien

Zur Erstellung von künstlichen Fingernägeln sind zusätzlich zu denen der klassischen Maniküre weitere, andere Utensilien erforderlich. Im Folgenden werden diese aufgezählt:

Buffer
- Feilen, *Buffer* (das sind rechteckige kleine Blöcke aus demselben Material wie Feilen; werden zum Feinschliff oder Polieren verwendet)
- Nagel-/*Tip*knipser
- Hautschere (→ LF 8, Kapitel 2)
- Nagelhautstäbchen (Pferdefüßchen)
- *Tip*kleber (Spezialklebstoff zum Anbringen künstlicher Nägel)

Tips
- *Tips* (in fünf verschiedenen Größen und in vielen Formen erhältlich, Kunststoffverlängerungen für den Fingernagel)
- verschiedene Gele
- Acryl
- Fiberglasfaser

Cleaner
- *Cleaner* (engl., Reiniger)

Primer
- *Primer* (engl., Haftvermittler)
- Desinfektionsmittel

Abb. 5.3: Nagelmodellage-Utensilien
- UV-Gerät
- verschiedene Pinsel

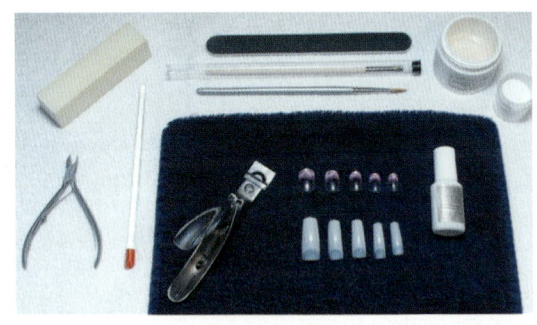

5.2.1 Anbringen eines künstlichen Fingernagels *(Tip)*

Zuerst müssen alle natürlichen Nägel von Ihnen auf Höhe der Nagelkuppe gekürzt werden. Die Nagelplatte muss von Nagelhaut befreit und die Nagelplatte am besten mit einem *Buffer* mattiert werden (der natürliche Glanz der Nägel muss verschwinden).

> Achten Sie besonders bei dünnen Nägeln darauf, dass Sie die Nagelplatte nicht feilen, sondern nur aufrauen, um die Haftung zu verbessern.

Suchen Sie den passenden *Tip* aus. Es gibt viele unterschiedliche Formen: gerade, gebogen, spitz zulaufend, oval – genauso wie die Naturnägel. Das ist wichtig, da sich z. B. verformte Naturnägel, wie in einer „Schiene" befindlich, der künstlich vorgegebenen Form nach und nach ein bisschen anpassen. Nagelverformungen können so verbessert oder behoben werden.

Damit Sie sicher sind, dass es die richtige Form ist, sollten sie beim Anpassen keinen Widerstand spüren. Wählen Sie lieber eine Nummer größer, denn Verkleinern durch Feilen ist kein Problem.

Ist der *Tip* zu klein, leidet die Stabilität und er reißt leicht ein. Ein zu großer *Tip* steht über und löst sich meist zuerst an der Nagelspitze beginnend ab.

Alle *Tips* haben eine Einkerbung. Diese ist dünner als der Rest des *Tips,* meist quadratisch, manchmal auch oval. Diese Einkerbung muss auf den Naturnagel gesetzt und bis zum Ende des dünneren Teiles an die Spitze des Naturnagels geschoben werden. Dann geben Sie in die Einkerbung den *Tip*kleber. Nehmen Sie lieber etwas mehr, denn überschüssigen Kleber können Sie mit dem *Cleaner* entfernen. Wenn Sie zu wenig Kleber nehmen, könnten Luftblasen entstehen, sich Keime ansiedeln und Bakterien- oder Pilzinfektionen auslösen. Geben Sie Tipkleber auch auf den Naturnagel.

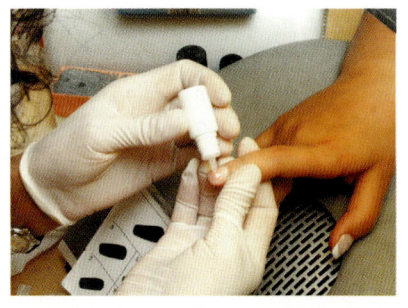

Abb. 5.4: Aufbringen des Tipklebers

Achten Sie beim Anlegen des *Tips* darauf, dass auf keinen Fall Luftblasen entstehen. Diese sind gut sichtbar durch weißliche, kreisrunde Stellen. Am Besten nehmen Sie dann den *Tip* sofort wieder herunter und verwenden mehr Kleber. Wenn Sie umgekehrt aber viel zuviel Kleber verwenden, könnte sich der Kleber mit dem Nagel zu sehr an die Nagelhaut kleben und sich die Nagel*tips* von dieser Seite aus leicht lösen.

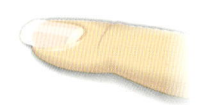

Halten Sie einige Sekunden den *Tip* mit etwas Druck von oben und durch einen Finger, den Sie leicht gegen den Finger der Kundin pressen.

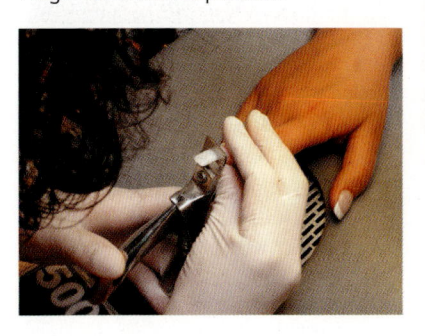

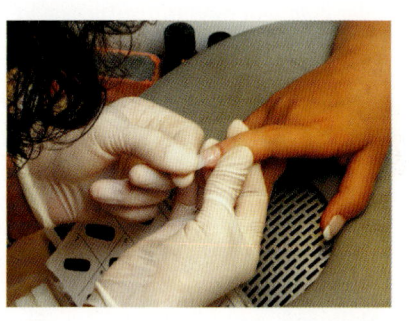

Abb. 5.5 a – d: Anbringen und Einkürzen von Tips

Legen Sie gemeinsam mit der Kundin die richtige Länge fest. Kürzen Sie mit dem Nagel-/*Tip*knipser.

Pflegen und Gestalten der Hände und Nägel – LF 4

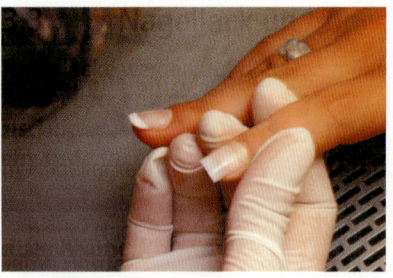

Wenn Sie nun über den Übergang vom Naturnagel zum aufgeklebten Nagel fühlen, merken Sie eine Erhöhung. Diese muss weggefeilt werden. Verwenden Sie anfangs eine grobe Feile.

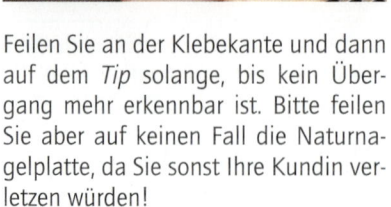

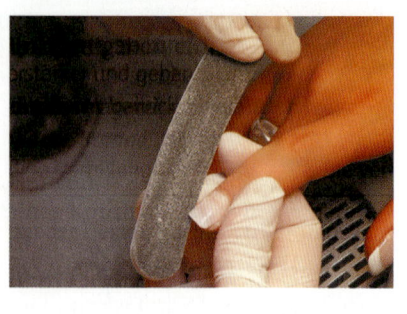

Feilen Sie an der Klebekante und dann auf dem *Tip* solange, bis kein Übergang mehr erkennbar ist. Bitte feilen Sie aber auf keinen Fall die Naturnagelplatte, da Sie sonst Ihre Kundin verletzen würden!

Bestimmen Sie dann gemeinsam mit Ihrer Kundin die Nagelform, richten Sie sich dabei immer an dem Naturnagel aus.

Primer Tragen Sie einen **Haftvermittler** *(Primer)* auf, um eine bessere Haftung des Kunstnagels mit dem gewünschten Modellagematerial zu gewährleisten. Ohne weiteres Modellagematerial wird der Kunstnagel instabil bleiben und sich schnell wieder ablösen, denn die größte Belastung liegt auf der so genannten **C-Kurve** (→ Kapitel 5.2.4), in deren Bereich auch die Klebefläche des Kunstnagels ist. Erst durch das Modellagematerial findet eine Versiegelung und Verstärkung statt.

> Nagelkleber strapaziert den Naturnagel, da er Substanzen enthält, die den Kit der obersten Hornzellschicht des Nagels heraus- und auflösen. Wenden Sie daher Kunstnägel nur dann an, wenn es die natürliche Nagelform erfordert, die Nagelplatte sehr weich und/oder dünn ist oder wenn es die Kundin zur Nagelverlängerung wünscht.

5.2.2 Arbeiten mit Modellagematerialien

Alle beschriebenen Modellagematerialien können direkt auf den Naturnagel- oder über den Nageltip aufgebracht werden.

Bei jedem Material gibt es grundsätzlich die selben Grundarbeitsschritte oder Phasen: **Haftung – Modellage – Versiegelung**.

A Geltechnik
Die Verarbeitung von Gel ist in einfache Schritte aufgeteilt. Um ein haltbares und auch Naturnagel schonendes Ergebnis zu erzielen, arbeiten Sie in mehreren Schichten, die oft auch als **Phasen** benannt werden. Aus diesem Grund werden viel Gele als Phasengele bezeichnet und in Ein-Phasen- und Drei-Phasengele unterschieden.

Haftung – durch Auftragen eines Haftgels soll eine Vernetzung zwischen Kunststoff und Nagelfaser durch die UV-Bestrahlung im Lichthärtungsgerät erzielt werden. Es bleibt eine klebrige Schicht, die so genannte *Schwitzschicht* oder der Dis-

Schwitzschicht persionsfilm. Sie ist ein dünner Film von nicht ausgehärtetem Gel, das durch die Oxidation/Lufteinwirkung entstanden eine völlige Aushärtung verhindert. Diese Schicht dient als Haftgrundlage für die nächste Schicht und unterstützt die Haltbarkeit.

Nagelmodellage und Nageldesign

Modellage – hier verwenden Sie ein eher dickflüssiges Gel, damit eine gute Modellierfähigkeit gegeben ist. Man nennt diesen Arbeitsschritt auch die **Aufbauschicht**, denn der Nagel wird quasi aufgebaut. Mit dem Modellagegel werden mittels Schablonen Nägel auch verlängert und/oder repariert. Das Modellagegel wird dazu vom Nagelhäutchen aus dünn aufgetragen, in der Mitte des Nagels, dem höchsten Punkt **(C-Kurve)** verstärkt und zur Nagelspitze hin wieder dünn aufgetragen.

> **Die C-Kurve ist der Punkt des Nagels, auf dem hohe Belastungen liegen, besonders bei langen Nägeln.**

Um die C-Kurve zu finden, drücken Sie die Nagelspitze nach unten und sehen die weißliche Einfärbung wegen Blutleere als Kurve. Dieser Bereich ist gefährdet. Wenn Ihr Nagel einreißt, dann wahrscheinlich in dieser Höhe. Daher muss die C-Kurve modelliert und verstärkt werden.

Versiegelung – Das nun aufzutragende Versiegelungsgel oder Glanzgel ist eher dünnflüssig. Diese Schicht wird als **Abschlussschicht, Glanz- oder Versiegelungsschicht** bezeichnet. Die nach Lichthärtung entstehende Schwitzschicht wird hier mit einem *Cleaner* abgewischt, denn nun folgt kein weiterer Gelauftrag. Die Glanzschicht ist eine optimale Oberflächenverdichtung. Eine solche Versiegelung ist auch mit farbigem Glanz-, Glimmer oder Farbgel möglich.

Abschlussschicht

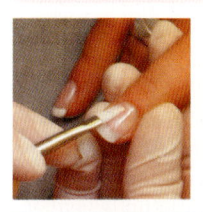

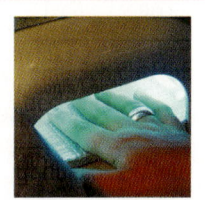

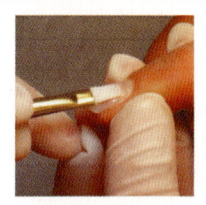

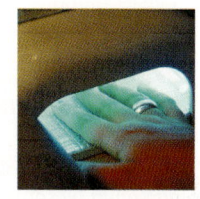

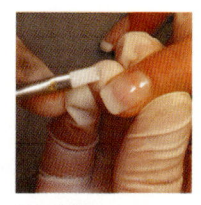

Abb. 5.6 a – e:
Fotoserie Gelmodellage

Drei-Phasengele vereinen in einem Gel alle Fähigkeiten: Sie haften, sind modellierfähig und glänzen, sollten aber auch mehrmals aufgetragen werden, um eine gewisse Stärke und damit Festigkeit des modellierten Nagels zu garantieren.

B Acryltechnik

Da Sie bei der Acryltechnik das Material mischen müssen, wird anders vorbereitet:

Füllen Sie Acrylflüssigkeit und -pulver (*Monomer* und *Polymer*) in kleine Tiegel, damit Sie beim Mischprozess nicht frisches Material verkleben.

Haftung – Pinseln Sie die Naturnägel mit *Primer* ein. Bitte achten Sie darauf, diesen nicht auf die Haut aufzutragen!

Primer

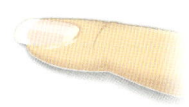

Tauchen Sie den Pinsel ins Liquid, streichen am Rand des Tiegels ab, sodass der Pinsel nicht zu nass ist, und tauchen dann leicht in das Puder ein. Formen Sie mit einer leicht kreisenden Bewegung eine Kugel. Sie sollte leicht glasig sein, damit sie gut modellierbar ist, fester, eher weißlicher für Reparaturen oder wenn Sie abgebrochene Ecken anmodellieren.

> Nach einer Weile Üben werden Sie das richtige Gefühl für die richtige Mischung von Flüssigkeit und Pulver bekommen.

Modellage – Setzen Sie die Kugel in Höhe der C-Kurve ab und drücken sie glatt. Nun formen Sie eine glatte Oberfläche durch Streichen mit dem Pinsel. Geben Sie so lange Acryl auf den Nagel, bis Sie sicher sind, dass die optimale Form erreicht und der Nagel stabil ist. Lufttrocknendes Acryl eignet sich ideal zum Modellieren und Reparieren (bei z. B. halb abgerissenen Nägeln). Bei UV-Licht härtendem Acryl aben Sie die gleiche Arbeitsabfolge, nur unterbrochen durch das Aushärten im UV-Gerät.

Versiegelung – Zum Abschluss und zur Verzierung wird noch ein Glanzgel oder ein Farbgel aufgetragen.

C Fiberglas- und Seidentechnik
Bereiten Sie die Nägel vor, indem Sie die Nagelhaut zurückschieben und die Nagelplatte aufrauen. Dann können Sie beginnen.

Haftung – Bestreichen Sie die Nagelplatte dünn mit *Resin* (*Nail adhesive* engl. = Nagelkleber). Lassen Sie den Kleber trocknen.

Modellage – Pinseln Sie nun den Fiberglas- oder Seidenaktivator auf oder besprühen Sie die Nägel damit aus ca. 40 cm Entfernung. Kleben Sie die vorgeformten Fiberglas- oder Seidenfasern auf die Nägel, halten Sie dabei ca. 1,5 mm Abstand zur Nagelhaut. Bitte tragen Sie jetzt wieder eine Schicht *Resin* auf, von der Mitte des Nagels hin zu den Nagelrändern und Bepinseln oder Besprühen Sie dann zur Aushärtung wieder mit dem Aktivator. Diese beiden Arbeitsschritte können Sie dann noch zweimal wiederholen, bis die gewünschte Nagelstärke erreicht ist. Zum Abschluss die Nägel glatt feilen.

Versiegelung – Nun alle Nägel mit Glanzgel oder Farbgel versiegeln.

Resin

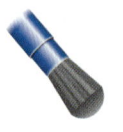

Das Modellagematerial ist frei wählbar. Es gibt keine generellen Regeln, sondern nur Erfahrungswerte, welches Material gut für den einzelnen Kunden ist. Zum Beispiel wird bei einem eher weichen Naturnagel auch eher weiches Modellagematerial (z. B. Gel) gewählt werden, es sei denn, die Naturnägel sind viel zu weich und sollen wesentlich stabiler werden (z. B. durch Acryl). – Jeder Kunde verdient seine individuelle Behandlung mit dem zu ihm passenden Material!

Alle Materialien können nach dem Aushärten lackiert und/oder verziert werden. Sie stellen die optimale Unterlage für anschließende Lackierungen dar, da sie ebener sind und nicht wie die Naturnagelplatte nachfetten.

Der größte „Feind" modellierter Nägel ist Aceton.

Modellierte Nägel sind zwar stabiler als Naturnägel, aber trotzdem „verletzbar" bei häufiger Hausarbeit, Gartenarbeit und häufigen Feuchtarbeiten (wie Geschirrabwasch, Putzen). Tragen Sie mit modellierten Nägeln bei diesen Arbeiten vorsichtshalber Handschuhe und raten Sie dies auch Ihren Kunden.

Aceton

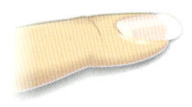

Aceton ist als Lösungsmittel in manchen Putzmitteln enthalten, in Nagellacken und Nagellackentfernern. Diese Substanz löst durch eine chemische Reaktion die Kunststoffe auf!

> Bitte achten Sie deshalb beim Arbeiten an Kunstnägeln auf acetonfreie Nagellacke und Nagellackentferner.

Kunstnägel können mit acetonhaltigen **Speziallösern** wieder abgelöst werden, entweder durch einpinseln, oder durch eintauchen in eine solche Lösung.

Die **Haltbarkeit** modellierter Nägel beträgt je nach Nagelwachstum und Abnutzungsgrad ca. vier Wochen. Empfehlenswert ist eine Nachbehandlung nach ca. zwei Wochen (was aber abhängig vom individuellen Wunsch des Kunden ist), da in dieser Zeit der unterliegende Naturnagel i. d. R. noch akzeptabel wenig weit nachgewachsen ist. Die Nachbehandlung wird allgemein als „Auffüllbehandlung" bezeichnet.

Auffüllbehandlung

Hier wird nicht der gesamte modellierte Nagel heruntergefeilt, sondern nur eine Ebene zwischen dem Naturnagel und dem modellierten Bereich, und begrenzt auf den Bereich zwischen dem herausgewachsenen Material und dem Nagelhäutchen.

Bearbeiten Sie die Nagelhaut wie bei der Maniküre gewohnt. Verwenden Sie eine mittelgrobe Feile für die Bearbeitung des „Übergangs"; feilen Sie so, dass keine Erhebung des künstlichen Materials mehr zu sehen ist.

Prüfen Sie auch die Seiten der Kunstnagelmasse darauf, ob sich das Material abgelöst hat und/oder „Luft gezogen" hat. In diesem Fall können Sie einen Lufteinschluss zwischen dem Modellagematerial und dem Naturnagel sehen – das betroffene Material muss weggefeilt werden.

Danach können Sie, wie gewohnt nach den von der Neumodellage bekannten Schritten vorgehen: Haftung – Modellage – Versiegelung – Fertig!

Nagelreparatur

Ein abgebrochener oder eingerissener Nagel kann mit den bereits kennen gelernten Techniken leicht und schnell repariert werden. Die Auswahl des Materials findet nach den gleichen Methoden und Richtlinien, wie bei einer Neumodellage statt.

Die Reparatur mit **Gel oder Acryl** erfolgt immer mit Hilfe einer Schablone. Entweder verwenden Sie eine Schablone, die aufgeklebt wird, oder eine Schablone aus Kunststoff mit Metallsteg zum Anlegen an den Finger. Dann tragen Sie in gleicher Abfolge der Arbeitsschritte das Material auf und bearbeitet es nach der Methode, wie für die Neumodellage oder das Auffüllen bereits beschrieben.

Für die Reparatur z. B. abgebrochener Ecken oder nicht formschön abgerissener Nägel eignen sich die Acrylarten besonders, die selbstaushärtend sind. Mischen Sie hierzu eine eher festere Konsistenz und arbeiten Sie entsprechend schnell, da der Aushärtungsprozess sehr schnell abgeschlossen ist. Setzen Sie den Pinsel mit dem in Kugelform gemischten Acryl direkt an die Schablone an, und zwar genau dort, wo Sie ein Stück Nagel „ersetzen" oder „reparieren" möchten. Modellieren Sie das Acryl in eine ebenmäßige Schicht und geben Sie mehr Material darüber, falls nötig. Bis der Nagel die Form und Stabilität hat, die Ihre Kundin bzw. Sie wünschen.

Zur Reparatur bietet sich allerdings auch gut die **Fiberglas- und Seidentechnik** an, z. B. bei Kundinnen, die bei Nageleinriss noch die gewünschte Nagellänge aufweisen und die eine Naturnagelreparatur wünschen, bei der die Nagelplatte nicht unnötig verdickt wird. Wie bei der Modellage wird ein Stück Fiberglas oder Seide auf den bereits gefeilten, und mit *Resin* benetzen Nagel aufgelegt, fixiert und mit *Activator* bepinselt oder besprüht. Nach dem Trocknen wird der Nagel gefeilt und *gebuffert* und es empfiehlt sich ihn mit Gel zu versiegeln, das für ca. 90 Sekunden unter UV-Licht aushärten sollte. Durch die eingearbeitete Faser reicht eine Gelschicht, um die Nagelplatte zu stabilisieren und ein natürliches Aussehen zu erhalten. Sie ist bereit zum *Finish* (engl., Beendigung) mit, z. B. *French Manicure* (→ Exkurs).

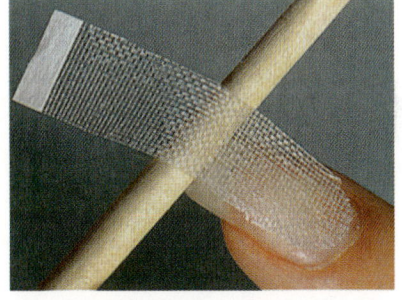

Die Reparaturschicht aus allen genannten Materialien lässt sich nur durch Feilen oder mit Aceton entfernen. Um den verstärkten Naturnagel zu schonen, empfiehlt es sich, die Verstärkung herauswachsen zu lassen und nach Bedarf zu kürzen.

Die Preise für Kunstnägel/modellierte Nägel sind je nach Region, Kosmetikinstitut und Lage und dem verwendeten Material (Preisgestaltung durch die Hersteller) unterschiedlich.

Achten Sie bei Ihrer eigenen Preisgestaltung auf Mitbewerber, Ihre Kundenschichten, die Preise für das verwendete Material und die aufzubringende Arbeitszeit (➔ Band A, LF 9, Kapitel 8.6).

EXKURS: French Manicure

Abb.: Utensilien

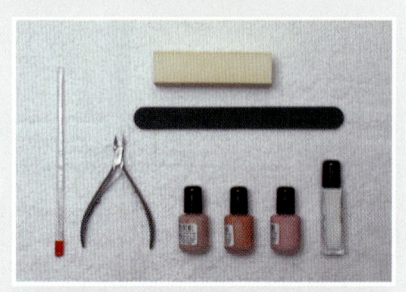

Abb.: Arbeitsschritte der French Manicure

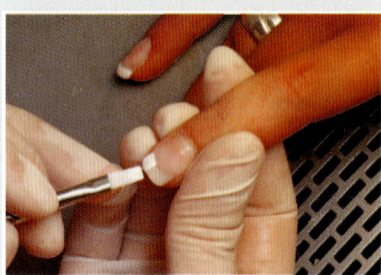

Clean-Look

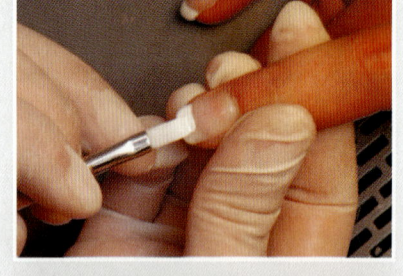

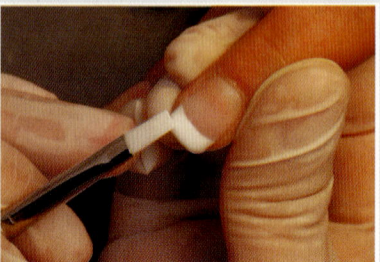

French Manicure ist eine spezielle Art der Fingernagellackierung für den Natur- oder modellierten Nagel, und wird seit einiger Zeit auch auf Fußnägeln angewendet (➔ LF 8, Kapitel 5.4.4).

Meist werden die Nägel erst mit einem Nagellack in einem Rosé- oder Beige-Ton lackiert, dann wird die Nagelspitze mithilfe einer Schablone (oder auch ohne) in Halbmondform bzw. quadratisch mit einem weißen Lack verziert. Zum Abschluss wird ein Klarlack zur Versiegelung aufgetragen, das ist die klassische Variante. Je nach Kundenwunsch können Sie aber auch zuerst den Klarlack und zum Schluss den Rosé- oder Beige-Ton lackieren.

Zur kosmetischen Fingernagelbehandlung „French Manicure" oder „French Nails" gehören natürlich auch alle sonst üblichen Arbeitsschritte der klassischen Maniküre (➔ Kapitel 3.4). Besonders wichtig für ein gutes Ergebnis ist das vollständige Durchtrocknen der einzelnen Lackschichten.

Diese Form der Lackierung ist bei allen Kundenschichten und Altersgruppen sehr beliebt wegen des „Clean-Look" (engl., dem sauberen Aussehen) und weil es so praktisch ist, da es zu allen Stilrichtungen von Kleidung passt.

Diese Technik gibt es auch für die Nagelmodellage mit farbigem Gel oder Acryl – die Arbeitsschritte verändern sich nur so, dass sie nach dem Modellage-Arbeitsschritt das Frenchgel auftragen und mit einem Glanzgel oder einem Farbgel (z. B. in Rosa) versiegeln.

5.3 Nageldesign

Nail Design oder Nageldesign sind eingedeutschte Begriffe und stammen aus den USA. Die Trendsetter zur Bekanntmachung und Verbreitung von Kunst am oder auf dem Nagel sind, wie häufig in unserer Branche, die Filmstars:

In den 1920er Jahren machte Marlene Dietrich rot lackierte Fingernägel populär. Zu ihrer Zeit entwickelte sich auch die *„Moon Manicure"*, ein unter diesem Namen bekannt gewordener, spezieller Stil des Nageldesigns: Die Fingernägel wurden nur in der Mitte lackiert, den Nagelmond und die Nagelränder sparte man aus.

Moon Manicure

1932 entwickelten Charles und Joseph Revlon gemeinsam mit Charles Lachmann den ersten undurchsichtigen, pigmenthaltigen Nagellack. Die Firma Revlon wurde gegründet.

> **Nageldesign ist eine künstlerische Verzierung von Kunst- und Naturnägeln. Der Kunstnagel wird sehr viel öfter mit Nageldesign verziert als der Naturnagel.**

Nageldesign, das sind u. a.: Lackierungen in verschiedenen Farben, Motive die aufgemalt werden, Ziersteinchen die aufgeklebt werden, auch *Piercings* (Schmuck mit Durchstechungen der Nagelplatte), die in die Nagelspitze eingearbeitet werden.

Piercing

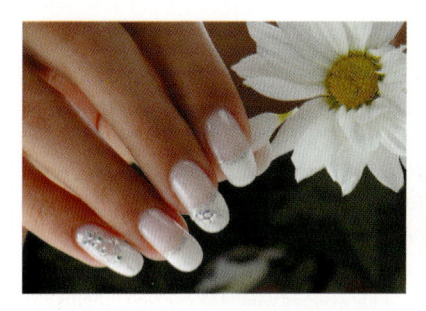

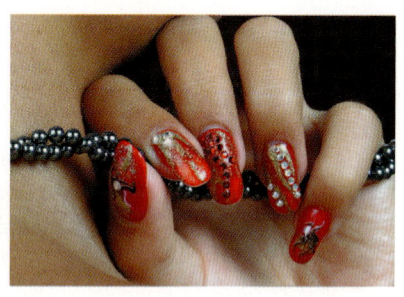

Abb. 5.7 a und b: Nageldesignbeispiele

Lack- oder Dekorverzierungen werden oft für besondere Anlässe wie Familienfeiern, Hochzeiten oder Abendveranstaltungen *(Gala Events)* gewünscht. Sie benötigen, je nach Technik, spezielle Pinsel (z. B. *Nailart-Pinsel* mit sehr langen, aber wenigen Pinselhaaren), verschiedene Applikationen wie Blümchen, Bilder zum Aufkleben, Blattgoldblättchen, Applikationsmaterialien wie Miniperlen, Federn oder Strasssteinchen und eine große Auswahl an vielen verschiedenen Nagellackfarben. Mittlerweile stellen viele Lieferanten Gele und Acrylate in verschiedenen Farben und mit/ohne Glimmer oder aufzusetzende Ornamente her.

Gala, Events
Nailart-Pinsel

Sehr beliebt ist auch die *Airbrush-Technik* (➔ Band B, LF 12, Exkurs *Bodypainting*): Hier wird mit einer „Druckluftpistole", die eine feine Sprühvorrichtung hat, unter zu Hilfenahme von Schablonen oder frei Hand, eine spezielle *Airbrush-*Farbe auf den Nagel gesprüht. Das Endergebnis können Feiertagsmotive (Osterhasen, Weihnachtsmänner oder z. B. Glückssymbole für Sylvester), Strandansichten oder auch Namen sein, in vielen Farben.

Airbrush-Technik
Bodypainting

> Über aktuelle („trendige") Verzierungen und Motive informieren Sie sich am besten in Fachzeitschriften, auf Fachmessen oder bei den Herstellern für Utensilien und Materialien.

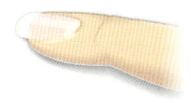

Als Nageldesigner ist es gut, selbst künstlich modellierte Nägel zu haben oder wechselnde *Nail-Designs*, um den Kunden ein Beispiel zeigen zu können und aktuelle Lacke oder *Designs* gut verkaufen zu können.

> Wenn Sie aber auch als Kosmetikerin arbeiten, gibt es einige Dinge zu beachten:
>
> Aus hygienischen Gründen sollten Ihre Fingernägel eine glatte Oberfläche aufweisen und kurz über den Fingerkuppen enden; Sie müssen sicherstellen können, dass die Haut des Kunden beim Ausreinigen oder bei einer Massage nicht verletzt wird; Sie tragen oft Handschuhe, aufwendige Nageldesigns können diese beschädigen und häufiges Desinfizieren und Waschen der Hände kann aufwendige Nageldesigns beschädigen.

Nur wenn Sie darauf achten, gut gepflegte, kurze, mit Nagelmodellage bearbeitete, glatte Fingernägel zu tragen oder Nageldesigns wählen, die Sie bei ihren Arbeitsabläufen nicht stören, passt das mit dem „Hygieneberuf" der Kosmetikerin zusammen.

Nageldesign ist zurzeit noch keine geschützte Ausbildung. In einigen Bundesländern werden von der Handwerkskammer (HWK) organisierte **Prüfungen zum Nageldesigner** (umfasst dann Nagelmodellage und Nageldesign) angeboten. Zukünftiges Ziel ist eine einheitliche staatliche Prüfung. Alle Firmen, die entsprechende Materialien vertreiben, bieten i. d. R. auch Schulungen an. Viele Nageldesigner/-innen belegen zusätzliche *Design*kurse.

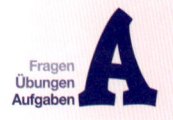

Fragen Übungen Aufgaben

1. Aus welchem Stoff besteht der Naturnagel?
2. Was sollte grundsätzlich vor jeder Nagelmodellagebehandlung nicht vergessen werden?
3. Wie desinfizieren Sie Ihre Arbeitsmaterialien?
4. Worauf ist beim Anpassen der Nageltips zu achten?
5. Was passiert, wenn Sie zuviel Tip-Kleber verwenden?
6. Worauf müssen Sie beim Feilen der Tip-Übergänge achten?
7. Was ist die Folge, wenn ein zu kleiner Tip verwendet wurde?
8. Welcher chemische Stoff darf, in Verbindung mit Kunstnägeln, nicht im Nagellackentferner enthalten sein und warum?
9. Wie verhalten Sie sich, wenn Sie bei einer Kundin einen Nagelpilz vermuten?
10. Wie oder wodurch kann Nagelpilz beim modellierten Kunstnagel entstehen?
11. Welche Funktion übernimmt der Primer (Haftvermittler)?
12. Nennen Sie die drei gängigsten Methoden der Nagelmodellage. Welche Arbeitsschritte sind allen gemeinsam?
13. Geltechnik
    a) Wie heißen die verschiedenen Schichten, die bei dieser Modellage aufgetragen werden?
    b) Warum sollte der Dispersionsfilm der ersten Schicht nicht entfernt werden?
    c) Auf was ist beim Auftragen der zweiten Schicht besonders zu achten?
    d) Womit entfernen Sie den Dispersionsfilm nach dem Aushärten?
14. Wie können die in Aufgabe 12 erfragten Nagelmodellagen wieder entfernt werden?

Pflegen und Gestalten der Füße und Nägel

LF 8

Der Fuß ist die Wurzel des Menschen. Kraft, Standfestigkeit, Empfindlichkeit, Beweglichkeit und die gute Erde am Boden unter den Füßen fühlen, das macht die Fußpflege dem gepflegten Fuß so wichtig. Der Fuß ist einer der wichtigsten Bestandteile unseres Körpers. Die alten Sprichwörter teilen uns mit, dass der Fuß schon immer eine große Rolle spielte:

- „Den Halt unter den Füßen verlieren"
- „Der steht nicht mit beiden Füßen auf dem Boden"
- „Von Kopf bis Fuß"

Das Foltern im Mittelalter über den Fuß und die Geishas in China, denen mit sieben Jahren die vorderen Zehen abgewickelt wurden, sodass sie verkümmerte Zehen hatten, nicht mehr weglaufen konnten und kindlich im Gemüt blieben, sind weitere Beispiele dafür. Alte Geschichten teilen uns mit, wie der Fuß in jedem Zeitalter wichtig genommen wurde.

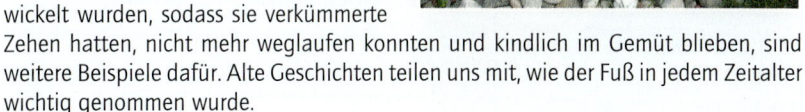

Heutige Aussagen von Kunden wie „Das Hühnerauge tut mir bis zum Kopf weh", „Meine Füße brennen so stark, ich kann kaum laufen" und „Mit eiskalten Füßen schlafe ich nicht ein" zeigen, dass der Fuß nicht nur eine gute Pflege braucht, sondern diese auch das Wohlgefühl verbessert. Bereiten Sie Ihren Kunden Wohltat und Freude mit gut gepflegten Füßen. In der Zeit der *Wellness*-Angebote ist der Fuß ein guter Anfang zum Neubeginn des „Wohlfühlens".

Es ist wichtig dass Sie erlernen, wie die Füße gepflegt werden, und auch, dass Sie Ihren Kunden gute Ratschläge zur Gesunderhaltung der Füße mit nach Hause geben können. Also halten wir uns daran: Denken – Fühlen – Handeln – Behandeln.

Pflegen und Gestalten der Füße und Nägel

1. *Anatomie der Füße*
2. *Statik und Fehlstatik des Fußes (Deformationen)*
3. *Haut am Fuß*
4. *Die Nägel der Füße und Fußnageldeformitäten*
   Exkurs: Fußnagelmodellage
5. *Kosmetische Fußbehandlung (Pediküre)*
   Exkurse: Kosmetische Fußberatung
   *   Mobile Fußpflege – kleines Institut auf Rädern*
6. *Fußmassagen*
7. *Fußgymnastik*
Anhang: Fußparty – warum nicht Fußpflege mal anders?

Pflegen und Gestalten der Füße und Nägel – LF 8

1 Anatomie der Füße

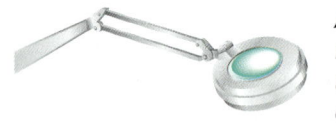

Auf einem Vortrag ist zu hören: „Die Füße sind unser natürliches Laufwerkzeug. Leider werden sie aber zum einen in verschiedenes, ungeeignetes Schuhwerk gesteckt und zum anderen zur Faulheit erzogen – schöne, lange Waldspaziergänge, sportliches Treppensteigen und andere natürliche Methoden der Gesunderhaltung des Knochenskeletts und des Trainings der Muskeln unserer Füße kommen zu kurz. Wir werden Fuß-müde, d. h., wir bemerken die Bedürfnisse unserer Füße oft einfach zu wenig."

Der Fuß ist ein anatomisch hoch kompliziertes Gebilde und besteht aus den Teilen Knöchel, Ferse (Hacke), Spann, Fußsohle, Fußrücken und Zehen. Die Zehenknochen gehören dem Vorderfuß an. Daneben gibt es den Mittelteil mit den Mittelfußknochen und das Fersenteil mit den Fußwurzelknochen.

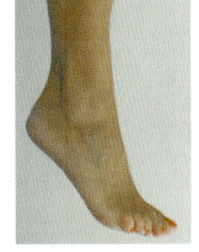

Abb. 1.1:
Skelett des rechten Fußes
mit oberem und unterem
Sprunggelenk

Anatomie

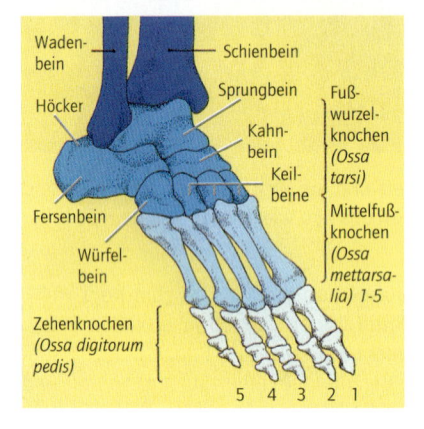

Jedes dieser einzelnen Areale hat für den Fuß eine bestimmte Funktion: Die Fußwurzel trägt das Körpergewicht, der Mittelfuß federt Stöße ab und erhält die Körperstatik (➔ Kapitel 2) und der Vorderfuß dient zusätzlich als Tast- und Greiforgan (➔ Kapitel 4). Als Ganzes bilden sie das komplizierte „Organ Fuß".

Um zu verstehen, wie ein Fuß funktioniert oder sich verändern kann, ist es wichtig, den genauen Aufbau (die *Anatomie*) des Fußes zu kennen.

1.1 Knochen und Gelenke

Insgesamt besteht das **Skelett des Fußes** aus 26 Knochen und zwei Sesambeinchen. Dadurch ist einerseits die Abrollbewegung beim Gehen (Ferse, Fußaußenrand, vorderes Quergewölbe, große Zehe) möglich, andererseits ist das Fußskelett aber anfällig gegen Fehl- und Überlastungen (➔ Kapitel 2).

Pes — Das Skelett des Fußes (lat. = *Pes*) wird in drei Teile zergliedert:

Tarsus — **Fußwurzel** (lat. *Tarsus*) besteht aus sieben kurzen Knochen, den Fußwurzelknochen

Metatarsus — **Mittelfuß** (lat. *Metatarsus*) besteht aus fünf Röhrenknochen, den Mittelfußknochen

Digiti pedes oder *Phalanges* — **Zehenteil** (lat. *Digiti pedes* oder *Phalanges*) besteht aus 14 Röhrenknochen

caput — Das untere (der Ferse zugewandte) Gelenkende eines Mittelfußknochens heißt **Basis,** das vordere (den Zehen zugewandte) Gelenkende heißt **Köpfchen** (lat. *caput*). Der Schaft verbindet beide miteinander.

Anatomie der Füße

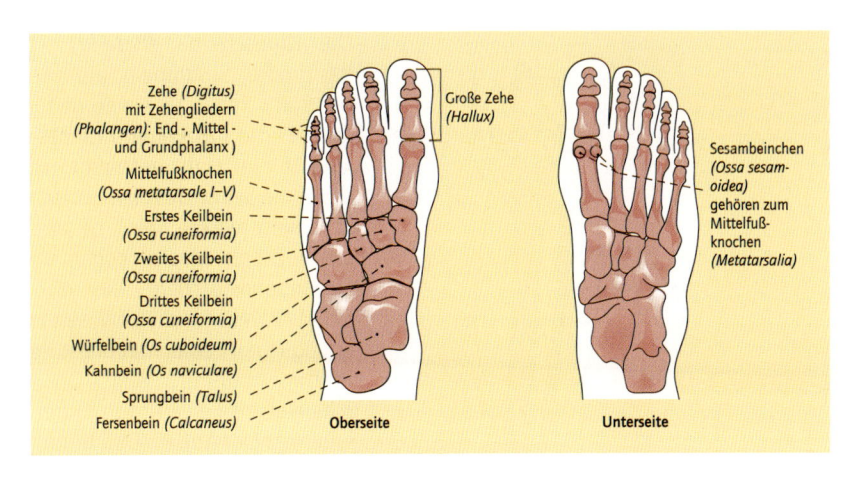

Abb. 1.2:
Fußskelett von oben und unten

Unter dem Köpfchen des Mittelfußknochens 1 (unter dem Großzehengrundgelenk) befinden sich zwei kleine Knöchelchen (Knorpelbildungen). Es sind die **Sesambeinchen**, die zum Schutz, zur Abfederung und zur Bewegungseinschränkung des Großzehengrundgelenkes dienen. Sie bilden den **Großzehenballen**. Die Basis des fünften Mittelfußknochens ist seitlich zu einem Höcker verbreitert.

Mit Ausnahme der großen Zehe hat jede Zehe drei Glieder (Zehenglieder = lat. *Phalangen*): ein **Grundglied**, ein **Mittelglied** und ein **End- oder Nagelglied**. Die fünf Grundglieder verbinden sich mit den fünf Mittelfußknochenköpfchen.

Phalangen

Der **Unterschenkel** besteht aus **Schienbein** und **Wadenbein**. Beides sind Röhrenknochen, deren Schäfte dreieckig sind. Diese werden von der bindegewebigen Zwischenknochenmembran (lat. = *Membrana interossea*) zusammengehalten, die außerdem die Beuge- von der Streckmuskulatur (→Kapitel 1.4) trennt. Weiterhin dient sie dem Muskelursprung.

Membrana interossea

Condyl = Knochengelenk

Condylus = Gelenkkopf

Der Tibiakopf mit *Condylus medialis* und *Condylus lateralis* bildet den Außengelenkkörper des Kniegelenkes (→Kapitel 1.2). Das Wadenbeinköpfchen ist mit dem Schienbeinkopf durch ein straffes Gelenk verbunden.

Condylus medialis
Condylus lateralis

Die körperfernen Gelenkenden von Schienbein und Wadenbein sind durch eine Bandhaft verbunden und bilden die **Knöchelgabel (Malleolengabel)**. Hierdurch wird das Heben und Senken der Fußspitze ermöglicht.

Gelenke sind die beweglichen Verbindungen zwischen zwei oder mehreren Knochen, deren Zwischensubstanz eine knorpelige Masse bildet. Ein Gelenk verbindet Knochen mithilfe von Bändern, Sehnen und einer Kapsel. (Aufbau eines Gelenkes, Gelenkarten und deren Funktion können Sie in → Band A, Grundlagen-Lexikon nachlesen.)

Articulatio = Gelenk

Das **Hüftgelenk** ist das stärkste bewegliche Gelenk am Bein und ist ein Kugelgelenk. Es wird durch starke Bänder und Sehnen stabil gehalten.

Das **Kniegelenk** besteht aus Oberschenkel und Schienbeinknochen. Es ist ein Scharniergelenk.

Der Oberschenkelknochen liegt nur auf dem Schienbeinknochen, nicht auf dem Wadenbeinknochen.

Abb. 1.3: Unterschenkelskelett

Labels on figure:
- Kniegelenk (A. genus)
- Kniescheibe (Patella)
- Schienbeinköpfchen (Condylus lateralis und medialis)
- Wadenbeinköpfchen (Caput fibula)
- Wadenbein (Fibula)
- Schienbein (Tibia)
- Oberes und unteres Sprunggelenk (A. talocruralis, A. talocalcaneonavicularis und -subtalaris)
- Chopart'sches Gelenk
- Lisfranc'sches Gelenk

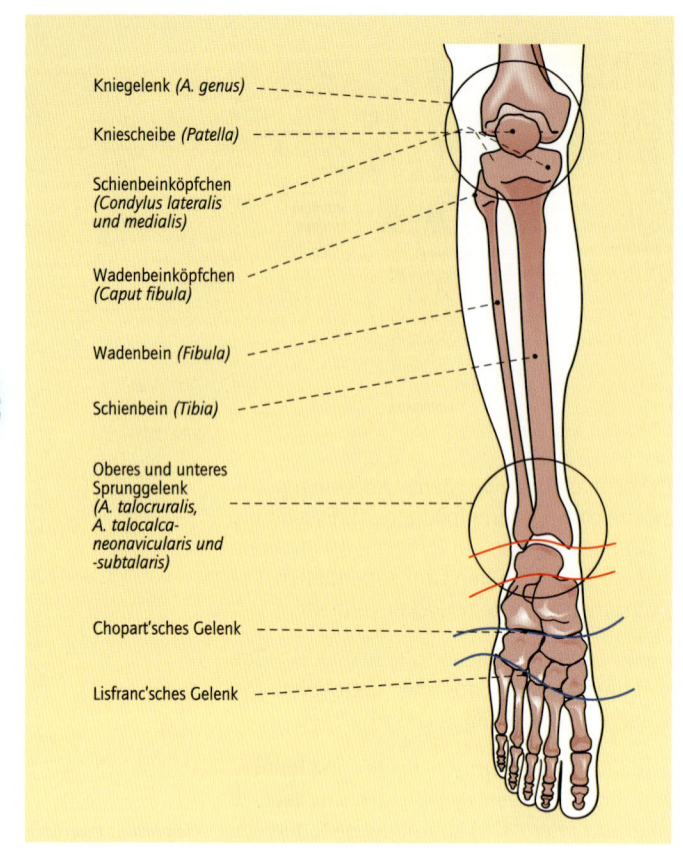

Die **Kniescheibe *(Patella)*** ist das größte „Sesambein" am Körper und schützt als kleine gebogene Platte das vordere Kniegelenk. Ihren Halt bekommt sie durch die Sehne des vierköpfigen Schenkelstreckers *(M. Quadriceps)*. Dieser Muskel endet am Schienbeinköpfchen (➔ Abb. 1.5 a). Patella und Patellasehne ermöglichen eine reibungslose Kraftübertragung vom Oberschenkelstrecker auf den Unterschenkel. Der **Außen- und Innenmeniskus** (Zwischenknorpel) besteht aus Faserknorpel und straffem Bindegewebe. Beide verteilen den Druck gleichmäßig auf das Kniegelenk.

> Bei starker Belastung der Kniegelenke werden die Bewegungen und Stöße durch die Menisken wie bei einem Autostoßdämpfer gedämmt. Denken Sie hierbei z. B. an einen Skifahrer, der mit hoher Geschwindigkeit den Berg hinunterrast!

Fußgelenke: Am Fuß selbst finden Sie schwach bewegliche Gelenke *(Symphysen)*, Gelenkverbindungen der straffen Gelenke *(Amphiarthrosen)* und unbewegliche, falsche Gelenke *(Synarthrosen)* sowie verschiedene Typen von beweglichen Gelenken (➔ Band A, Grundlagen-Lexikon).

Plantarflexion Dorsalflexion

A **Das obere Sprunggelenk** ist ein Scharniergelenk. Es ermöglicht die Beugung *(Plantarflexion)* und Streckung *(Dorsalflexion)* des Fußes. Die Gelenkflächen bilden die Knöchelgabel mit der Rolle des Sprungbeines. Das obere (und das untere) Sprunggelenk sind in ➔ Abb. 1.3 eingezeichnet.

Supination Adduktion Pronation Abduktion

B **Das untere Sprunggelenk** ist ein echtes Gelenk und in ein vorderes und ein hinteres Gelenk unterteilt. Anatomisch sind es zwei Gelenke, funktionell jedoch nur eines. Die Funktionen des unteren Sprunggelenkes sind das Heben des Fußinnenrandes *(Supination)* in Verbindung mit dem Anziehen des Fußes *(Adduktion)* und das Heben des Fußaußenrandes *(Pronation)* in Verbindung mit dem Anziehen des Fußes *(Abduktion)*. Alles zusammen ermöglicht die Drehung des Knöchels um die Querachse. Die Gelenkflächen werden beim hinteren Gelenk vom Sprungbein und Fersenbein und beim vorderen Gelenk von Sprungbein, Fersenbein und Kahnbein, gehalten durch das Pfannenband (➔ Abb. 1.4 a), gebildet.

Articulatio tarsometatarsale

C Die **Fußwurzel-Mittelfußgelenke** (lat. *Articulatio tarsometatarsale*) sind straffe Gelenke. Mittelfußköpfchen 1, 4 und 5 besitzen eine geringe Beweglichkeit. Die Gelenkflächen bilden jeweils die Keilbeine 1, 2, 3 mit den Basen der Mittelfußknochen 1, 2 und 3 und das Würfelbein mit den Basen der Mittelfußknochen 4 und 5.

▸ Die **Zehengelenke** werden nochmals in Zehengrund-, Zehenmittel- und Zehenend- oder Nagelgelenke unterschieden. Der große Zeh weist nur zwei Gelenke auf (es fehlt das Zehenmittelglied).

▸ Die **Zehengrundgelenke** (lat. *Articulatio metartarsophalangea*) sind **eingeschränkte Kugelgelenke** und zur Beugung und Streckung der Zehen, zum Zehenspreizen und für die Drehung der Zehen von Bedeutung (diese ist nur bei Mithelfen oder gut trainierten Zehen möglich).

▸ **Zehenmittel- und Zehenendgelenke** (lat. *Articulationes interphalangeae pedis*) sind allesamt **Scharniergelenke** und ermöglichen die Beugung und Streckung der Zehen.

Articulatio metartarsophalangea

Articulationes interphalangeae pedis

Das **Chopart'sche Gelenk** ist die Linie zwischen Sprung- und Fersenbein und Kahn- und Würfelbein, und das **Lisfranc'sche Gelenk** die Linie zwischen Fußwurzel und Mittelfuß. Sie werden bei Amputation als **Amputationslinien** bezeichnet.

1.2 Fußgewölbe und Bänder

Das **Fußgewölbe** besteht aus vier einzelnen Gewölben. Sie haben die Aufgabe, den Fuß bei Belastung abzufedern und werden passiv durch die Bänder *(ligamentär)* und aktiv durch die Muskulatur *(muskulär)* zusammengehalten.

Arcus = Bogen

ligamentär
muskulär

Sie unterscheiden:

▸ Das **innere Längsgewölbe**; es verläuft vom Fersenbeinhöcker zum Kopf des Mittelfußknochens 1 bzw. zu den Sesambeinchen und wird auch Spann genannt,

▸ das **äußere Längsgewölbe** verläuft vom Fersenbeinhöcker zum Kopf des Mittelfußknochens 5,

▸ das **vordere Quergewölbe**, das vom Kopf des Mittelfußknochens 1 zum Kopf des Mittelfußknochens 5 verläuft, und

▸ das **hintere Quergewölbe (Tarsalgewölbe)**, das vom Keilbein 1 zum Würfelbein verläuft, wobei das Keilbein 2 den höchsten Punkt bildet. Hier ist auch der Punkt des höchsten/größten Schuhdrucks.

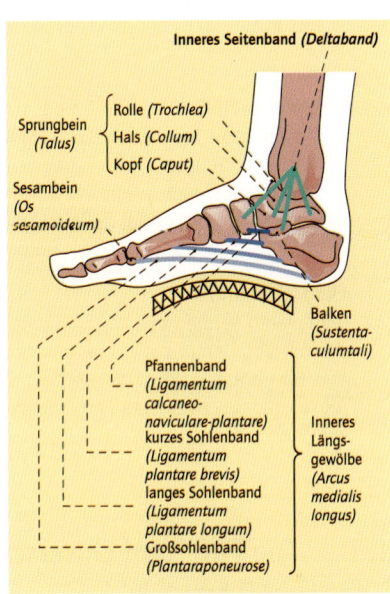

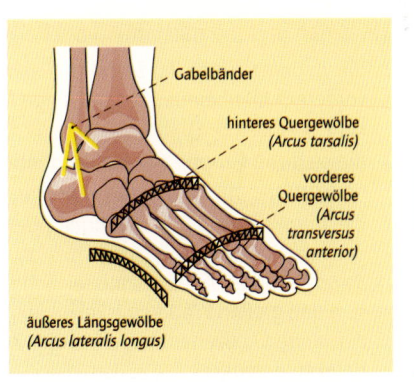

Abgesehen von den Bändern, die die straffen Gelenke zusammenhalten, gibt es am Fuß noch weitere drei Bändergruppen, nämlich die Sohlenbänder, die Gelenkbänder und die Haltebänder (Einzahl, lat. *Retinakulum*).

Abb. 1.4 a und b: Bänder und Gewölbe

Ligamentum = Band

Retinakulum

A Die Sohlenbänder

- Das **Großsohlenband** verläuft von der Unterseite des Fersenbeins, in fünf einzelne Züge gespalten, zu den fünf Mittelfußköpfchen und hat eine Querverbindung von *Caput Metatarsale 1* bis *5*. Die Aufgabe des Großsohlenbandes ist die elastische Verspannung des gesamten Fußgewölbes.
- Das **lange Sohlenband** liegt unter dem Großsohlenband. Sein Verlauf ist an der Unterseite des Fersenbeins zu den fünf Basen der fünf Mittelfußknochen. Seine Aufgabe ist die Verspannung des Längsgewölbes des Fußes.
- Das **kurze Sohlenband** liegt unter dem langen Sohlenband. Der Verlauf ist an der Unterseite des Keilbeins zum äußeren Ende der Fußwurzel (Keilbeine, Würfelbein) und die Aufgabe ist die Verspannung der Fußwurzel.
- Das **Pfannenband** liegt unter dem kurzen Sohlenband. Verlauf: Es verbindet den Fersenbeinbalkon mit dem Kahnbein. Auf ihm ruht zum Teil der Kopf des Sprungbeins. Da der vom Körper (lat. *cranial*) kommende Druck über das Sprungbein **auf dem Pfannenband lastet,** hat es die größte Stützfunktion. Ist es einmal überdehnt, so dehnen sich auch die *plantar* (zur Fußsohle hin) liegenden Sohlenbänder und es entsteht z. B. der Knick-Senk-Plattfuß als Deformität (→ Kapitel 2.3).

cranial

plantar

B Die Gelenkbänder

- Das **innere Seitenband (Deltaband)** verläuft in vier Teilen (genannt tibiale Seitenbänder) als bindegewebige Platte vom inneren Knöchel zum hinteren Teil des Sprungbeins, zum Fersenbeinbalkon und zum vorderen Teil des Sprungbeins und zum Kahnbein. Es stabilisiert das obere sowie das untere Sprunggelenk von innen.
- Die **äußeren Seitenbänder (Gabelbänder** oder fibuläre Seitenbänder) verlaufen in drei getrennten Teilen jeweils vom äußeren Knöchel zum hinteren Teil des Sprungbeins, zum äußeren Teil des Fersenbeins und zum vorderen Teil des Sprungbeins. Die Aufgabe der äußeren Seitenbänder ist das Stabilisieren des oberen und unteren Sprunggelenkes von außen.

C Die Haltebänder

Sie fixieren Sehnenscheiden und dienen so der Sehnenführung am Fuß. Sie sind an den Weichteilen und nicht an den Knochen befestigt.
Das **Ringband** umfasst von vorne die Knöchelgabel in Höhe des oberen Sprunggelenkes und das **Kreuzband** kommt von der Außenseite des Fersenbeins. Ein Teil geht zum Kahnbein, ein anderer Teil geht zum inneren Knöchel (→ Abb. 1.5 a und b).

1.3 Die Fuß- und Unterschenkelmuskulatur

Musculus = Muskel

Es gibt **kurze Fußmuskeln,** die auf der Plantarseite des Fußes zwischen den Mittelfußknochen liegen (→ Abb. 1.6), und **lange Fußmuskeln,** die am Unterschenkel liegen und die nach ihrer Funktion eingeteilt werden in:

Extensoren
- die vordere Gruppe der **Strecker *(Extensoren);*** sie sind die *Schienbeinmuskeln:* der vordere Schienbeinmuskel, der lange Zehenstrecker und der lange Großzehenstrecker (→ Abb. 1.5 a).

Pronatoren
- die seitliche Gruppe der **Fußrandheber *(Pronatoren);*** verantwortlich ist die *Peroneusgruppe* mit dem langen und kurzen Wadenbeinmuskel (→ Abb. 1.5 b).

Flexoren superficiale

profunde
- die hintere Gruppe der **Beuger *(Flexoren);*** hierzu gehören die **Wadenmuskeln** der verschiedenen Schichten (→ Abb. 1.5 c): In der oberflächlichen *(superficialen)* Schicht sind es Zwillingsmuskel, Schollenmuskel und Sohlenspanner, die gemeinsam den großen Wadenmuskel bilden, und in der tiefen *(profunden)* Schicht sind es der lange Großzehenbeuger, langer Zehenbeuger, hinterer Schienbeinmuskel und Kniekehlenmuskel.

Anatomie der Füße

Die Sehnen des langen Wadenbeinmuskels und des vorderen Schienbeinmuskels bilden den so genannten **Steigbügel am Fuß,** der aktiv die Fußgewölbe erhält.

Muskeln des Unterschenkels enden in Sehnen an den Zehenknochen. Statische Veränderungen und Verschiebungen des Körpers können diese Sehnen verkürzen und die in → Kapitel 2 beschriebenen Fußdeformitäten entstehen lassen.

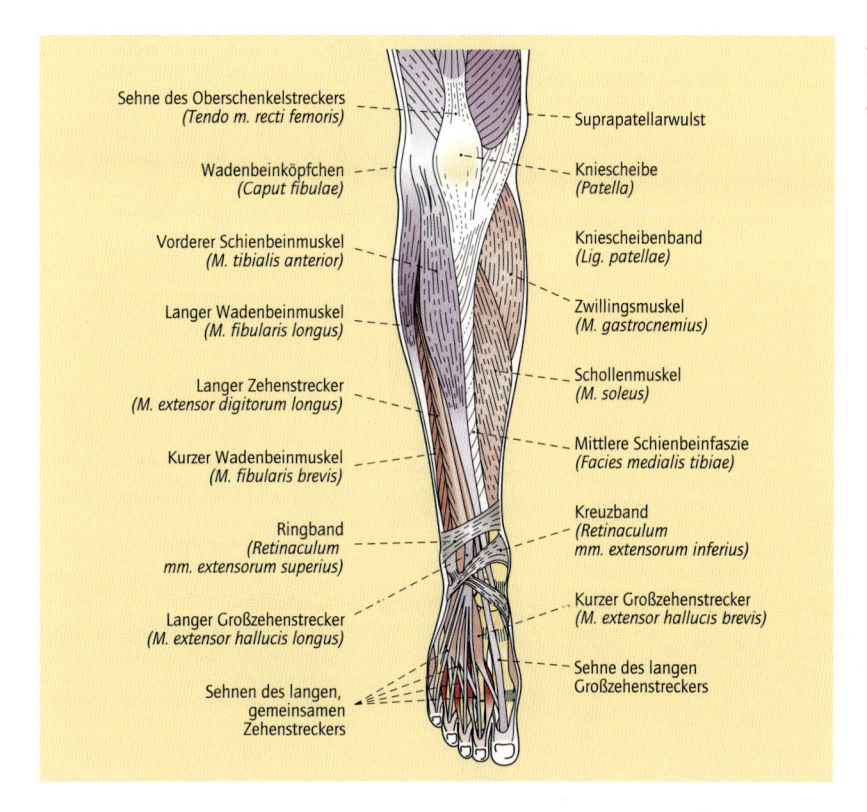

Abb. 1.5 a:
Die Muskeln der unteren Extremität, von vorn

Beschriftungen (links):
- Sehne des Oberschenkelstreckers (Tendo m. recti femoris)
- Wadenbeinköpfchen (Caput fibulae)
- Vorderer Schienbeinmuskel (M. tibialis anterior)
- Langer Wadenbeinmuskel (M. fibularis longus)
- Langer Zehenstrecker (M. extensor digitorum longus)
- Kurzer Wadenbeinmuskel (M. fibularis brevis)
- Ringband (Retinaculum mm. extensorum superius)
- Langer Großzehenstrecker (M. extensor hallucis longus)
- Sehnen des langen, gemeinsamen Zehenstreckers

Beschriftungen (rechts):
- Suprapatellarwulst
- Kniescheibe (Patella)
- Kniescheibenband (Lig. patellae)
- Zwillingsmuskel (M. gastrocnemius)
- Schollenmuskel (M. soleus)
- Mittlere Schienbeinfaszie (Facies medialis tibiae)
- Kreuzband (Retinaculum mm. extensorum inferius)
- Kurzer Großzehenstrecker (M. extensor hallucis brevis)
- Sehne des langen Großzehenstreckers

Lange Fußmuskeln

Extensoren:

Der vordere Schienbeinmuskel *(M. tibialis anterior):*
Ursprung: äußerer Schienbeinknochen
Ansatz: Keilbein 1, Basis des Mittelfußknochens 1
Funktion: *Dorsalflexion* und *Supination* des Fußes

Langer Zehenstrecker *(Extensor digitorum longus):*
Ursprung: äußerer Schienbeinknochen, Zwischenknochenmembran
Ansatz: *Dorsalaponeurose* der 2. bis 5. Zehe
Funktion: Streckung der Zehen

Langer Großzehenstrecker *(Extensor hallucis longus):*
Ursprung: Mittelstück der *Fibula,* Zwischenknochenmembran
Ansatz: Endglied der großen Zehe
Funktion: Streckung der Großzehe

Pronatoren:

Langer Wadenbeinmuskel *(M. fibularis longus):*
Ursprung: Fibulaköpfchen und oberes $3/4$ der *Fibula* (Außenfläche)
Ansatz: Keilbein 1, Basis des Mittelfußknochens 1
Funktion: *Plantarflexion* und *Pronation* des Fußes

Kurzer Wadenbeinmuskel *(M. peroneus brevis):*
Ursprung: äußere und untere Fläche des Wadenbeins
Ansatz: Höcker an der Basis des Mittelfußknochens 5
Funktion: *Plantarflexion* und *Pronation* des Fußes

Flexoren (oberflächliche Schicht):

Zwillingsmuskel *(M. gastrocnemius):* Ursprung: äußerer und innerer Oberschenkelknochen

Schollenmuskel *(M. soleus):* Ursprung: a) Wadenbeinköpfchen und oberes Wadenbeindrittel, b) *Linea M. solei* am Schienbein zwischen Schaft und Knochen

Sohlenspanner *(M. plantaris):*
Ursprung: oberhalb des Zwillingsmuskels am äußeren Oberschenkelknochen
Ansätze: *Gastrocnemius, Soleus und Plantaris:* Achillessehne am oberen Fersenbeinhöcker
Funktion: *Plantarflexion* (im Stand die Fersen heben)

Pflegen und Gestalten der Füße und Nägel – LF 8

Abb. 1.5 b:
Die Muskeln der unteren Extremität, von *lateral*

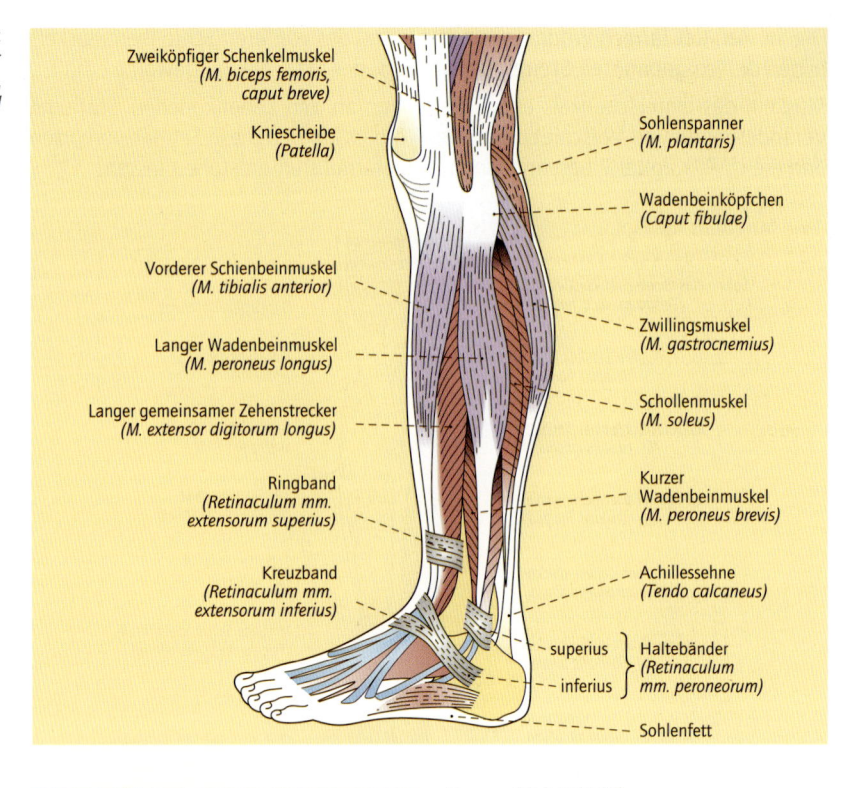

- Zweiköpfiger Schenkelmuskel (M. biceps femoris, caput breve)
- Kniescheibe (Patella)
- Vorderer Schienbeinmuskel (M. tibialis anterior)
- Langer Wadenbeinmuskel (M. peroneus longus)
- Langer gemeinsamer Zehenstrecker (M. extensor digitorum longus)
- Ringband (Retinaculum mm. extensorum superius)
- Kreuzband (Retinaculum mm. extensorum inferius)
- Sohlenspanner (M. plantaris)
- Wadenbeinköpfchen (Caput fibulae)
- Zwillingsmuskel (M. gastrocnemius)
- Schollenmuskel (M. soleus)
- Kurzer Wadenbeinmuskel (M. peroneus brevis)
- Achillessehne (Tendo calcaneus)
- superius ⎱ Haltebänder
- inferius ⎰ (Retinaculum mm. peroneorum)
- Sohlenfett

Abb. 1.5 c:
Die Muskeln der unteren Extremität, von *hinten*

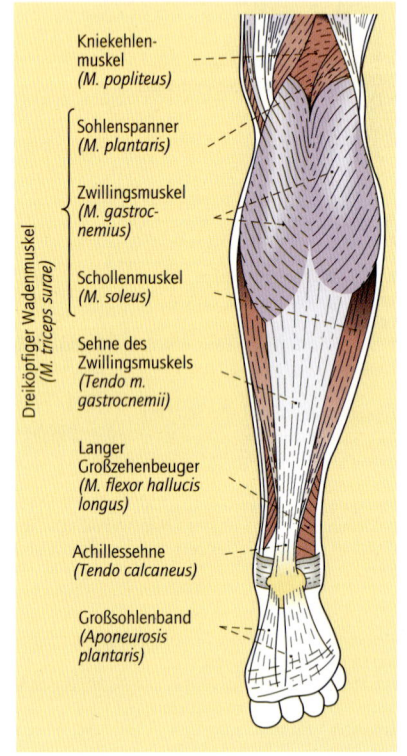

- Kniekehlenmuskel (M. popliteus)
- Sohlenspanner (M. plantaris)
- Zwillingsmuskel (M. gastrocnemius)
- Schollenmuskel (M. soleus)
- Sehne des Zwillingsmuskels (Tendo m. gastrocnemii)
- Langer Großzehenbeuger (M. flexor hallucis longus)
- Achillessehne (Tendo calcaneus)
- Großsohlenband (Aponeurosis plantaris)

Dreiköpfiger Wadenmuskel (M. triceps surae)

Flexoren (tiefe Schicht):

Langer Großzehenbeuger *(M. flexor hallucis longus)*:
Ursprung: hintere, untere Fläche des Wadenbeins
Ansatz: Endglied der Großzehe
Funktion: Beugung des Endgliedes der Großzehe und *Supination*

Langer Zehenbeuger *(M. flexor digitorum longus)*:
Ursprung: Hinterfläche des oberen Schienbeinschaftes
Ansatz: Endglieder der 2. bis 5. Zehe
Funktion: Beugung der Endglieder der 2. bis 5. Zehe

Hinterer Schienbeinmuskel *(M. tibialis posterior)*:
Ursprung: Hinterfläche der Zwischenknochenmembran, Knochenränder
Ansatz: Kahnbein und Keilbein 1 und 2
Funktion: *Supination* und *Plantarflexion*

Kniekehlenmuskel *(M. popliteus)*:
Ursprung: äußerer Oberschenkelknochen
Ansatz: Hinterfläche des Schienbeinknochens
Funktion: bei gebeugtem Knie Innenrotation des Unterschenkels

> **Lange Fußmuskeln setzen am Unterschenkel an. Fußmuskeln, die Ansatz und Ursprung an den Knochen und Weichteilen des Fußes haben, sind kurze Fußmuskeln.**

Anatomie der Füße

Es gibt am **Fußrücken drei** und an der **Fußsohle insgesamt vier Schichten** von Fußmuskeln. Diese können in **aktive Bewegungsmuskeln** und **tiefere Haltemuskeln** eingeteilt werden.

> **Die Muskeln der oberen Schichten von Fußrücken und Fußsohle haben ihren Ursprung am Unterschenkel und gehören zu den langen Fußmuskeln.**

Auch bei den kurzen Fußmuskeln wird in Beuger und Strecker unterschieden.

Großzehenstrecker (M. extensor hallucis longus)
Sehne des Wadenbeinmuskels (Tendo m. peronei (fibularis) brevis)
Langer Großzehenstrecker (Tendo m. extensoris hallucis longi)
Kurzer gemeinsamer Zehenstrecker (M. extensor digitorum brevis)
Kurzer Großzehenstrecker (M. extensor hallucis brevis)
Langer gemeinsamer Zehenstrecker (Tendines m. extensoris digitorum longi)
Sehne des Großzehenstrecker (Tendines m. extensoris hallucis brevis)
Spulmuskeln (Mm. interossei dorsales)

Sehne des langen Großzehenbeugers (Tendo m. flexoris hallucis longi)
Endsehnen des kurzen gemeinsamen Zehenbeugers (Tendines m. flexoris digitorum brevis)
Sehnen des langen gemeinsamen Zehenbeugers (Tendines m. flexoris digitorum longi)
Querer Kopf des Großzehenanspreizers (Caput transvers. m. adductoris hallucis)
Spulmuskeln (Mm. lumbricales)
Kurzer Großzehenbeuger (M. flexor hallucis brevis)
Abzieher der kleinen Zehe (M. abductor digiti minimi)
Kurzer Kleinzehenbeuger (M. flexor digiti minimi brevis)
Zwischenknochenmuskeln (Mm. interossei plantares)
Sehne des langen Wadenbeinmuskels (Tendo m. (fibularis) longi)
Langer Wadenbeinmuskels (Tendo m. peronei (fibularis) longi)
Viereckiger Sohlenmuskel (M. quadratus plantae (flexor accessorius))
Abzieher des kleinen Zeh („tiefer Kopf") (M. abductor digiti minimi, caput profundum)
Anzieher des großen Zeh (M. abductor hallucis)
Fersenbeinhöcker (Tuber calcanei)
Kurzer gemeinsamer Zehenbeuger (M. flexor digitorum brevis)

Abb. 1.6 a und b: Fußmuskeln, Fußrücken und Fußsohle

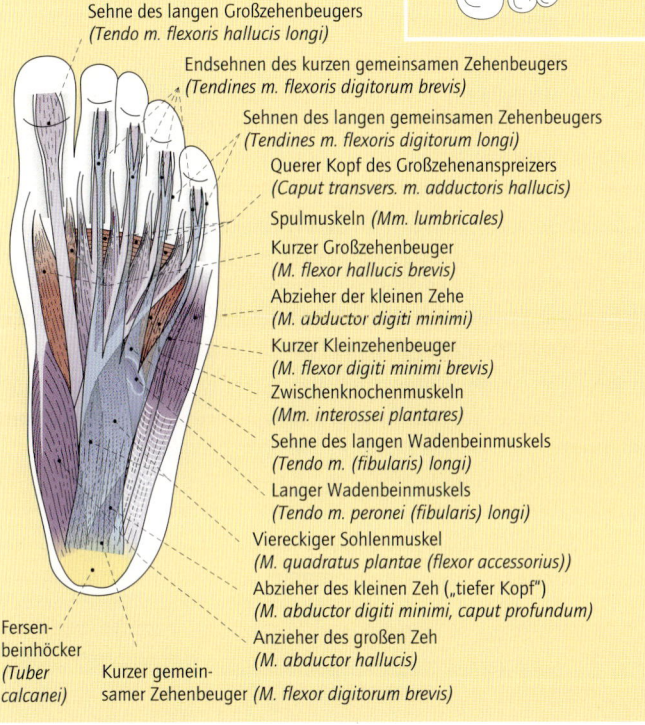

Am **Fußrücken** sind in der mittleren Schicht zwei Muskeln für das Strecken der Zehen verantwortlich: gemeinsamer kurzer Zehenstrecker (läuft in Zehe 2 bis 5 aus) und kurzer Großzehenstrecker. In der tiefen Schicht befinden sich die Zwischenknochenmuskeln für die Zehen 2 bis 5. An der **Fußsohle** befinden sich 14 Muskeln. Fast alle Muskeln helfen das Fußgewölbe zu stützen. In der mittleren (zweiten und dritten) Schicht befinden sich der kurze Großzehenbeuger, der Großzehenabspreizer, der Sohlenviereckmuskel und der gemeinsame kurze Zehenbeuger. In den Zwischenräumen der Mittelfußknochen setzen die **Fußspulmuskeln** an. Sie spreizen als Bewegungsmuskeln den Vorderfuß und bilden als Haltemuskeln das vordere Quergewölbe mit aus.

Pflegen und Gestalten der Füße und Nägel – LF 8

In der tiefen, vierten Schicht beugen, strecken und spreizen die Muskeln des Großzehenballens: kurzer Großzehenbeuger, schräger Kopf des langen Sohlenbandmuskels, querer Kopf des Großzehenanziehers und der Großzehenabspreizer. Alle fünf Muskeln setzen am Großzehenballen (Gelenk des Großzehengrundgelenkes mit den Sesambeinchen) an. Die tiefen Muskelschichten **sind mit den Knochen stark verknüpft** und nehmen die kleinsten Bewegungen auf. Ohne sie ist die Aktivität der oberen Muskelschichten nicht gewährleistet.

> Alle Muskeln zusammen ermöglichen den festen Halt und die Beweglichkeit des Fußes.

1.4 Nerven und Gefäße

(Über die Einteilung, den Aufbau und die Funktionalität von Nerven und Gefäßen können Sie im → Band A dieses Lehrwerkes im Grundlagen-Lexikon nachlesen.)

Die Nerven des Fußes

innervieren — Die Nerven *innervieren* (aktivieren) die Muskeln des Fußes. Bewegung, Stoffwechsel und der Abtransport von Stoffwechselendprodukten wird im Zusammenspiel mit dem Gefäßsystem gewährleistet.

Nervus ischiadicus
Plexus lumbo-sacralis

Der **Hüftnerv** (lat. *Nervus ischiadicus*) entspringt aus dem Lenden-Kreuzbeingeflecht *(Plexus lumbo-sacralis)*, und tritt an den Wirbelkörpern der Lendenwirbel L 4 bis Sakralwirbel S 3 aus. Der „Ischiasnerv" (→ LF 6, Kapitel 2.3) ist der dickste und längste Nerv des Körpers. Er verläuft als **Oberschenkelnerv** an der Hinterseite des Oberschenkels. Er teilt sich über dem Kniegelenk in **Schienbeinnerv** *(Nervus tibialis)* und **Wadenbeinnerv** *(Nervus fibularis communis)*.

Nervus tibialis
Nervus fibularis communis

Malleolus
Nervus plantaris medialis bzw. lateralis

Der **Schienbeinnerv** führt an der Unterschenkelrückseite weiter um den inneren *Malleolus* herum und mündet in zwei Endnerven in der Fußsohle (**innerer und äußerer Fußsohlennerv** = lat. *Nervus plantaris medialis* bzw. *lateralis*).

Nervus fibularis superficialis
Nervus fibularis profundus

Der **Wadenbeinnerv** teilt sich unterhalb des Fibulaköpfchens in den inneren und mittleren Fußrückennerv *(Nervus fibularis superficialis)* und in den inneren Großzeh-Fußrückennerv *(Nervus fibularis profundus)*. Sie sind die Hauptendäste des Wadenbeinnervs am Fußrücken bzw. Fußaußenrand.

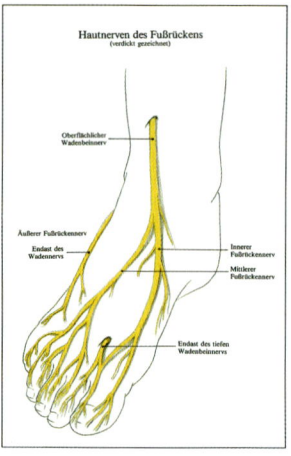

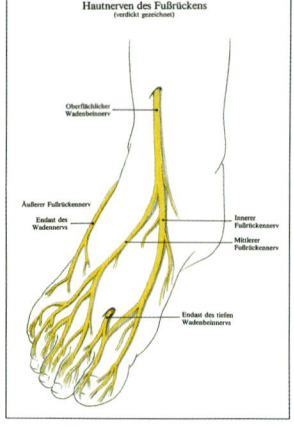

Abb. 1.7 a und b: Nerven von Fußrücken und -sohle

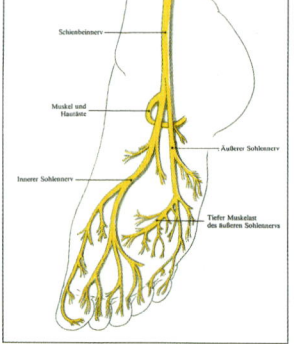

> Der tiefe Wadenbeinnerv innerviert die Muskeln der Strecker, der oberflächliche Wadenbeinnerv die Muskeln der Heber. Sämtliche Beugemuskeln werden vom Schienbeinnerv aktiviert.

Die Auswirkung einer Störung der Reizleitung ist am Beispiel des Ischiasschmerzes gut zu erspüren, wenn Schmerz oder Gefühllosigkeit bis in die Fußenden reicht.

> Gutes Sitzen und gutes Abstützen, eine vorsichtige Instrumentenhandhabung und gezielte Massagen sind für Kunden mit solchen Beschwerden von Vorteil.

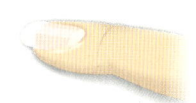

Die Gefäße des Fußes

Die **arterielle Versorgung (Blutzufuhr)** geschieht hauptsächlich durch die Oberschenkelschlagader (lat. *Arteria femoralis*), die sich als Kniekehlenschlagader *(Arteria poplitea)* in die hintere und vordere Schienbeinschlagader *(Arteria tibialis posterior* bzw. *anterior)* und in die Wadenbeinschlagader *(Arteria peronae)* aufteilt.

Die **Hauptvenen (Blutrückfluss)** des Fußes sind die große und die kleine Rosenvene *(Vena saphena magna* bzw. *parva)*. Die kleine Rosenvene bildet sich am hinteren, äußeren Fußrand und geht zur Unterschenkelrückseite. Die große Rosenvene bildet sich am *medialen* (mittleren, seitlichen) Fußrand und geht zur vorderen Unterschenkelinnenseite. Die große Rosenvene „sammelt" das Blut im vorderen Beinbereich (zum Schienbein gelegen) und mündet im Leistenbereich in die tiefe Schenkelvene. Die kleine Rosenvene „sammelt" das Blut im hinteren Beinbereich (zum Wadenmuskel hin gelegen) und mündet bereits auf Höhe der Kniekehle in die tiefe Schenkelvene.

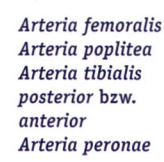

Arteria femoralis
Arteria poplitea
Arteria tibialis posterior bzw. *anterior*
Arteria peronae

Vena saphena magna bzw. *parva*

medial

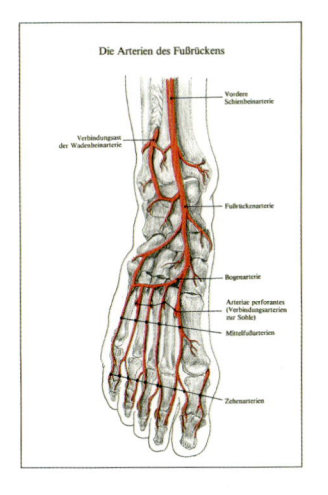

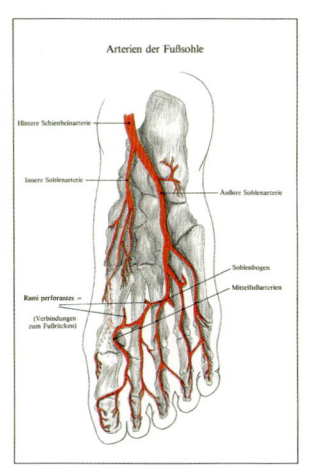

Abb. 1.8 a und b: Gefäße von Fußrücken und -sohle

Außerdem ist das **parallel zu den Gefäßen verlaufende Lymphgefäßsystem** (→ LF 6, Kapitel 2.5) für den Lymphabfluss im Bereich der unteren Extremitäten verantwortlich.

Störungen im Gefäßsystem des Fußes äußern sich in
- funktionellen Durchblutungsstörungen (bei arterieller Störung)
- Krampfadern oder Ödemen (bei venöser/lymphatischer Störung).

Bei **funktionellen arteriellen Durchblutungsstörungen** können Sie Farbveränderungen an Nagel und Fußhaut und Muskel- und Gewebeverhärtungen im Bereich des Unterschenkels feststellen. Nach Ausschluss schwer wiegender Erkrankungen können Sie durchblutungsanregend mit kosmetischer Hydrotherapie (➔ LF 11, Kapitel 2), z. B. mit Fuß-Wechselbädern, Wassertreten und Beingüssen helfen.

> Äußert Ihr Kunde bei einem warmen Fußbad ein Schmerzgefühl, sollten Sie diese kosmetische Behandlung beenden. Sprühen oder reiben Sie die Beine mit kühlenden Präparaten ein und empfehlen Sie einen Arztbesuch.

Ist das Bein heiß, geschwollen und schmerzempfindlich, könnte eine **hochgradige Durchblutungsstörung oder Venenentzündung** vorliegen, deren Behandlung unbedingt in die Hände des Arztes gehört.

Krampfadern erkennen Sie an unebenen, aufgeschwollenen, dicken, bläulichen Adern, die beim Berühren Verhärtungen erspüren lassen. Hier können Sie eventuell eine Pediküre durchführen, indem Sie diese Areale gezielt auslassen (➔ Anhang Kosmetische Fußberatung).

Geschwollene Füße und Unterschenkel deuten auf Störungen im Gefäßabflusssystem des Körpers hin. Auch diese sollten ärztlich abgeklärt sein!

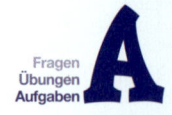

Fragen Übungen Aufgaben A

1. Wie viele Knochen hat der Fuß?
2. Nennen Sie die Fußgewölbe und ihre Funktionen.
3. Welche Gelenke am Fuß kennen Sie? Welchen Gelenkarten werden diese im Einzelnen zugeordnet?
4. Welche Funktionen haben diese Muskeln: Beuger, Strecker und Pronatoren? Nennen Sie jeweils ein Beispiel.
5. Erklären Sie den Unterschied zwischen Sehen und Bändern. Welche Funktionen haben diese jeweils für den Fuß?
6. Was versteht man unter den Chopart'-schen und Lisfranc'schen Gelenken? Zeichnen Sie diese in eine Fußgrafik ein.
7. Wo finden Sie Sesambeine an Bein und Fuß?
8. Nennen Sie die drei Bändergruppen am Fuß. Fertigen Sie hierzu eine Zeichnung an.
9. Beschreiben Sie die Blutzufuhr und den Blutrückfluss von Fuß und Bein in Ihren eigenen Worten.
    a) Welche Störungen können hierbei auftreten?
    b) Welche kosmetische Aufgaben haben Sie bei diesen?
10. Welcher Nerv kennen Sie als den längsten Nerv des Körpers?
    a) Welche Auswirkungen können Probleme mit diesem für den Kunden haben?
    b) Was sollten Sie dann bei der Fußpflegebehandlung beachten?

2 Statik und Fehlstatik des Fußes (Deformationen)

Hans und Erika sind mit den Eltern im Schwimmbad. Hans schaut auf die Füße der Mutter. Warum sie wohl solche verkrümmten Zehen hat und der Vater nicht? „Kunststück", sagt Erika, „du musst dir einmal die Fotos von früher anschauen, was die für spitze Schuhe und hohe Absätze hatten! Kein Wunder, dass die Zehen von Mama so aussehen, nach jahrelangem Tragen von modischen Schuhen."

2.1 Was ist Statik?

Wir sehen in der Statik den Knochenbau unseres gesamten Körpers.

Haltung, Standfestigkeit und Aufrichtigkeit.

Unter Statik wird das Miteinander von Knochen, Bändern, Sehnen und Muskeln verstanden, also ein Zusammenspiel aller Bewegungsfunktionen im Körper. Die Statik kann bei jedem Menschen als die Belastung im Bewegungsapparat geprüft und vermessen werden. Individuell gibt es große Unterschiede. Von der Statik eines Menschen können viele Eigenschaften und Verhaltensweisen abgeleitet werden.

> *Haben statische Beschwerden am Fuß mit statischen Beschwerden an der Wirbelsäule (Haltung) etwas gemeinsam?*

Für uns als „Fußarbeiter" in der Pediküre gibt es oft interessante Fußstellungen: Nach innen gedrehte, leichte Knickfüße zeigen uns eine zusammenziehende Körperhaltung, einen nach innen gekehrten Menschen. Nach außen gedrehte Füße und auch Beine sind in X-Stellung und so eine Haltungsschwäche und Anspannung der Beckenorgane.

Statik ist der Allgemeinbegriff vom Zusammenspiel aller Bewegungsfunktionen im Körper.

Druck, Verhaltensformen, Anlagen, Entstehen, Stabilität sind wichtig im statischen Aufbau des Körpers. So entwickelt sich der kindliche Fuß im Laufe der Jahre mit dem Wachstum zum ausgeprägten Fuß durch seine Gewölbebildung (→ Kapitel 1.3).

2.2 Fehlstatik und Umbau

Dieser Bereich ist ein wichtiger Teil in den Aufgaben Ihrer Arbeit am Fuß. Sie sehen in der Statik eines Menschen von Kopf bis zum Fuß zuerst einmal seinen gesamten Knochenaufbau mit der Mittelstütze. Genau wie die Wirbelsäule (→ LF 10, Kapitel 1.1) fängt der Fuß jede Bewegung des Körpers auf, denn auch die Fußsohlen sind in Vorder- und Rückrundungen (Krümmungen) eingeteilt. An der Wirbelsäule werden diese Krümmungen *Lordose* und *Kyphose* genannt.

Lordose
Kyphose

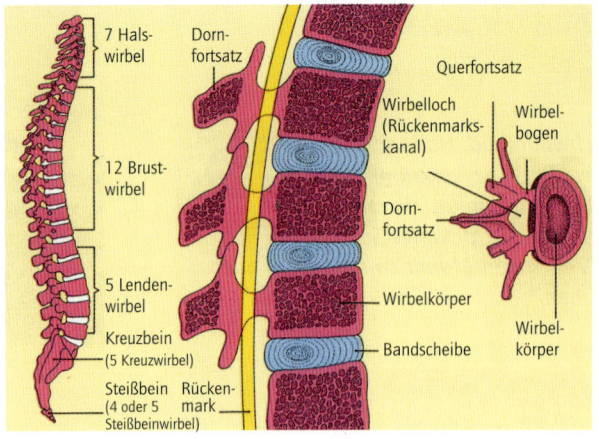

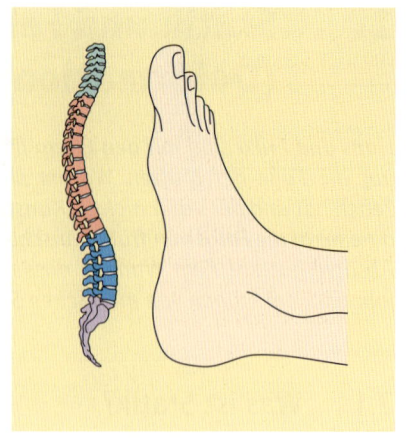

Abb. 2.1: Wirbelsäule des Menschen.
A Aufbau; B Längsschnitt der Wirbelsäule; C Lendenwirbel von oben

Abb. 2.2: Vergleich Wirbelsäule und Fuß

Entstehungsursachen von Fußbeschwerden sind so auch bildlich im Rücken zu suchen.

Schon mit dem Kleinkind wird diese Statik und Fehlstatik festgelegt (oder ausgeprägt). Bis das Kleinkind selbstständig gehen lernt, sind die Füße noch weich im Knochengerüst, fast eine Knorpelmasse zu nennen. Diese Füßchen sind nicht in der Lage, das noch leichte Körpergewicht zu tragen. So bemüht sich ein Baby erst mit Krabbeln. Die Füße haben noch nicht die Gewölbe aufgebaut und sind kleine Plattfüße. Erst durch das langsame Stehen und „Tippeln" mit den ersten Laufschritten festigt sich der Fuß, die Knochen werden stabiler und die Gewölbe entstehen. Barfußlaufen ist daher für das Kleinkind das größte Vergnügen und festigt die Füßchen beim Laufen auf unebenem Boden. Später beim Tragen der ersten Schuhe wird vorgesorgt durch gute verstärkte Sohlenpolsterung und Seitenstabilität, so bleibt der Fußstand stabil.

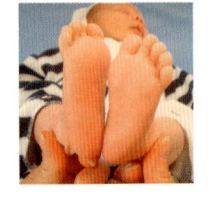

Die Kleinkindfüße sind flach, fast platt bei Auftreten. Erst mit dem Laufen entwickeln sich die Fußgewölbe.

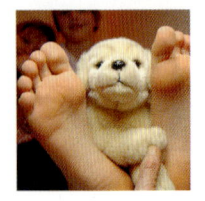

Im Laufe der Jahre kräftigt sich der Knochenbau der Füßchen so wie der gesamte Körperbau. Die Entwicklung der Füße während der Schulzeit ist durch Sport und Spiele weiter zu pflegen, Fehlstatik wird so von Beginn an glücklich vermieden.

Später im Berufsleben werden die Füße oft überstrapaziert. So haben z. B. die Fußmuskeln bei andauerndem Stehen im Gewölbebau ununterbrochen das gesamte Körpergewicht zu tragen. Es ist eine anhaltende, immer gleich bleibende Arbeitsleistung der Füße. Doch sie erhalten kaum Beachtung, wenn das gesamte Körpergewicht Tag für Tag auf ihnen lastet. Sind die Belastungen der Füße zu groß und der Fußaufbau dieser Aufgabe nicht mehr gewachsen, werden sie früher oder später dem Druck des Körpergewichts nachgeben, es entsteht so das Verflachen und Absinken der Fußgewölbe.

Leistungsunfähig werden die Füße auch oder insbesondere durch zu wenig Bewegung. Keine Füße können durch Nichtgebrauch ihre Leistung erbringen. Also ist speziell in sitzenden Berufen darauf zu achten, dass die Füße in Bewegung bleiben (→ Kapitel 7).

Statik und Fehlstatik des Fußes (Deformationen)

> Infolge des Nichtgebrauchs verkümmert der Funktionsapparat der Füße. Dann kommt es zur Fehlstatik.

Jede Fehlbelastung eines Gewebes (Muskeln, Sehnen, Bänder) kann zu Schmerzen und Stoffwechselstörungen führen. Umbauprozesse schließen sich an. Diese sind als **Degenerationsprozesse** bekannt.

Die **normale Auftrittsfläche** an der Fußsohle ist für den Vorderfuß unter den Zehen am Querfuß der Mittelfußköpfchen 5 und 4 und unter dem Fersenbein in der Mitte der Hacke.

Werden die Füße im Schuhwerk nicht zusammengedrückt und ist die Lage der Füße im Schuhbett ideal, wird die gesamte Körperhaltung stabil. Gesunde Füße verstärken das Gleichgewicht des gesamten Körpers und bieten ihm Halt. Der Gang ist dann elastisch, federnd und die Füße können normal von der Ferse bis zur Fußspitze abrollen.

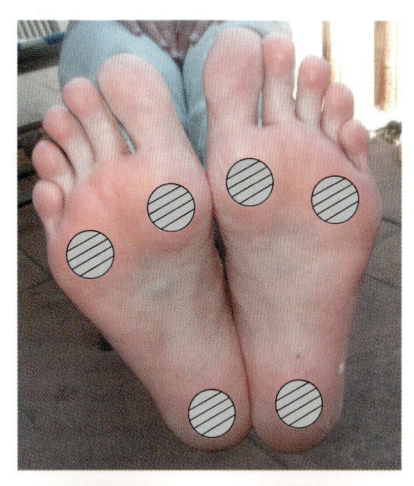

Abb. 2.3: Normale Auftrittsflächen am Fuß

Es gibt viele „Normal-Füße", die teilweise extrem ausgebildet sein können:

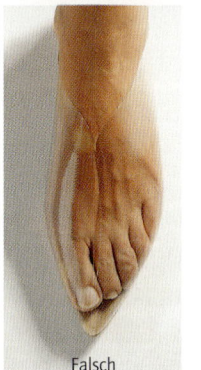

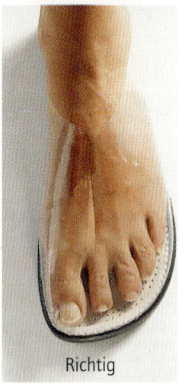

Falsch   Richtig

Abb. 2.4 a und b: Füße im Schuh

Beispiele

Bei den Füßen einer 7jährigen mit Schuhgröße 35 zeigt sich ein normaler Fuß, bei dem das Quergewölbe schon stark ausgebildet ist. Eine gut angepasste Fußeinlage und ein gut sitzender Schuh sind für solche Füße extrem wichtig.

In der Praxis hatte eine junge Kundin bereits als 10-jähriges Mädchen Schuhgröße 40! Der Fuß ist zwar normal gestaltet, jedoch bis hin zu den Zehenteilen ist alles übermäßig lang gezogen. Die Überbelastung der Fußgewölbe muss durch stabile Entlastung ausgeglichen werden. Durch Wachstumsschübe gleicht sich das dann in späteren Jahren aus. (Auch aktiver Sport ist wichtig → LF 10, Kapitel 3.2).

> **Jeder Fuß hat seine individuelle Gestalt, so wie auch jeder Kopf und jede Hand unterschiedlich in seiner/ihrer Form ist.**

Die **Fußgewölbe** (→ Kapitel 1.3) geben dem Fuß Halt und Elastizität und sind unsere Brückenstützen, die bei Überbelastung, vermehrter Fehlhaltung und Druck von außen (z. B. durch falsche Schuhe) nicht standhalten können.

2.3 Fußdeformationen

Eine Abweichung vom normalen Fußskelett kann viele Ursachen haben. Von zu engem Schuhwerk und zu starken Druck auf das Fußskelett wurde bereits geschrieben.

Fehlstatik, Übergewicht, zu frühes Laufen, schlechtes Schuhwerk, einseitige oder zu große körperliche Belastung, jeweils in Verbindung mit Bindegewebsschwäche, Muskelschwäche, Bewegungsmangel oder einer angeborenen Behinderung, können die Füße deformieren.

> **Einseitige und starke Belastung der Füße sind die hauptsächlichen Gründe für eine knöcherne Veränderung (Deformation).**

Als weitere Ursachen können Verletzungen, Infektionen, innere Krankheiten (z. B. Gicht, Rheuma, Arthrose) oder auch Brüche, Sehnen- und Bänderverletzungen genannt werden.

Auch nach Erkrankungen, wie z. B. Kinderlähmung, sind Fußformveränderungen als Folge von Nervenschädigungen vorhanden.

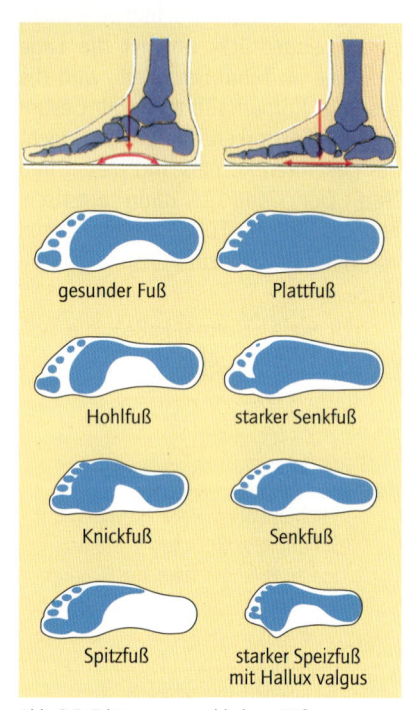

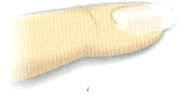

Wenn Sie Ihre Kunden darum bitten, sich mit den Fußsohlen in Öl oder Farbe zu stellen und danach auf ein Stück Pappe zu treten, wird der Fußabdruck sichtbar. So können Sie mit diesem einfachen Hilfsmittel sehen, wie die Füße belastet sind.

Abb. 2.5: Trittspuren verschiedener Füße

(gesunder Fuß, Plattfuß, Hohlfuß, starker Senkfuß, Knickfuß, Senkfuß, Spitzfuß, starker Speizfuß mit Hallux valgus)

A Spreizfuß

Pes transverso planus

Wenn das vordere Quergewölbe durch fehlendes „Fußtraining" und/oder durch falsches Schuhwerk überbelastet wird, entsteht der Spreizfuß. Es ist die häufigste Fußveränderung. Der Spreizfuß (lat. *Pes transverso planus*) entsteht durch konstitutionelle Bindegewebs- und Muskelschwäche, Übergewicht und erhöhte Belastung des Vorfußes durch hohe Absätze.

Das vordere Quergewölbe sinkt ein, die Mittelfußknochen weichen fächerförmig auseinander und spreizen sich. Die Zehen werden an den Grundgelenken hochgespannt und verkrümmen. Das gesamte Vorderfußgelenk tritt sich durch. Oft werden die Bewegungen der Zehen durch zu kurze Fußmuskeln erschwert und die Zehen versteifen. Die Sehnen der langen Beuge- und Streckmuskeln der Zehen werden im Bereich der Zehengrundgelenke aus ihren Sehnenfächern gezogen.

Statik und Fehlstatik des Fußes (Deformationen)

Infolge können durch den Spreizfuß entstehen:

- Durch den vermehrten und veränderten Zug der Zehensehnen sowie den Druck der Schuhe kommt es zum **Hallux valgus** (die große Zehe steht in X-Stellung, Spreizung des Mittelfußknochenköpfchens und des Grundgliedes der Großzehe). Beim *Hallux valgus* bildet sich oft ein großes, entzündliches Großzehengrundgelenk. Versteift dieses Großzehengrundgelenk vollkommen, entsteht der *Hallux rigidus*.
- **Hallux rigidus** = Großzehengrundgelenkversteifung. Für diese Deformität sind auch innerliche Ursachen (Ablagerungen von Stoffwechselendprodukten in den Gelenken: Gicht, Ablagerungen von Salzen durch Nierenfunktionsstörungen usw.) verantwortlich.
  Beim *Hallux rigidus* ist die Einschränkung der Beweglichkeit im Großzehengrundgelenk so stark, dass der Zehenstand (Stehen auf den Fußzehen) und auch das Abrollen beim Tanzen unmöglich sind.
- **Hammerzehen** (die Zehen sind im Grundgelenk gestreckt und im Mittel- und Endgelenk gebeugt; das Zehengelenk 1 oder 2 ist versteift, der Zeh verkrümmt sich und hat meistens Kontakt zum Fußboden),
- **Krallenzehen** (die Zehen sind im Grundgelenk überstreckt und im Mittel- und Endgelenk gebeugt; die Verkrümmung ist häufig am Grundgelenk des versteiften Zehs und steht in der Luft, die Zehenkuppe hat keinen Kontakt mit dem Fußboden; das Grundglied kann oft senkrecht abstehen) und
- **Reiterzehen** (eine überstreckte Zehe – Strecksehnen extrem angespannt – liegt über der benachbarten Zehe, wobei die obere Zehe die Reiterzehe ist).

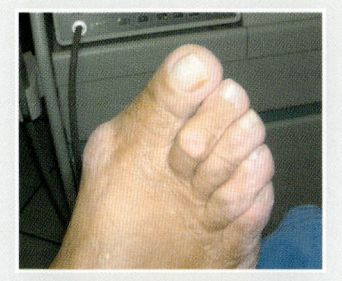

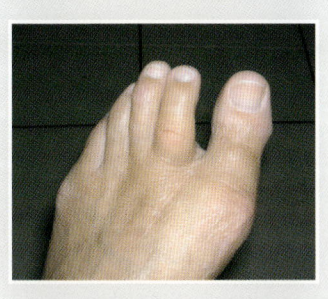

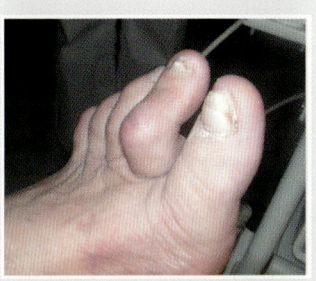

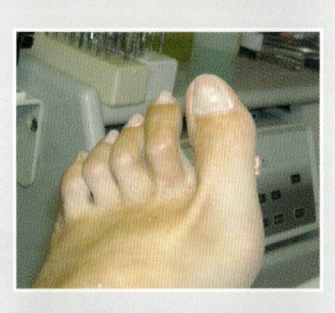

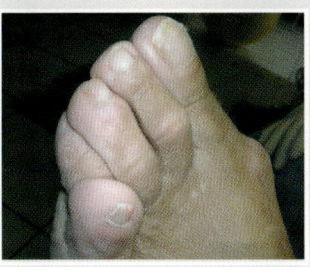

Hallux rigidus =
Versteifung des Großzehengrundgelenkes

Hallux valgus =
X-Stellung der Großzehe

Abb. 2.6: *Hallux valgus*

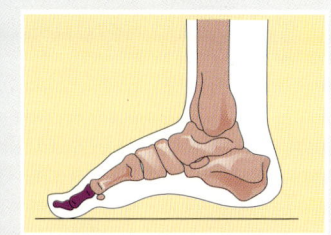

Abb. 2.7: *Hallux rigidus*

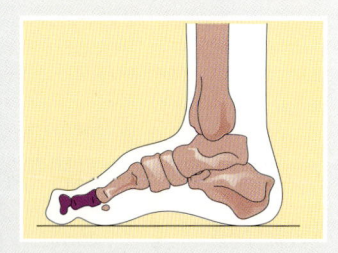

Abb. 2.8: Hammerzeh

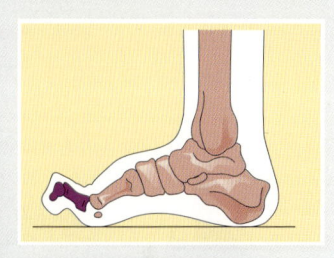

Abb. 2.9: Krallenzeh

Reiterzeh:
Bildlich „reitet" der überstreckte Zeh auf dem nächsten.

Abb. 2.10: Reiterzeh

Durch die statische Veränderung und die daraufhin entstandene Druckveränderung kann der an der Fußsohle verlaufende Fußsohlennerv (➜ Kapitel 1.5) gereizt werden. Die stechenden Schmerzen unter dem vorderen Quergewölbe, die beim Gehen oder bei einer Fußmassage (z. B. Dehen ➜ Kapitel 6) durch Druck auf den Fuß auftreten, nennt man **Morton'sche Metatarsalgie** (Spreizfußentzündung und Nervenquetschung). Es entstehen stechende Schmerzen am Fußrücken und in Zeh 5 und der Außenkante von Zeh 4.

Die Hauptbeschwerden des Spreizfußes treten durch die Absenkung des Quergewölbes zu Beginn am Vorderfuß an der Fußsohle auf. Es kann eine Spreizfußentzündung daraus entstehen. Es bilden sich oft übermäßig Hornhaut und Druckstellen in der Mitte der Mittelfußknochen.

B Senk-Spreizfuß

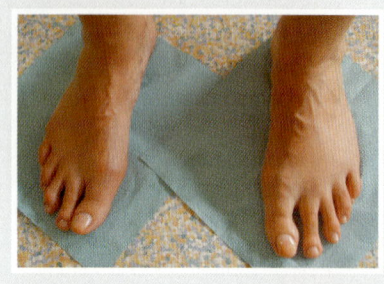

Dies ist eine Deformation durch die Senkung von Längs- und Quergewölbe (das Innenlängsgewölbe tritt sich durch). Einlagen helfen zur Verbesserung der Fußbelastung und gegen die Schmerzen.

Der **außen überlastete Fuß** ist nach dem Spreizfuß das häufigste Fußleiden. Er entsteht durch die Außenüberbelastung beim unvollständigen Gehvorgang. Der Kleinzehenballen berührt zuerst den Boden, der Gang ist dadurch schwerfällig und schleifend.

Abb. 2.11: Senk-Spreizfuß

C Senkfuß

Er entsteht durch zu starke Belastung. Am Innenlängsgewölbe tritt der Fuß zuerst am Mittelfußknochen mit den Sesambeinchen durch. Das Sprungbein als hinteres Ende der inneren Knochenstrukturen sitzt nicht mehr fest am Fersenbein, sondern kippt Richtung Balkon (Vorstufe des Knickfußes). So liegt das gesamte Körpergewicht beim Senkfuß auf dem Sprungbein. Durch Schonhaltung entsteht oft ein Innensenkfußschmerz.

Verhornungen der Fußsohlenaußenseite und Kleinzehenballen entstehen zuerst, später auch an der Ferse. Der Knöchelhalt schwindet, es kann durch Bänderschwäche zum Umknicken kommen. Der Senkfuß zeigt durch das Absinken des Innenlängsgewölbes einige Deformationen auf, z. B. sichtbare Zehenmissbildungen. Durch die Innenverlagerung kann sich ein ➜ Senk-Knickfuß entwickeln.

D Hohlfuß

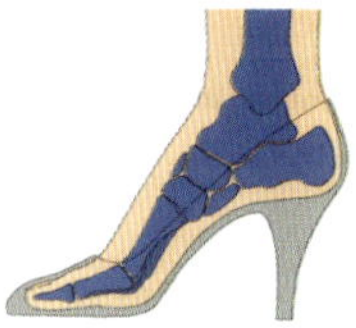

Beim Hohlfuß haben die Fußwurzel- und Mittelfußknochen keine Berührungspunkte mit dem Boden. Diese Deformation ist bei übermäßiger einseitiger Fehlbelastung, z. B. beim häufigen Tragen von Stöckelschuhen bis 13 cm Absatzhöhe (engl. *high heels*) oder bei Balletttänzern zu beobachten. Durch die volle Belastung des Quergewölbes ist das Außen- und Innenlängsgewölbe stark erhöht.

high heels

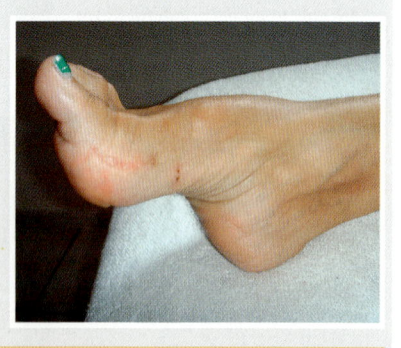

Abb. 2.12 a und b: Fußskelett in Stöckelschuhen und Hohlfuß

> Wenn der Fuß leicht nach außen umkippt, ist es ein außen überlasteter Fuß. Zu erkennen ist auch: Die Schuhe werden stark nach außen übertreten.

E Knickfuß

Durch Abknicken der Knöchel in der Gelenklängsachse nach innen entsteht der Knickfuß. Die Überbelastung des Innenlängsgewölbes führt zu einem Fehltritt zur Innenseite. Das Auftreten erzeugt ein Abknicken des Fußes. Es entsteht ein Knick-Senkfuß und in Folge eine X-Bein-Stellung. Das Laufen wird dadurch nach Außen verlagert und die Innenmuskulatur des Fußes wird immer weiter geschwächt. Das ist am Innenknöchel und im inneren Längsgewölbe oft mit Schwellung und Schmerzen verbunden. Orthopädische Beratung, Schuheinlagen, Schuhstützen, gezielte Massagen und Gymnastik sind anzuraten und können eine Stabilisierung des Fußes erreichen.

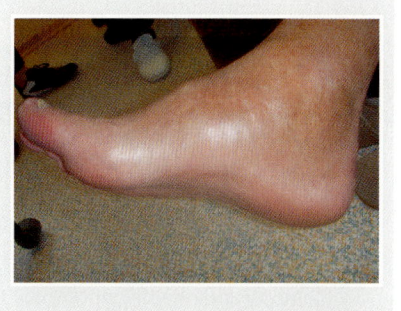

Abb. 2.13: Knick-Senkfuß

F Spitzfuß

Die Fußspitze ist gesenkt und der Fuß zur Innenseite gedreht. Die Ferse wird zur Wade gezogen und die Achillessehne ist verkürzt. Beim Spitzfuß kann die Person nur auf dem Vorfuß auftreten und belastet das vordere Quergewölbe stark. Auf diese Weise entsteht auch ein **Spreiz-Spitzfuß**.

> *Wo sind die „normalen" Fußauftrittsstellen an der Fußsohle?*

Sind die Beine gleich lang, entsteht durch den Spitzfuß eine „Verlängerung des Beines" (durch das Herabhängen des Fußes). Statisch wird so auch das Becken verzogen und seitlich verdreht. Um beim Gehen nicht über den Vorfuß zu stolpern, muss das Bein mehr aus dem Unterschenkel angezogen werden. Durch diese Bewegung wird auch das Kniegelenk erheblich belastet und überstreckt.

Ein Spitzfuß entsteht durch Lähmung der Streckermuskulatur am Unterschenkel (überdehnte Streckmuskeln), Sensibilitätsstörungen an den Waden und am Fußrücken. Weitere Beispiele für die Ursachen sind: Schlaganfall, Autounfälle, Muskelverkürzung der Bewegungsmuskulatur durch spastische Lähmungen, angeboren oder erworben, Kinderlähmung, Geburtsverletzungen, Gipsverbände in Spitzfußstellung usw.

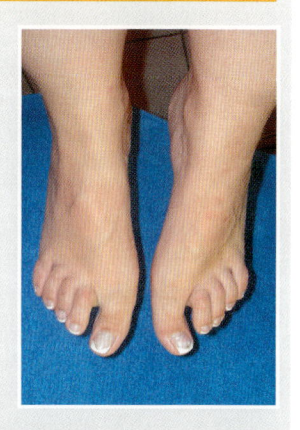

Abb. 2.14: Spitzfuß

> *Vielleicht werden Sie jetzt sagen: „Was hat das mit der Pediküre zu tun? Muss ich das wissen?"*

Bedenken Sie, wie viele Menschen früher Kinderlähmung hatten. Sie sind völlig gesund, sie sind nicht krank, aber behindert. Auch diese Menschen lieben eine Pediküre. Es ist für die Allgemeinbildung wichtig, diese Ursachen zu wissen. Sie erhalten mehr Sicherheit beim Arbeiten und sind bei Fragen Ihrer Kunden vorbereitet.

Pflegen und Gestalten der Füße und Nägel – LF 8

G Plattfuß

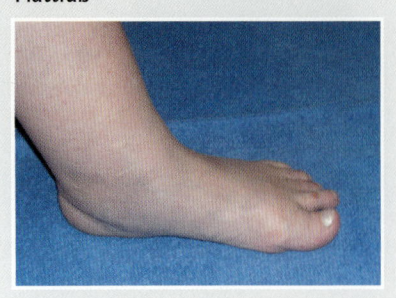

Abb. 2.15: Plattfuß

Alle vier Gewölbe sind durchgetreten. Der Gang ist „nach außen laufend", eine starke Auswärtsstellung der Füße ist sichtbar. Die Kahn- und Keilbeine treten seitlich heraus. Oft sind die Ursachen Vererbung und wie schon erwähnt in statischer Überbelastung (Übergewicht, Muskelschwäche) oder auch in Knochenschwächen zu suchen. Einmal ein Plattfußindianer – immer ein Plattfußindianer.

H Schnell wachsender Fuß

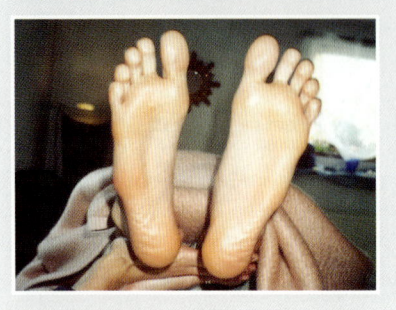

Abb. 2.16: Schnell wachsende Füße

Es ist heute keine Seltenheit, dass Kinderfüße zu schnell wachsen. Dadurch sind alle Gewölbe überfordert, speziell das Außenlängsgewölbe. Würfelbein und äußerer Mittelfußknochen *(Metatarsale 5)* drücken sich durch und werden am Fuß sichtbar. Die Deformation beeinflusst auch das hintere Quergewölbe negativ. Das normale Abrollen des Fußes ist eingeschränkt, die Außenbelastung ist verstärkt. Der Spann muss durch orthopädische Einlagen gestützt werden, da sich diese Deformation auf die Statik der Beckenzone und Wirbelsäule negativ auswirkt. Eine gezielte Gymnastik für die Haltung (➔ LF 10, Kapitel 2) und für die Füße (➔ Kapitel 7) ist erforderlich. Die Abbildung zeigt die Füße einer 10-Jährigen mit Schuhgröße 41.

Im Laufe der Jahre wird der schnell wachsende Fuß vom Körperwachstum „eingeholt", was zur Normalisierung und Kräftigung des Bewegungsapparates beiträgt.

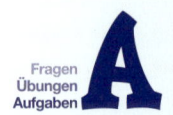

Fragen Übungen Aufgaben

1. Was ist Statik?
2. Was erkennen Sie am Fuß, was die Wirbelsäule auch hat?
3. Was hat das Kleinkind am Fuß noch nicht entwickelt?
4. Wie viele Gewölbe hat der Fuß? Bitte nennen Sie diese und ihre Funktion.
5. Was geschieht an unseren Fußgewölben bei zu starkem Druck und Spannung in den Füßen? Was geschieht durch einseitige Belastung am Fuß?
6. Welches Gewölbe ist infolge des Spreizfußes beim Hammerzeh und beim Krallenzeh durchgetreten?
7. Erklären Sie den Spreizfuß. Zeichnen Sie den Fußabdruck und die belasteten Zonen an der Fußsohle.
8. Was ist der Unterschied von Hallux valgus und Hallux rigidus?
9. Erklären Sie den Reiterzeh – Malen Sie die Veränderung auf.
10. Fußspuren
    a) Wie sieht die Auftrittsfläche eines normalen Fußes aus? Bitte zeichnen Sie diese.
    b) Woran erkennen Sie beim Fußabdruck den Krallenzeh?
    c) Welchen Unterschied gibt es im Fußabdruck des Hammer- und Krallenzehs?

3 Haut am Fuß

In meiner Praxisausbildungszeit sagte unser Prof. Kaiser einprägsam mit erhobenem Zeigefinger: „Merkt euch eines, die Haut ist die dritte Niere. So, wie die Niere alles aufnimmt, durchlässt und wieder ausscheidet, das, was gebraucht wird, für den Körper behält und alles, was nicht gebraucht wird, wieder abgibt, so ist die Haut auch ein wichtiger Wegweiser in unserem Leben. Die Haut verrät vieles und versteckt vieles. So beobachtet gut, wie die Haut an euren Füßen aussieht. Sie ist wie eine Landkarte. Man kann die Strecken verfolgen, die sie schon zurückgelegt hat."

Unsere Haut strahlt aus, wie aufmerksam und behutsam wir diese Lebensstrecke angegangen sind und ob wir auch vorbeugend für sie viel Gutes getan haben. Je nach Jahreszeiten, abhängig vom Alter und den Lebensumständen können Sie beobachten, wie sich die Haut verändert und anpasst. Schutzfunktionen und Stoffwechselfunktionen der Haut allgemein und der Haut an den Füßen reagieren auf jegliche Veränderungen. Alles muss diese Haut (er)tragen können und ohne diese Haut könnten wir nicht leben. Die Füße sind von der Haut des gesamten Körpers am meisten eingepackt, eingeengt und bekommen oft zu wenig Luft und Sonne. So hat gerade die Fußhaut eine besondere Pflege nötig.

Die Haut ist ein lebendiges Wesen und ihrer Pflege kommt ein besonderer Stellenwert zu.

Die Anatomie und Physiologie der Haut wird in → Band A, LF 2, Kapitel 1 ausführlich beschrieben, sodass hier auf die Fußhaut eingegangen werden kann.

Die Haut des Fußes hat einige Besonderheiten aufzuweisen.

3.1 Die Fußsohlen

Die Haut ist elastisch und dehnbar und an verschiedenen Körperpartien unterschiedlich beschaffen. An mechanisch stark beanspruchten Stellen wie an Hand- und Fußsohlen ist sie dicker und kann Hornhautfehlbildungen entwickeln (→ Kapitel 3.3). Über den Gelenken bilden sich Reservefalten. Die Haut der Fußsohlen bedarf daher meist spezieller kosmetischer Behandlung und Pflege (→ Kapitel 5).

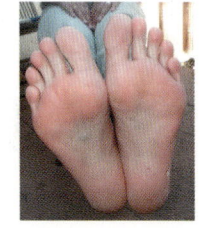

An Handteller und Fußsohle besitzt die Hautoberfläche parallele Leisten, getrennt durch Furchen. Dies ist die so genannte **Leistenhaut.** In den Leisten münden Schweißdrüsen. Die Schweißdrüsen bilden hier größere Mengen von Flüssigkeit. Es werden bei mechanischen und vegetativen Belastungen die Handflächen und die Fußsohlen schneller feucht als die gesamte andere Körperhaut. **Haare, Talg- und Duftdrüsen fehlen.**

Die Furchen unter den Zehen sind bei jedem Menschen individuell verschieden. Jede Sohle hat einen eigenen Abdruck und so kann dies bei der Feststellung der Personenidentität verwendet werden (wie z. B. auch der Fingerabdruck).

Die Haut der Fußsohle wird durch die Belastung des gesamten Körpers nicht nur mechanisch, sondern auch empfindungsmäßig sehr strapaziert. Mit Recht kann die Haut am Fuß auch als **„Schmerzsinnesorgan"** bezeichnet werden. Es sind so auch seelische und körperliche Empfindlichkeiten am Fuß zu beobachten.

Die Haut besitzt einen elektrischen Widerstand (→ Band A, Grundlagen-Lexikon PUFFER), der bei äußerlichen Reizen oder nervlicher Belastung Veränderungen am Fuß auslöst. An der Fußsohle sind diese Veränderungen sehr gut zu erkennen, durch z. B. Verfärbungen der Haut bei Hitze, wie rote Haut bei „brennenden Füßen" und eben auch die bläulich verfärbte und schlecht durchblutete, sehr weißliche Haut an den Füßen bei Kälte (auch Frostbeulen → Kapitel 3.3.2). Bei Schmerz ist oft ein Zittern des Fußes zu beobachten.

Fußsohlen sind „Schmerzleiter" – denken Sie an Folterungen im Mittelalter.

Subkutis

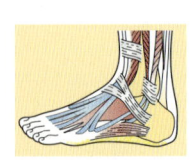

Die Unterhaut *(Subkutis)* gehört als Verschiebeschicht, Fettspeicher und Isolator funktionell zur gesamten Haut. Wir haben in dieser Schicht das Fettgewebe (→ Abb. 1.5 b). Das Sohlenfett dient als Druckpolster, das Unterhautzellgewebe als Fettspeicher. Die Körpertemperatur wird durch die Fettschicht an der Fußsohle gehalten, denn Fett leitet keine Wärme.

Umgekehrt wird aber auch die Kälte schlechter abgebaut und bleibt im Sohlenfett erhalten. So erklären sich leicht die „Eisfüße".

Fett leitet keine Wärme.

Die kleinen Schweißdrüsen (ca. 20 Millionen davon gibt es an der Fußsohle) münden als Poren an der Fußoberfläche und werden auch „Knäueldrüsen" genannt. Sie sind so genannte Exkretionsorgane. 98 % des aus ihnen ausgeschiedenen ekrinen Schweißes besteht aus Wasser, die anorganischen Bestandteile sind hauptsächlich Kochsalz, daneben Kalium, Calcium und Magnesiumsalze.

Ammoniak, Kreatinin

Unter den organisch stickstoffhaltigen Verbindungen im Schweiß befinden sich *Ammoniak*, Harnstoff, Harnsäure, *Kreatinin* und Aminosäuren (→ Band A, Grundlagen-Lexikon PROTEINE).

Milchsäure

Wenn man viel mit aktiven Menschen (z. B. Sportlern) zu tun hat, kann man recht gut die Ablagerungen dieser Salze an den Fußsohlen sehen, gerade wenn die feuchten, erhitzten Füße an der Sonne trocknen, sieht man die Kristalle als Salzschicht weißlich schimmernd. Dann heißt es viel trinken, viele Salze/Mineralstoffe wieder zu sich nehmen und dadurch die Zellen der Haut „auffüllen".

Die Ausscheidung von *Milchsäure* ist beim Fuß von gewisser Bedeutung: Wenn zu viel Schweiß gebildet wird, entsteht eine Übersäuerung, die das Wachstum von Milchsäurebakterien auf der Haut begünstigt. Die Zersetzung von Schweiß lässt den **Schweißfuß** entstehen, der später in diesem Sinne noch einmal erwähnt wird (→ Kosmetische Fußberatung, Exkurs in Kapitel 5.3).

Die Haut hat als Stoffwechselorgan einen gewissen Anteil am Wasserhaushalt des Körpers (→ Band A, Grundlagen-Lexikon, WASSER und ELEKTROLYT-HAUSHALT und LF 10 Ernährungslehre). Einerseits schützt sie den Körper vor dem Austrocknen, andererseits gibt sie über das Drüsensystem Flüssigkeit ab. Füße und auch Hände haben da eine besondere Funktion. Es sind die Endleitungen des Körpers, also die am weitesten vom Rumpf entfernten Teile.

Die Arterien und Venen der Fußsohlenhaut sind tief liegend und durch die Fußsohlenfettschicht schlechter oder nur wenig zu erkennen und auch nicht zu ertasten.

Die Fußsohle weist nur wenig Pigmentierung auf (Beachte: Dunkelhäutige Menschen haben eine helle bis weiße Fußsohle!). Die Pigmentbildung geht in den Epithelzellen der Keimschicht und in den Melanozyten der Lederhaut vor sich (→ Band A, LF 2, Kapitel 1.1). Also muss die Fußsohle immer vor zu starker Sonneneinstrahlung geschützt werden.

> **An der Fußsohle kann man sehr leicht Sonnenbrand bekommen.**

Auch sind „Verbrennungsschäden" durch Gehen auf heißem Sand oder heißen Steinen schnell „geschehen".

3.2 Die Haut am Fußrücken

Der größte Teil unserer Haut zeigt eine Felderung. Auf dieser münden Schweißdrüsen, in den Furchen stehen die Haare mit ihren Taldgrüsen. Duftdrüsen kommen stellenweise vermehrt nur im Achsel-, Leisten- und Brustbereich vor.

Die Haut an den Fußrücken gehört zu dieser so genannten **Felderhaut.** Sie ist besonders dünn im Gegensatz zum übrigen Körper. Knochen und Sehnen sind meist sichtbar. Die tiefen Muskeln am Fußrücken liegen zwischen den einzelnen Fußknochen und die oberen Muskelschichten enden in Sehnen, die deutlich zu sehen sind. Unterhautfettgewebe gibt es kaum. Allgemein fehlt der Haarwuchs am Fußrücken oder er ist im Normalfall gering.

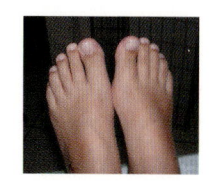

Die Blutgefäße der Haut sind (wie auch an der Fußsohle) netzartige Gefäßsysteme, die tiefe, mittlere und oberflächlichere Hautschichten versorgen. Von der Ansicht des Fußrückens sind die Gefäße sehr ausgeprägt sichtbar. Meist sind die Venen stärker zu sehen als die Arterien.

Die Blutgefäße dienen der **Hauternährung** und der **Temperaturregulierung.** Der Rumpf des Körpers bleibt konstant in der Temperatur. Die im Körper erzeugte Wärme strömt mit dem Blut in die *Peripherie,* es entsteht ein Temperaturgefälle, das unter anderem durch die Weit- oder Engstellung der Arteriolen (der kleineren Gefäße) der Haut reguliert wird. So können die Extremitäten kalt oder warm werden. Bei starker Durchblutung des Rumpfes strömt Blut in die Extremitäten und Wärme wird nach außen abgegeben. Bei gewisser Kälteempfindung wird die Durchblutung der Füße oder Hände weniger und sie werden kälter.

Peripherie

Unsere Hände und Füße spielen damit für die Temperaturregulierung unseres Körpers eine ganz besondere Rolle.

> **Der Rumpf des Körpers bleibt temperaturkonstant, die Extremitäten sind unterschiedlichen Temperaturen ausgesetzt.**

Gute Hautpflege am Fuß ist deshalb wichtig, um die Haut funktionell und gesund zu erhalten. Mit entsprechenden Hautpflegemitteln (→ Kapitel 5.4.3) kann sie geschützt und vor Schaden bewahrt werden.

3.3 Hautveränderungen am Fuß

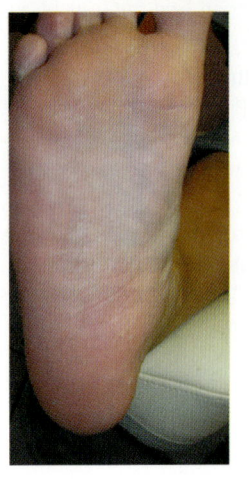

Abgesehen von den Schleimhäuten verfügt jeder Zentimeter Körperhaut über eine abschließende Hornhaut, die aus flachen, ineinander verzahnten Hornzellen besteht. Sie werden in der Keimschicht der Oberhaut gebildet, direkt über der von Blutgefäßen durchzogenen Lederhaut. Die gesamte Oberhaut erneuert sich innerhalb von durchschnittlich 27 Tagen (→ Band A, LF 2, Kapitel 1.1).

Eine gesunde Hornhaut ist enorm widerstandsfähig: elastisch, reißfest und weitgehend undurchlässig. Hornhaut wird oft als störend empfunden, doch im Grunde ist sie eine geniale Einrichtung des Körpers. Sie bildet sich vermehrt dort, wo großer Druck oder Reibung einwirken und schützt innere Gewebe. Menschen und Völker, die viel barfuß laufen, brauchen eine gesunde Hornschicht.

Abb. 3.1: Normale Hornhautbildung am Fuß

Bildet sich aber im Übermaß Hornhaut, so können schmerzhafte Fußprobleme entstehen.

3.3.1 Übermäßige Verhornung

An Stellen hoher Belastung wie Handflächen oder Fußsohlen ist die Hornhaut naturgemäß 2- bis 5-mal dicker als am übrigen Körper. Dieser Schutz verstärkt sich bei vermehrter Beanspruchung. Wirken starker oder anhaltender mechanischer Druck oder Reibung auf die Haut ein, so beschleunigt sich die Neubildung von Hornzellen. Was genau diesen Prozess steuert, ist wissenschaftlich noch nicht vollständig geklärt. Es ist aber bekannt, dass GewebsHORMONE (→ Band A, Grundlagen-Lexikon) eine wichtige Rolle spielen. Die Haut kann innerhalb weniger Stunden und örtlich begrenzt auf äußere Reizung mit vermehrter Zellbildung reagieren und so ihren Schutz verstärken.

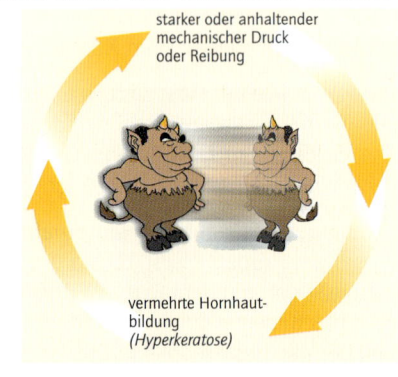

Abb. 3.2: Teufelskreis Hornhaut

Hyperkeratose

Verdickt sich die Hornschicht aber über das normale Maß hinaus, so kehrt sich der Schutzeffekt in das Gegenteil um. Ursachen für krankhafte, übermäßige Hornhautbildung sind Stoffwechselerkrankungen, wie Diabetes, Psoriasis und Nierenerkrankungen, und Fehlstatik. Eine übermäßige Verhornung (lat. *Hyperkeratose*) verursacht selbst Druck, der wiederum zu vermehrter Hornhautbildung führt. Es entsteht ein Teufelskreis, der nur schwer zu durchbrechen ist. Denn: Die Steuerung der Hornhautbildung reagiert sehr langsam, wenn sie einmal in Gang gesetzt wurde. „Es ist, als hätte die Haut ein ‚Elefantengedächtnis' und könnte nicht vergessen." (Zitat unbekannter Herkunft)

> Häufigste Ursache für übermäßige Hornhautbildung sind Stoffwechselerkrankungen und statische Fehlbelastung.

Solche Hornhaut ist aber nur bis zu einer gewissen Grenze von Vorteil. Denn je dicker die Schicht, desto fester und weniger elastisch wird sie. Eine sehr ausgeprägte Hornschicht verfügt auch meistens über wenig Feuchtigkeit und Fett.

Hornhautschichten werden in normale und krankhafte unterschieden.

- **Normale Hornhautschichten** entstehen beim Laufen an den Auftrittsflächen (speziell bei Sportlern) oder durch langes Stehen und durch dauerhafte Reibung (auch an den Händen) als Schutzschicht.
- Körperliche, krankhafte Erscheinungen erzeugen dagegen **krankhafte, übermäßige Hornhautschichten (Hyperkeratosen)** und Hautveränderungen, wie Hornhautablagerungen und Hornhautfehlbildungen.

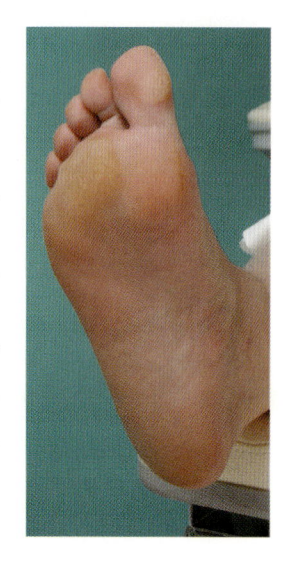

Abb. 3.3:
Übermäßige Verhornung am Fuß

3.3.2 Hornhautfehlbildungen

Die Haut an unseren Füßen verändert sich ständig. Sie passt sich den „Gegebenheiten" an und bildet verschiedene Schutzmechanismen dagegen aus. Einige davon äußern sich als Effloreszenzen (lat. *efflorescere* = erblühen), die in → Band A, LF 2, Kapitel 3.1 beschrieben werden.

efflorescere

Blasen

Sicher hat jeder Mensch schon einmal eine Blase an den Füßen gehabt. Dann würde man am liebsten die Schuhe oder die reibenden Riemchensandalen ausziehen und barfuß weiterlaufen. Solange die Blase noch nicht aufgeplatzt ist, kann mit einem Polster, Pflaster oder einer Salbe weitere Reizung und Reibung vermieden werden. Ist die Blase einmal aufgerissen (offen), ist in erster Linie das Desinfizieren des Hautareals wichtig, des Weiteren das Vorbeugen vor weiterer Reibung mit einem Schutzpolster oder Pflaster.

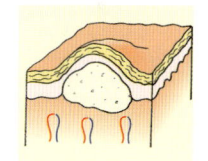

Abb. 3.4 a und b:
Blase und Blutblase

> *Wie entsteht eine Blase?*

Blasen entstehen durch Druck und Scheuern (Reibung) und Hitze auf ein und die selbe Hautstelle (z. B. durch Schuhe). Feuchte Füße erhöhen die Reibungsintensität. Empfindliche Füße spüren sogar eine Falte im Strumpf und entwickeln eine Blase.

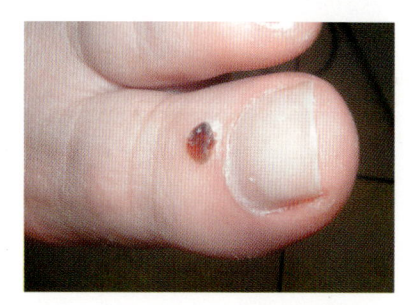

Die Oberhaut hebt sich von den darunter befindlichen Hautschichten ab und in diesem entstandenen Hohlraum sammelt sich Gewebsflüssigkeit oder Blut.

Die meisten Blasen entstehen an den Zehen, hinten an der Ferse (wo der Schuh drückt) oder durch das zu große Riemchen, das scheuert.

> **Vorbeugung ist besser als Heilung**
>
> ▶ Wanderer, Sportler und Spaziergänger, alle, die sich „flott" bewegen wollen, sollten neue Schuhe einlaufen, festes, feuchtes Zeitungspapier über Nacht in die Schuhe einlegen oder die Schuhe beim Schuster weichdehnen lassen.
> ▶ Feuchte Füße können mit einer gut desodorierenden Creme (➔ Kosmetische Fußberatung, Exkurs in Kapitel 5.3) eingerieben werden, bevor sie in möglichst Baumwollsocken schlüpfen. Synthetisches, nicht atmungsaktives Material sollte gemieden werden, da es das Schwitzen fördert.
> ▶ In der heutigen Zeit vermeiden Strümpfe mit verstärktem Vorderfuß- und Fersenteil die Blasenbildung.

Blasen sollten in Ruhe gelassen werden, denn sie heilen häufig ohne Behandlung ab. Abgetrocknete Reste können vorsichtig mit einem Hautschere entfernt werden.

Wird eine Salbe angewandt, sollten die in ihr enthaltenen Wirkstoffe kühlender, wohltuender, schmerzlindernder und antiseptischer Art sein. Ein natürliches „Heilmittel" ist das Auftragen von *Aloe vera*-Gel (98 % pur). Dieses haftet wie ein Klebstoff auf der Haut und isoliert die betroffene Hautstelle.

Bei großflächigen, wund gelaufenen Blasen empfehlen Sie Ihren Kunden den Gang zum Arzt.

Hornschwielen und Schrunden

Im Gegensatz zu Hühneraugen, die dornartig in tiefere Hautschichten reichen können (➔ Kapitel 3.3.3), sind **Schwielen (lat. *Callus*)** flächige Verhornungen der Oberhaut, die über das normale Maß hinausgehen. Es sind Wucherungen der Epidermis oder des Bindegewebes durch fortgesetzte mechanische oder entzündliche Reizung. Sie können bereits durch langes Stehen, Gehen oder Laufen entstehen. Oft bilden sich Hornhautschwielen in Verbindung mit Fußfehlstellungen wie Hohlfuß, Spreizfuß und *Hallux Valgus* (➔ Kapitel 2.3) oder Knochenauswüchsen am Fuß, z. B. einem Fersensporn.

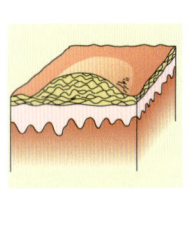

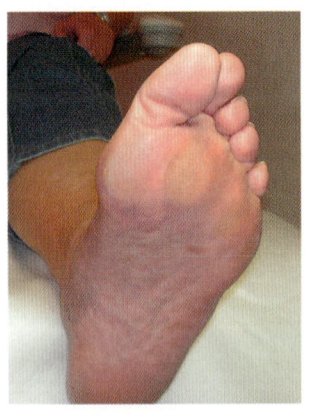

Fersensporn = Auswucherung des Fersenbeins

Ältere Menschen sind besonders häufig betroffen, denn ihr schützendes Unterhautfettpolster (Sohlenfett) schrumpft. Sie reagieren deshalb auf Druck empfindlicher und ihre Haut versucht, vermehrt ein Schutzschild aufzubauen.

Besonders in hufeisenförmigen Schwielen am Großzehaußen- oder am Fersenrand bilden sich oft tiefe **Schrunden.** Diese zeigen bereits poröse, ausgetrocknete Bereiche an der Oberfläche, die kurz vor dem Reißen stehen. Dicke Schwielen und Schrunden können sich bei Belastung nicht ausreichend dehnen und reißen leicht ein.

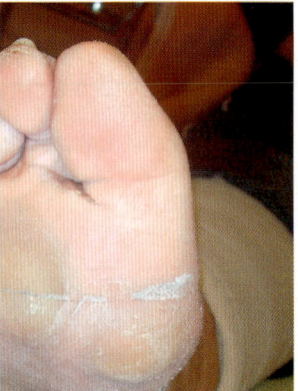

Abb. 3.5 a und b: Schwielen

Abb. 3.6: Schrunde

Haut am Fuß

Fissuren und Rhagaden

Diese Risse, auch **Fissuren oder Rhagaden** genannt, heilen nur sehr schwer, da sie jeder Schritt erneut auseinander zieht. Erscheint eine Fissur häufig nur als oberflächlicher Einriss, reicht eine Rhagade tiefer (z. T. bis in die Dermis hinein) ist schmerzhaft beim Laufen und kann – oft nicht auf Anhieb sichtbar – bluten. Hier können Sie eine Hornhautbehandlung vornehmen (➜ Kapitel 3.4.2), jedoch sollten tief liegende Rhagaden medizinisch versorgt werden.

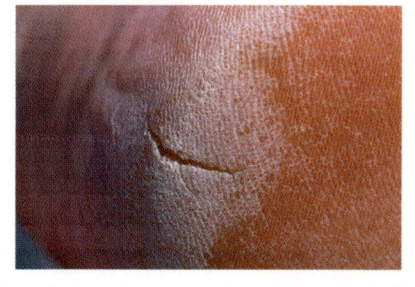

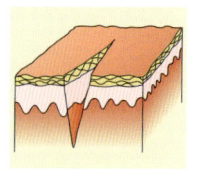

Abb. 3.7 a und b: Rhagade

Warzen

Warzen dürfen grundsätzlich nur vom Fachmann (Arzt und Podologe) behandelt werden. Im Rahmen der „kleinen Chirurgie" (➜ Kapitel 3.4) sind sie aber auch ein Thema in der kosmetischen Fußpflegebehandlung,

- da immer häufiger Kunden (vor allem junge Kunden) mit z. B. Viruswarzen an den Füßen zu einer Pediküre und damit zu Ihnen kommen
- oder Kunden sind wegen ihrer Warzen in Behandlung beim Arzt und kommen dann zur Nachbehandlung und Pflege der Füße zu Ihnen als Pediküre.

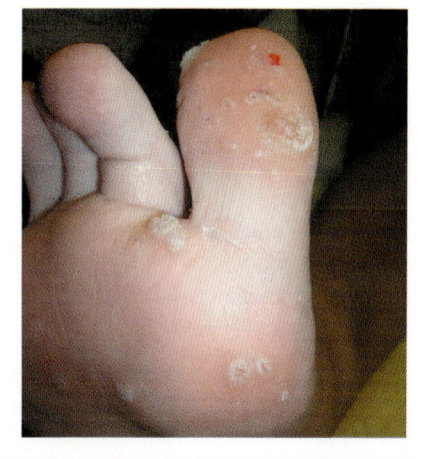

Abb. 3.8: Fußwarzen

> **Beispiel**
> Warzen „stellen sich ganz unterschiedlich vor": Sie sind winzig klein an der Sohle, tellergroß an den Fersen, blumenkohlartige Gebilde, tief oder erhöht, mit schwarzen Punkten übersät, gespickt oder die Punkte sind in der Wucherung oder Druckstelle eingelagert. Sie sind die „Verbindungsstelle" der Warze zur durchbluteten Hautschicht (Dermis). Der Arzt wird diese vereisen, veröden oder entfernen.

Warzen entstehen aufgrund der Ansteckung mit einem Virus. Entstehung und Therapie sind im ➜ Band A, LF 2, Kapitel 4.3.2 beschrieben. Sie gehören zu den gutartigen Hautwucherungen und zu den infektiösen Erkrankungen der Epidermis, die mit erheblichen Schmerzen verbunden sein können.

Viruswarzen dürfen nicht bluten, da die Gefahr der Ansteckung und weiteren Ausbreitung durch Schmierinfektion besteht.

Zur Behandlung dieser Füße im Rahmen einer Pediküre dürfen Sie leicht die obere Schicht der Warze mit einem Diamantschleifer abfräsen und danach mit einer Schrundencreme abdecken und/oder mit einem Pflaster bekleben. Auch salicylhaltige Pflaster (➜ *Salicylsäure* Kapitel 3.4.1) und *Tinkturen* können Sie Ihren Kunden anbieten oder Sie weisen darauf hin, dass diese in der Apotheke erhältlich sind. Diese Maßnahmen tragen die Warze bzw. die Druckstelle, die diese verursacht hat, etwas ab und lindern so den Schmerz.

Salicylsäure

Tinkturen

> Sparen Sie ansonsten den Hautbereich „Warze" bei den weiteren Pediküre-
> behandlungen konsequent aus.

> Immer wieder wird gesagt: „Ich habe mich im Schwimmbad oder beim Sport ange-
> steckt." Das kann passieren – daher ist es ratsam, vor dem Schwimmbadbesuch
> trockene Hautstellen einzucremen (mit fetthaltiger Creme oder Schrundencreme)
> und Badeschuhe zu tragen.
> Nach dem Baden sollten die Füße gut abgetrocknet werden.

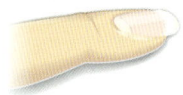

Es kann aber auch passieren, dass sich Warzen spontan zurückbilden. Diese Spon-
tanheilung kann durch Stoffwechselaktivierung (z. B. durch Lymphdrainage, Fußreflexmassage) unterstützt werden.

> **Viruswarzen an der Fußsohle sind oft schmerzhaft beim Auftreten. Der Unter-
> schied zu einer übermäßigen Hornhautbildung besteht darin, dass die Druck-
> stelle der Warze schwarze Punkte in der verdickten Hornschicht aufweist.
> Schicken Sie Ihre Kunden zum Arzt!**

Frostbeulen

Pernia — Frostbeulen (lat. *Pernia*) entstehen im Verlauf von Erfrierungserscheinungen durch zeitweise starke Kälteeinwirkungen. Die Füße werden kalt, feucht – die Durchblutung stockt, die Füße frieren. Die Durchblutung erliegt, der Fuß wird gefühllos – die Füße erfrieren.

> *Wie kommt man dazu? In der heutigen Zeit sind erfrorene Füße doch wohl
> seltener als in der Nachkriegszeit? Können Frostbeulen auch an anderen
> Körperteilen, wie Finger oder Nase, auftreten?*

Die Stadien der Erfrierung werden in drei Grade eingeteilt:

Grad 1 – Blässe, Gefühllosigkeit, Juckreiz und Brennen beim Erwärmen.

Grad 2 – Blasenbildung (Frostbeulen) nach Stunden der Kälteeinwirkung oder bei Extremkälte, meist heilen diese ohne Narbenbildung ab.

Nekrosen — Grad 3 – Schädigung bis Absterben von Gewebe *(Nekrosen)* und Gliedern, blau-rote Blutblasen, trockene Nekrosen, beim Aufplatzen nasse Nekrosen, die bis in tiefere Hautschichten eingedrungen sind und Narbenbildung bei Abheilung erzeugen. Im Grenzfall ist Amputation nötig. *Gangrän*

Gangrän — (Brand) und Nekrosen erzeugen Nervenschädigungen und damit Gefühllosigkeit (→ Exkurs in Kapitel 5.3).

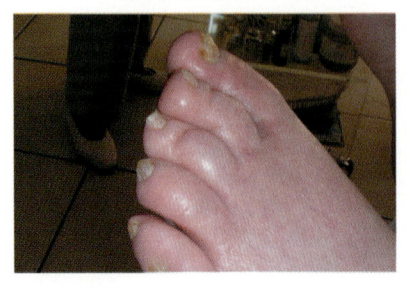

Als Fußpfleger sehen Sie zum Teil heute noch solche Erfrierungsschäden, speziell bei älteren Kunden.

Erfrorene Füße können noch nach Jahren des Kälteschocks brennen, bläulich oder hell verfärbt sowie gefühllos sein und jucken. Die Haut erscheint glasig glänzend.

Abb. 3.9: Zustand nach Erfrierung

> Diese weiche, hoch empfindliche und verfärbte Haut darf weder mit scharfen Instrumenten (wie Schleifer, Hobel, Hautschere) bearbeitet, noch mit Präparaten mit durchblutungsfördernden Inhaltsstoffen (wie Paprika, Eukalyptus, Pfeffer) behandelt werden.

Die Haut ist sehr dünn und leicht verletzbar bzw. so reizbar, dass sie unter stark anregenden Behandlungen oder Mitteln anschwillt, Hitze entwickelt und aufplatzen kann.

Im heutigen Alltag können wir unsere Füße durch unseren „Luxus" an Wärme in geheizten Räumen und durch warmes, weiches, gefüttertes Schuhwerk schützen. Denn Frostbeulen können auch durch eingeengte, nicht gut durchblutete Füße entstehen. Sie werden gefühllos und spüren die Kälte nicht. Vor allem der stark hervorgetretene Ballen *(Hallux valgus)*, der sowieso immer unter Druck steht, und überstehende Zehen oder Fersen sind davon betroffen. Daher sollten im Winter keine eng drückenden Stiefel oder Schuhe getragen werden.

Hallux valgus

> **Von Minderdurchblutung betroffene kalte Füße schmerzen bei anschließender Wärmeeinwirkung: Die Haut verfärbt sich beim „Auftauen", die Füße jucken und brennen bei Wiedereinsetzen der Durchblutung.**

Das bedeutet für Ihre Fußpflege: Cremen und massieren Sie solche Füße und behandeln Sie diese anschließend mit einem wärmenden Fußbad unter Zusatz von milden Ölen (wie z. B. Lavendelöl, Rosenöl).

Wenn sich die Hautfarbe nach dem Fußbad nicht normalisiert, besser noch abwarten oder den Kunden zum Arzt schicken. Bei normalisierter Hautfarbe können Sie diese Füße kosmetisch weiterbehandeln.

> Geben Sie Ihren Kunden auch Ratschläge mit auf den Nachhauseweg: Gefühllose, schlecht durchblutete Füße immer gut eincremen, z. B. unter Verwendung einer durchblutungsfördernden Creme. Füße oft massieren! Tägliche Bewegung der Füße mit Fußgymnastik. Füße und Fußhaut durch Barfußlaufen und z. B. Wassertreten kräftigen. Kalte Füße vermeiden!

3.3.3 Hühneraugen

Hühneraugen **(lat. *Clavi*)** sind eine Form übermäßiger Verhornung *(Hyperkeratose)*. Im Unterschied zu normalen Schwielen verfügen sie in der Mitte der Verhornung durch verdichtete Hornzellen über einen scharf umrissenen, mehr oder weniger harten „Kern" oder Hornkegel, der dornartig bis in die Lederhaut hineinwächst und bis zur Knochenhaut vordringen kann. Dieses so genannte „Auge" ist dafür verantwortlich, dass ein Hühnerauge ziemlich schmerzhaft sein kann.

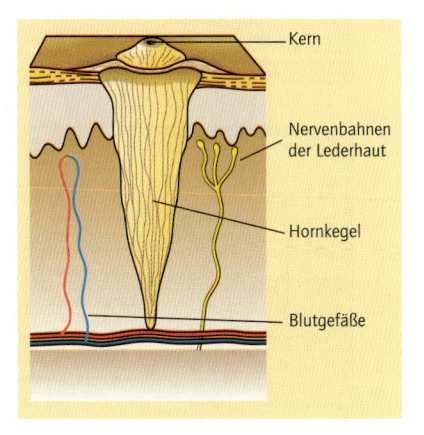

Clavi
Hyperkeratose

Abb. 3.10: Hühnerauge

Pflegen und Gestalten der Füße und Nägel – LF 8

> *Wie viele Aussprüche kennen Sie, die sich auf schmerzhafte Füße beziehen?*

Ähnlich wie bei Schwielen handelt es sich um eine Art Abwehrmechanismus der Haut, die sich vor ständigem Druck oder Reibung schützt. Die punktuelle Verdichtung, d. h. der Hornhautkern entsteht durch Druck, der von zwei Seiten auf die Haut einwirkt, meistens von oben durch den Schuh und von unten durch den Knochen oder Knochenauswuchs. Deshalb findet man Hühneraugen fast immer dort, wo ungeeignetes Schuhwerk und Fuß- bzw. Zehendeformationen zusammentreffen.

Schwielen werden zu Hühneraugen, wenn Druck sich anhaltend vermehrt. Dies ist häufig über Zehengelenken der Fall.

Auch bei dieser Störung scheint es ein „Hautgedächtnis" zu geben! Ein Hühnerauge kommt schon bei geringer Reizung immer wieder zurück.

Beispiele

„Das Hühnerauge drückt wieder bis zum Kopf!" oder
„Das Wetter muss sich ändern, mein Hühnerauge drückt wieder".

Hühnerauge ist nicht gleich Hühnerauge. Einige lassen sich relativ leicht entfernen, andere wiederum sind so schmerzhaft, dass bereits die Berührung des Fußes für den Kunden unerträglich ist. Entsprechend sorgfältig müssen die in → Kapitel 3.4 genannten Behandlungsmethoden ausgeführt werden.

Es ist wichtig für Sie und die Durchführung Ihrer Pediküre, die Unterschiede zwischen den Hühneraugen zu wissen, auch namentlich. Wenn Sie ein spezielles Wort für das Hühnerauge wissen, ist das oft sehr vorteilhaft, gibt es Ihnen doch ein sicheres Auftreten dem Kunden gegenüber. Sie unterscheiden:

Clavus durus

A Das **harte Hühnerauge** (lat. *Clavus durus*). Es ist die häufigste Art eines Hühnerauges am Fuß. Es befindet sich oft auf den Zehengrundgelenken, Zehenrücken, unter der Nagelplatte, an der Fußsohle oder an der Ferse. Es hat einen festen, glasig aussehenden Hornkern, der nach dem Abtragen der Hornhaut gelöst und herausgehoben werden kann.

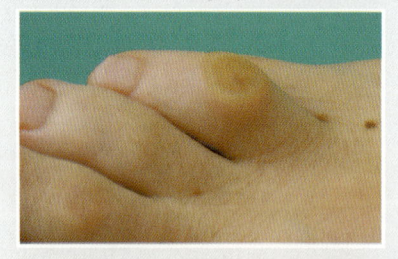

Abb.: Hartes Hühnerauge

Clavus vascularis
Clavus neurovascularis

B Das **gefäßhaltige Hühnerauge** kann kombiniert mit dem *Clavus durus* vorkommen. Es wird lateinisch als *Clavus vascularis* und als *Clavus neurovascularis* bezeichnet. Diese Hühneraugenart ist sehr schmerzhaft, da sie von Nerven und Gefäßen durchzogen ist. Bei der fachgerechten Behandlung durch den medizinischen Fußpfleger kann es leicht zu Blutungen kommen.

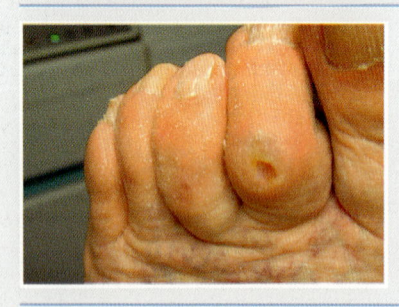

Abb.: Bearbeitetes gefäßhaltiges Hühnerauge

C Beim **Kranzhühnerauge** vertiefen sich die Ränder in die Seiten. Diese Hühneraugenart weist wenig Hornhaut im Innenraum, dafür umso mehr Außenhautverhornung auf. Das gibt Druck in die Tiefe. Hierdurch bildet sich ein sichtbarer Kranz aus.

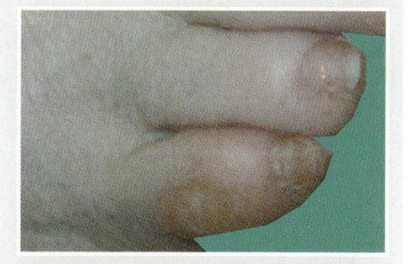

Kranzhühnerauge
=
Schwerpunkt Außenrandverhornung

Abb.: Kranzhühnerauge

D Das **weiche Hühnerauge** (lat. *Clavus molis*) ist ein Hühnerauge zwischen den Zehen. Es ist durch Feuchtigkeit und Schweiß aufgeweicht. Da die Abgrenzung der zum Hühnerauge gehörenden Hornschicht oft nicht deutlich zu erkennen ist, ist die Verletzungsgefahr bei der Behandlung groß.

Clavus molis

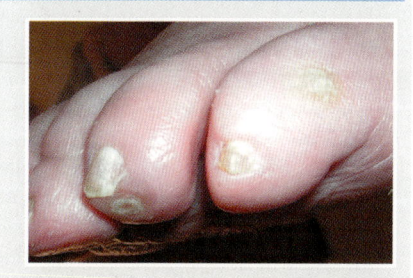

Abb.: Mazeration

E Das **Hirsekornhühnerauge** (lat. *Clavus miliaris*) ist ein kleines, flaches, auf der Sohle liegendes Hühnerauge, das in der Mehrzahl an Hirsekörner erinnert. Dabei handelt es sich um eine harmlose, stoffwechselbedingte Fehlverhornung der Fußhaut.

Clavus miliaris

> *Hirsekornhühneraugen erinnern an die im Gesicht vorkommenden Milien.*

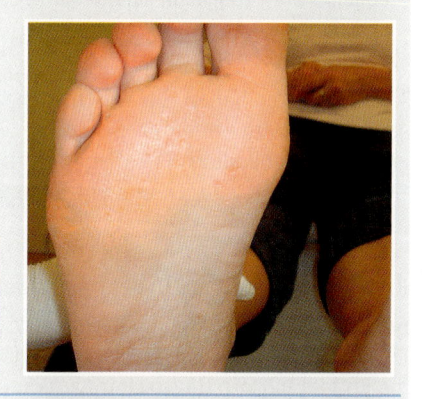

Abb.: Hirsekornhühneraugen

F Bei **Papillenhühneraugen** (lat. *Clavus papillaris*) handelt es sich um eine chronisch erweiterte Hautpapille. Der Kern des Hühnerauges ist weich. Unter der Verhornung befindet sich entweder eine gallertartige Masse, eine Entzündung oder ein kleiner Bluterguss.

Clavus papillaris

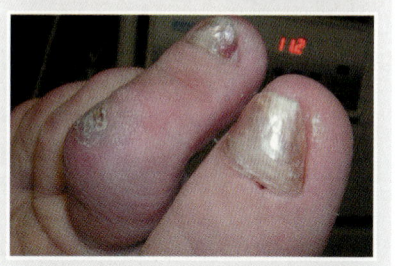

Abb.: entzündetes Papillenhühnerauge

G Das **Unternagelhühnerauge** ist ein unter dem Nagel sitzendes, hartes Hühnerauge. Durch dieses entstehen starker Nageldruck und erhöhte Nagelempfindlichkeit.

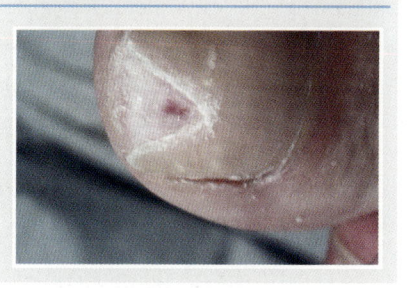

Abb.: Unternagelhühnerauge (bearbeitet)

3.4 Kosmetische Behandlung von Hornhautveränderungen am Fuß

Regelmäßige Pflege ist Pflicht bei Hornhautveränderungen am Fuß. Eine Kosmetikerin und/oder Fußpflegerin sorgt für die Gesunderhaltung der Fußhaut und für gepflegte Füße. Diese Pflege beinhaltet auch das Entfernen von (übermäßiger) Hornhaut, das Abtragen von Druckstellen, die Behandlung von trockener Fußhaut und von Vertiefungen, die keine Rhagaden werden sollen.

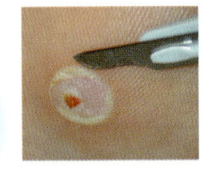

> **Kleine Chirurgie**
> Unter diesem Begriff werden hautverletzende Behandlungen verstanden, die **aus- oder weitergebildete Fußpfleger/-innen oder Pediküren** im Rahmen der Fußpflegearbeit ausführen dürfen:
> - Bei der **Hautbehandlung** das Schneiden von Hornhaut, das Entfernen von Hühneraugen und Warzen und die Frostbeulenbehandlung (auch Messerbehandlung, soweit im Rahmen der normalen Fußpflegebehandlung üblich),
> - bei der **Nagelbehandlung** (→ Kapitel 4) das Schneiden und Entfernen von eingewachsenen, kranken oder eitrigen Nägeln
>
> in Verbindung mit der Verwendung von Salben, Tinkturen und notwendigen Verbänden. Die Tätigkeiten sind in der Betriebshaftpflichtversicherung (→ Band A, LF 1, Kapitel 4.4) geregelt.

Als Kosmetiker haben Sie verschiedene Möglichkeiten, übermäßige Hornhaut an den Füßen zu entfernen. Schwielen und Hühneraugen sollten Sie am besten nur als ausgebildete(r) Fußpfleger(in) fachgerecht entfernen, das verringert die Gefahr von Verletzungen und Entzündungen.

3.4.1 Chemische Behandlungsmethoden

Keratolytika

Bei den chemischen Behandlungsmethoden kommen hornhauterweichende, ablösende Mittel zum Einsatz. Die **Hornhauterweicher** *(Keratolytika)* erleichtern die Entfernung von harter Hornhaut innerhalb kürzester Zeit.

Salicylsäure
Essigsäure

Chemisch handelt es sich meist um *Salicylsäure, Essigsäure* oder alkalische Lösungen (→ Band A, Grundlagen-Lexikon).

> **Beispiel: INCI eines Hornhauterweichers**
> *AQUA, PROPYLENE GLYCOL, ISOPROPYL ALCOHOL, ETHANOLAMINE, HYDROXYETHYLCELLULOSE, POTASSIUM CARBONATE*

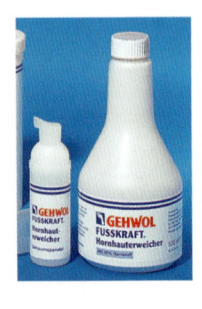

Der Hornhauterweicher wird nur auf die betroffene, zu entfernende Hautstelle aufgetragen oder geträufelt. Die Hautumgebung wird mit Fettsalbe abgedeckt.

Alternativ kann eine leicht hornhautablösende Emulsion oder Lotion mit den aufgeführten Inhaltsstoffen verwendet werden. Diese Mittel kühlen die Haut.

Der Vorteil dieser chemischen Erweicher ist – im Gegensatz zum Hornhaut aufweichenden Fußbad (→ Kapitel 5.3.1) – die örtlich begrenzte Anwendung.

Nach einer kurzen Einwirkzeit lässt sich die Hornhaut leicht unter Verwendung von Instrumenten wie der Hautklinge, dem Hobel oder Fräser abtragen.

Für den Kunden ist die Methode der chemischen Behandlung nahezu schmerzfrei und daher wesentlich angenehmer als eine mechanische Behandlung. Und: Die anschließende mechanische Bearbeitung geht nach einer chemischen Vorbehandlung oft wesentlich leichter von der Hand, es besteht aber die Gefahr, dass zu viel abgetragen oder die aufgeweichte Haut leichter verletzt wird.

Es können zusätzlich frei verkäufliche Pasten, Packungen, Pflaster oder Tinkturen, die Sie Ihren Kunden auch nach Hause mitgeben können, verwendet werden, um der Hornhaut „zu Leibe zu rücken". Nachhaltig kann so versucht werden, diese zu entfernen bzw. auf ein gesundes Maß zu reduzieren.

3.4.2 Mechanische Behandlungsmethoden

Unter mechanischer Behandlung der Hornhaut versteht man das Abreiben, Abhobeln, Abschneiden oder Abschleifen der übermäßigen Hornhaut mit den entsprechenden Instrumenten.

Zum Abreiben eignen sich:

Bimsstein

Der Bimsstein ist ursprünglich ein natürlicher poröser Sandstein, der auch als künstlicher „Schwamm" zu kaufen ist. Er ist für die oberflächliche Hornhautentfernung und zum *Egalisieren* der Hornhaut (Ausgleichen von Unebenheiten und Rillen) geeignet.

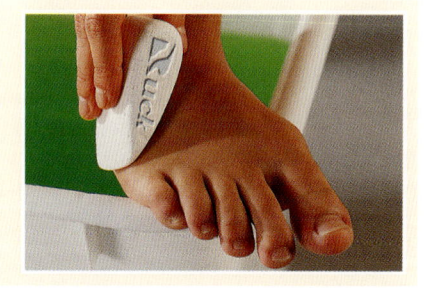

Egalisieren

Abb.: Bimsstein

Hautfeile

Die Hautfeile ist ein Instrument zur sanften Entfernung und Glättung von Hornhaut, die grobe bis feine Körnungen aus Sandpapier, Metall- oder Diamantkristalle aufweisen.

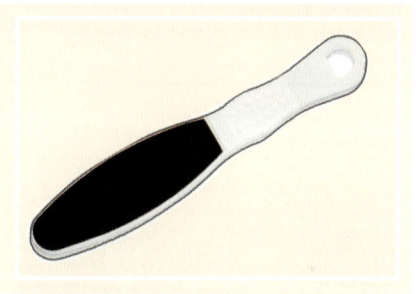

Abb.: Hautfeile

Hornhautraspel

Die Hornhautraspel ist zur großflächigen Glättung von dicker Hornhaut einsetzbar. Es gibt sie in verschiedenen Materialausführungen. Hauptsächlich sind sie aus Metall und müssen vorsichtig eingesetzt werden. (Verletzungsgefahr besteht vor allem bei weicher Haut und bei Rhagaden!)

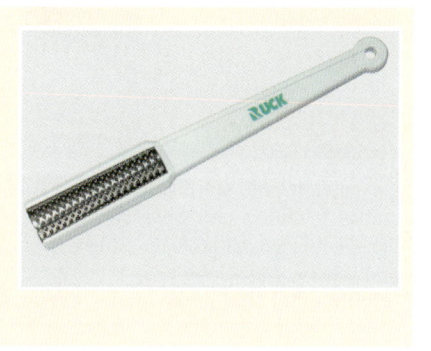

Abb.: Hornhautraspel

Beim Abreiben von Hornhaut wird die oberflächliche Hornschicht gleichmäßig entfernt. Führen Sie Streichungen nach allen Richtungen mit kontrolliertem Druck aus. Bei stärkerer oder ungleichmäßiger Hornhautbildung (Beispiel: Außenkante der großen Zehe) wird mit leichten Druck intensiver gearbeitet.

Zum Abhobeln eignen sich:

Hornhauthobel

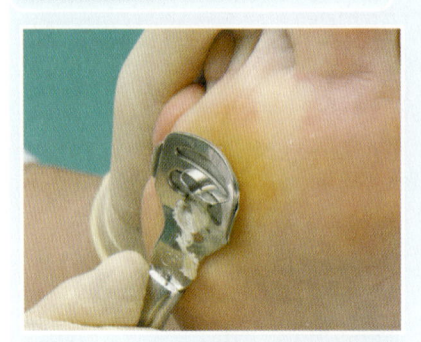

Der Hornhauthobel ist ein Instrument mit auswechselbarer Klinge. Achten Sie als Behandler auf sterilisierbares Material! Als Längs- oder Querausführung beseitigt er großflächig übermäßige Verhornungen an der Fußsohle. Für geübte Anwender ist er auch zum Abtragen von Hühneraugen sehr gut geeignet (➜ Kapitel 3.4.3).

Abb.: Hornhauthobel

Beim Abhobeln werden die tieferen Hornhautschichten besser entfernt als mit der Technik und den Instrumenten des Abreibens. Ein Hobel wird flach auf die Hornhaut aufgesetzt und mit Daumendruck gleichmäßig über die Hornhaut „gezogen" (wie ein Kartoffelschäler!). Die Richtung entspricht der Wuchsrichtung der Hornhaut. Beispiel: Kanten der Fersen werden in Richtung Achillessehne abgerundet.

> **Das Abhobeln der Hornhaut verletzt mehr als das Abschneiden mit der Hautzange. Daher sollten Risikofüße (z. B. diabetischer Fuß ➜ Exkurs Kosmetische Fußberatung in Kapitel 5.3) nicht mit dem Hobel behandelt werden.**

Hohlmeißel

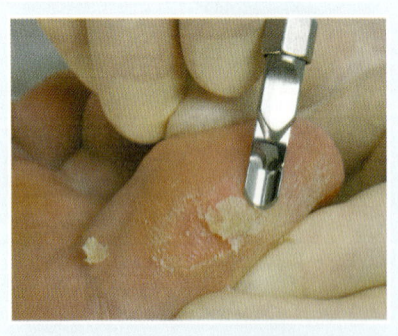

Mit verschiedenen, auswechselbaren Klingen ist er eine hervorragende Alternative zum Skalpell (➜ unten). Die Klinge des Hohlmeißels arbeitet präzise am Nagelwall, bei verhärteter Hornhautbildung, bei Hornhautrillen in Fußsohlen und Rhagaden an der Ferse. Die Verletzungsgefahr ist im Vergleich zum Hornhauthobel gering, daher ist der Hohlmeißel auch für den diabetischen Fuß das Instrument der ersten Wahl. Da der Klingenhalter wie ein Bleistift geführt wird, können z. B. auch Hühneraugen äußerst präzise, feinfühlig und sicher behandelt werden. Für weiche Hühneraugen empfehlen sich die Klingen der größeren Formen.

Abb.: Hohlmeißel

> **Hohlmeißel sind punktförmig einsetzbar.**

Zum Abschneiden eignen sich:

Hautzange

Die Hautzange oder Eckzange wird für übermäßige Verhornungen an den Nagelrändern, für verstärkte Hornhautrillen unter der Fußsohle oder an den Fußballenseiten eingesetzt. Ihre Benutzung gleicht die einer Schere. Auch wird sie für die Entfernung von Nagelwucherungen und eingewachsenen Nagelteilen verwendet.

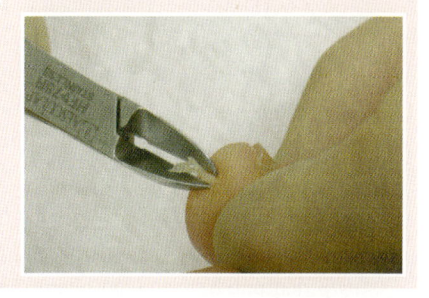

Abb.: Eckzange

Skalpell (Hautklinge)

Das Skalpell schneidet bevorzugt flächig und ist eines der am meisten verwendeten Instrumente zum Abtragen von Hornhaut an der Fußsohle oder von Druckstellen an den Zehen (auch Hühneraugen). Die Hornhaut wird dabei Schicht für Schicht mit zu sich hinziehenden Bewegungen abgetragen. Die Behandlung großflächiger Verhornungen erfolgt mit großen Klingen, weiche Hühneraugen und Zehenzwischenbereiche werden mit kleinen Klingen abgetragen. Das Arbeiten mit dem Skalpell erfordert viel Erfahrung. Nur ein/e fachmännisch gut ausgebildete/r Fußpfleger/in sollte ein Skalpell im Rahmen der ➜ kleinen Chirurgie verwenden.

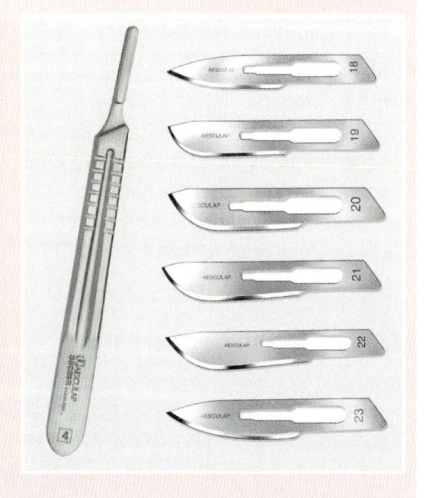

Abb.: Skalpell und Klingen

Skalpelle schneiden flächig.

Hautklingen und Skalpelle sind heute Kombinationsinstrumente mit einem Halter und mehreren auswechselbaren Klingen verschiedenster Formen.

Wichtig für den Gebrauch von scharfen Instrumenten ist, dass gleichmäßig abgetragen wird und die Haut bei Gebrauch des Instrumentes gut gespannt ist.

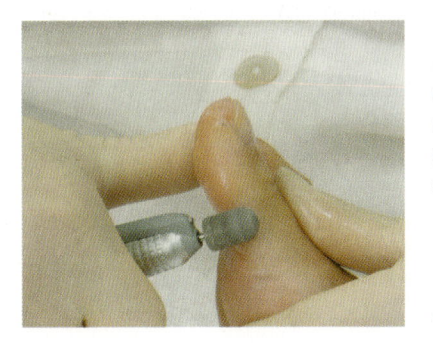

Bei der Anwendung von Handinstrumenten ist ein Druck auf das druckempfindliche Gewebe nicht zu vermeiden, was bei schmerzhaften Hühneraugen sehr unangenehm für den Kunden sein kann.

Hier schaffen **rotierende Instrumente** mit hohen Umdrehungszahlen von mindestens 1 000 bis zu 10 000 Umdrehungen pro Minute Abhilfe. Sie

Abb. 3.11: Arbeiten mit dem Fräser

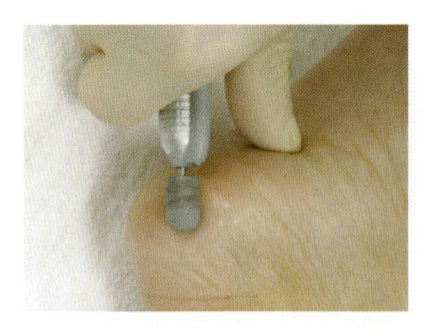

Abb. 3.12:
Fräser im Einsatz

zeichnen sich durch eine vergleichsweise einfache Handhabung und eine geringe Verletzungsgefahr aus. Das Abschleifen der Hornhaut mit einem modernen Schleifgerät **(Fräser)** stellt eine schnelle, schmerzfreie Entfernungsmethode dar. Er glättet alle Unebenheiten, die durch den Hobel oder das Skalpell entstanden sind. Der ➔ „Nassfräser" wird besonders dafür empfohlen.

▶ Es sollten heute in der Fußpflegebehandlung nur noch **Fräserapparate mit Absaugvorrichtung** Verwendung finden. Der Vorteil der Geräte ist die Staubabsaugung und damit das staubfreie Arbeiten im Arbeitsfeld und das hygienisch abgesicherte Arbeiten für Sie (Verhinderung des Einatmens von Partikeln und infiziertem Staub, auch mit Mundschutz möglich).

▶ Ideal ist auch das Arbeiten mit kühlender Spraytechnik. Ein wichtiger Aspekt, da die behandelte Haut schnell erhitzt. Der Vorteil der Spraytechnik beim **Nassgerät („Nassfräser")** ist die Desinfektion und das Kühlen beim Sprühen, speziell beim Arbeiten am Nagelrand, während eines Arbeitsganges. Es wird die Hornhaut aufgeweicht und dadurch gleichzeitig ein schnelleres Säubern bei Problemfüßen erreicht. Das Gerät wird seit Jahren mit viel Erfolg eingesetzt, denn es ermöglicht ein sachgemäßes und Zeit sparendes Arbeiten.

> Wenn Sie sich auf die Feinarbeiten am Fuß spezialisieren, werden Sie mit der Zeit ein großes Sortiment an Fräsern besitzen.

Es gibt mehr als 100 verschiedene Fräseraufsätze, die sich in Material und Form unterscheiden. Danach richtet sich auch deren Einsatzgebiet. Für das Abschleifen der Hornhaut werden die in der Tabelle beschriebenen Fräseraufsätze eingesetzt.

Zum Abschleifen eignen sich:

Hartmetallfräser

Abb.: „Pyramidenfräser"

Kurz „Metallfräser" genannt, sind sehr stabil, gut einsetzbar in poröser, trockener, dicker Hornhautschicht. Die Aufsätze werden hauptsächlich für die Facharbeit am Fuß verwendet.

Die verschiedenen Fräserformen und Feinheitsgrade oder Verzahnungen bieten optimale Ergebnisse von der groben Vor- bis zur feinen Nacharbeit: Der „Pyramidenfräser" (➔ Abb.) ist ideal für das Abschleifen der Hornhaut seitlich an den Zehen und an den Zehenkuppen. Der „Fissurenfräser" (➔ Kapitel 5.4.2) ist zu verwenden an den Rändern von Fissuren und Rhagaden und bei Hornhautschwielen. Der „Rosenfräser" (➔ auch Kapitel 5.4.2) eignet sich besonders für kleine Hautbohrungen, z. B. im Rahmen der Behandlung von Hühneraugen (➔ Kapitel 3.3.3).
Generell sind Hartmetallfräser zur Nachbehandlung der mit der Eckzange abgetragenen Hornschicht geeignet.

Haut am Fuß

Diamantierter Schleifkörper

Er wird kurz „Diamantfräser" genannt. Mit diesem Aufsatz ist feines Arbeiten an empfindlichen Hornhautstellen möglich, z. B. an Rhagarden, an einem *Hallux valgus* oder am Zehenrand. Die Hornhautschicht wird weicher und das Einreißen der Haut wird verhindert. Durch die Hohlräume im Schleifkörper („Kühlkanäle") lassen sich festere Hornschichten und Schwielen leichter, **ohne großen Druck** und trotz hoher Umdrehungszahl (mind. 10.000) **ohne Hitzeempfinden** (von Seiten des Kunden) bearbeiten.
Hartmetall- und diamantierte Schleifkörper lassen sich gut im Ultraschallbad reinigen und anschließend bei hohen Temperaturen sterilisieren.

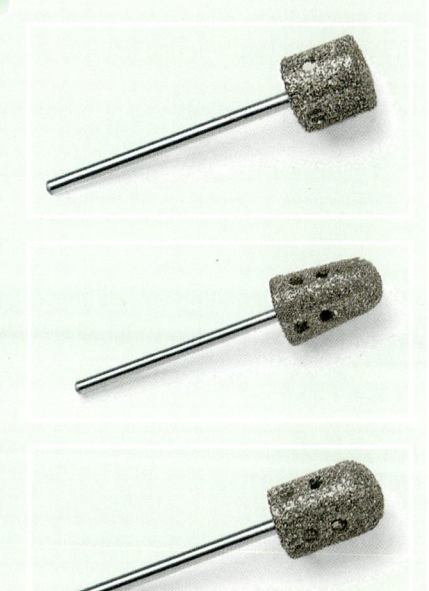

Abb.: Diamantierte Schleifkörper

Kappenschleifer

Sie eignen sich für das sanfte Abtragen von Hornhautschichten und daher für die Pediküre. Ihre Verwendung entspricht den Sandpapierfeilen der Maniküre. Kappenschleifer sind Einwegteile und können nicht sterilisiert werden.

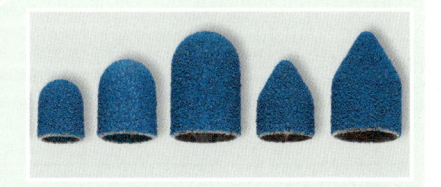

Abb.: Kappenschleifer

Schleifsteine

Sind zum Glätten von Hornhaut (und Nagelplatte) geeignet. Sie sind dem natürlichen Bimsstein vergleichbar. Schleifsteine gibt es in unterschiedlichen Formen. Sie werden auch für die neue Art der Nagelprothetik (→ Exkurs in Kapitel 4.2) gebraucht. Weiße Schleifsteine (Acryl mit Edelcorund; eine Art Bimsstein) sind wichtig für die Arbeiten mit unter UV-Licht aushärtenden Nagelmodellagemassen und Nagelspangen. Sie können bei rostsicherem Schaft gut sterilisiert werden.

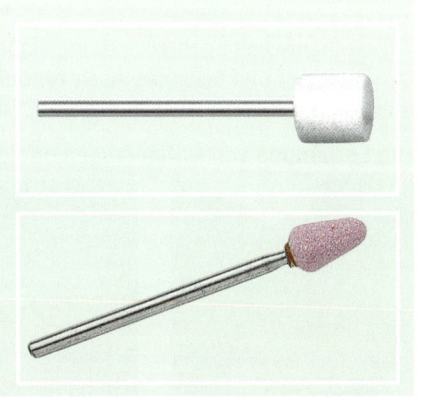

Abb.: Schleifsteine (oben weißes Acryl mit Edelcorund)

Wichtig bei allen Fräs- und Schleifarbeiten ist ein hohes Maß an Feingefühl. Das Handstück sollte fest, aber leicht in Ihrer Hand liegen. Die Hornhautschichten werden schrittweise und ohne starken Druck von der dünneren in Richtung der dickeren Hornhautschicht abgetragen.

Zur Erholung der gereizten Haut nach der mechanischen Behandlung sollte unbedingt eine Fußhautpflege (➔ Kapitel 4.4.3) und eine Fußmassage (➔ Kapitel 5) mit kühlenden Lotionen und hautzustandsgerechten Präparaten erfolgen.

> Forschen Sie gemeinsam mit Ihren Kunden nach den Ursachen für die Bildung von Hornhaut und Hühneraugen. Oft hilft bereits das Tragen weicher, bequemer Schuhe, Fußgymnastik (➔ Kapitel 7) und insbesondere eine konsequente Hautpflege, diese überschüssige Hornhaut zu vermeiden.

3.4.3 Behandlung von Hühneraugen

Die Behandlung von Hühneraugen ist ein wichtiges **Arbeitsgebiet des Podologen** (➔ Band A, BWL, Kapitel 1.5) oder der **erfahrenen Pediküre** im Rahmen der „kleinen Chirurgie".

> **Ziel einer erfolgreichen Hühneraugenbehandlung ist es, jeglichen Reiz auf die betroffenen Hautareale zu vermeiden: während der Behandlung durch die Wahl möglichst schonender Verfahren und Techniken, nach der Behandlung durch das Anlegen von geeigneten Druckpolstern.**

Für die Hühneraugenentfernung bieten sich verschiedene Verfahren an. Vor allem bei schmerzhaften Hühneraugen, die tief in der Haut liegen oder von Nerven oder Gefäßen durchzogen sind, ist eine Vorbehandlung mit chemischen, hornhautweichenden Mitteln eine gute Möglichkeit, um eine sofortige Entfernung zu erreichen. Für die Pediküre ist das auch die beste Lösung, um keine gesunde Haut zu verletzen.

Danach kann mechanisch nachbehandelt werden: mit Handinstrumenten wie Eckzange oder Pinzette, mit der modernen neuen Hohlmeißelklinge oder mit dem Skalpell.

> **Vorsicht beim Abtragen von tiefen Außenrändern, z. B. bei einem Kranzhühnerauge: hierfür keinen Hobel verwenden, da sich im Inneren weniger Hornschicht befindet!**

Zur mechanischen Nachbehandlung eignen sich aber auch rotierende Instrumente, wie Fräser und Schleifer. Auch für deren korrekte Handhabe ist wieder eine gute, fachmännische Ausbildung Voraussetzung.

Die Entfernung von Hühneraugen erfolgt in drei Arbeitsschritten:

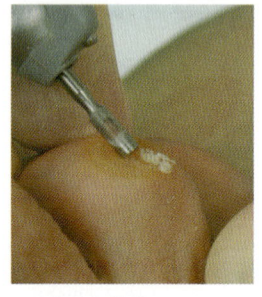

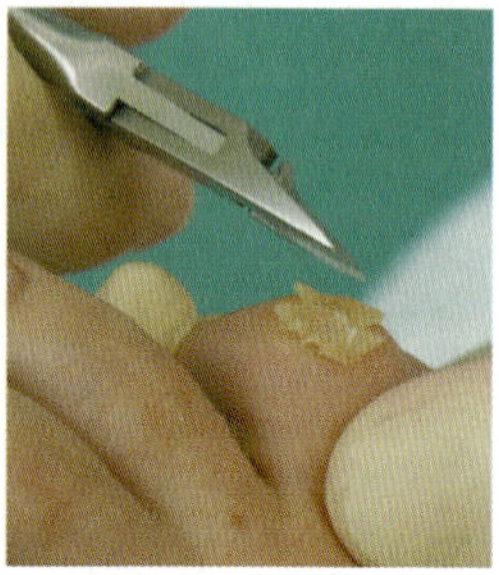

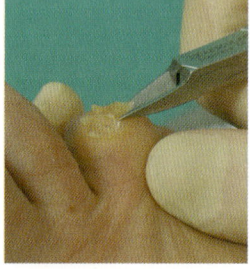

Abb. 3.13 und 3.14 a und b: Entfernen eines Hühnerauges

1. Arbeitsschritt:
Das Abtragen der Hornhaut mit dem Hohlfräser

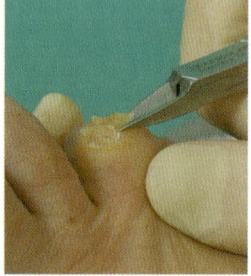

2. Arbeitsschritt:
Die vorsichtige Entfernung mit der Eckzange

3. Arbeitsschritt:
Die abschließende Randglättung. Diese ist sehr wichtig, damit es nicht gleich wieder zu neuen Druckstellen kommt.

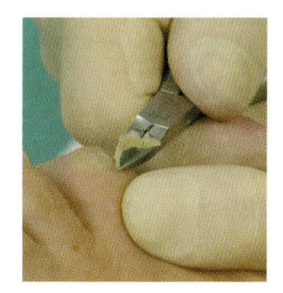

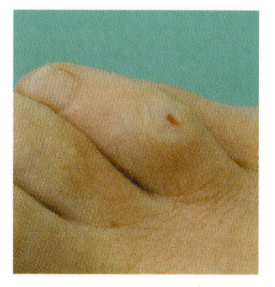

Abb. 3.15 und 3.16: Randglättung und entferntes Hühnerauge

Gefährliche Begleiterscheinungen von Hühneraugen sind meistens entzündliche Stellen am Fuß. Sie äußern sich in typischen Reaktionen wie Hitze, Rötung oder Schwellung.

Hände weg von Entzündungen! Als Kosmetiker dürfen Sie kühlen und Pediküre machen, ein Pflaster darauf kleben und passende Fußpflegecreme mitgeben und bei eventueller Verschlimmerung einen Arztbesuch anraten.

Oft sieht man einem Hühnerauge nicht an, dass es entzündet ist. Die typischen Reaktionen wie Hitze, Rötung und Schwellung sind dann nicht vorhanden. Dennoch ist es möglich, dass sich unter dem Dorn **Fisteln oder Abszesse gebildet haben**, die zu eitrigen Entzündungen bis hin zu Blutvergiftungen führen können. Deshalb stets mit sterilisierten Instrumenten arbeiten und das Behandlungsfeld gründlich desinfizieren, um einer Infektion vorzubeugen. Besondere Vorsicht ist bei Kunden geboten, die mit der Zuckerkrankheit (*Diabetes mellitus* → Exkurs in Kapitel 5.3.2) zu tun haben. Kleinste Verletzungen bei der Behandlung können bereits zu schwer wiegenden, langwierigen Entzündungen führen. Bei allen Arbeitsschritten der Hühneraugenbehandlung ist auf einwandfreie Hygiene zu achten. Blutungen müssen sorgfältig desinfiziert, die Wunde anschließend mit einem sterilen Salbendruckschutzverband versorgt werden. Diese Behandlung gehört in die Diabetiker-Behandlung des Podologen (→ Band A, LF 1, Kapitel 1.5).

Die kosmetische Behandlung der verschiedenen Hühneraugenarten sind in der folgenden Tabelle zusammengefasst:

Hartes Hühnerauge

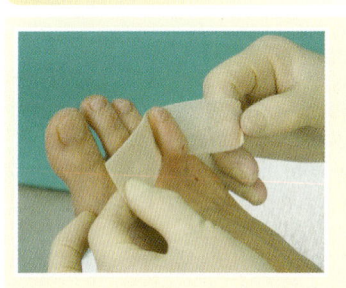

Es hat einen festen, glasig aussehenden Hornkern, der nach dem Abtragen der Hornhaut mit runden Schnitten gelöst und mit der Hautzange oder Pinzette herausgehoben werden kann. Nach Hühneraugenbehandlung mit Dornabtragung kann eine leichte Verletzung entstehen. Sie wird z. B. mit antimikrobiellem, entzündungshemmendem, luftdurchlässigem und damit hautfreundlichem, selbstklebendem Schaumstoff (Snöggbind®) oder mit einem Pflaster abgedeckt.

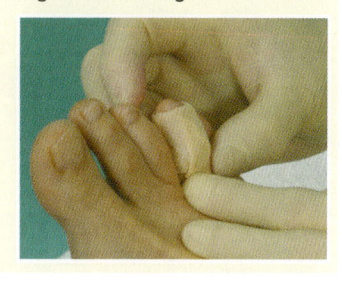

Abb. 3.17 a und b: Abdecken eines entfernten Hühnerauges

Gefäßhaltiges Hühnerauge

Bei der Behandlung dieser Hühneraugenart kann es leicht zu Blutungen kommen. Das Abtragen der abdeckenden Hornschichten und das Herauslösen der Hornzwischenlagerungen sollte daher sehr vorsichtig und möglichst ohne Druck erfolgen. Zur Vorbehandlung eignen sich hornhautlösende Cremes. Anschließend sollte die Behandlung mit einem hochdrehenden Fräser fortgesetzt werden. Für die Pediküre ist angeraten nur mit hornhautlösenden Packungen zu arbeiten.

Weiches Hühnerauge

Da die Abgrenzung der zum Hühnerauge gehörenden Hornschicht oft nicht deutlich zu erkennen ist, ist die Verletzungsgefahr hier größer. Die aufgeweichte Haut muss deshalb sehr vorsichtig abgetragen werden. Die ringförmige Verhornung lässt sich danach leicht mit Skalpell und Hohlmeißelklinge lösen und mit der Hautzange herausnehmen.

Hirsekornhühnerauge

Die betroffene Stelle wird mit Hornhauterweicher vorbereitet und die kleinen Kerne werden mit dem Skalpell herausgeschält. Damit die kleinen *Calvi* nicht so schnell wiederkommen, empfehlen Sie Ihren Kunden warme Fußbäder sowie eine intensive Pflege der Fußhaut mit Creme und auch mit Bimsstein, einmal pro Woche.

Papillenhühnerauge

Unter der Verhornung befindet sich entweder eine gallertartige Masse oder ein kleiner Bluterguss, die sich meist leicht ausräumen lassen.

Unternagelhühnerauge

Bei harten Hühneraugen unter dem Nagel muss zunächst die Nagelplatte dünner gefräst werden, das vermindert den Druck auf den Nagel. Danach kann im Rahmen der „kleinen Chirurgie" eine Keilform in den Nagel eingefräst werden, danach der Kern freigelegt und anschließend mit Nagelweicher behandelt werden. Sitzt das Hühnerauge am freien Nagelrand, kann der Nagel eingekerbt und der Kern dann entfernt werden. Nach dem Abschleifen empfiehlt sich eine Nagelmodellage (→ Exkurs Kapitel 4.2).

Nach jeder erfolgreichen Pediküre sollte das Hühnerauge „gepolstert" werden. Der betroffene Zeh erhält hierdurch Druckentlastung.

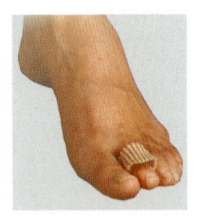

Abb. 3.18 a und b: Polstermaterial und gepolstertes Hühnerauge

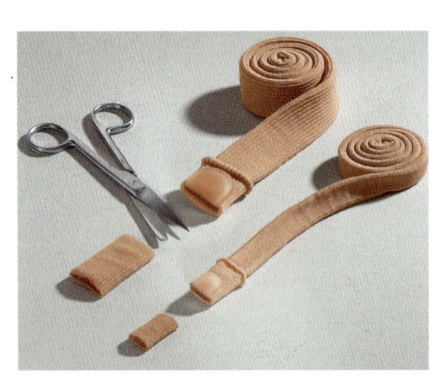

Durch die Druckentlastung kann sich das bearbeitete Gebiet erholen, um einer erneuten Hornhautbildung vorzubeugen.

Soft-Silikon-Polsterungen

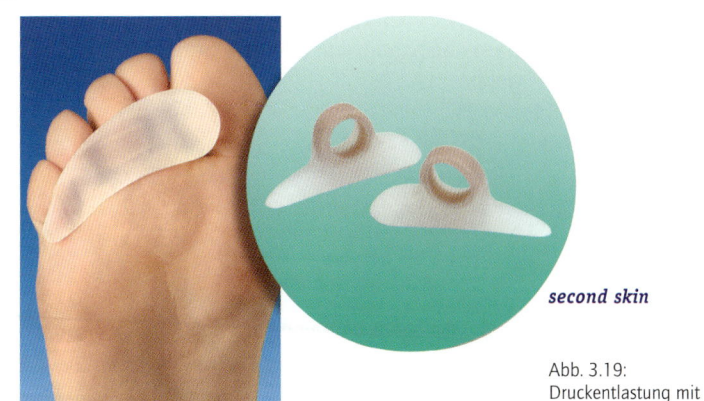

Besonders gut zur Druckentlastung eignen sich hierfür textilfreie Polymergelartikel. Das Material ist besonders weich und hautfreundlich, hochelastisch und anschmiegsam (engl. heißt es *second skin*). Es übt keinerlei Druck auf die empfindliche Haut aus. Die schützenden Polster lindern störende Druckschmerzen und schützen vor Reibung. Das eingearbeitete medizinische Paraffinöl hält die entzündlichen Hautstellen zusätzlich weich und geschmeidig und beugt gleichzeitig vor.

second skin

Abb. 3.19: Druckentlastung mit Polymergelartikel

Weiches Vorfußpolster aus 100%igen Soft-Silikon mit verstärktem Zehenring für längere Haltbarkeit lindert Druckschmerzen im Vorfußbereich, die z.B. durch Hammerzeh oder Krallenzeh (→ Kapitel 2.3) verursacht werden. Diese Artikel weiten sich nicht aus, behalten ihre ursprüngliche Form und sind mit mildem Reinigungsmitteln, wie z.B. mit Spülmittel, waschbar.

Zehenschutzschläuche

Sie bestehen aus *Polyurethan*, einem ungiftigen, leicht abbaubarem Kunststoffmaterial. Die Innenauskleidung des „Schlauches" besteht aus gestricktem Baumwollstoff, der Feuchtigkeit aufnehmen kann und bei schwitzenden Füßen ein Wundreiben verhindert. Außerdem bildet er eine Barriere für zur Desinfektion aufgetragene Sprays.

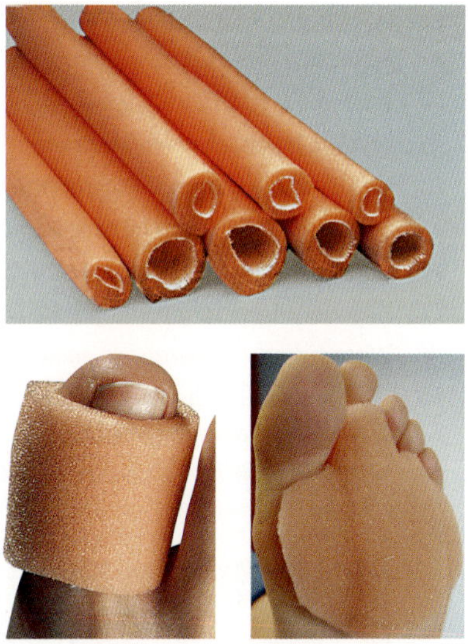

Abb. 3.20: Zehenschutzschläuche mit Einsatzbeispielen

Das druckentlastende Material lässt sich in jede, für die Druckstelle entsprechende Form oder Größe zuschneiden. Zum Beispiel kann bei einem *Hallux valgus* der Schlauch teilweise aufgeschnitten als Ballenpolster dienen.

Dornhühneraugen oder Fersensporne können mit speziell auf deren Umfang eingeschnittenen Vertiefungen (Löchern) ebenfalls gut abgepolstert werden.

> Dieses Schlauchpolstermaterial kann fertig zugeschnittene Druckschutzpflaster und Hornhautschutzringe verschiedener Größen vollwertig ersetzen und ist für Sie und Ihre Kunden die preiswertere Variante.
>
> Mit einem Schlauch können mindestens 10 Hühneraugen versorgt werden.

Die Hornhautbehandlung am Fuß sollte immer mit einer Fußberatung (→ Exkurs in Kapitel 5.3.2) beendet werden. Hierbei ist auch wichtig, dass Sie auf das zu tragende Schuhwerk oder auf bestehende Fußdeformationen (→ Kapitel 2) eingehen.

> Passendes, fußgerechtes Schuhwerk vermindert Druck. Bei engen Schuhen an gefährdeten Stellen raten Sie vorbeugend Druckschutzpolster einzulegen. Bei Deformierungen der Knochen sollten orthopädisches Schuhwerk oder auch Schutzpflaster getragen werden.

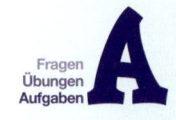

Fragen Übungen Aufgaben

1. Wo bleibt die Temperatur am Körper konstant?
2. Was hat die Fußhaut Besonderes gegenüber der übrigen Haut?
3. Was hat die Fußsohle nicht, was die andere gesamte Haut hat?
4. Welche Drüsen gibt es an der Fußsohle?
5. Durch welche Ausscheidung entsteht Fußgeruch?
6. Was sind die Folgen von schlecht durchbluteter Fußhaut?
7. Warum bleibt die Fußsohle hell? Weshalb kommt es dort leicht zu Sonnenbrand?
8. Die Haut ist an der Fußsohle dicker. Warum?
9. Wofür dient das Sohlenfett (→ Abb.)?
10. Nennen Sie die Bezeichnung der kleinen Schweißdrüsen am Fuß.
11. Welche Unterschiede bestehen zwischen Schwielen und Hühneraugen?
12. Wodurch entstehen Rhagaden?
13. Wodurch entstehen Hühneraugen?
14. Wie wird der Schweißfuß behandelt?
15. Beschreiben Sie eine Hornhautbehandlung.
16. Nennen Sie Instrumente zur Hornhautentfernung.
17. Welches Hühnerauge kann ohne Druck entstehen?
18. Warum sind Hühneraugen schwer zu behandeln?
19. Bei welchen Erscheinungen von Hühneraugen sollten Sie in jedem Fall eine ärztliche Behandlung vorschlagen?
20. Sehen Sie sich die folgenden Abbildungen an und beschreiben Sie die Unterschiede.

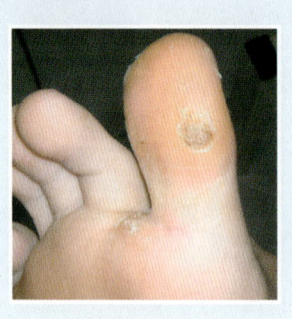

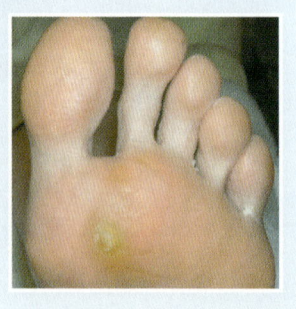

4 Die Nägel der Füße und Fußnageldeformitäten

Die Mutter fragt ihre Tochter: „Warum ziehst du denn nicht deine schönen neuen Sandalen an? Die passen doch viel besser zu deinem Outfit!" –„Mama, das geht leider nicht, mein großer Zehennagel sieht ganz furchtbar aus, denn Calypso ist mir mit seinem Huf draufgestanden und jetzt beginnt der Nagel sich zu lösen!" Die Mutter meint dazu: „Dann lass es doch beim Arzt anschauen. Anschließend gehst du regelmäßig zur Pediküre und lässt dich pflegen. Dort gibt es sehr gute Hilfsmittel, den Nagel zu modellieren, bis er wieder ganz nachgewachsen ist."

Gepflegte Fußnägel sind so wichtig wie gepflegte Handnägel, denn gepflegte Nägel machen nicht nur ein schönes „Fußbild", sondern erfüllen zudem wichtige Funktionen (→ Kapitel 4.1), auch wenn die Füße oft eingepackt werden und die Nägel selbst nicht sichtbar sind.

> **Was sind für Sie gepflegte und schön geformte Nägel?**

Mit der Mode ändert sich das Aussehen der Nägel. Früher gab es Zeiten, da wurden auch die Fußnägel aus Schönheitsgründen an den Seiten rund und an den Nagelrändern spitz gefeilt.

Heutzutage wird seit nunmehr vielen Jahren die Vierecksform mit Seitenwall (→ Abb. 4.1 a) angestrebt oder auch kosmetisch geformt. Auch werden Nägel recht attraktiv gestaltet durch weiße Nagelränder (engl. *french style*) oder mit aufgeklebten Steinchen und Figürchen verziert. Gerade in der Sommerzeit zeigt Ihre Kundin gerne gepflegte modische Nägel, denn diese sind dann sichtbar. Wenn die Nägel nicht so gut geformt oder auch verfärbt oder verdickt sind, gibt es viele Möglichkeiten, die Nägel kosmetisch kurz-, mittel- und langfristig wieder zu verschönern (→ Kapitel 4.2).

french style

Es gehören alle Altersgruppen zu Ihren Kunden. Auch bei Behandlungen, die lediglich eine gute Fußpflege bieten (wenn nicht medizinisch behandelt werden muss), ist eine regelmäßige Pflege der Nägel von Vorteil.

4.1 Aufbau und Funktion der Fußnägel

Die Nägel sind Anhangsgebilde der Haut. Sie dienen dem Schutz der Fußkuppe und ermöglichen als „Widerlager" das Tastgefühl. Erst durch das Fehlen des Nagels erspürt man, wie wichtig der Nagel in seiner Funktion ist.

> **Die Nägel bilden mit dem sie umgebenden Gewebe eine funktionelle Einheit als Tast- und Greiforgan.**

Während das „Greiforgan" an den Händen noch voll ausgeprägt ist, wurde es an den Füßen dagegen durch unsere ganze Zivilisation und deren Lebens- und Angewohnheiten stark reduziert und verändert. Eine Ausnahme sind gut trainierte Füße, wie z. B. bei Ureinwohnern, bei Seiltänzern und Akrobaten und teilweise bei Tänzern. Das Barfußlaufen unterstützt den Fuß in seiner Funktion als Greiforgan.

Abb. 4.1 a und b: Anatomie des Fußnagels

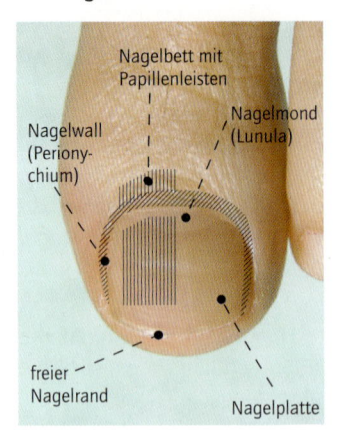

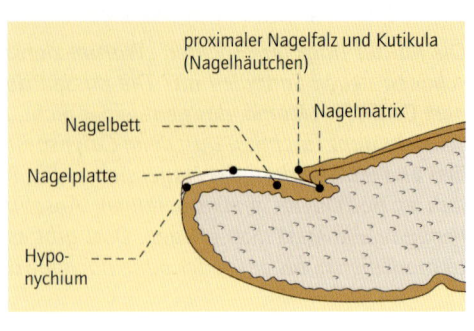

Die Nägel sind Hornplatten, die den Rücken der Zehenendglieder bedecken. Die Nagelplatte liegt auf dem Nagelbett. Das Nagelbett ist mit der Keimschicht der Haut identisch und hat längsverlaufende Papillenleisten.

proximal

An der Zehenkuppe steht die Nagelplatte als Nagelrand über. Die seitlichen Nagelränder wölben sich in den Nagelfalz, der in dem nach außen hin sichtbaren Nagelwall endet. Der untere (lat. *proximale*) Teil der Nagelplatte steht in einer Hauttasche, in deren Tiefe sich die Nagelwurzel befindet. Von dieser geht das Längenwachstum des Nagels aus. Die Wachstumsführung erfolgt durch die Papillenleisten des Nagelbettes. Störungen an der Haut und an den Nägeln (z. B. durch Durchblutungsstörungen, Vergiftungen, Druck oder auch Traumen) führen zu Farb-, Form- oder Beschaffenheitsveränderungen des Nagels und werden sichtbar.

Der Nagelfalz ist der tiefe Nagelrand. Der Nagelwall ist der sichtbare seitliche Rand. Der Nagel endet in dieser Hautfalte.

Lunula

Die Oberfläche der Nagelplatte ist glatt und ihre Farbe durch die durchscheinenden kleinen Kapillaren der Haut darunter zartrosa gefärbt. Der kleine halbmondförmige Bezirk am unteren Rand des Nagels *(Lunula)* ist weißlich. Flächenausdehnungen und Dicke der Nägel sind individuell verschieden. Es spielt auch das Alter des Kunden eine Rolle.

Die Nagelplatte generell besteht aus drei Schichten:

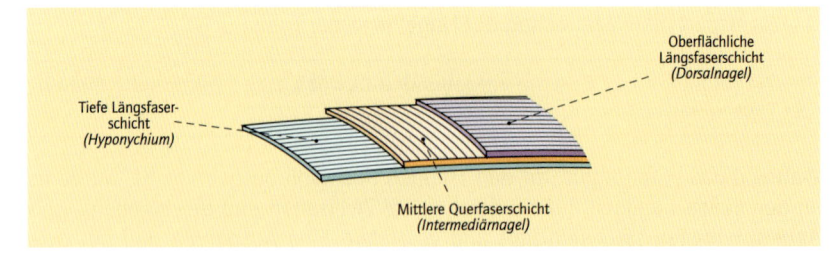

Abb. 4.2: Aufbau der Nagelplatte

Die Nägel der Füße und Fußnageldeformitäten

- Die erste, oberste Schicht wird Dorsalnagel genannt, sie ist die härteste Schicht und zeigt eine deutliche Längsrillung. Die zweite, etwas dickere Schicht heißt Intermediärnagel.
- Die dritte, elastischste und unterste Schicht ist das unter dem vorderen Rand der Nagelplatte sichtbare *Hyponychium*.
- Für die Fußpflege ist wichtig zu wissen, dass an der obersten Schicht die Arbeit mit dem Dünnerschleifen beginnt (➜ Kapitel 5.4.2) und dass Sie nur an der Nagelplatte in der ersten und zweiten Schicht arbeiten.

Das *Hyponychium* stellt einen Verbindungspunkt zwischen Haut und Nagel dar und ist wichtig bei manchen krankhaften Prozessen am Nagel. Oft entstehen genau hier übermäßige Keratinbildung, Anlagerung von Zellen und Hornschichten.

Hyponychium

> Für den medizinischen Fußpfleger ist es ein noch wichtigeres Thema, anatomische Kenntnisse über den Fußnagel zu besitzen, da diese Einzelheiten das Verständnis über viele Missbildungen am Fußnagel und Fuß aufklären. Nageldeformationen und pathologische Nägel werden in ➜ Kapitel 4.2 beschrieben.

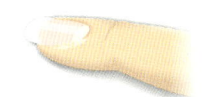

Das **Wachstum** des Nagels ist unterschiedlich schnell und häufig von der Menge und Aktivität der Nagelzellen in der Nagelmatrix (➜ Band A, Kapitel Dermatologie) abhängig. Der Nagel wächst gleichmäßig solange wir leben, sofern nicht unvorhergesehene oder krankhafte Einwirkungen diesen Prozess stören oder verhindern. Das Wachstum des Nagels ist auch abhängig von der Ernährung.

> **Am Nagel sind oft viele Beobachtungen zu sehen, die mit den Abläufen im Körper zusammenhängen, z. B. Verfärbungen des Nagels durch Medikamente oder Vergiftungen.**

Der gesunde Nagel ist in seiner Form gleichmäßig breit an den Nagelrändern und leicht rund gewölbt. Unterschiedliche natürliche Nagelformen zeigt die Abbildung.

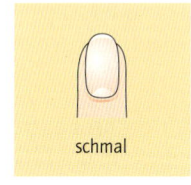

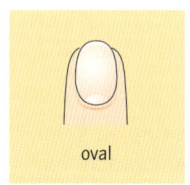

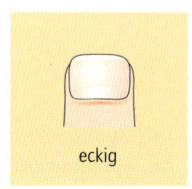

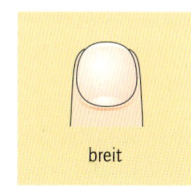

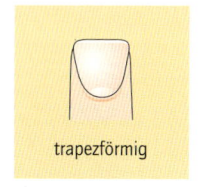

| schmal | oval | eckig | breit | trapezförmig |

Abb. 4.3 a–e: Fußnagelformen

> Jeder Fuß und jeder Nagel ist individuell verschieden. So wie auch der Mensch allgemein, haben Nägel eine eigene „Geschichte". Die Nägel verraten viel „Innenleben", z. B. lassen dünne Nägel oft auf sensible Persönlichkeiten schließen. Oder generell angespannte Menschen zeigen auch im Nagel Spannungen, in Form von Einwachsen.

Vom Barfußlaufen bis zum Gehen in Schuhwerk ist eine lange Zeit vergangen. Obwohl heute wieder viel mehr auf den guten, bequemen Schuh geachtet und so allzu einseitiger Druck vermieden wird, gibt es immer noch zu viele Ausnahmen:

- Als erstes Beispiel sind hier wieder eine zu enge Schuhmode und zu hohe Schuhabsätze zu nennen. Die Schuhform und die daraus resultierenden Druckbelastungen spielen für den Nagelwuchs eine wichtige Rolle!
- Auch werden Füße oft zu lange eingeengt. Es entsteht Druck und Überbelastung auf den Nagelrand.
- Der Schutzschuh, bei den Handwerkern oft mit Eisenplatten im vorderen Schuh versehen, belastet die Nägel durch seine Schwere.
- In Sport und Freizeit schließen „Gummischuhe" (Schuhe aus Kunststoff) die Füße völlig von der „Außenwelt" ab. Luftabschluss kann zu Pilzerkrankungen von Haut und Nägeln führen (➔ Kapitel 4.2 und ➔ Exkurs in Kapitel 5.3). Für einen Luftausgleich im Schuh sollte zugunsten der Gesunderhaltung von Fußhaut und Nägeln gesorgt sein.
- Nägel erweichen leicht durch schwitzende Füße (wie auch in zu heißen langen Fußbädern oder durch stundenlanges Schwimmen im Meer). Hierdurch können die Nägel leichter reißen oder sich verformen.

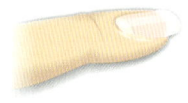

> In den letzten Jahren wurde viel daran gearbeitet, in jeder Situation dem Fuß des Sportlers, des Handwerkers, des Freizeit-Menschen gerechte Bedingungen zu geben. Zum Teil ist es gut gelungen! Sie sollten aber immer darauf achten, die Schuhe öfter zu wechseln und dadurch den Füßen bessere Möglichkeiten in der Bewegungsfähigkeit zu geben. So wird auch der Druck auf die Nägel und Nagelränder vermindert.

4.2 Fußnageldeformitäten und deren kosmetische Behandlung

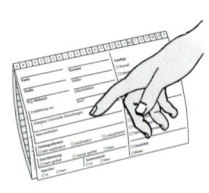

Bevor Sie mit der Arbeit am Fuß beginnen, ist es ratsam, den Fuß und die Nägel gut zu kontrollieren (Fußbefund ➔ Kapitel 5.3). Nehmen Sie hierzu die Lupenleuchte zur Hilfe. Durch sie können Sie alle Unregelmäßigkeiten der Nägel genau sehen.

Jede Nagelveränderung hat ihre Ursache und ist beim Kunden nachzufragen. Registrieren Sie jede (neue) Nagelveränderung und tragen Sie diese in die Fußpflegekarte der Kundenkarteikarte ein.

> Lernen Sie die unterschiedlichen Nägel kennen! Das Wissen darum ist wichtig, um Ihre Kunden gut beraten und kosmetisch pflegen zu können. Bei chronischen Nagelveränderungen sind die vorbeugende Beratung für den richtigen Umgang mit den Nägeln ein wichtiges Thema. Gehen Sie behutsam mit dem Ihnen von Ihren Kunden entgegengebrachten Vertrauen um!

Wie auf den folgenden Seiten zu sehen, gibt es viele Arten von Fußnagelveränderungen (Fußnageldeformitäten), die Ihnen auch in der kosmetischen Praxis begegnen können.

A Dicke Nägel

Hohlnagel *(Onycholysis)*

Ein Hohlnagel ist eine krankhafte Nagelveränderung. Die Nägel weisen einen (weißflächig erscheinenden) Hohlraum auf, der mit gezielten Behandlungen behoben werden kann. Ist das Nagelbett endgültig vernarbt oder ist das Nagelwachstum an den Papillenleisten gestört, kann der Nagel nicht mehr anwachsen und bleibt hohl. Er braucht dann eine gute Pflege mit einem Nagelöl und sollte im Nagelschnitt immer kurz gehalten werden. Das verhindert Hängenbleiben und Einreißen des Nagels. Das Auftragen von Nagellack bietet einen guten Schutz und etwas Halt. Es empfiehlt sich, vor dem Lacken den seitlichen Nagelfalz mit Vlies zu unterlegen und zu polstern.

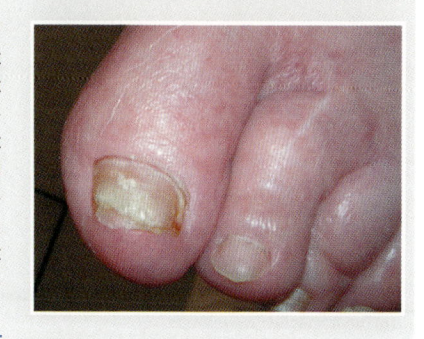

> Auch ist hier, wie beim → Holznagel, die Infektionsgefahr mit Nagelpilz gegeben.

Krallennagel *(Onychogryposis)*

Der Krallennagel wird auch Holzkrallennagel genannt, denn er ist stark verdickt und weist Unebenheiten mit starken Verbiegungen der Nagelplatte zum Nagelrand hin auf. Er zeigt sich oft in Verbindung mit Blutzirkulations-, Nervenversorgungs- oder Stoffwechselstörungen bei der Großzehe von älteren Menschen. Er kann aber auch angeboren sein und tritt daher familiär gehäuft auf (bei Babys als verdickte, gebogene Nagelvorderkanten). Er wird **Papageiennagel** genannt, wenn sich der verdickte Nagel zur Nagelspitze und über die Zehenkuppe hin abrundet. Diese Nägel werden oftmals in Schuhen „versteckt" und bleiben unbeschnitten, bis sie in die Zehenhinterkuppen eingewachsen sind. Eingewachsene Krallennägel werden mit dem Fissurenfräser abgesägt. Beim Abtragen der verdickten Nagelplatte mit einem Metallfräser in runder Form muss bei diesem Nagel extrem vorsichtig gearbeitet werden, da rüsselartige Gewebeteile des *Hyponichiums* am vorderen Nagelrand durchblutet sind. Nach dem Schleifen sollten die Nägel gut mit Nagelöl eingefettet werden, das glättet die Nagelplatte.

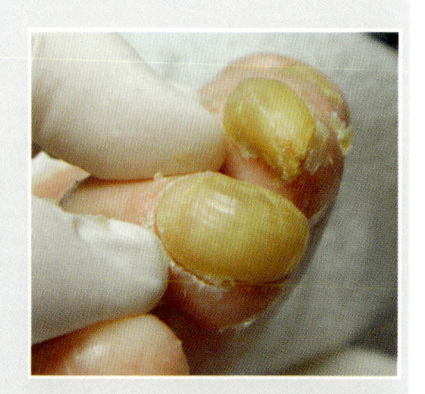

Holznagel *(Onychauxis)*

Dieser Nagel zeigt sich spröde, rissig und holzig splitternd. Das Nagelwachstum ist gestört, die Nagelplatte hebt sich ab und es entsteht ein Hohlraum. Die Gefahr des Befalls durch Nagelpilz (Fußpilz → Exkurs in Kapitel 5.3) ist groß. Diese Nägel kommen oft bei älteren Menschen vor, wenn die Durchblutungs- oder Stoffwechselfunktionen gestört sind oder auch bei Psoriasis.
Für die Bearbeitung werden die Nägel desinfiziert und mit Jod, *Propolis* oder Nagelöl oder -salben eingerieben – es fräst sich dann leichter. Die Nagelteile können mit dem Metall- oder diamantierten Rosenbohrer (→ Kapitel 5.4) abgefräst werden. Poröse Nagelteile werden mit der Ecken- oder Nagelzange vorsichtig entfernt. Sollten größere Nagelteile abbrechen, so kann der Nagel mit Nagelmasse (→ Exkurs Fußnagelmodellage) nachbehandelt werden.

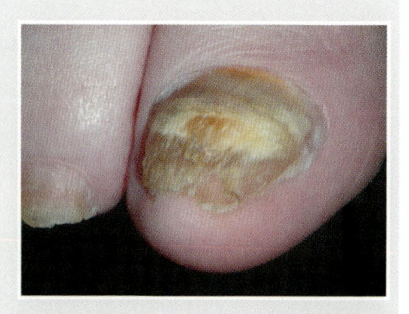

> In der Apotheke gibt es rezeptfrei einen medizinischen Nagellack gegen diese Nagelerkrankung zu kaufen, den Sie Ihren Kunden vorschlagen können.

Pilznagel (Onychomykosis)

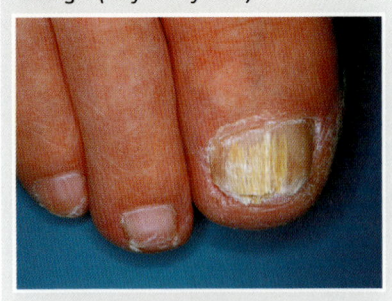

antimykotischer Nagellack

Der Pilznagel unterscheidet sich zuerst kaum vom Holznagel – er ist meist gelblich, bräunlich bis braun-schwarz verfärbt und zeigt oft helle oder dunkle Längsrillen auf der porösen Nagelplatte. Teile davon können sich bröckchenweise ablösen. Eine Laboruntersuchung bringt bezüglich der Diagnose der Erkrankung Gewissheit, aber mitunter auch das Nagelfräsen: Es entsteht ein unangenehmer Geruch. – Atmen Sie die abgeschliffenen Partikel daher nicht ein! Pilznägel sollten immer vom Arzt mitbehandelt werden. Das Risiko für das Ausbrechen eines Nagelpilzes kann mit verschiedenen Methoden reduziert werden (→ Exkurs in Kapitel 5.3).

In der Pediküre können Sie die Nägel konsequent schneiden oder fräsen, um den Nagelpilz zu isolieren. Auch können Sie die Verwendung eines *antimykotischen Nagellacks* empfehlen. Die Verwendung von „normalem" Nagellack ist nicht zu empfehlen, denn dieser setzt den Nagel unter Luftabschluss und begünstigt das Wachstum des Nagelpilzes.

> **Nagelpilz ist ansteckend und nicht nur für die Atemluft und Hygiene im Institut, sondern auch für die übrigen Zehen ein Problem.**

B Spalt- und Nietnagel

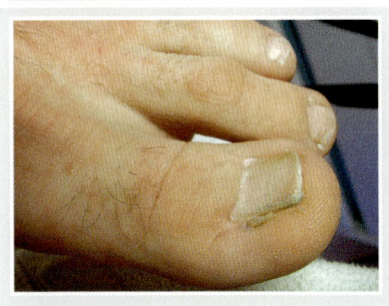

Onychoschisis

Der **Spaltnagel (Niednagel)** entsteht als Kombination einer Verletzung des Nagelbettes mit seitlichem Druck auf den Nagelwall und einer Verletzung des Nagelfalzes. Ein Nagelteil wächst längs abgespalten seitlich neben der Nagelplatte von der Nagelwurzel aus nach oben. Überschüssige Hautbildung entsteht durch permanenten Druck und Reibung (z. B. im Schuh). Der Nagel kann gesund nachwachsen, wenn die Ursache behoben wird.

Ein Niednagel ist häufig am großen oder kleinen Zeh zu sehen. Oft zeigen sich weiße Längsrillen auf der Nagelplatte. Die Nagelverletzung wird am besten mit dem Fräser bearbeitet. Die Nagelkanten und die Nagelplatte werden glatt geschliffen und eventuell mit Nagelmasse (→ Exkurs Fußnagelmodellage) aufgefüllt.

C Rollnagel und eingewachsener Nagel

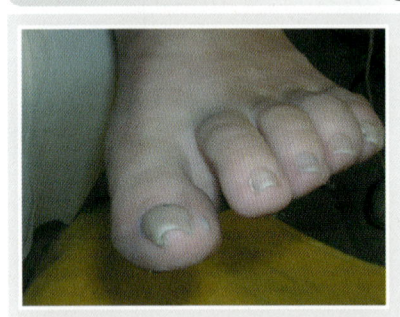

Wie der Name sagt, „rollt" sich der Nagel: **Rollnägel** erscheinen eckig, mit Längs- und Quereinwölbung der Nagelplatte. Ursache dafür sind oft Druck auf die Nägel durch zu enges Schuhwerk oder die Nägel wurden eine längere Zeit verkehrt geschnitten (indem z. B. Nagelecken zu weit und zu tief ausgeschnitten werden). Der nachwachsende Nagel ist breiter als das Nagelbett und rollt sich seitlich in den Nagelwall ein. Oft wächst er auch ein (→ eingewachsener Nagel) und verdickt sich an den Nagelrändern.

Diese Nageldeformation wird mit dem Pyramiden- und dem Rosenfräser seitlich abgeschliffen und die Nagelplatte dünner geschliffen. Die Nagelrandecken werden leicht abgerundet, sodass der Nagel keinen Druck mehr auf die Nagelplatte ausübt. Eine Spange wird aufgesetzt, die die Wölbung abflacht (→ Exkurs Fußnagelmodellage am Ende dieses Kapitels).

Beim **eingewachsenen Nagel** *(Ungues incarnatus)* kommt es zu einem seitlichen Eindringen des Nagels in die Haut, was sehr schmerzhaft werden kann. Ursachen sind entweder die für den Rollnagel beschriebenen (starker Druck, falsches Nagelschneiden) oder die Nägel sind anatomisch so geformt (breiter als das Nagelbett), dass die Tendenz zum Einwachsen besteht. Die Nagelplatte verdickt sich durch Druck auf den Nagelwall. Es bilden sich harte Nagelecken und es kommt zu Hornhautbildung im Nagelfalz.

> **Begleiterscheinung beim eingewachsenen Nagel ist die *Hyperkeratose* im Nagelfalz und unter dem Nagel.**

Die Behandlung des Nagels besteht im Auftragen von Nagelweicher, dem Ausschneiden aller Verhornungen im Nagelfalz mit der Eckzange und dem Abfräsen von seitlichen Verdickungen. Dies verhindert Entzündungen, Eiterungen, Wucherungen und Nagelablösung. Arbeiten Sie mit der Lupenleuchte, sodass Sie jede kleine spitze Nagelecke im Nagelwall entdecken. Tamponieren Sie die gut ausgefrästen seitlichen Nagelteile unter Zuhilfenahme der Sonde mit in Desinfektionsmittel und Hornhauterweicher getränktem Vlies. Dieses muss vorsichtig in die seitlichen Nagelränder gedrückt werden und dient als künstlicher „Abstandhalter".
Durch das Aufsetzen einer Spange (→ Exkurs Fußnagelmodellage) kann die Nagelform begradigt werden.
Entzündliche, eitrige eingewachsene Nägel können mit einem Kernseife-, Salz- oder entzündungshemmenden Kräuterfußbad vorbereitet, mit einem Hautdesinfektionsmittel (das nicht brennen sollte!) gesäubert und mit Pflaster oder Polsterung (→ Kapitel 3.4.3) versehen werden. Weitere zur Heilung nötige Eingriffe wie das Herausschneiden des eingewachsenen Nagelteils sollten vom Podologen oder Arzt durchgeführt werden.

Vorbeugende Maßnahmen:
- Nägel nicht zu kurz schneiden, Nagelecken mit Feile abrunden.
- Regelmäßiges Auftragen von Nagelweicher (Nagelränder bleiben weich und Hornhautbildung im Nagelfalz verringert sich.)
- Beginnenden Druckschmerz durch das Auftragen von Nagelweicher und ein Fußbad lindern.
- Erfahrene Fußpflege besuchen, beraten und behandeln lassen.
- Mit Spange die Nagelform begradigen lassen.

D Dachnagel

Diese Nagelverformung entsteht infolge von Druck in Kombination mit weicher Nagelsubstanz. Der Nagel verformt sich spitz zur Mitte hin und zeigt oft Längsrillen und Spaltungen. Der Nagel ist normal dünn, auch in der Mittelkante.
Vorsicht beim Schleifen in der Mitte des Nagels – er ist nur gebogen, nicht verdickt! Verwenden Sie einen feinen Metall- oder diamantierten Rosenbohrer (→ Kapitel 5.4) und schleifen Sie nicht zu viel und ohne Druck ab! Der Dachnagel wird beim Nagelschneiden kurz gehalten.

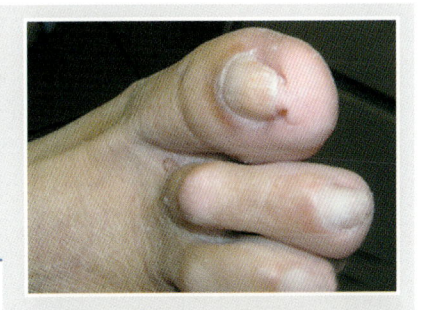

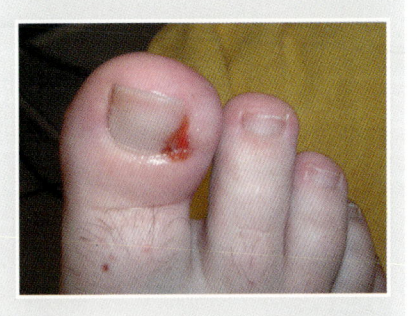

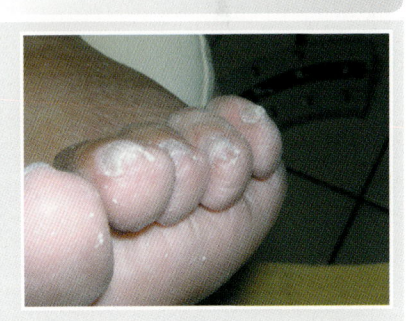

E Uhrglasnagel

Er wird auch Glasnagel genannt, denn er erscheint gewölbt, gelblich, glasig, fast durchsichtig. Er ist **messerscharf an den Kanten** und splittert und springt gerne. Diese Nagelanomalie ist entweder angeboren oder ein Zeichen von chronischer Mangelerscheinung (z. B. von Mineralstoffen ➔ Band A, LF 10, Kapitel 7.5) oder von Sauerstoff infolge von Störungen der Lungenfunktion bei Lungenerkrankungen oder Herzfehler.

Diese Nägel sollten Sie beim Nagelschneiden abrunden und gut nachfeilen. Empfehlen Sie die regelmäßige Verwendung von Nagelschutzcreme und -öl.

F Beispiele für Nagelfarbveränderungen *(Onychodyschromien)*

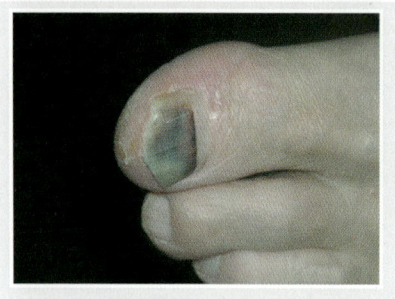

Onychodyschromien physiologisch

Verletzungen von Nagelwurzel, Nagelbett, Nagelplatte oder Nagelfalz führen fast immer zu Nagelverfärbungen. Beim Herauswachsen des verletzten Nagels zeigen sich oft Rillen- (z. B. ➔ Längsrillen oder ➔ Querfurchen) und Hohlraumbildung, die den Nagel porös werden lassen oder vom Nagelbett ablösen.

Blaue Verfärbungen, besonders im Bereich von Lunula und Randwall, haben z. B. Flusssäureverletzungen (Substanz im Fotolabor) oder Sauerstoffmangel als Ursache. Letzterer kann von Rauchvergiftung, Herzinfarkt oder von Luftarmut beim schnellen Auftauchen des Tauchers herrühren.

Auch Kälteeinwirkungen verändern die Nagelfarbe ins Bläuliche. Bläulich erscheinende Nägel sind aber auch ein *physiologisches* (nicht krankhaftes, sondern gesundes) Zeichen von dunkelhäutigen Völkern. Dunkle Rassen haben eine höhere Pigmentproduktion und mehr Melanozyten – diese erscheinen durch die Nagelplatte bläulich, als dunkel verlaufende Längsstreifen oder als dunklere Nagelränder.

Hämatom

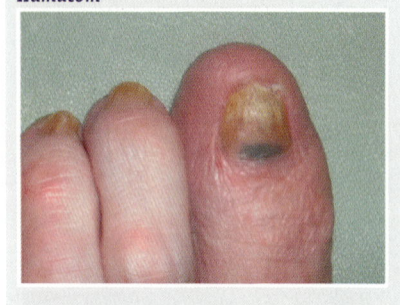

Ein **Bluterguss** (lat. *Hämatom*) äußert sich als bläulicher, dunkler Fleck unter dem Nagel und die Verfärbung „wächst" mit der Nagelplatte langsam heraus (Dauer ca. 6 bis 8 Monate). Sie ist Zeichen von Bluteinlagerung, aber auch als Punktblutungen von Erkrankungen des Gerinnungs- oder Gefäßsystems und bei Herzerkrankungen.

Ein Fleck des Nagels, genauer gesagt unter dem Nagel, der nicht wandert, könnte ein Melanom sein. Hier bitte dem Kunden sofort raten zum Arzt zur Kontrolle zu gehen, da der Verdacht einer ernsthaften Erkrankung besteht (Hautkrebs ➔ Band A, LF 2, Kapitel 4.9). Ratsam ist es auch, die Fleckgröße aufzuzeichnen oder abzumessen (Abstand vom Nagelfalz). Beim nächsten Fußpflegebesuch (meistens nach 4 Wochen) achten Sie wieder darauf und sehen, ob die Verfärbung am selben Nagelabschnitt verblieben oder die Verfärbung mindestens 4 mm oder mehr nach oben gewandert ist.

> **Blutergüsse schmerzen auf Druck und wachsen mit der Zeit heraus. *Melanome* bleiben unter der Nagelplatte sichtbar, an einem festen Ort und wachsen nicht mit dem Nagel heraus.**

Gelber Nagel

Er entsteht auch durch innere Krankheiten (von Galle oder Leber), Medikamenteneinnahme, Vergiftungen (Chemikalien wie Brom) oder als Folge einer Krebsbehandlung (Chemotherapie und Bestrahlung).
Gelblich-bräunlich wird ein Nagel u. U. durch die Einnahme von *Carotinoiden* (→ Band A, LF 10, Kapitel 8.1). Gelblich-weißlich-trüb erscheinen die Nägel bei Schuppenflechte, der oben genannte Nagelpilz verfärbt den Nagel gelblich-braun.
Die Pedikürearbeit besteht hier (außer wie oben für den → Pilznagel beschrieben) im Pflegen und Abdecken, also dem Verschönern der Nägel z. B. durch Lackieren.

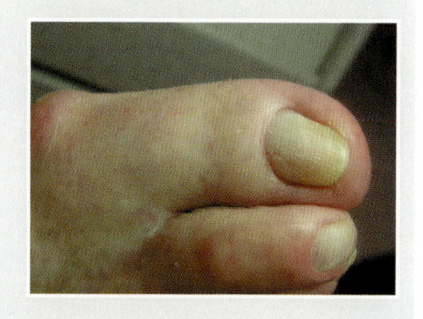

Weißfärbung *(Leukonychie)*

Die Weißfärbungen des Nagels, ggf. mit verschiedenen Mustern (fleckig, gestreift, flächig) sind generell Störungen im Aufbau des Keratins der Nagelplatte. Sie können auf Leberschäden, Schwermetallvergiftungen, Infektionskrankheiten oder Stoffwechselstörungen hinweisen.
Kosmetisch können Sie diese Veränderungen nur abdecken. Der hier abgebildete Nagel zeigt außerdem Quer- und Längsrillen und den Zustand nach Behandlung der eingewachsenen seitlichen Nagelränder.

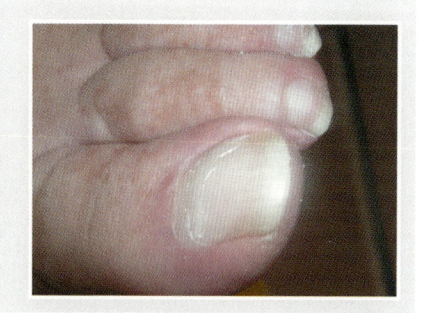

G Weitere Beispiele für Nagelwachstumsstörungen *(Onychodystrophien)*

Längsrillen

Die anatomische Form der Papillenleisten der Wachstumszone ist als Längsrillung der Nagelplatte sichtbar.
Als **Altersnagel** erscheint er bräunlich, die Nagelplatte ist sehr weich. Daher sollten Sie beim Nagelschneiden sorgfältig und vorsichtig arbeiten. Wählen Sie einen nicht zu groben Schleifstein- oder diamantierten Fräseraufsatz (→ Kapitel 5.4) und schleifen Sie nur über den Nagelrand.

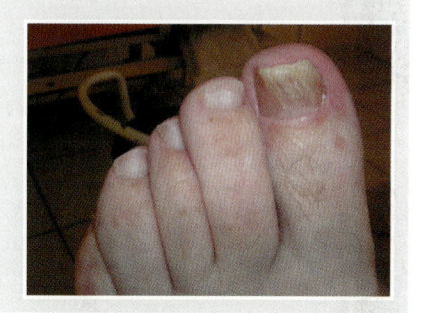

Querfurchen

Beau-Reil-Furchen sind sägezahnartig und können als Zeichen von verzögertem Nagelwachstum erscheinen. Sie sind Folge akuter Infektionen, toxischer und medikamentöser Einwirkungen. Waagerechte Querfurchen allgemein können von Verletzungen der Nagelwurzel oder des Nagelbettes kommen. Der Zeitpunkt der Schädigung wird am herauswachsenden Nagel sichtbar.
Kosmetisch können Sie hier auffüllen (→ Exkurs Fußnagelmodellage) und verschönern, z. B. durch Lackieren.

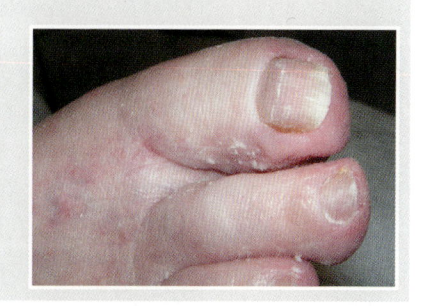

Dellen, Grübchen, Flecken usw.

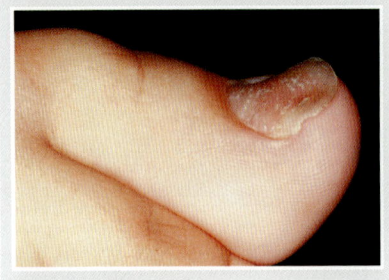

Trachyonychien
Koilonychie

Sie sind fast immer äußerliche Zeichen von inneren Erkrankungen oder Mangelerscheinungen.
Am nachwachsenden Nagel ist zu erkennen, wann eine Krankheit akut war. Bei älteren Menschen wachsen die Nägel langsamer. Zeiten von über einem Jahr Dauer für das Herauswachsen der Zeichen sind nicht selten.

Nagelplatten wie **Sandpapier** werden als *Trachyonychien* bezeichnet. **Löffelnägel** *(Koilonychie)* sind löffelförmig eingedellte Nägel, die als Zeichen von Cysteinmangel (eine essenzielle Aminosäure ➔ Band A, Kapitel Ernährungslehre) z. B. bei Blutarmut vorkommen. Kosmetisch können Sie diese Nagelveränderungen auffüllen (➔ Exkurs Fußnagelmodellage) und verschönern, z. B. durch Lackieren.

Auch bei jugendlichen Kunden sind oft äußere Zeichen „innerer Störungen" an den Nägeln sichtbar. Häufig ist die Ursache **„fleckiger Nägel"** Mineralstoffmangel. Mit einem beratenden Gespräch über diese Mangelerscheinung, aber auch über die auslösenden Faktoren wie Ernährungsprobleme (z. B. Magersucht ➔ Band A, LF 10, Kapitel Essstörungen), aber auch Abi-Stress oder übereifriges Sporttraining, wird ein verändertes Nagelbild schnell wieder in einen normalen Fall verwandelt. Empfehlen Sie dem jungen Kunden Fußpackungen und Mineralstoffbäder mit Kieselsäure als Inhaltsstoff. Heilerde und auch Thermalbäder mit viel Eisengehalt sind gute Alternativen. Die Aufklärung wird meist mit großer Aufmerksamkeit angenommen. Über das Thema Nagel wecken Sie bei jungen Personen auch Interesse für das Thema Gesundheit und Gesunderhaltung.

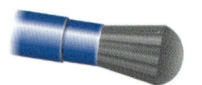

Bei Nagelveränderungen und Arbeiten an Nagel und Nagelfalz das gründliche Desinfizieren nicht vergessen!

Es ist einfach, über die Nägel Kontakt mit dem Körper zu bekommen. Sie sagen etwas über den Gesundheitszustand des Kunden aus.

Die kosmetische Arbeit mit Nagelveränderungen ist oft langwierig, die Erwartungshaltung der Kunden hoch. Das erfordert von Ihnen viel Geduld. Für den Kunden und Sie ist es dann aber auch eine wahre Freude, die Nägel gesund nachwachsen zu sehen. Die Füße „lachen" – der Kunde lacht!

EXKURS: *Fußnagelmodellage*

Abb.:
Naildesign-Beispiele

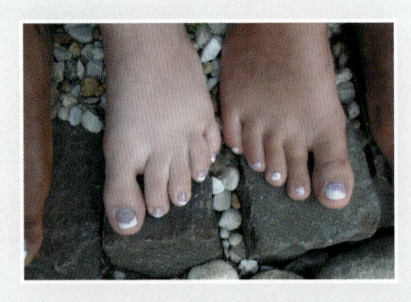

Nägel, die teilweise oder ganz fehlen, entfernt werden mussten, abgebrochen sind oder auch nicht so gut geformt, verfärbt oder verdickt sind, können mit verschiedenen Fußnagelmodellagetechniken wiederhergestellt oder verschönert werden. Damit können insbesondere auch jüngere Altersgruppen angesprochen und zu Ihren regelmäßigen Fußpflegekundinnen werden.

Fußnagelmodellage

Für die Arbeiten der Nagelmodellage brauchen Sie eine Schulung zum Nagel-Designer (engl. *Nail designer*) → LF 4, Kapitel 5.3, die von verschiedenen Firmen und Schulen angeboten wird.

Nail designer

Spangentechnik

Insbesondere ist bei den verschiedenen Modellagetechniken die moderne Nagelkorrektur mit der Nagelspange zu nennen. Von den Herstellern werden viele verschiedene, auch sehr modische Modelle angeboten. Der betroffene Nagel wird durch die Spange geformt (entfernt vergleichbar einer Zahnspange), bis die normale Nagelform (aus der Erfahrung heraus fast zu 100 %) wieder erreicht wird.

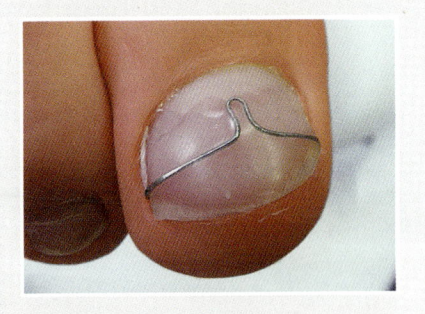

Abb.: Ross Fraser-Spange

Es dauert bis zu einem Jahr und länger. Daher ist es als Kunde unbedingt nötig, gut mitzuarbeiten, viel Geduld aufzubringen und regelmäßig zur Behandlung zu kommen.

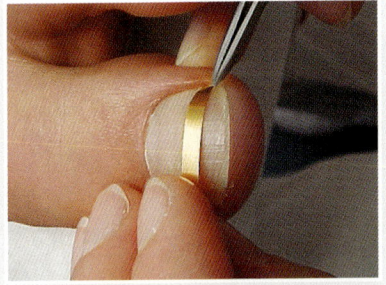

Abb.: Anpassen einer Goldstadtspange auf den Nagel

Modellage mit Nagelmasse

Das Arbeiten mit Nagelmasse kann einen abgebrochenen oder teilentfernten Nagel „ersetzen". Auch leistet die Technik gute Dienste bei porösen Nägeln nach Nagelmodellage mit *Tips* (→ unten).

Die Masse ist gelartig und wird direkt aus der Tube auf die Nagelplatte aufgetragen. Schicht für Schicht entsteht durch Zwischenlagerung von Vlies oder Fiberglasgewebe (2 bis 4 Schichten). Dies dient zur Festigung. Danach trocknet die Masse und wird mit einem „zarten" Fräser glatt gefräst (Diamantfräser oder Schleifstein). Danach kann der Nagel kosmetisch bearbeitet und lackiert werden (→ Kapitel 5). Der bearbeitete Nagel ist ästhetisch, pflegeleicht, druckfest und schützt den nachwachsenden Nagel.

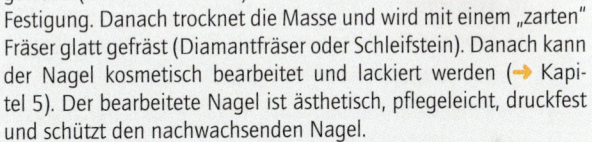

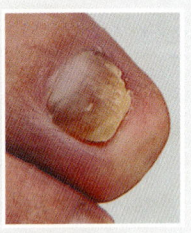

Abb.: Vor der Behandlung

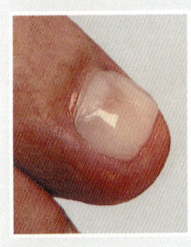

Abb.: Nach der Behandlung

Eine noch einfachere Methode bietet **Nail repair**, ein Gel aus lichthärtendem Polymerisationsharz:

Mit *Nail repair Cleaner* die Nägel von Fett und anderen Resten säubern. Danach das Gel, das rosa- und opalfarben, oder klar angeboten wird, direkt aus der Tube mit der Tubenspitze auf den betroffenen Nagel auftragen. Die Masse sorgfältig und gleichmäßig mit dem Pinsel verteilen. Ein weißer Nagelrand kann mit einem hellerfarbenen Produkt in feiner Linie gezogen werden. Unter dem UV-Lichthärtegerät werden die Nägel für 2–3 min. ausgehärtet. Danach mit *Cleaner* den Nagel vom „Schwitzwasser" befreien.

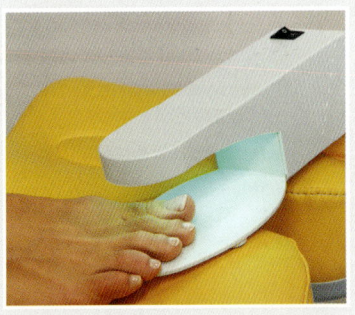

Abb.: Aushärten unter UV-Lampe

Diese Technik kann auch bei Nagelspangen angewandt werden. Lackierungen, auch z. B. *French Nails* (→ Kapitel 5.4.4), können anschließend problemlos aufgetragen werden. Die Nagellackierung kann erneuert werden, ohne dass das *Nail repair* beschädigt wird, denn Nagellackentferner entfernt nur den Nagellack. *Nail repair* selbst, ist nur mit dem Fräser zu entfernen. Daher werden die Nägel an den nächsten Fußpflegeterminen so lange weiter mit *Nail Repair* behandelt, bis der Nagel keine Probleme mehr aufweist.

Tips **Aufkleben von Nägeln (engl. *Tips*)**

Auch das Aufkleben von künstlichen Nägeln kann, wie am Fingernagel (→ LF 4, Kapitel 5), für den Fußnagel praktiziert werden. Längen und Formen sind – genau wie weitere Verzierungen und Farben – in fast unendlicher Vielfalt frei wählbar oder können entsprechend kunstvoll gestaltet werden. Helle Nägel, fantasievoll bemalte Nägel oder aufgeklebte Steinchen und Figürchen sind in Mode.

Aus der Erfahrung heraus halten diese künstlichen Nägel länger, wenn sie kaum oder keiner Reibung oder dem Druck eines Schuhes ausgesetzt sind. Daher ist diese Modellagetechnik mehr in der Sommerzeit anzuwenden. Auch kommt sie bei Vorführungen und Modeschauen an Modellen zum Einsatz.

Die Nägel werden so für eine bestimmte Zeit optisch verbessert oder idealisiert, was z. B. in Verbindung mit einem schönen Abend- oder Braut-Make-up noch zum gesamten guten Aussehen beiträgt.

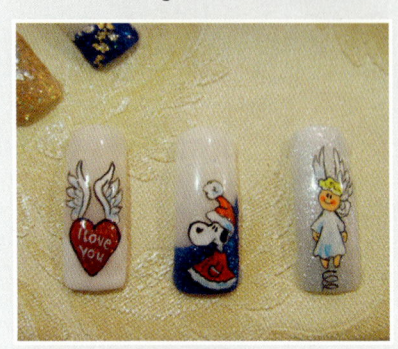

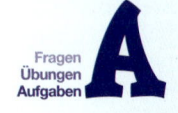

Abb. 5.26: Nageltip-Beispiele

Fragen Übungen Aufgaben

1. Was bezeichnet man als Hyponychium?
2. Durch welche Einflüsse können verdickte Nägel entstehen?
3. Nennen Sie fünf Nagelveränderungen und was Sie mit diesen kosmetisch „tun".
4. Nennen Sie Beispiele für Nagelverletzungen.
    a) Was müssen Sie bei einem Bluterguss unter dem Nagel beachten?
    b) Was tun Sie bei einem entzündlichen, eitrigen Nagel?
5. Welche Funktion haben die Nägel?
6. Die Wachstumsführung eines Nagels erfolgt durch was?
7. Was verstehet man unter einem Rollnagel?
8. Wie sollte im Normalfall die Nagelplatte beschaffen sein?
9. Beschreiben Sie einen Spaltnagel und den Unterschied zum Nietnagel.
10. Wie arbeiten Sie an einem Holznagel?
    a) Mit was ist er leicht zu verwechseln?
    b) Was veranlassen Sie bei einem Kunden mit Holznagel, der beim Abfräsen riecht?
11. Wann wird der Kunde mit Nagelmasse beraten und bedient?
12. Nennen Sie mögliche Gründe für eine Nagelverfärbung.

5 Kosmetische Fußbehandlung (Pediküre)

Zwei Fußpflegekolleginnen sitzen an einem heißen Sommertag in einem Straßencafé und schlemmen genussvoll ein Eis. – „Wie gerne würde ich jetzt die Füße in kaltes Wasser stellen" sagt die eine. Ihre Kollegin schaut sich inzwischen alle Sandalenfüße an den Nebentischen an und ist in Gedanken schon wieder bei ihrer Arbeit. „Oh, diese armen geplagten Füße – die schreien fast alle nach einer Fußbehandlung. Wie viele glückliche Füße könnten hier sein, wenn diese bei uns im Institut gewesen wären!"

Eine attraktive Dame kommt an, nimmt Platz und pendelt mit den Füßen. „Diese Füße strahlen – bis in das Gesicht!" Schick, denkt die Kollegin, und toll lackierte Nägel mit Diamantchen auf dem Nagellack. „Na, das sollten wir demnächst unseren Kunden auch anbieten."

5.1 Aufgaben der Pediküre

Allgemein wird unter dem Begriff Pediküre alles, was mit der Pflege der Füße zu tun hat, verstanden.

- Sie führen eine gute Nagelpflege durch: Richtiges Schneiden und Abfeilen der Nägel beugt Nagelfehlbildungen vor.
- Sie verbessern das Hautbild des Fußes durch Hornhaut- und Hühneraugenentfernungen (falls vorhanden) und hauttypgerechtes Eincremen.
- Sie verschönern die Nägel durch Lackieren.
- Sie massieren die Füße bis zum Unterschenkel und regen damit die Durchblutung an.
- Sie geben Tipps für die Fußpflege zu Hause.

An die Pediküre schließt eine gute Fußberatung an. Nach einer guten Fußbehandlung sollte jeder Kunde, auf Wolken laufend aus Ihrem Institut schreiten. Die Kundenfüße sind gestylt und Ihre Kunden fühlen sich wohl von Kopf bis Fuß.

> **Durch eine regelmäßige Pediküre zu Hause oder im Kosmetikinstitut bleiben Füße gepflegt und gesund.**

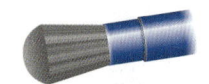

Es gibt viele verschiedene Gründe, weshalb Kunden gerne regelmäßig eine Pediküre bei Ihnen in Anspruch nehmen:
- Kunden, die ein „Wohlfühlerlebnis" wünschen
- Kunden, die das Erhalten der Fußgesundheit als Dienstleistung wünschen
- Kunden, die eine Pediküre z. B. allmonatlich mit ihrer Kosmetik zusammen durchgeführt haben möchten
- in der Bewegung eingeschränkte Kunden (u. a. auch in der Bewegung vorübergehend Eingeschränkte, wie Schwangere oder „Gipsarme")
- sehbehinderte oder blinde Kunden
- usw.

Pflegen und Gestalten der Füße und Nägel – LF 8

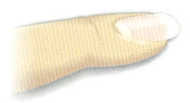

> Es ist auch möglich, dass die Füße eines Kunden zwar keinerlei Entzündungen, Rötungen oder Hautabschürfungen aufweisen, aber Sie darauf aufmerksam gemacht werden, dass der Kunde Diabetiker oder Bluter (herzkranker Kunde mit blutverdünnender Medikation) ist. Sie können hier trotzdem eine Pedikürebehandlung durchführen.

Vor einer Fußpflegebehandlung sollten Sie daher Ihre Kunden immer fragen, ob sie körperlicher Art irgendwelche Probleme haben und dabei auch fragen, ob er/sie Diabetiker oder Bluter ist.

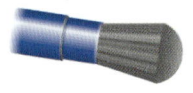

> **Jede kosmetische Fußbehandlung kann erfolgen – auch bei diabetischen und/oder deformierten Füßen, wenn der Kunde nur eine Pflege der Füße wünscht. Aber: Keine Fußpflege darf erfolgen bei verletzten Füßen! Dann lieber gleich zum Podologen oder Arzt überweisen.**

5.2 Arbeitsplatz und Arbeitsmittel

Der Arbeitsplatz

Es ist wichtig, bei der Fußpflege ohne Druck und Verkrampfung zu arbeiten. Das fängt beim richtigen Sitzen für den Kunden auf einem höhenverstellbaren, bequemen **Behandlungsstuhl** mit guter Rückenlehne und seitlicher Armabstützung (Armlehnen) an. Günstig ist, wenn die Beinauflage des Behandlungsstuhls geteilt, ausziehbar, abklappbar und schwenkbar ist. Dies ermöglicht Ihren Kunden ein bequemes Auf- und Absteigen und Ihnen als Behandler eine ideale Behandlungsposition.

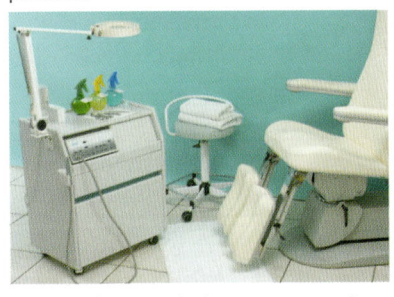

Abb. 5.1: Behandlungsplatz

Sie sitzen als Behandler immer vorteilhaft auf einem **Drehrollstuhl.** Gesetzlich vorgeschrieben ist der standhafte 5-Fuß-Drehrollstuhl. Durch einen Drehrollstuhl ist es einfach, die Position auch einmal zu ändern.

Sie sitzen etwas seitlich von den Füßen Ihres Kunden, rechts oder links. Der bewegliche Stuhl ermöglicht Ihnen aber auch das Arbeiten von vorne bzw. – bei zusätzlicher Höhenverstellbarkeit – von oben. Wichtig ist, dass viel Spielraum und Platz für Sie (als Behandler) zum Arbeiten vorhanden ist.

(Das richtige Sitzen können Sie in ➔ LF 10, Kapitel 2.1, nachlesen.)

Aus hygienischen Gründen sind diese Möbel mit säurebeständigen und abwaschbaren Polsterungen versehen, um sie vor und nach einer Behandlung desinfizieren zu können.

Der Boden sollte, wie generell in einem Kosmetikinstitut, den hygienischen Anforderungen entsprechen (Hygieneplan ➔ Ende dieses Lernfeldes).

Die Instrumente

Es gibt eine vielfältige Auswahl von Instrumenten zur Nagelpflege.

Die **Nagelzange** oder der **Kopfschneider** ist an den Seiten abgerundet und so der natürlichen Nagelform ähnlich. Sie erlaubt eine gute Schneidetechnik und ist ideal auch zum Schneiden dicker Nägel. Die **Sonde** ist ein ein- oder beidseitiges Instrument und, wie beim Zahnarzt, unterschiedlich in Größe, Dicke und Schneide. Die Sonde passt sich durch die unterschiedlichsten Formen der Enden den Fußnägeln an. Sie ist ein Instrument für den Nagelfalz und Nagelwall. Sie können damit unausgeglichene Nagelränder mit Watte oder Vlies auspolstern. Sie wird auch als Tamponstopfer oder Doppelinstrument bezeichnet. Mit der **Hautzange** oder **Eckzange** (→ Kapitel 3.4.2) wird gearbeitet, wenn die Nagelränder oder kleinere Zehenhautpartien von (Horn-)Hautresten gesäubert werden. **Hornhauthobel**, **Hohlmeißel** und **Skalpell** kommen für die Hornhaut- oder Hühneraugenentfernung zum Einsatz, alternativ kann mit dem **Fräser** gearbeitet werden (→ Kapitel 3.4.2 und 3.4.3). Der Fräser schleift und poliert auch die Nägel. Hierbei kommen die in → Kapitel 5.4.2 genannten Fräserformen zum Einsatz.

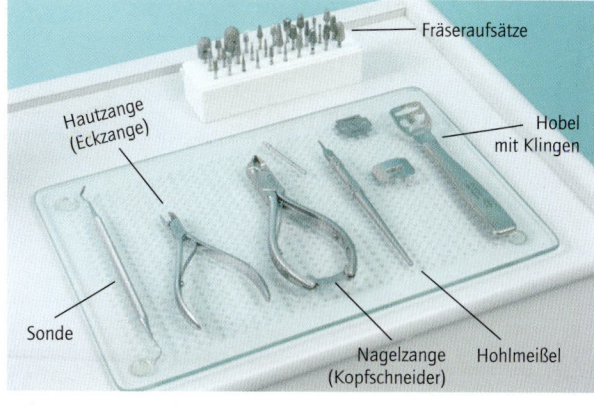

Abb. 5.2: Arbeitstisch

> Bitte sorgen Sie dafür, dass mehrere Instrumentensets zu Ihrer Verfügung stehen, es könnte sonst durch anfallende Sterilisationszeiten zu Engpässen kommen.

Hilfsmittel

Als Hilfsmittel zur Pedikürearbeit benötigen Sie außerdem noch:

Desinfektionsspray, -seife oder -lotion, Hornhauterweicher, Erfrischungsspray, Wattepads, Kosmetiktücher, Papier- oder Vlies-Einmaltücher, Handtücher, Arbeitshandschuhe.

Ein **Erste-Hilfe-Set** sollte in Reichweite Ihres Arbeitsplatzes vorhanden sein.

5.3 Vorbereitungen und Fußbefundung

Der Arbeitsplatz und Ihr Arbeitstisch sollten vor jeder Pedikürebehandlung desinfiziert und vorbereitet sein, alle Instrumente sterilisiert und alle Hilfsmittel vorhanden oder aufgefüllt und in Reichweite Ihres Arbeitsplatzes. Saubere Handtücher liegen bereit.

Decken Sie die Auftrittsfläche vor dem Behandlungsstuhl für den Kunden mit einem neuen Papier- oder Vliestuch ab. Sprühen Sie die Füße des Kunden mit Desinfektionsmittel ein.

Legen Sie für ein Fußbad ein Handtuch vor den Behandlungsstuhl und bereiten Sie das Bad vor.

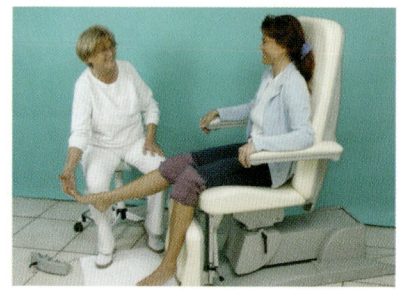

Abb. 5.3: Vor der Pediküre

Das Fußbad

Abb. 5.4 a und b: Prüfen der Temperatur und Fußbad

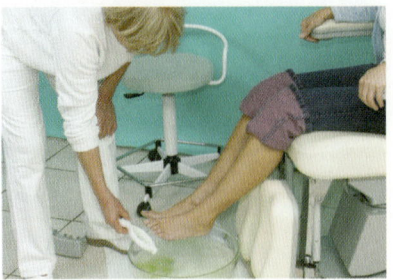

Unter einen Fußbad versteht man das kurzzeitige Baden der Füße in Wasser oder in Wasser mit Badezusatz (→ Band B, Kosmetische Mittel). Hierbei wird die Hornschicht der Fußhaut aufgeweicht. Aus diesem Grunde sollte die Dauer der Anwendung 10 Minuten nicht überschreiten.

Das Bad sollte, der Hauttemperatur entsprechend, zwischen 36 und 37 Grad Celsius warm sein. Prüfen Sie die Temperatur des Bades immer mit einem Thermometer.

Fußbäder können entsprechend der erwünschten Wirkung verschiedene Inhaltsstoffe enthalten.

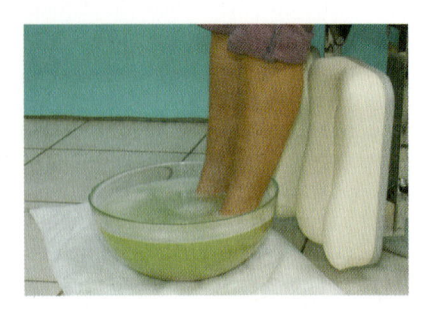

Sie kommen bei unterschiedlichen Kundenfüßen zur Anwendung:

Substanz oder Inhaltsstoff	Indikation
Meersalz, Meeresalgenextrakt, Weizenkeimöl, Weizenkleie	Schwitzende Füße, poröse Fußhaut (Allergien)
Essigwasser	Schwitzende Füße, Schweißfüße
Ätherische Öle von Rosmarin, Eukalyptus	Durchblutungsanregung
Ätherische Öle von Lavendel, Zitronenmelisse, Rose, Kamille	Beruhigung
Kräuterextrakte oder ätherische Öle von Teebaum, *Hamamelis* und *Propolis*	Desinfektion, Hautrötungen
Kräuterextrakte oder ätherische Öle von Thymian, Minze	Erkältung, Atmung stärken
Gewürze wie Paprika, Ingwer	Aktivierung, Belebung

Tab. 5.5: Wirkstoffe in Fußbädern

Beispiel INCI eines Fußbadesalzes

SODIUM CHLORIDE, SODIUM LAURYL SULFATE, LIMONENE, SILICA, CAMPHOR, COPOLYMER, MENTHOL, BUXUS CHINENSIS, OLEA EUROPEA, CI 47005, HYDROLIZED WHEAT PROTEIN, MENTHA PIPERITA, CITRUS GRANDIS, SODIUM SULFATE, PROPYLEN GLYCOL, CI 13015, CITRAL, ASCORBYL PALMITATE, GLYCERYL STEREATE, CITRIC ACID

Kosmetische Fußbehandlung (Pediküre)

Sie sagen **Ja zum Fußbad,** wenn
- der Kunde und Sie es aus hygienischen Gründen wünschen,
- die Füße extrem kalt sind,
- die Füße sehr trocken uns spröde sind,
- der Kunde lange Zeit unterwegs war und die Füße schmerzen („dampfen").

Sie sagen hingegen **Nein zum Fußbad,** wenn
- die Fußhaut bereits aufgeweicht ist (Mazeration) und durch das Fußbad nicht weiter verändert werden soll,
- Hornhaut oder Hühneraugen entfernt werden sollen,
- vereiterte oder infizierte Füße vorliegen (z. B. bei Diabetikern),
- mit dem Nassgerät gearbeitet werden soll.

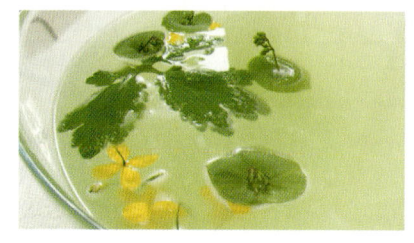

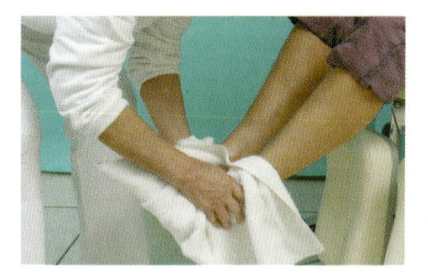

Abb. 5.6: Fußbad mit Blüten

Der Kunde sitzt beim Fußbad bereits auf dem Behandlungsstuhl. Trocknen Sie die Füße nach dem Bad gut mit einem Handtuch ab und legen Sie die Füße danach auf die Fußstütze auf.

Diese befindet sich am Fußpflegestuhl oder Sie verwenden eine separate Beinstütze.

Nun schalten Sie Ihre Lupenleuchte ein und erstellen einen „Fußbefund".

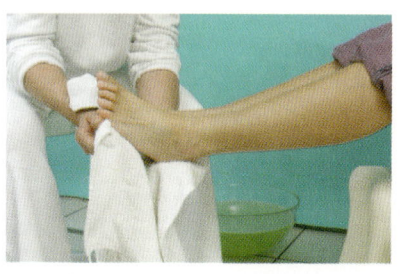

Abb. 5.7 a und b: Abtrocknen der Füße

Fußbefund

Für die Erhebung eines „Fußbefundes" nehmen Sie eine Kundenkarte „Pediküre" oder „Fußpflege" (→ Abb. 5.10) zur Hand.

Alle Details der Fußdiagnose sollten Sie gewissenhaft auf diesem Fußbehandlungsbogen dokumentieren.

Der Bogen/die Daten kann/können Eingang in die Kundenkarteikarte Ihres Kosmetikinstitutes finden, separat abgelegt oder in einem Computerprogramm gespeichert werden. In jedem Falle ermöglicht Ihnen eine solche Dokumentation eine gute kosmetische Beratung und hilft Ihnen bei der Planung und Einhaltung von mittel- oder langfristig gesetzten Behandlungszielen.

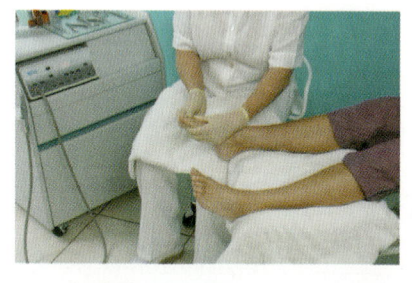

Abb. 5.8: Fußdiagnose

Abb. 5.9: Befragung

Pflegen und Gestalten der Füße und Nägel – LF 8

Tragen Sie ein, wie sich, wo, was am Fuß vorstellt

| A | B | C | D | E | F | G | H | I | J | K | L | M | N | O | P | Q | R | S | Sch | T | U | V | W | XY | Z |

Pediküre

Name und Vorname

Straße

PLZ/Wohnort

Telefon/E-Mail

Alter   Beruf

Krankheiten

Ernährung

Nagelanomalien
Zustand der Füße   ☐ rissig   ☐ schuppig   ☐ zart   ☐ rauh   ☐ weich   ☐ Sonstiges _____

Natürliche Nagelform
☐ oval
☐ schmal
☐ breit
☐ trapezförmig
☐ sonstige _____

Beschaffenheit des Nagels
☐ dick
☐ dünn
☐ eingerissen
☐ gesund
☐ brüchig
☐ sonstige _____

Beschaffenheit der Nagelhaut
☐ gering
☐ stark
☐ ausgefranst
☐ sonstige _____

Kundenwunsch

Nagellänge
☐ kurz
☐ lang
☐ Kommentar

Nagelform
☐ oval
☐ eckig
☐ spitz
☐ sonstige _____

Lack
☐ rot
☐ farblos
☐ kein Lack
☐ Sonstiges _____

Fußbefund
☐ Allergiker
☐ Diabetiker
☐ Hautpilz
☐ Krampfadern
☐ Nagelpilz
☐ Schwellungen
☐ Warzen
☐ Hallux valgus
☐ Hohlfuß

☐ Knickfuß
☐ Plattfuß
☐ Senkfuß
☐ Spreizfuß
☐ Abdruck/Laufstellen
☐ verdickte Hornhaut
☐ Hühneraugen
☐ Rhagaden
☐ Schweißfuß

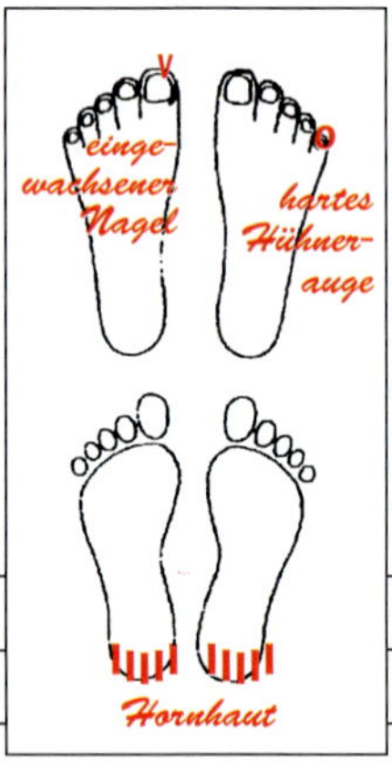

eingewachsener Nagel   *hartes Hühnerauge*

Hornhaut

Ärztl. verordnete Medikamente

Bemerkungen

Datum	Behandlung/Verkauf	Fußpfleger/-in
	Pediküre (Haut und Nagel), Kräuterfußbad Nagelkorrektur Großzehe L außen, Massage mit Schrundencreme, Beratung VK: Kräuterfß und Schrunden	

Empfehlung an den Kunden:

Füße täglich eincremen
...

Nächster Termin:
Datum _____
Datum _____
Datum _____
Datum _____

Abb. 5.10:
Kundenkarte Pediküre
(Muster)

EXKURS: Kosmetische Fußberatung

Die kosmetische Fußberatung sollte in einer jeden guten Pediküre ihren Platz finden. Hierbei können Sie während der Fußbefundung im Gespräch mit dem Kunden Probleme, Veränderungen, Gewohnheiten und Erkrankungen erfragen und erörtern.

Auch kann beim Fußbad oder während einer Fußmassage (→ Kapitel 6) beraten werden – das spart Zeit und Sie haben die volle Aufmerksamkeit des Kunden.

Details dieser Besprechung sollten Sie gewissenhaft in einen Fußpflegebogen eintragen.

Bei medizinischen Fachfragen verweisen Sie bitte höflich auf den Mediziner oder Podologen!

Folgende Punkte sollten Sie zum Nutzen Ihrer Kunden und zur Absicherung Ihrer Behandlung in der kosmetischen Fußberatung ansprechen oder besprechen:

A **Auffällige Hautveränderungen und Pigmentierungen**, besonders an der Fußsohle, sollten Sie mit Ihren Kunden besprechen, denn diese haben oder können die meisten selbst nicht sehen. Sind diese innerhalb kürzester Zeit aufgetreten und nicht durch Verletzungen entstanden, oder haben sich diese verändert? Sie sollten auf jeden Fall beobachtet werden. Empfehlen Sie zur Abklärung den Gang zum Dermatologen, denn besser einmal zuviel kontrollieren lassen, als einmal zu wenig. (Lesen Sie hierzu auch über Nagelanomalien → Kapitel 4.2.)

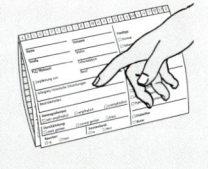

Abb.: Hyperpigmentierungen an der Fußhaut

Hyperpigmentierungen an der Fußhaut und am Unterschenkel erscheinen häufig in Folge von Stoffwechsel- und bei Durchblutungsstörungen. Auf der Abbildung ist ein Diabetiker-Fuß zu sehen.

Im Alltag sollte jeder, der zu übermäßiger Hornhautbildung am Fuß neigt, unbedingt vorbeugend und regelmäßig pflegen.

Ratschläge bei übermäßiger Hornhautbildung:

- Um schmerzhafte Druck- und Hornhautstellen zu vermeiden, weisen Sie auf die vielseitigen Abpolsterungsmöglichkeiten hin (→ Kapitel 3.4.3). Blasen, die zu unangenehmen Reibungen und daraus entstehenden Schmerzzuständen führen können, werden damit vermieden. Blasen entstehen oft bei intensivem Sport, wie z. B. beim Marathonlaufen.
- Jede Woche mindestens einmal die Hornhaut vorsichtig entfernen, wenn möglich während einer Pediküre (→ Kapitel 5). Hierbei sind scharfe Instrumente wie z. B. der Hornhauthobel zu vermeiden.
- Achten Sie darauf, dass Sie nicht zu viel Hornhaut entfernen, denn das regt die Neubildung wieder an.
- Am besten nach einem ca. 10-minütigen Fußbad die erweichte lockere Hornhaut mit dem Hornhautschwämmchen oder mit einem guten Bimsstein abrubbeln.
- Täglich mit einer rückfettenden Fußcreme die Füße einreiben. Das schützt die Haut vor dem Austrocknen und erhält die Elastizität.
- Sind bereits Risse aufgetreten, empfiehlt sich eine Schrundensalbe. Diese kann auch schon präventiv (vorbeugend) oder auch bei trockener Haut täglich als Pflege eingesetzt werden.

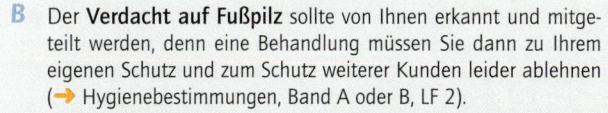

B Der **Verdacht auf Fußpilz** sollte von Ihnen erkannt und mitgeteilt werden, denn eine Behandlung müssen Sie dann zu Ihrem eigenen Schutz und zum Schutz weiterer Kunden leider ablehnen (→ Hygienebestimmungen, Band A oder B, LF 2).

Antworten auf Fragen wie „Juckt diese Haut?", „Brennt das?" oder „Schmerzt es beim Auftreten?" können Ihnen zur Klärung behilflich sein. Empfehlen Sie bei Verdachtsfällen von Erkrankungen zur Abklärung den Gang zum Arzt.

Am häufigsten werden solche Hautareale, wie z. B. die Zehenzwischenräume, von Fußpilz befallen, wo feuchte Wärme die Haut weich „auflöst".

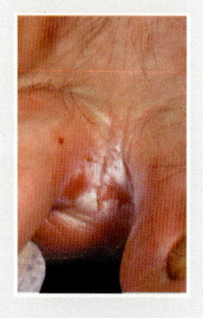

Abb.: Zwischen-Zehen-Fußpilz

Pilz am Fuß

Fußpilz
- ist die häufigste Pilzerkrankung der Haut
- tritt mit zunehmendem Alter häufiger auf
- kommt besonders oft zwischen den Zehen vor, kann aber auch die Sohlen und Nägel befallen
- wird begünstigt durch:

Feuchtigkeit, z. B. bei übermäßigem Schwitzen, in Gummistiefeln oder in Strümpfen, die das Verdunsten des Schweißes verhindern

- Wenn Sie dem Fußpilz keine Chance geben wollen, sollten Sie
  - keine engen Schuhe tragen
  - Ihre Füße sorgfältig abtrocknen
  - Baumwollstrümpfe anziehen
  - auf Hygiene achten
  - in Schwimmbädern und Saunen Schuhe tragen

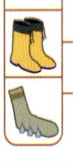

▶ Befallene Haut schuppt und ist gerötet, auch kleine Bläschen können auftreten. **Bei Verdacht Arzt aufsuchen!** Der Pilz breitet sich sonst immer weiter aus. Wenn die Haut geheilt ist, noch mindestens zwei Wochen weiter behandeln, um auch verdeckte Pilzsporen abzutöten.

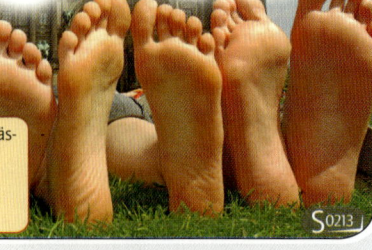

C **Krampfadern** an der Fußsohle sollten ebenfalls erwähnt werden, weil Sie dann besonders vorsichtig arbeiten müssen. **Achtung: kein Daumendruck auf die Krampfadern, es könnte ein Thrombus „losschießen"!** Der Druck beim Greifen sollte generell gemindert werden. Reiben Sie diesen Fuß lieber nur leicht mit einem geeigneten Pflegemittel unter Auslassung der erkrankten Areale ein. Für die kosmetische Behandlung empfehlen sich hier weiterhin milde und warme Fußbäder und Packungen mit kühlenden Gels.

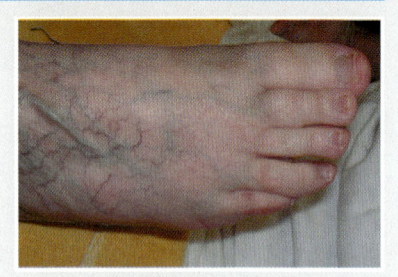

Abb.: Krampfadern am Fuß

D **Tief dunkelblaue Zehen, weiße Nägel und weiß gefärbte Haut,** die beim Anfassen auch kalt erscheinen, weisen auf eine Durchblutungsstörung (der Fußhaut) hin. Hier müssen Sie beim Arbeiten mit Instrumenten besonders vorsichtig sein. Eine schlecht durchblutete Fußhaut ist oft unempfindlich für Druck, Schmerz, Hitze und Kälte und heilt schlecht (auch ➔ Frostbeulen, Kapitel 3.3.2). Verletzungen sind daher unbedingt zu vermeiden. Hochgradige Durchblutungsstörungen kommen leider immer häufiger bei jungen Personen vor.

E Personen mit **Stoffwechselstörungen**, mit **Übergewicht** oder **Störungen im Lymphabfluss** – sie alle brauchen regelmäßige Fußpflege und kommen auch zu Ihnen zur kosmetischen Behandlung ihrer gesunden Füße. Es ist dann Ihre Aufgabe, diese Füße richtig und langfristig zu pflegen und auf diese Schwächen im Körper Rücksicht zu nehmen. Meist macht Sie der Kunde selbst auf seine Schwäche aufmerksam.

Nach Ausschluss schwer wiegender Erkrankungen können Sie Kunden mit **Störungen im Lymphabfluss** kosmetisch mit einer guten Massage oder auch einer manuellen Lymphdrainage (➔ LF 11, Kapitel 5), kühlenden Packungen und Einreibungen mit kühlenden Gels und Lotionen behandeln. Außerdem können Sie auf die richtige Lagerung der Beine („Hochlegen"), das Tragen von Stützstrümpfen und auf entstauende Bewegungsübungen hinweisen.

Übergewichtige haben of Luftbeschwerden – sie werden den Behandlungsstuhl mit einer geraden Stellung der Rückenlehne wählen. Sorgen Sie für ausreichend Sauerstoff im Raum (regelmäßige Raumlüftung vor jeder Behandlung) und reichen Sie ein Glas Wasser oder auch einen Früchte- oder Erfrischungstee.

Diabetiker (*Diabetes mellitus* ➜ Band A, LF 10, Kapitel 13.1) haben bei gestörter Stoffwechsellage Durchblutungs- und Nierenschädigungen, die eine extreme Hauttrockenheit (am Fuß rissige, spröde Fußhaut) erklären. Symptome wie Durst mit häufigem Wasserlassen, Juckreiz am Körper, Schlappheit und Müdigkeit der Glieder können auf Diabetes hinweisen.

Diabetes mellitus; griech./lat. = honigsüßer Durchfluss, „Zuckerkrankheit"

F **Der diabetische Fuß** zeigt geschwollene, dicke Beine und Zehen, Verfärbungen, Überempfindlichkeiten oder das Gegenteil – Gefühllosigkeit. Denken Sie an Diabetes, wenn Sie einen solchen Fuß sehen – vielleicht hatte dieser Kunde noch keine diabetische Untersuchung beim Arzt.

Ein diabetischer Fuß ist ein Risikofuß und sollte immer mit entsprechender Sorgfalt behandelt werden (auch keine Hobel und keine spitzen Sonden verwenden! ➜ Kapitel 3. 4.2 und 5.4.1). Die regelmäßige pflegerische Behandlung gehört in das Pediküre-Institut; die medizinische Behandlung gehört in die Arztpraxis oder Diabetiker-Beratungsstelle.

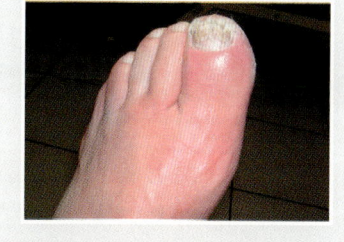

Abb.: Diabetiker-Fuß

Am Normalfuß führt eine Druckbelastung der Fußsohle zu Hornhautverdickung (*Hyperkeratose* ➜ Kapitel 3.3.1) und da, wo die Reibung am stärksten ist, zu Schwielen (*Callosita* ➜ Kapitel 3.3.2). Bei Diabetikern führt Übergewicht, in Kombination mit gestörter Stoffwechsellage, die Blutgefäße und Nerven schädigt, zu Durchblutungsstörungen, abgeschwächter Schmerz- und Temperaturempfindlichkeit, zu Fußfehlbelastung und zu Fußdeformation. Kleine Verletzungen, Risse (*Rhagaden* ➜ Kapitel 3.3.2), schlecht sitzende Schuhe oder sogar Barfußgehen können zur Bildung eines *Ulkus* (lat. Geschwür ➜ Band A, LF 2, Kapitel 3.1) führen, auf dem der Diabetiker bei fehlender Schmerzempfindung weiterläuft und dieses immer weiter verschlimmert und den Abheilungsprozess stört. Die kosmetische Behandlung eines solchen Fußes erfolgt nur, wenn der Fuß „gesund" ist, also keine offenen Wunden zeigt. Es ist Ihre Pflicht, dem gesunden Fuß des gut eingestellten Diabetikers zu helfen, dass Infektionen und Verletzungen problemlos bleiben. Die Mitarbeit des Kunden spielt dabei ein große Rolle.

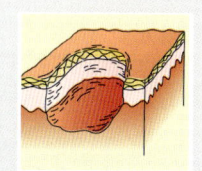

Abb.: Ulkus

- Jeden Tag die Füße mit Fußpräparaten für Diabetiker (➜ Kapitel 5.4.3) eincremen. Dabei die Zehenzwischenräume aussparen, um diese trocken zu halten.
- Nur warmes, kein heißes Fußbad nehmen, denn Hitze kann aufgrund der Gefühllosigkeit zu Verbrennungen führen. Auch sollte die Anwendung von Heißkissen, Wärmflaschen und das Trockenfönen der Füße von Diabetikern unterlassen werden.
- Die Fußsohlen täglich auf Verletzungen kontrollieren (mit einem Spiegel). Unbemerkt gebliebene Verletzungen können zu Infektionen und schlecht heilenden Wunden führen.
- Durchblutung anregen, tägliche Bewegung ist wichtig!
- Keine Pflaster verwenden, sondern Verletzungen mit luftdurchlässigen Mullbinden oder Kompressen oder Gelauflagen versorgen.
- Nur bequemes, im Winter warmes, nicht drückendes und luftdurchlässiges Schuhwerk und keine „Plastikschuhe" tragen.
- Keine Blasen (*Bulla* ➜ Kapitel 3.3.2) selbst öffnen, keine Hornhaut selbst schneiden! Nägel nicht zu kurz oder spitz und kantig schneiden. Lieber von einer/einem Fachfrau/Fachmann durchführen lassen.
- Nicht barfuß laufen. Beim Diabetiker ist die stoßdämpfende „Unterhautpolsterung" (an der Sohle Bindegewebsstrukturen und Sohlenfett) gestört oder reduziert. Das führt schneller zu Verletzungen.

Abb.: Diabetiker-Fuß mit Ulkus

G **Schweißfüße** schwitzen und riechen – das ist unangenehm. Statt die Füße zu verstecken, sollten Sie Ihre Kunden lieber aufklären. Die Absonderung von Schweiß ist wichtig, denn es ist eine Temperaturregulation des Körpers. Schweiß selbst ist geruchlos, erst die Zersetzung durch auf der Haut befindliche Mikroorganismen erzeugt den unangenehmen Geruch (➜ Band B, Anhang G zu LF 7 Deodorantien und Antitranspirantien). Die Leistenhaut an der Fußsohle weist viele Schweißdrüsen auf. Deren Absonderung kann hier aber nicht so leicht verdunsten und verbleibt als Feuchtigkeit „in den Schuhen". Es entstehen Wärme- und Nässestau (es kommt zum Aufweichen der Hornhaut). Vermehrte Schweißbildung (*Hyperhidrosis* ➜ Band A, LF 2, Kapitel 4) kann u. a. von Faktoren wie Stoffwechselerkrankungen, Hormonschwankungen und Ernährungsgewohnheiten beeinflusst werden. Für die Fußberatung gilt:

- Öfter am Tag die Füße waschen und den Schweiß damit beseitigen.
- Gutes Abtrocknen der Füße, besonders zwischen den Zehen.
- Baumwollsocken und keine „Plastikstrümpfe" tragen.
- Möglichst viel barfuß laufen.
- Gut cremen und mit erfrischenden Lotionen pflegen.
- Zu Fußpräparaten gegen schwitzende Füße
- Eine Kräuterlotion kann auch einmal über die Strümpfe und Schuhe gesprüht werden, wenn man den ganzen Tag unterwegs ist und keine Gelegenheit zum Waschen, Strumpf- oder Schuhwechsel hat.
- Keinesfalls regelmäßig schweißhemmende Fußpräparate verwenden (Wirkstoffe von Antitranspirantien/Antiperspirantien ➜ Band B, Anhang G zu LF 7) – der Schweißfluss darf nicht unterbrochen werden, denn Schädigungen des Körpers können dadurch entstehen. Es gibt immer einen Grund, weshalb der Schweiß fließt!

Ein Schweißfuß zeigt durch den Hitzestau unter der Schweißschicht und die Übersäuerung der Haut oft **trockene Hautschuppen**. Daher verspricht auch die Anwendung eines *Peelings* Erfolg: der Schweißfilm wird abgetragen und die poröse Haut beseitigt. Der Geruchsbildung und Übersäuerung wird so nachhaltig vorgebeugt, da die Poren nicht weiter verstopft werden. Die Haut kann besser „atmen" und weitere Schuppenbildung wird vermieden.

H Ein **Fersensporn** ist eine Überreizung der Sehnen, die unterhalb des Fersenbeins verlaufen. Mikroverletzungen führen zu Entzündungen in diesem Bereich und am Fersenbein wird zur Druckabwehr vermehrt Knochensubstanz gebildet. Daraus entsteht eine dornartige Verknöcherung unterhalb des Fersenbeins: der Fersensporn wird auch als *Kalkaneussporn oder Exostose* bezeichnet. Personen mit Übergewicht und „stehenden Berufen" sind davon besonders betroffen. Der punktuelle Druck auf die Ferse führt zu Schmerzen, die mit Abpolstern und Druckausgleichsohlen vermindert werden können.

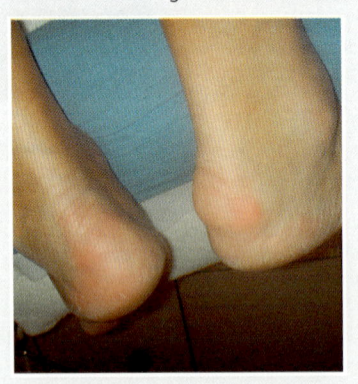

Probleme mit Schuhen, speziell mit dem Schuhrand oder den Riemchen an der Achillessehne kann die **Hagelundferse** bereiten. Ihre Entstehung beginnt mit immer wieder auftretenden Blasen, anschließender Hornhautbildung und Gewebeverdickung. Oft bildet sich ein Schleimbeutel aus, der (mehrfach) entzündet zu anschließender Bildung von Knochenauswüchsen im Bereich des Muskelansatzes der Achillessehne führt. Seit den 1960iger Jahren haben viele Frauen mit der Hagelundferse zu tun, denn Riemchenschuhe mit hohen Absätzen fördern die Entstehung der Hagelundferse.

Bei jeder Pediküre ist darauf zu achten, ob:
- der Fuß verfärbt ist.
- die Nägel Fehlbildungen aufweisen (➜ Kapitel 4.2).
- die Fußhaut Veränderungen wie Blasen, Rötungen, Hornhautfehlbildungen aufweist (➜ Kapitel 3).
- der Fuß statische Veränderungen aufweist (➜ Kapitel 2) und auch die Zehen davon betroffen sind.

Decken Sie dann veränderte oder verletzte Hautareale, die Sie als Kosmetiker nicht behandeln dürfen, mit Mull oder Pflaster ab.

Befragen Sie Ihren Kunden nach bestehenden Allergien, Stoffwechselerkrankungen, Herzschrittmacher, Herz- und Kreislaufproblemen und sonstigen Beschwerden.

Zur Vorsicht können Sie auch weiterhin erfragen, ob Grunderkrankungen wie z. B. Bluterkrankheit, Infektionskrankheiten usw. vorliegen.

Als Kosmetiker sind Sie verpflichtet diese Fragen zu stellen, um sich selbst zu schützen und die Sicherheit Ihrer weiteren Kundschaft zu gewährleisten.

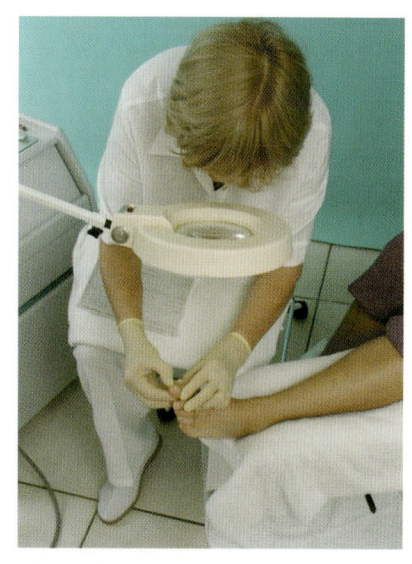

Abb. 5.11: Fußbetrachtung

Sie beraten den Kunden bei Nagelveränderungen und klären sie/ihn auf bei Hautveränderungen, soweit Sie das Wissen darüber haben (➜ Band A, LF 2, Kapitel 4). In jedem Fall bitten Sie Ihre Kunden bei nicht eindeutiger Diagnose, einen Arzt zu besuchen.

5.4 Die einzelnen Arbeitsschritte

Setzen Sie sich mit Ihrem **Drehrollstuhl** seitlich rechts (oder links) zu den Füßen Ihres Kunden.

Weshalb nicht von vorn, wie es gern beim Nagellacken gemacht wird?

Beim seitlichen Sitzen sind Sie als Behandler „außer Reichweite", wenn der Kunde zuckt und dabei das Bein und den Fuß nach oben bewegt. („Schnell ist da beim Arbeiten von vorn der Kundenfuß an der Behandlernase!") Es ist deshalb von Vorteil.

Fangen Sie mit dem rechten oder linken Fuß an.

Desinfizieren Sie den Fuß, bevor Sie beginnen. Das kann mit einem in Desinfektionsmittel getränkten Wattepad geschehen. Reiben Sie den Fuß ab oder verwenden Sie ein Hautdesinfektionsmittel aus der Sprühflasche. Beachten Sie die Einwirkzeit.

Ist übermäßig Nagelhaut vorhanden, tragen Sie Nagelhauterweicher bzw. Nagelhautentferner (➜ LF 4, Kapitel 3.4) seitlich auf.

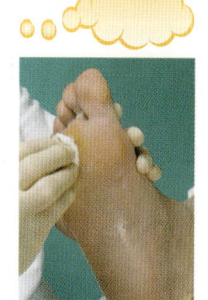

Abb. 5.12: Desinfektion der Fußsohle

Nehmen Sie den Vorderfuß des Kunden mit festem Druck in Ihre linke Hand. Ihre rechte Hand bearbeitet den Fuß. (Wenn Sie Linkshänder sind, arbeiten Sie entsprechend umgekehrt. Hierzu ist auch nötig, dass Sie Ihren Arbeitsplatz und den Standort Ihrer Geräte und Hilfsmittel entsprechend anders anordnen.) Spreizen Sie mit Ihrer linken Hand die Zehen am Fuß oder bewegen Sie diese zur Seite, wenn Sie z. B. die Nagelschere ansetzen. Sie haben dann genügend Platz für die Handhabung des Instrumentes am Nagel.

Während des Nagelschneidens ist es oft erforderlich, das Arbeitsgerät zu wechseln, z. B. kleinere Zangen zu verwenden – Ihre linke Hand sollte dann aber immer den Fuß des Kunden/der Kundin fest und ruhig halten, das gibt dem Kunden Sicherheit.

5.4.1 Das Nagelschneiden

Früher galt der Spruch: „Kurz und gerade werden die Nägel geschnitten."

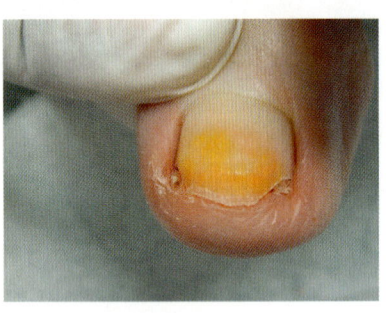

Ganz so ist es nicht mehr, denn schneiden Sie die Nägel zu kurz, dann besteht beim Tragen von Schuhen kein Schutz im vorderen Nagelrand und es entsteht dort Druckschmerz. Lassen Sie die Nagelecken stehen, kommt es zu Überverhornungen *(Keratosen)* im Nagelfalz oder zu Verletzungen. Das richtige Nagelschneiden ist also wichtig für die Fuß- und Nagelgesundheit.

Keratosen

Abb. 5.13:
Von Kundin falsch geschnittener Nagel

Schauen Sie sich die Nägel von allen Seiten gründlich an. Wie bereits gesagt ist jeder Fußnagel anders/unterschiedlich geformt.

Nehmen Sie die **Nagelzange oder** den **Kopfschneider** zur Hand und beginnen Sie in der Mitte des Nagels der Großzehe mit kleinen Schnitten zu schneiden. Arbeiten Sie sich zu den Rändern hin vor, das verhindert das Splittern der Nägel und lässt den Druck auf die Seitenpartien wegfallen.

Ihre Schnittlinie muss parallel zum Nagelsaum verlaufen und muss nach dem Vollenden des Nagelschneidens gleichmäßig sein.

> Wichtig beim Nagelschneiden ist die Nägel immer von oben zu betrachten. Oft ist der Nagel stark mit dem Nagelbett verwachsen. Setzen Sie die Zange in diesem Fall ohne Druck an der Unterseite des Nagels an und vermeiden Sie dadurch Verletzungen am Nagelbett (Nagelrand). Schneiden Sie dann nur mit der Spitze der Zange und „tasten" Sie sich mit deren Hilfe beim Schneiden vorwärts, ohne vorspringende Kanten und Ecken zu hinterlassen.

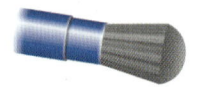

Generell müssen Sie beim Schneiden eine gleichmäßige Schnittlinie hinterlassen, sodass der Nagel nicht einreißt, splittert und angrenzende Haut und Nägel verletzen könnte.

Beachten Sie, dass gerade bei Erkrankungen, bei denen Verletzungen des Nagels und der Fußhaut vermieden werden müssen (z. B. bei Diabetikern ➔ Exkurs Kosmetische Fußberatung), die Nägel mit viel Vorsicht und Gründlichkeit bearbeit werden müssen. Die kleinste harte Ecke/Spitze oder eine Randverdickung des Nagels kann bei Druck im Schuh Reibung erzeugen und zu Verletzungen führen.

Daher gibt es zwei allgemein gültige Regeln für das Nagelschneiden:
1. Die Nägel nicht zu kurz schneiden. 2. Seitlich die Ecken abrunden.

Achten Sie beim **Abschneiden** darauf, dass Sie Ihren linken Daumen auf die Schneidefläche des **Kopfschneiders** halten, um sich vor „springenden Nägeln" zu schützen. Anfänglich ist das gar nicht so einfach. Ist Ihnen aber ein abgeschnittener Nagel ins Gesicht „gesprungen", lernen Sie die richtige Handhaltung schnell.

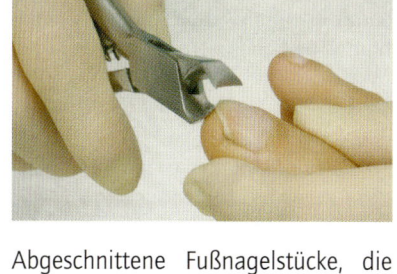

Abb. 5.14 a und b: Nagelschneiden

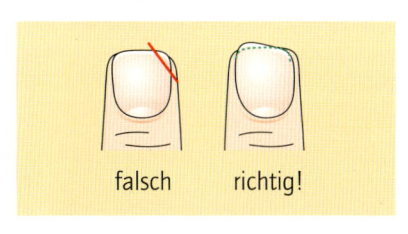

falsch   richtig!

Abgeschnittene Fußnagelstücke, die herunterfallen, können Sie entweder in das Behandlungshandtuch sammeln und später in den Abfalleimer entsorgen oder auf den Boden fallen lassen und später mit einem kleinen Handstaubsauger beseitigen.

Ist das Nagelschneiden getan, verwenden Sie nun die **Sonde zur Reinigung.** Säubern Sie die Nagelränder, Nagelfalz und Nagelwall von Hornhautresten und Hautresten. Wenn nötig beseitigen Sie auch Nagelreste, die im seitlichen Randnagelwall fest mit den Hornresten verwachsen sind. Aufgeweichte Nagelhaut wird entfernt.

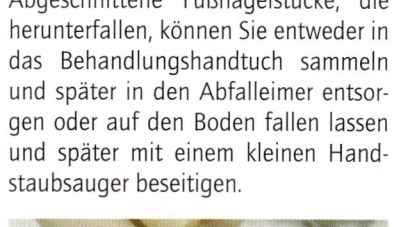

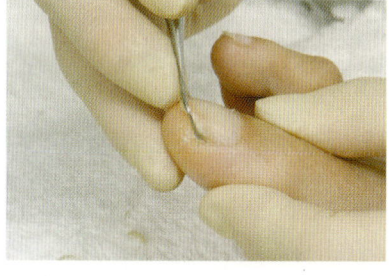

Abb. 5.15: Anwenden der Sonde

Vorsicht im Nagelwall, denn die Sonde kann messerscharf sein und die Nagelhaut verletzen, wenn Sie mit zu starkem Druck arbeiten. Gehen Sie also immer mit Feingefühl heran, leicht arbeiten, nicht zu sehr aufdrücken.

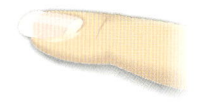

Als drittes Instrument benutzen Sie die **Eckzange.** Alles das, was Sie mit der Sonde bereits gelöst haben, entfernen Sie nun in den Nagelecken mit der Eckzange. Alle Nägel, vor allem die der 2. bis 5. Zehe, sind schonend mit der Eckzange im seitlichen Rand zu behandeln. Hierzu sollten Sie das Rechtslinks-Drehen der Zange beherrschen lernen.

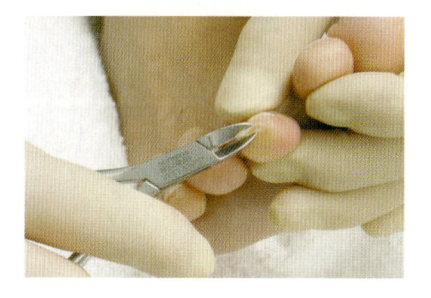

Abb. 5.16: Verwendung der Eckzange

Wenn alle Nägel geschnitten und gekürzt sind, nehmen Sie eine **Hautschere** und entfernen damit alle Hornhautreste und Hautreste, die um den Nagel noch übrig sind. Hornhaut an den Zehenkuppen und seitlich am großen Zeh, die oft bis zum Nagelrand heranreicht, bearbeiten Sie mit einem Hornhauthobel oder einem Hohlmeißel (→ Kapitel 3).

5.4.2 Schleifen und Polieren

Nach dem Kontrollieren der seitlichen Nägel (Wall und Falz) bearbeiten Sie die Nägel mit **Fräsern**. Im ➜ Kapitel 3.4.2 ist deren Bedeutung für die mechanische Behandlung von Hornhaut am Fuß bereits beschrieben. Ebenso können die Nägel nach der groben Säuberung mit der Sonde mit dem Fräser bearbeitet werden, **sogar in einem Arbeitsgang mit dem Hornhautschleifen.** Das spart Ihnen kostbare Arbeitszeit!

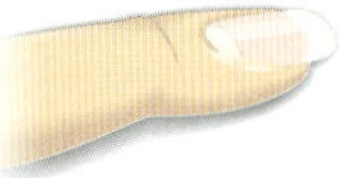

> Sollte das Gerät einmal ausfallen, müssen Sie in der Lage sein die entsprechenden Arbeitsgänge manuell unter Einsatz einer Diamantfeile (➜ LF 4, Kapitel 3) ausführen zu können. Bitte üben Sie auch das.

Fräseraufsätze unterscheiden sich in Material und Form. Alle sind in Hartmetall, diamantbeschichtet oder als Schleifkörper zu erhalten. Für die Pedikürearbeit an den Nägeln eigen sich Diamantschleifsätze in verschiedenen Formen.

Tab. 5.17   Fräser zur Nagelbehandlung

Rosenbohrer	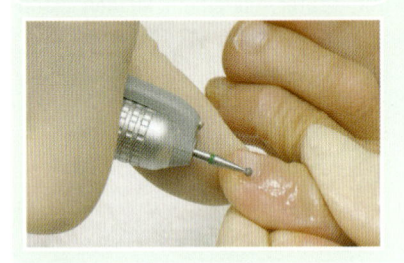
Abb.: Rosenbohrer	Er hat die Form einer kleinen bis größeren Kugel und wird für die Arbeiten am seitlichen Nagelfalz, an der Nagelhaut und für die Bearbeitung von Hühneraugen verwendet.
Querhiebbohrer	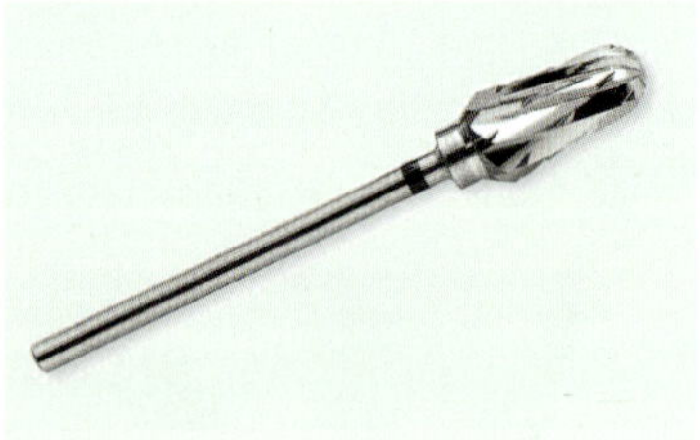
Abb.: Querhiebbohrer	Er weist Rillen oder diagonal verlaufende Furchen auf und ist für die grobe Nagelplattenbearbeitung (oder zum Entfernen von Hornhaut an der Fußsohle) geeignet.
Fissurenfräser	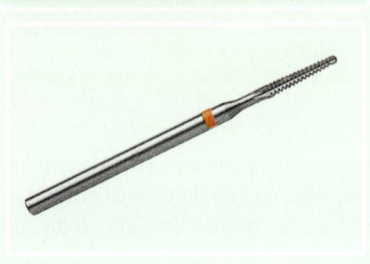
Abb.: „Fissurenfräser"	Er ist länglich und schmal und daher für Arbeiten an Nagelwall und -falz geeignet.

Pyramidenfräser

Er ist in der Form unten breiter als oben und kommt beim Abfräsen und Dünnerschleifen der Nagelplatte zum Einsatz.

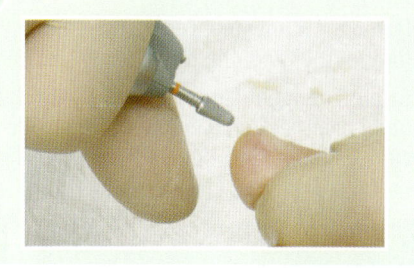

Abb.: Pyramidenfräser

Hohlfräser

Er ist mehr für tiefere Hornhautentfernungen und Hühneraugenentfernungen geeignet und kommt bei der Nagelarbeit eher kaum zum Einsatz.

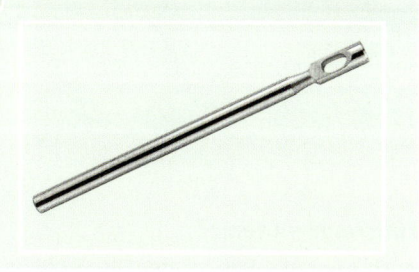

Abb.: Hohlfräser

Es sind mehrere Arbeitsgänge zur gründlichen Bearbeitung des Nagels und Nagelrandes nötig:

Im ersten Arbeitsgang schleifen Sie die Nagelplatte dünner. Hierbei ist darauf zu achten, dass Sie im Dorsalnagelbereich bleiben (→ Kapitel 4.1).

Im zweiten Arbeitsgang schleifen Sie die Nagelkante, am besten mithilfe eines Pyramidenfräsers, ab.

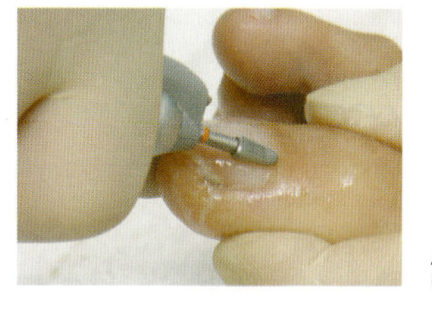

Abb. 5.18 a: Nagel dünner schleifen

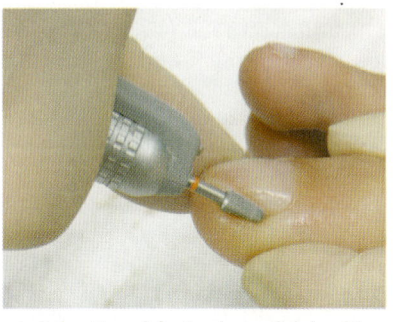

Der dritte Arbeitsgang ist das Glätten des Nagels, eventuell bei verdickten Nägeln auch noch einmal das Dünnerschleifen. Hierbei schleifen Sie auch ggf. im Intermediärnagelbereich.

Der Diamantfräser ist hierfür gut geeignet, da ein sanftes, gleichmäßiges und die Nagelplatten schonendes Arbeiten damit gewährleistet ist. Beim Arbeiten mit dem Nassfräser (→ Kapitel 3.4.2) wird der Nagel fast schon gleichzeitig poliert und durchschimmernd.

Abb. 5.18 b: Abschleifen der Nagelkante

Nach der Bearbeitung der Nägel schließt sich die der Fußhaut, Hornhautbehandlung falls nötig, an. Diese kann manuell oder apparativ mit dem Fräser erfolgen. Sie finden Sie im → Kapitel 3.4 ausführlich beschrieben.

Nach Abschluss jeder Behandlung müssen Sie Ihre Hände desinfizieren und waschen.

5.4.3 Fußhautpflege

Nach dem Schneiden, Feilen, Fräsen und Polieren der Nägel und der eventuellen Hornhautbehandlung brauchen Nägel und Fußhaut Pflege.

Für die Fußnägel kann Nagelöl (➔ LF 4, Kapitel 3.4) verwendet werden, wenn später nicht lackiert werden soll. Die Füße werden mit Schaum oder Cremes Ihrer Wahl eingerieben oder mit speziellen kosmetischen Behandlungen verwöhnt. Hierfür steht Ihnen ein vielseitiges Sortiment an Pflegemitteln zur Verfügung.

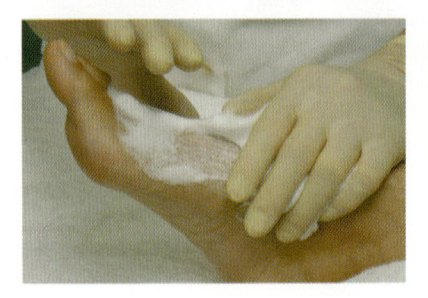

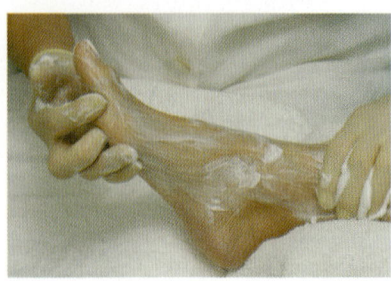

Abb. 5.19 a und b: Eincremen

Fußcreme = Creme?

Auch wenn die Basisstoffe (Öle, Fette und Wasser) gleich sind, muss eine Fußcreme andere Eigenschaften besitzen als eine Gesichtscreme: Neben der Fußhautpflege sollen Fußpräparate verschiedene Probleme der Füße, wie Brennen, Schmerzen, Drücken, Anschwellen usw., vermeiden helfen. Füße sind meist eingepackt und daher Umweltbelastungen und Wettereinflüssen viel weniger ausgesetzt als die Gesichtshaut. Trotzdem „kämpfen" sie mit Themen wie Schweißbildung, Geruchsbildung, Kälte- und Hitzestau und Durchnässen. Daher enthält Fußcreme z. B. durchblutungsfördernde, kühlende, desodorierende oder aseptische Wirkstoffe.

Beispiele für Fußpflegemittel und Inhaltsstoffe

Trockene Haut ist vor allem am Fuß und bei Frauen sehr verbreitet. Es ist ein Mangel an Hautfeuchtigkeit und diese Haut braucht Fette (wie Jojoba- oder Avocadoöl) und andere wichtige Wirkstoffe, wie z. B. Harnstoff, *Glyzerin*, *Aloe vera*. Eine solche Creme wird als eine erfolgreiche Feuchtigkeitspflege angeboten.

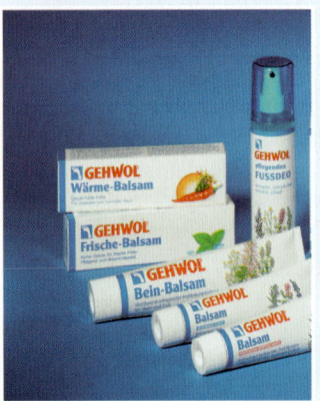

Glyzerin, Aloe vera

Melkfett und **Schrundensalbe** kommt bei stark verhornter, rissiger, rauer Fußhaut zum Einsatz. In Kombination mit Vitaminen und den Wirkstoffen *Panthenol* und *Bisabolol* wird der Hautreiz gelindert, die Haut wieder glatter und ihre Funktion normalisiert sich.

Panthenol
Bisabolol

Ätherische Öle von Rosmarin, Bergkiefer, Lavendel, Kampfer und Menthol lindern **Fußschmerz und -brennen**.

Für empfindliche, teils gefühllose **Diabetikerfüße** eignen sich so genannte sanfte Cremes mit Inhaltsstoffen wie Kamille, Avocado, *Hamamelis*. Diese reizen nicht und können so auch mit anderen Cremes kombiniert werden.

Hamamelis

Abb. 5.20: Fußpflegepräparate

Der **stark schwitzende Fuß** kommt gut mit *Teebaumöl* oder *Manukaöl* zurecht. Diese Wirkstoffe sind desinfizierend und desodorierend und dadurch geruchsneutralisierend. *Fernesol* ist ein Antiseptikum und ist als ätherisches Öl aus den Blüten der Orange, Rose, Jasmin, Lindenblüte, Basilikum und Lavendel erhältlich.

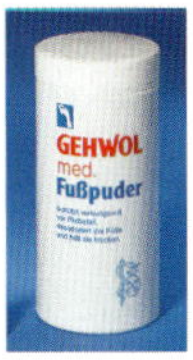

Gerne wird auch **Fußpuder** verwendet. Sportler und Kinder lieben ihn. Puder hält die Füße trocken (saugt z. B. Fußschweiß auf oder Wasser nach dem Duschen – aber bitte nur wenig davon verwenden, denn zu viel behindert die Hautatmung → Band A, LF 2, Kapitel 1.5.1) und schützt die Fußhaut vor Wundreiben. Pflegende Inhaltsstoffe sorgen für Geschmeidigkeit. Deodorierende und desinfizierende Wirkstoffe helfen Fußgeruch und Fußpilz zu verhüten.

In den **„Frischmachern"**, **den Lotionen und Gels**, sind oft die gleichen Wirkstoffe und/oder *Alkohol* zu finden. Es gibt sie als dünnflüssige O/W-Emulsion, Gele (→ Band B, LF 7) oder zum Sprühen. Eine Kräuterlotion z. B. kühlt und erfrischt die Fußhaut. Sie enthält neben hautpflegenden Inhaltsstoffen einen Anteil an ätherischen Ölen (wie Rosmarin, Bergkiefer, Lavendel), und kühlende, desodorierende und desinfizierende Wirkstoffe. Sie ist zur täglichen Pflege der Füße geeignet. Hautjucken und Fußpilzgefahr lassen sich vermindern. Auch beseitigt sie nachhaltig Fußgeruch.

Eine „besondere Creme" ist das **Fußpeeling**. Die in eine Cremegrundlage eingebetteten Schleifpartikel regen die Durchblutung an und entfernen die an den Füßen teilweise verhornte obere Hautschicht. Inhaltsstoffe, wie Vitamin E, Jojobawachs, Avocadoöl und Honigextrakt macht die Haut seidenweich. Auftragen, mit feuchten Händen massieren, kurz einwirken lassen und mit viel Wasser abspülen, fertig. Zu Hause als täglichen Pflege und im Institut als willkommene Zusatzbehandlung, ist das Fußpeeling eine Bereicherung der Angebotspalette.

Teebaumöl,
Manukaöl
Fernesol

Alkohol

Fußintensivpflegebehandlungen

Die vorteilhaften Eigenschaften von Kräuterstempeln (→ LF 6, Kapitel 6.3) und Masken und Packungen (→ Band B, LF 7, Kapitel 3.2) lassen sich natürlich auch auf die Fußhaut anwenden. Diese kosmetischen Behandlungen werden gerne von den Kunden angenommen.

Beispiel Massage mit Kräuterstempeln

Eine Massage der Fußhaut mit erwärmten, mit Kräutern gefüllten Vliestuch-Stempeln, ist eine sehr feine Anwendung, um Ihren Kunden Wohlgefühl und deren Fußhaut Geschmeidigkeit zu vermitteln. Die im Vliestuch befindlichen Kräuter werden in einem Wasserbad erhitzt und entwickeln ein erfrischendes, anregendes oder entspannendes Duftaroma, je nach Kräutermischung. Die Stempelmischung besteht z. B. aus Birkenblättern, Beinwellkraut, Huflattichblättern, Gänsefingerkraut, Himbeerblättern, Hopfenblüten, Lavendelblüten, Rosmarin usw. – alles Kräuter, denen entsprechende Wirkungen zugeordnet werden können.

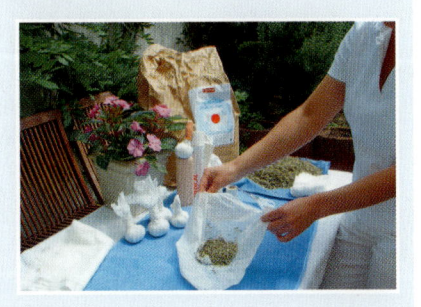

Abb. 5.21: Herstellung von Kräuterstempeln

Pflegen und Gestalten der Füße und Nägel – LF 8

Stempel im Mini-Format können leicht in Eigenarbeit hergestellt werden: Sie benötigen dafür ein Vliestuch oder Mullkompressen (Durchmesser 20 cm), *Tape*-Bandage oder Fixierband und die entsprechende Kräutermischung. Wie auf dem → Foto der Seite 137 zu sehen, wird eine entsprechende Menge Kräutermischung auf das ausgebreitete Vliestuch gelegt. Das Tuch nun sehr fest um den Inhalt wickeln. Den oberen Teil mit *Tape*-Bandage abkleben, es wird Ihr Griff zum Massieren. Dekorativ können sie die Enden des Stempels offen lassen oder auch den Griff fest mit Tape umwickeln.

Zum Aufwärmen der Stempel Wasser in einem Wasserkocher zum Kochen bringen und in eine Jenaer-Glasschüssel geben, die kippsicher auf einem Teelichthalter steht. Die Stempel hineingeben und gegeneinander ausdrücken. (Bei nur einem Stempel mit einen Sieb die Flüssigkeit ausdrücken.) Sobald wie möglich mit dem sanften Auftupfen-, und nach dem Abkühlen der Stempel mit der Fußmassage (→ Kapitel 6.1) beginnen.

Beispiel Mineralerdepackung

Die Fußhaut wird mit Reinigungslotion abgereinigt und mit der Crememaske eingerieben, sodass die gesamte Fußhaut gleichmäßig bedeckt ist. Decken Sie nun die Füße mit einer Hülle aus Papier oder mit einem Handtuch ab und lassen Sie sie eingepackt für 20 bis 30 Minuten ruhen.

Abb. 5.22 a bis d: Einstreichen, abwaschen, abtrocknen

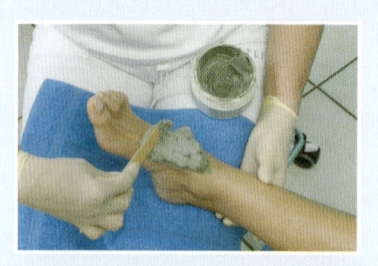

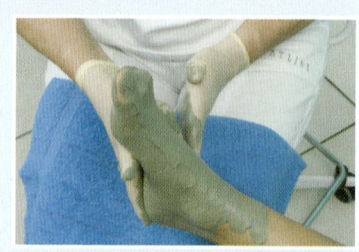

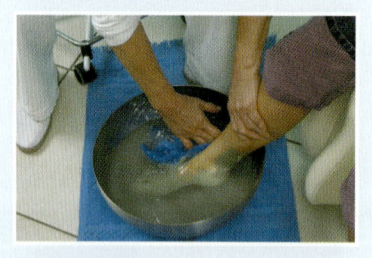

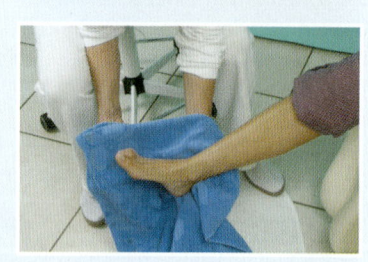

Mineralerde Kieselsäure

Die *Mineralerde* wird auch als Naturheilerde bezeichnet und enthält Metalle und Mineralstoffe, als Hauptbestandteil *Kieselsäure*. Durch den Zusatz von hochwertigem Hautöl mit mehrfach ungesättigten Fettsäuren entsteht eine wohltuende Packung, die einem Feuchtigkeitsverlust vorbeugt, durch ihre hohe Bindefähigkeit Hautpartikel und Schuppen entfernt und die Poren und Haarausführungsgänge tief reinigt.

Der zu Beginn kühlende Effekt ist bei Schwellungen angenehm und bewirkt durchblutungsfördernde Reaktionen (→ LF 11, Kapitel 2). Das baut Stress in Füßen und Körper ab.

Die Abnahme der Packung erfolgt in einem Wasserbad. Danach werden die Füße gut abgetrocknet und eingecremt.

Beispiel Paraffinfußbad

Sein Einsatz kann werbewirksam z. B. im Rahmen von Neueröffnungen, Tagen der offenen Tür, Sonderaktionen erfolgen. Oder es kann als Ergänzung für wartende Kunden angeboten werden. Das Warten wird dann angenehm.

Auch Männerkundschaft weiß die Anwendung zu schätzen: Viele reiben sich nicht gerne die Füße ein, haben aber oft eine trockene, poröse Haut (Hornhaut).

- Die zuerst erwärmende und dann okklusive (einschließende) Wirkung des *Paraffins* öffnet die Poren und ermöglicht die Aufnahme *(Penetration)* von Wirkstoffen. Die Haut wird optimal durchfeuchtet.   *Paraffin*
- Pflege- und Intensivpflegepräparate wie Cremes, Konzentrate, Packungen usw. können entsprechend dem jeweiligen Hautzustand unter das Paraffin aufgetragen werden.
- Das Paraffinbad selbst wird mit verschiedenen Inhaltsstoffen angeboten: *Aloe vera* – für mehr Feuchtigkeit, *Mentholöl* – für mehr Erfrischung, Fruchtöl – zur Belebung und *Olivenöl* – für mehr Geschmeidigkeit.   *Aloe vera* *Mentholöl* *Olivenöl*

Die Vorschriften bez. Bedienung und Hygiene können Sie in → Band B, LF 7 nachlesen. Bitte beachten Sie die Aufwärmzeit für das Paraffin vor seinem Einsatz.

Die **Anwendung** umfasst die Hautreinigung, das Sprühdesinfizieren, das Eincremen der Füße mit einem Pflegepräparat, das dreimalige Eintauchen in Paraffin, das Überziehen mit einer Schutzhülle (Plastikfolie) und das Anlegen der Frotteeschuhe. Das Paraffin bleibt bis zu 30 Minuten auf der Haut. In dieser Zeit kann der Kunde entspannen.

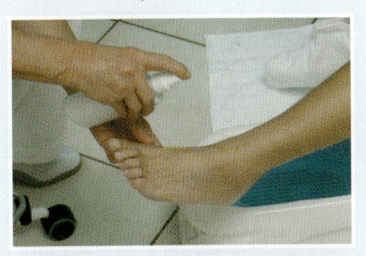

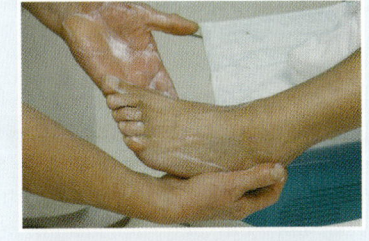

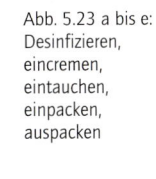

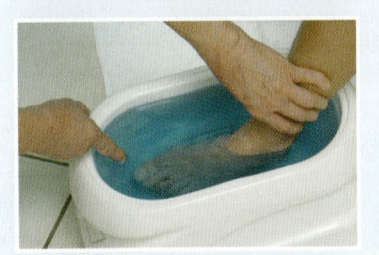

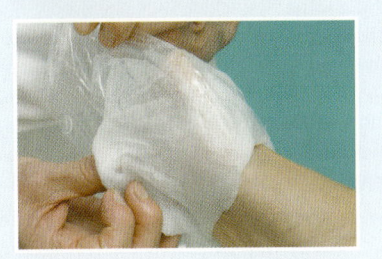

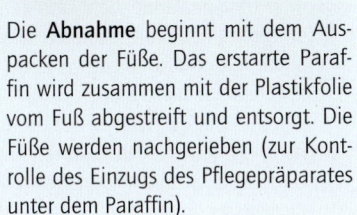

Abb. 5.23 a bis e: Desinfizieren, eincremen, eintauchen, einpacken, auspacken

Die **Abnahme** beginnt mit dem Auspacken der Füße. Das erstarrte Paraffin wird zusammen mit der Plastikfolie vom Fuß abgestreift und entsorgt. Die Füße werden nachgerieben (zur Kontrolle des Einzugs des Pflegepräparates unter dem Paraffin).

Schließen Sie an Fußintensivpflegebehandlungen eine Fußmassage (→ Kapitel 6.1) an.

5.4.4 Fußnagellacken

Durch das Abschleifen und Polieren mit Feilen und Fräsen ist die Nagelplatte frei von allen Unebenheiten. Durch Pflegebehandlungen wurden auch der Nagelplatte wichtige Stoffe zugeführt.

Der Nagel wird nun mit Nagellackentferner von evtl. Fett befreit, dann tragen Sie einen Unterlack auf die Nagelplatte auf. Dieser pflegt und stärkt die Nagelplatte und schützt sie vor Verfärbungen mit Lack. Anschließend wird der Nagellack von der Mitte des Nagels mit gleichmäßigen Strichen auf dem Nagel verteilt. Bitte verwenden Sie zum Spreizen der Zehen Watte zwischen den Zehen oder einen Zehenspreizer, damit die frisch lackierten Nägel nicht mit den benachbarten Zehen in Kontakt kommen und diese verfärben.

Technik und Kosmetika für das Lackieren der Nägel können Sie im → Lernfeld der Maniküre (LF 4) noch einmal genau nachlesen.

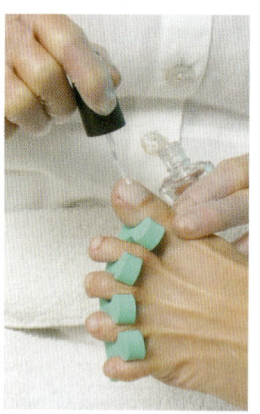

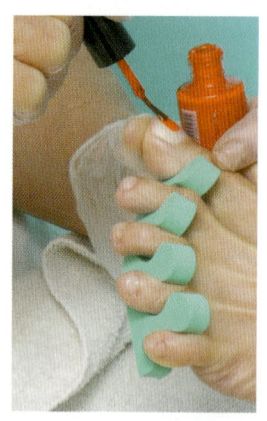

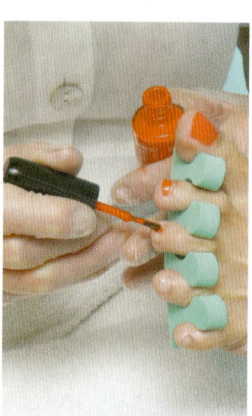

Abb. 5.24 a bis c: Lacken der Fußnägel

In den kosmetischen Fußpflegeinstituten werden zunehmend häufig besondere Lackierungen an den Fußnägeln gewünscht. Stellvertretend soll hier eine einfache, aber sehr spezielle Gestaltungsart, die „französischen Nägel" (für die Finger → LF 4, Exkurs in Kapitel 5.2), vorgestellt werden:

> **Beispiel French Nails**
>
> Lacken Sie die gesäuberten Fußnägel mit durchsichtigem Unterlack. Tragen Sie dann einen leicht hautfarben getöntem Lack auf. Danach wird jeder Nagel, am Nagelrand, mit einem Pinsel oder einem dafür vorgesehenen Stift, sorgfältig weiß bemalt. Es folgt Glanzlack als Überzug. Außerdem können aufzuklebende oder aufzumalende Applikationen (z. B. Strasssteinchen, Blümchen) oder Muster einzelne Fußnägel dekorativ verschönern. Auch diese sollten noch einmal mit einem Glanzlacküberzug versehen werden. Nicht nur die jungen Füße freuen sich darüber. Für diese *French Nails* wird kein UV-aushärtendes Nagelgel gebraucht, der Glanzlack schützt die Lackierung und die Verzierung für Wochen. Der Nagel kann schnell mit Nagellackentferner wieder verändert werden und wird so im Gegensatz zu einer Fußnagelmodellage-Anwendung (→ Exkurs in Kapitel 4.2) nicht in seiner Struktur belastet.

Abb. 5.26: French Nails

Für eine weitergehende Fußnagelgestaltung sollten Sie eine Schulung zum Nagel-Designer (engl. *Nail designer* → LF 4, Kapitel 5.3) absolvieren, die auch Modellagetechniken einschließt.

EXKURS: Mobile Fußpflege – kleines Institut auf Rädern

Wie viele Zeitungsanzeigen haben Sie gelesen, wie viele Autos sind an Ihnen vorbeigefahren mit dieser oder ähnlicher Aufschrift: „Fußpflege – Komme zu Ihnen nach Hause"?

Die mobile Fußpflege bietet Ihnen und Ihrem Institut die Möglichkeit, Ihre Arbeit über die Grenzen Ihrer Institutsräume hinaus bekannt zu machen. Dies kann einen guten Start in die Selbstständigkeit bedeuten, das Gewinnen von Neukunden erbringen, Ihren Bekanntheitsgrad steigern usw. – in jedem Fall ist es eine werbewirksame Maßnahme und kann einen guten Zusatzverdienst darstellen.

Sie müssen eine Ausbildung als Fußpfleger(in) vorweisen können (➡ Band A, LF 1, Kapitel 1), diese (Zusatz-)Tätigkeit ordnungsgemäß beim zuständigen Gewerbeamt melden und Sie brauchen eine gute Ausrüstung in Form eines Arbeitskoffers.

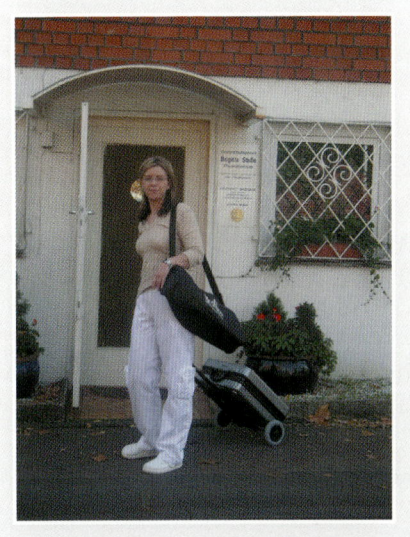

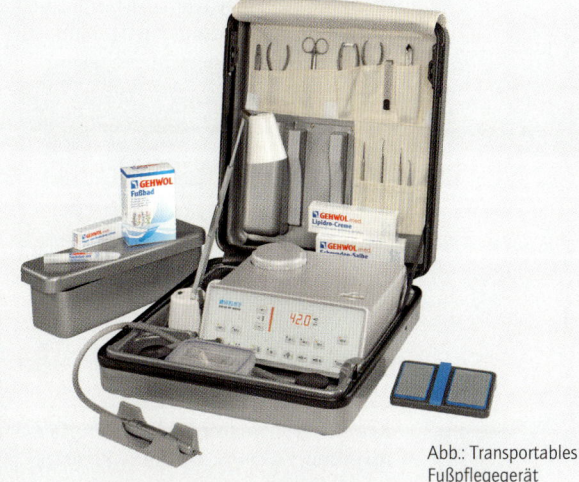

Abb.: Transportables Fußpflegegerät

Der Koffer ist aufgeklappt sofort einsatzbereit und alles ist übersichtlich angeordnet. Sowohl Absaug- als auch Nassfräsergeräte sind gut im Außendienst einsetzbar. Das Gerät ist im Kofferboden eingepasst und die Instrumente und Flaschen befinden sich gut verstaut in dafür vorgesehenen Fächern des Kofferdeckels.

Vor dem „Hausbesuch" muss an alles gedacht werden: Unterlegdecke, Handtücher, Hilfsmittel, Instrumente, Verkaufsware – alles müssen Sie gut verstauen. Koffergerät und in den Koffer eingebaute Lupe und Lampe sind im Rollenkoffer sicher, tragbare Fußstütze usw. müssen gut verpackt sein und keimfrei gehalten werden können.

Das leichtgemachte Transportieren des sonst eher schweren Arbeitskoffers auf Rollen ist für eine moderne mobile Fußpflege ein enormer Fortschritt. Der Inhalt wird durch Luftbereifung vor zu starker Erschütterung geschützt und es entsteht kein Flaschengeklirre oder Transportschaden. Außerdem haben Sie so immer eine Hand, z. B. für eine weitere Tasche mit Hilfs- und Pflegemitteln-, und/oder eine Schulter für die in eine Hülle mit Tragegurt verpackte Fußstütze frei.

Mit wenigen Handgriffen ist neben den Taschen auch der Fußpflegekoffer im Kofferraum zu verstauen.

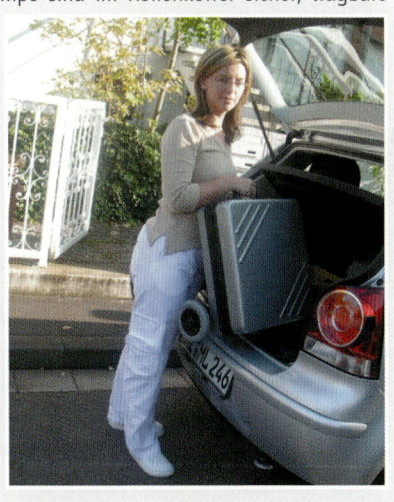

Nach dem Ausladen beim Kunden wird der Koffer von seinem Rollgestell getrennt und neben der zu behandelnden Person auf einem festen Untergrund platziert. Bei einer Pediküre im Haus wird, genauso wie im Institut, im Sitzen gearbeitet. Der Stuhl für Sie (und auch der des Kunden) sollte bequem sein. Eine Pediküre am Krankenbett dagegen erfolgt meistens als Behandlung von vorn und für Sie im etwas unbequemeren Stehen.

Für unterwegs benötigen Sie drei bis vier Instrumentensätze. Gebrauchte Instrumente sind in einem geschlossenen Behälter aufzubewahren, bis Sie zurück im Institut desinfizieren und sterilisieren können (→ Band A und B, LF 2, Kapitel Hygiene).

Alternativ kann eine Zwischendesinfektion und Reinigung vorgenommen werden. Hierzu benötigen Sie ein entsprechendes Mittel zur Schnelldesinfektion und einen verschließbaren Instrumentenbehälter. Die Zwischendesinfektion erfolgt nach jeder Behandlung.

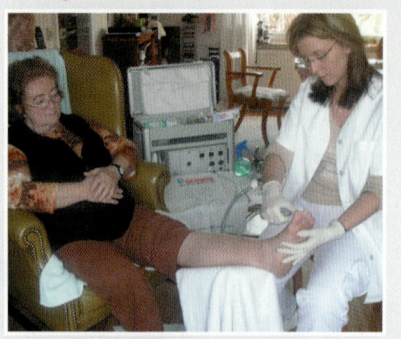

Krankenhäuser, Altersheime, soziale Einrichtungen und Privatleute (z. T. auch gehbehinderte Kunden) sind dann Ihr „Einsatz- und Arbeitsgebiet".

Ihre mobile Fußpflege wird von Ihren Kunden gerne und dankbar angenommen. Nutzen Sie diese Chance!

> **Krankenschwestern und Altenpfleger dürfen keine qualifizierte Nagelpflege ausüben, solange sie keine Zusatzprüfung in der Fußpflegebehandlung abgelegt haben.**

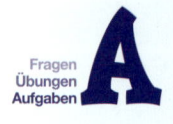

Fragen Übungen Aufgaben

1. Schildern Sie den Arbeitsplatz einer Pediküre. Was ist bei der Ausstattung wichtig?
2. Was ist Sterilisation? Was ist Desinfektion? (→ Band A, Grundlagen-Lexikon oder → Band A und B, LF 2, Hygiene)
3. Beschreiben Sie den Ablauf einer Pedikürebehandlung.
4. Was alles können Kontraindikationen für eine Pedikürebehandlung sein? Bitte erarbeiten Sie sich diese aus den verschiedenen Kapiteln und stellen Sie eine Liste zusammen.
5. Gibt es andere Formen der Fußpflegebehandlungen neben der Pediküre? Welche sind das?
6. Erklären Sie Funktion und Wirkung eines Fußbades. Beschreiben Sie die Anwendungsschritte für ein Fußbad.
7. Welche Fräsermaterialien und -aufsätze kommen bei einer Pediküre wann zum Einsatz?
8. Welche Fußpflegemittel gibt es?
   a) Welche werden bei spröder Fußhaut eingesetzt?
   b) Welche kommen bei trockener Fußhaut zum Einsatz?
9. Bereiten Sie eine Fußpflegepackung vor. Was brauchen Sie alles?
10. Was ist der Unterschied zwischen einer Gesichtscreme und einer Fußcreme?
11. Was ist wichtig beim Lacken der Nägel? Wie lacken Sie?
12. Was ist zum Abschluss einer Fußbehandlung wichtig? Bitte zählen Sie auf.

6 Fußmassagen

Ganz schnell packt Frau Sommer ihre Büroarbeiten auf dem Schreibtisch zusammen, sieht auf ihre Armbanduhr und denkt an ihren Termin. Sie freut sich nach einem anstrengenden Tag auf die Pediküre – vor allem aber auf die wohltuende Fußmassage, das Spezialgebiet ihrer betreuenden Kosmetikerin. „Frau Sommer – sind Sie schon weg?", fragt ihr Chef. „Einen schönen Feierabend!" – „Ja, danke, Chef, bis morgen!", ruft sie zurück und denkt weiter „... auf sanften Sohlen werde ich heimwärts laufen – das ist die beste Entspannung für heute Abend."

Jeder Fußpflegekunde freut sich auf eine angenehme Fußmassage gegen Ende der Behandlung. Automatisch nimmt er/sie eine bequeme Sitzhaltung ein und wartet auf den Effekt der Entspannung.

Der Fuß ist am weitesten vom Körperzentrum entfernt und oft sind die Füße schlecht durchblutet und kalt. Mit der Fußmassage können Sie die Blutzirkulation in den Füßen und im Körper verstärken.

Kalte Füße sind oft gleichbedeutend mit schlechtem Befinden und schlechtem Allgemeinzustand. Das können Sie mit Ihrer Fußmassage ändern.

- Je kräftiger die Massage, desto besser die Anregung der Blutzirkulation in den Füßen.
- Flüssigkeitsansammlungen (z. B. Lymphflüssigkeit) und Ablagerungen (z. B. „Schlacken" ➔ Band A, LF 10, Kapitel 14.1) werden besser abtransportiert.

Die Füße werden belebt, das spürt der Kunde im ganzen Körper.

Eine Fußmassage kann von 15 bis zu 30 Minuten dauern. Sie massieren die Füße einzeln, nacheinander. Jeder Griff sollte fünfmal ausgeführt und durch Ausgleichsgriffe (z. B. Ausstreichen mit beiden Händen von den Zehen zur Ferse) unterbrochen werden. Das ist besonders wichtig bei stark verkrampften Füßen, zum Entspannen von Fußzehen und Fußsohle (diese werden dadurch aktiviert und in Folge beruhigt).

Kombinieren Sie die Fußmassage mit Fußpflegebehandlungen, z. B. mit einem Paraffinbad oder mit einer Fußpackung (➔ Kapitel 5.4.3). Seien Sie flexibel! Erfragen Sie, was Ihr Kunde möchte und was er/sie verträgt. Es gibt viele Möglichkeiten, die Kundenfüße zu verwöhnen.

Es gibt aber zwei grundlegende, gegensätzliche Vorgehensweisen:
- Auf weißliche, warme oder leicht angeschwollene Füße werden Sie weder mit harten Massagen noch mit erwärmenden Reinigungs- oder Pflegebehandlungen antworten. Hier sind erfrischende, kühlende Lotionen oder Packungen und eine sanfte Fußmassage wohltuend.
- Dagegen lieben kalte Füße wärmende Reinigungs- und Pflegebehandlungen und eine kräftige Fußmassage.

Ihre Kunden müssen mit Freude und Sehnsucht Ihrer nächsten Fußpflege und Fußmassage entgegensehen.

Achten Sie aber auf Krampfadern oder Venenveränderungen (→ Kosmetische Fußberatung, Exkurs in Kapitel 5.3) – cremen Sie dann die Füße mit nur leichten Massagegriffen ein. Eine Fußmassage ist bei diesen Erkrankungen nicht zu empfehlen **(Kontraindikationen)**. Auch Lymphstauungen und sichtbar geschwollene Knöchel werden besser nur mit angenehm temperierten Fußbädern und kühlenden Sprays versorgt.

6.1 Ausführen einer Fußmassage

Beginnen Sie eine Fußmassage mit dem Einreiben der Füße mit einem geeigneten Hautpflegemittel (→ Kapitel 5.4.3). Der Fuß, mit dem Sie nun nicht arbeiten, z. B. der linke Fuß, wird in ein Handtuch eingewickelt auf einer Fußstütze abgelegt. Er darf ruhen.

Haben Sie keine Scheu, die Füße Ihrer Kunden fest anzufassen. Erstens ist danach der Fuß nicht mehr so berührungsempfindlich („kitzelig") und zweitens sagt Ihnen der Kunde, falls der Druck zu fest sein sollte.

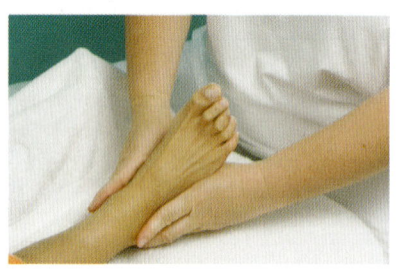

Effleurage

Abb. 6.1: Ausstreichen

(Die hier verwendeten Massagriffe und Namen werden als Grundmassagegriffe im → LF 6 dieses Bandes erklärt.)

Beginnen Sie mit dem Ausstreichen *(Effleurage)* des rechten oder auch des linken Fußes von den Zehen bis zur Ferse und die Achillessehne aufwärts.

Friktion
Effleurage

Danach wird jeder Zeh einzeln mit beiden Daumen von der Nagelspitze und Zehenkuppe mit kreisenden und streichenden Bewegungen bearbeitet *(Friktion und Effleurage)*. Die Reihenfolge ist dabei vom großen Zeh zum kleinen Zeh.

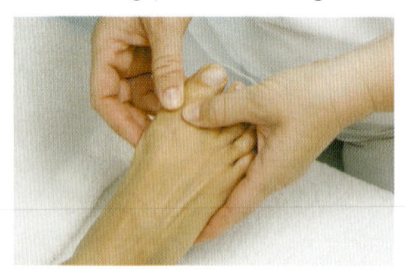

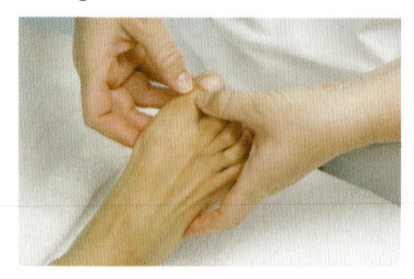

Abb. 6.2 a und b: Zehenfriktion

Die gleichen kreisenden und streichenden Massagegriffe wenden Sie nun für die Mittelfußknochen von Fußrücken und Fußsohle an.

Ziehen Sie danach die zwischen den Zehen gelegenen „Schwimmhäute" mit Daumen und Zeigefinger aus. Dies ist bei jedem einzelnen Zeh durchzuführen.

Hallux

Nun umkreist der rechte Daumenballen den *Hallux* am rechten Fuß. Die linke Hand umfasst den Vorderfußrücken außen mit den Fingern oben. Dieser Griff entkrampft den Fußballen.

Danach wird das Quergewölbe des Fußes kräftig mit den rechten und linken Daumen von der Fußsohle aus gedehnt. Der Druck der Daumen wird dem Fuß bzw. der **Schmerzempfindung** des Kunden angepasst und kann z. T. sehr kräftig ausgeführt werden. Arbeiten Sie immer mit Einfühlungsvermögen!

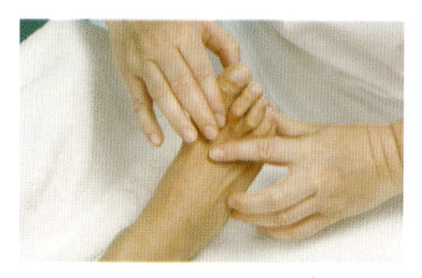

Abb. 6.3:
Dehnen des Quergewölbes

> Eine Massage darf den wohltuenden Schmerz nicht überschreiten. Die Betonung liegt dabei immer auf wohltuend.

Das Ausstreichen des Innenlängsgewölbes des Fußes erfolgt wiederum mit dem rechten Daumenballen am rechten Fuß. Ihre linke Hand umfasst den Fußrücken. Hierbei wird die Fußsohle und damit das Längsgewölbe gut gedehnt und der Sohlenmuskel *(M. plantaris)* massiert. Das Außenlängsgewölbe wird am rechten Fuß mit der linken Hand gedehnt, während die rechte Hand den Fußballen umfasst.

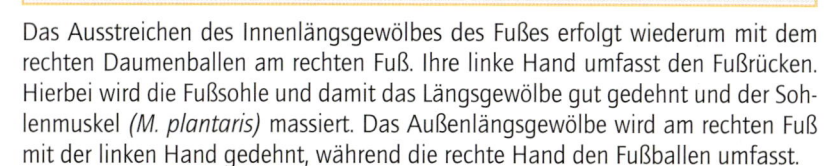

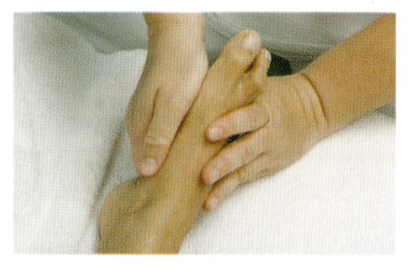

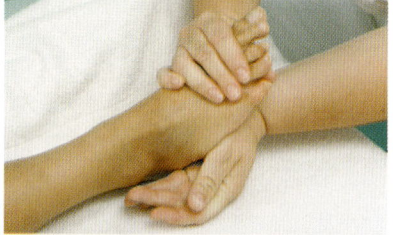

Abb. 6.4 a und b:
Dehnen des Längsgewölbes innen und außen

Die Innen- und Außenknöchel werden nun mit beiden Daumenballen in kreisenden Bewegungen massiert. Diese Friktion hilft die Knöchel zu entstauen und damit Gewebeflüssigkeit in Richtung der Abflussbahnen zu massieren.

Mit den Knöcheln der Faust wird die Fußsohle mit kräftigem Druck vom Ende der Zehen zur Ferse hin ausgestrichen. Es kommt dabei zu einer Dehnung der Fußsohle und der Fußgewölbe. Achten Sie darauf, dass Sie Ihre **Handknöchel nicht in die Fußsohle drücken!** Wie in der Abbildung zu sehen, arbeiten die Mittelhandknochen. Dieser Massagegriff wird als sehr angenehm empfunden.

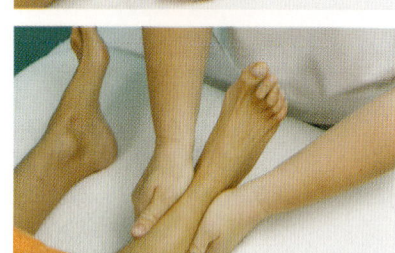

Abb. 6.5:
Fußknöchelfriktion

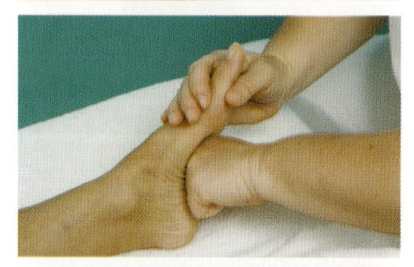

Abb. 6.6:
Dehnung der Fußsohle

Ein Griff Ihrer linken Hand umfasst die Ferse, während Ihre rechte Hand die Achillessehne in Richtung Unterschenkel streicht. Dieser Massagegriff ist sehr gut anzuwenden bei angespannten Beinen und Füßen.

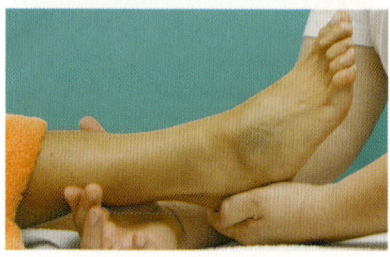

Abb. 6.7:
Dehnen der Achillessehne

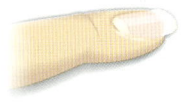

Die Fußmassage wird immer wieder angenehm entspannend empfunden, wenn Sie nach jedem Griff ein Ausstreichen des gesamten Fußes einfügen (Ausgleichsgriff): Umfassen Sie dabei den Fuß des Kunden mit beiden Händen und streichen Sie von den Zehenspitzen zur Ferse.

Zum **Abschluss der Fußmassage** umkreisen Sie Innen- und Außenknöchel mit Ihren beiden Daumenballen. Die Kreise werden vom Fußrücken beginnend seitlich drehend in Richtung Ferse und Achillessehne ausgeführt.

Der massierte Fuß wird in ein Handtuch eingewickelt und auf die Fußstütze gelegt. Der bisher „ruhende" Fuß wird ausgewickelt und in oben beschriebener gleicher Weise massiert. **Dabei wechseln Ihre Massagehände die Seiten!**

Sind beide Füße nacheinander massiert worden, greifen Ihre Hände beide Fersen gleichzeitig und dehnen mit langsamem, leichtem Zug auf die Achillessehne die Beine zu sich heran. Danach werden beide Füße um die Knöchel nach außen und innen gedreht, die Zehen noch einmal passiv zur Fußsohle hin gedehnt. Zum Schluss legen Sie Ihre Hände auf die Fußsohlen und geben diesen einen leichten „Abschiedsdruck".

6.2 Selbstmassage am Fuß

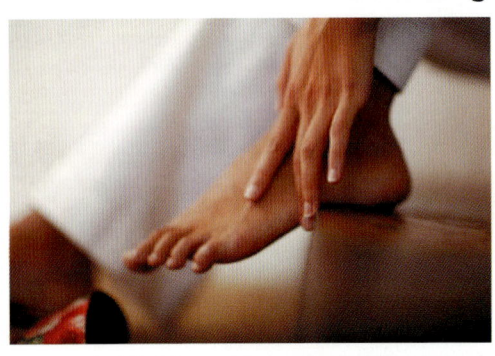

Abb. 6.8: Sich selbst den Fuß Massierende

Sie selbst können Ihre Füße massieren oder Ihr Kunde kann für die **Fußmassage zu Hause** (mit einer auf den Fuß und die Fußhaut abgestimmten Creme) leicht zu erlernende Massagegriffe von Ihnen gezeigt bekommen. Es eignen sich kreisende Massagegriffe für den Fußrücken und dehnende Massagegriffe für die Fußsohle und Fußgewölbe.

Setzen Sie sich hierzu auf einen bequemen Stuhl und nehmen Sie den zu massierenden Fuß auf Ihren anderen Oberschenkel. So wird z. B. der linke Fuß auf dem rechten Oberschenkel abgelegt und mit der rechten Hand an der Fußsohle und mit der linken Hand am Fußrücken massiert.

- **Reiben** Sie den Fuß.
- Angenehm ist danach das Fassen und **Drehen der Zehen**, mit Ihren Fingern zwischen den einzelnen Zehen. Ihre andere Hand hält den Fuß.
- Nun **kreisen Ihre Handflächen** an der Fußsohle. Den Fußrücken massieren Sie mit **festen Daumenkreisen.**
- Als **Achterbewegung** bezeichnet, können die Mittelfußknochen durch die Streichung eines Achters mit der ganzen Hand auf dem Fußrücken leicht massiert werden. Die Streichung erweitert sich auf die Fußinnen- und -außenseite (innen ab und außen auf) und die Fußsohle, die Ferse wird umkreist, danach aufwärts in Richtung Zehen gestrichen.

Eine Selbstmassage der Füße ist angenehm erfrischend am Morgen, auf dem Bettrand sitzend, oder abends, bequem im Sessel sitzend, zur Entspannung.

6.3 Fußreflexmassage

Die Fußreflexmassage ist im kosmetischen Institut als **Wellnessbehandlung am gesunden Kunden** von Kosmetikern und geschultem Personal durchführbar. Die Arbeit am gesunden Menschen erreicht Entspannung und Ausgeglichenheit und hilft bei der Stressbewältigung. Ihr Kunde fühlt sich wohl.

Diese Fußreflex-Arbeit kann dazu beitragen, den Menschen gesund zu erhalten und helfen gegen Krankheiten vorzubeugen.

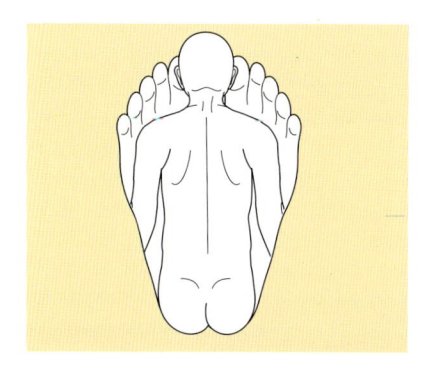

Abb. 6.9:
Der Mensch im Fuß – Spiegelbild des Körpers

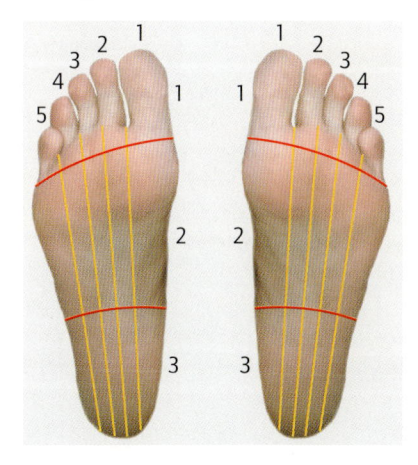

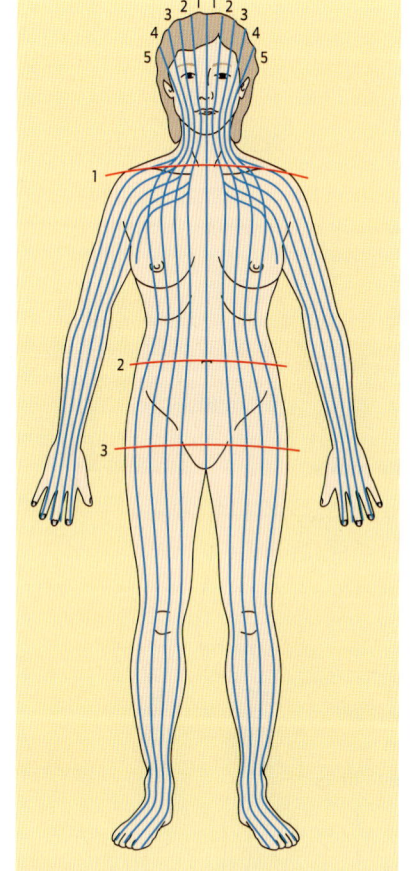

Abb. 6.10 a und b:
Rastereinteilung an Fuß und Körper

Wichtig ist das Erlernen und das richtige Einteilen der Fußzonen.

Dabei können die Bezeichnungen der Zonen bei verschiedenen Autoren, in Artikeln, Büchern und auf Plakaten unterschiedlich sein. Es ist dann verwirrend, wenn z. B. die „Blase" nicht in Zone 3, sondern in Zone 2 eingezeichnet ist.

Abhilfe schafft das Rastersetzen: Die Füße werden in insgesamt 10 Längszonen und 3 Querzonen eingeteilt, das ergibt 5 Längs- und 3 Querzonen an jedem Fuß (Raster).

Die **Querzonen** richten sich nach der anatomischen Einteilung aus der allgemeinen Fußpflege. Es gibt Querzone 1 = die Fußzehen, Querzone 2 = die Mittelfußknochen und Querzone 3 = die Fußwurzelknochen. Diese entsprechen bestimmten Zonen am Körper.

Die **Längszonen** gehen jeweils von den Zehen aus und ziehen sich durch den Körper, hinauf bis zur Schädeldecke.

Pflegen und Gestalten der Füße und Nägel – LF 8

Abb. 6.11 a bis d:
Reflexzonen am Fuß
(Beispiele)

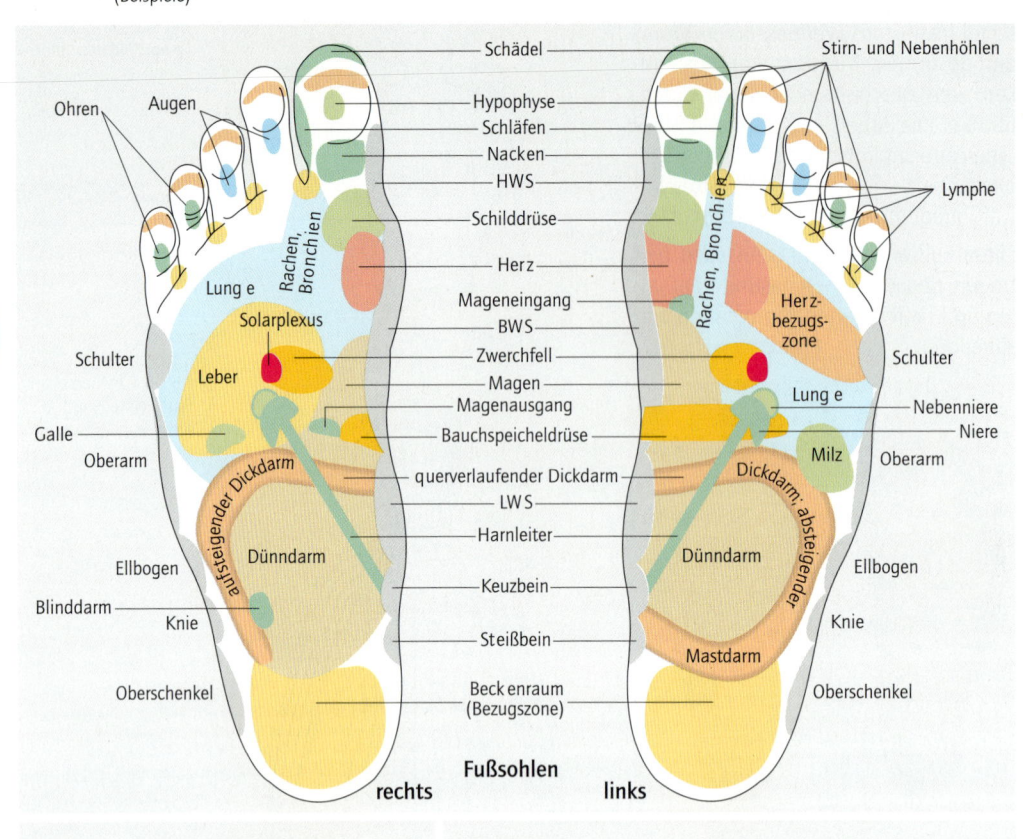

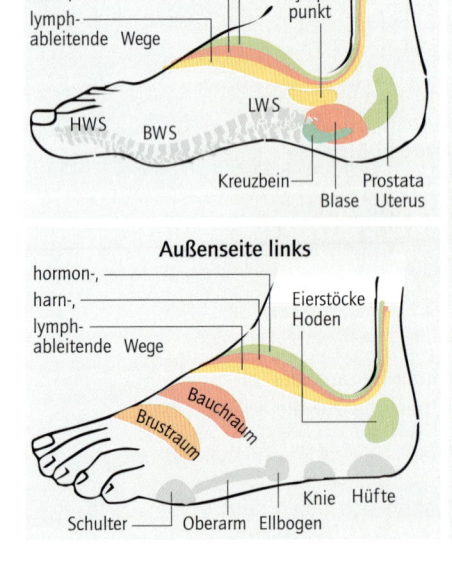

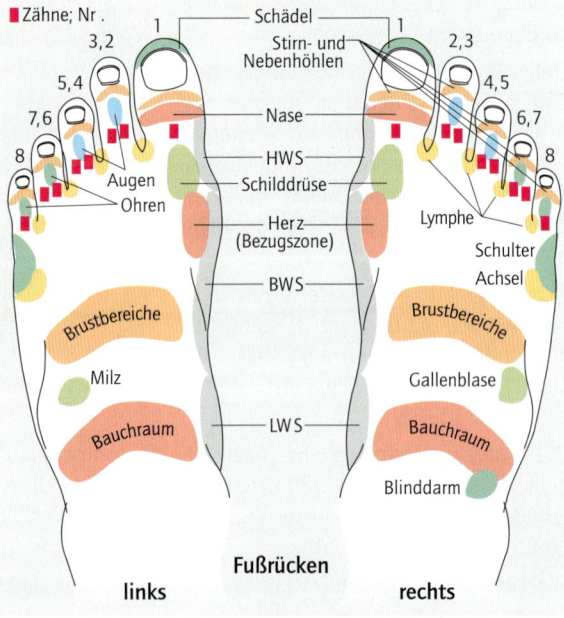

Die in diesen Zonen liegenden Organe werden durch das Drücken der Fußsohle in dieser Zone beeinflusst.

> Sie arbeiten bei jeder Fußpflege viel bewusster, wenn Sie die Fußzonen kennen. Bei einem entzündeten Fußballen zum Beispiel werden Sie vorsichtiger arbeiten oder gar nicht behandeln, denn Sie befinden sich in der Zone der Schilddrüse.

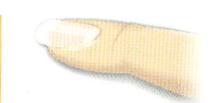

Jede Fußreflexzonenbehandlung beginnt mit dem **Sichtbefund:**

Zuerst schauen Sie die Füße von allen Seiten an und beurteilen das Aussehen der Haut. Sie werden unterschiedliche Haut- oder Gewerbeverfärbungen und Erhöhungen an den Reflexzonen beobachten. Vergleichen Sie Ihre Beobachtungen mit den Zonen am Fuß (→ Abb. 6.11 a bis d).

Danach erfolgt der **Tastbefund:**

Sie erspüren Ihre Beobachtungen als Erhöhungen und Schwellungen an der Fußhaut. In der Tiefe ertasten Sie mit Ihren Daumen Knötchen und beim Streichen über die Fußsohlen erspüren Sie „kleine Kristalle" (Stoffwechselendprodukte). An diesen Stellen befinden sich leichte Ablagerungen. Sie arbeiten die Zonen mit raupenähnlichen Griffen des Daumens einzeln durch. Zonen, die sich härter und schmerzhafter zeigen, werden sanft bearbeitet, was eine erste Entspannung auslöst.

Um diese Entspannung fortzusetzen, werden alle Fußzonen nacheinander von Zone 1 bis Zone 3 stimulierend massiert.

Alle Interessierte, die einen Anfängerlehrgang absolviert haben, können diese Zonen am Fuß sehen und ertasten, die Massagetechnik erlernen und für sich selbst und andere nutzen. Die in Fußreflexzonenmassage ausgebildete Person muss sich im Klaren sein, dass sie/er diese Technik nicht an Kranken ausführen darf.

> **Fußreflexzonenmassage ist als Therapie nur dem Mediziner, dem Heilpraktiker und den medizinischen Hilfsberufen erlaubt.**

Für die **Weiterbildung und Ausbildung** in der Fußreflexzonenmassage existieren drei unterschiedliche Qualifikationsstufen:

- Fußreflex-interessierte Personen (z. B. Kosmetiker, *Wellness*manager und Fußpfleger → LF 11, Infobox in Kapitel 2.6 oder Podologen/medizinische Fußpfleger → Band A, LF 1, Kapitel 1.5),
- medizinische Hilfsberufe (z. B. Physiotherapeuten, Hebammen und Podologen) und
- Mediziner und Heilpraktiker.

Eine Reflexmassagebehandlung am Fuß dauert mindestens 30 Minuten und sollte 60 Minuten nicht überschreiten.

Eine **Überreaktion des Körpers**, mit Symptomen, z. B. Kopfschmerzen, Müdigkeit oder Magen-Darm-Reaktionen, wäre möglich.

> Deutet sich eine solche Reaktion an, wird mit dem → Entspannungsausgleichgriff diese Behandlung beendet.

Griffe der Fußreflexmassage

Der Unterschied zwischen einer Fußmassage und einer Fußreflexmassage liegt **in der Technik und in der Ausführung:** Während bei der Massage gleichmäßig mit gutem Gleitmittel wie Massageöl, Puder oder Creme der gesamte Fuß durchmassiert und gelockert wird, wird bei einer Fußreflexmassage hauptsächlich mit Daumendruck gearbeitet und der Druck in die Tiefe gesetzt (➔ LF 6, Kapitel 4.1). Außerdem wird fast immer ohne Gleitmittel gearbeitet. (Der Behandler kann sich seine Hände bei Bedarf etwas eincremen.)

Die Füße werden nacheinander, vom Großzeh ausgehend, mit Daumendruck dem „kleinen Kreislauf" am Fuß folgend kreisend massiert.

Halswirbel ①
1 Schädel, Gesicht, Blutzufuhr, Kopf, Gehirn, Ohren, Sympathikus
2 Gesichtshöhlen, Augen, Stirn, Zunge, Sehne
3 Wangen, Zähne, Ohren, Gesichtsknochen
4 Mund, Lippen, Nase, Ohrtrompete
5 Stimmbänder, Rachenhöhle, Halsdrüsen
6 Halsmuskeln, Mandeln, Schultern
7 Schulterschleimbeutel, Ellenbogen, Schilddrüsen

Brustwirbel ②
1 Unterarm und Hand, Luftröhre, Speiseröhre
2 Herzklappen, Herzkranzgefäße
3 Brustkorb, Lungen, Brüste, Bronchien
4 Gallenblase und Gallengänge
5 Leber, Blut, Sonnengeflecht
6 Magen
7 Zwölffingerdarm, Bauspeicheldrüse
8 Milz, Zwerchfell
9 Nebennieren
10 Nieren
11 Harnröhren und Nieren
12 Dünndarm, Eileiter, Blutkreislauf

Lendenwirbel ③
1 Dickdarm
2 Bauch, Appendix, Oberschenkel, Blinddarm
3 Geschlechtsorgane, Blase, Knie
4 Ischias-Nerv, untere Rückenmuskeln, Prostata
5 Bein, Fußknöchel, Fuß, Hüfte, Gesäß, Mastdarm, After

Kreuzbein ④

Steißbein ⑤

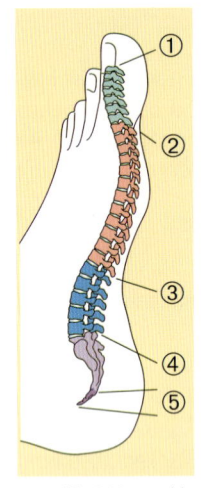

Abb. 6.12 a und b: Wirbelsäule im Fuß „Kleiner Kreislauf" am Fuß

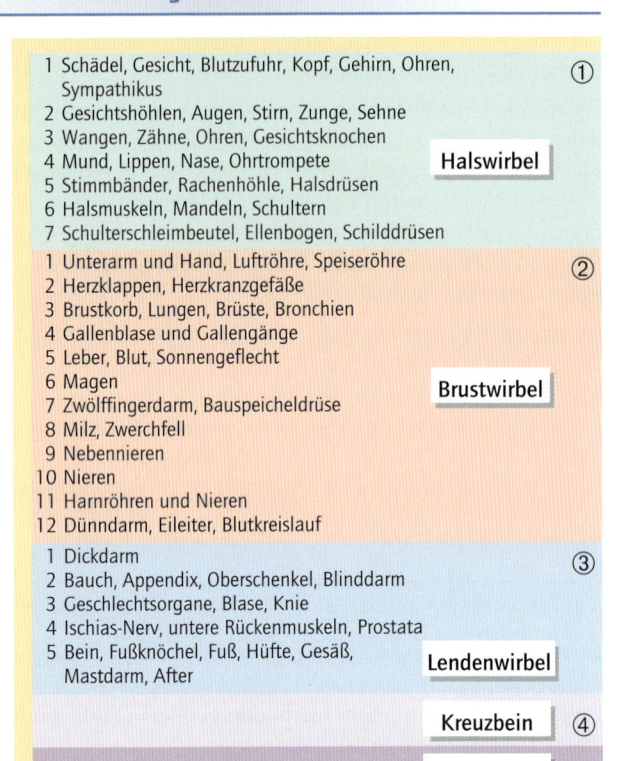

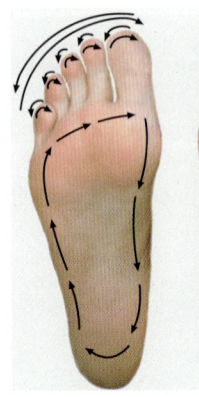

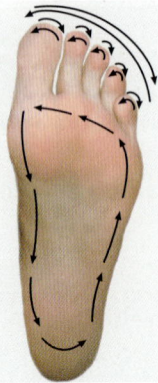

Die Halswirbelsäulenzone beginnt innen am Fußrand des Großzehs. Es gibt sieben Halswirbel und damit sieben Druckpunkte mit dem Daumen. Es gibt weiter 12 Brustwirbel, also 12 Druckpunkte mit **Raupengriff** abwärts auf der Innenseite der Fußsohle. Die fünf Lendenwirbel werden mit fünf Daumengriffen abwärts Richtung Ferse gedrückt.

Die Zone für das Kreuzbein wird mit vier Griffen behandelt und die Steißbeinzone mit kreisendem Daumendruck um die Ferse herum. Am Außenrand des Fußes befinden sich die Zonen für die Knochen der Hüfte, aufwärts die Ellenbogen-, Oberarm- und Schulterzone (am Kopf des *Metatarsalia 5*).

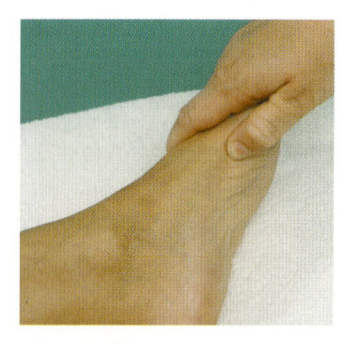

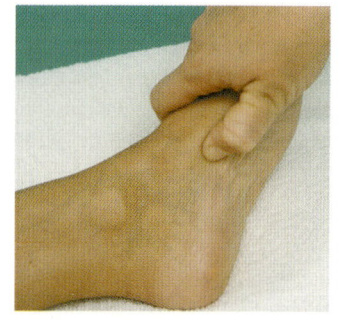

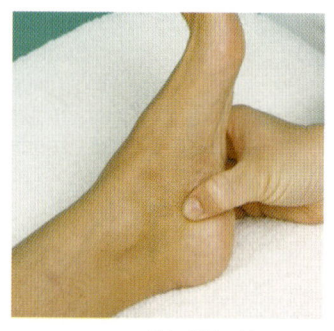

Abb. 6.13 a bis c: Raupengriff

Beendet wird der „**kleine Kreislauf**" in der Mitte der Vorderfußsohle mit dem Drücken des *Plexus Solaris*.

Beendet wird die gesamte Fußreflexmassage immer mit einem **Entspannungsausgleichgriff**: Dazu streichen Sie mit beiden Händen abwechselnd an der Innen- und Außenseite des Unterschenkels auf und ab. Danach umfassen Ihre beide Hände den behandelten Fuß. Mit langsamem Gleiten von den Zehenspitzen abwärts bis zur Ferse streichen Sie den Fuß aus. Wiederholen Sie beides 2 bis 5 mal.

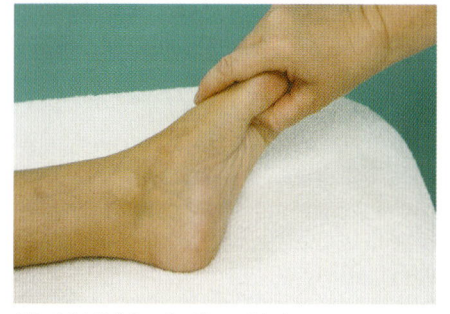

Abb. 6.14: Drücken des Plexus Solaris

Mit dieser Arbeit haben Sie eine entspannende Wirkung im Fuß und so im ganzen Körper bewirkt.

> Eine langsam und gleichmäßig ausgeführte Druckmassage sorgt für eine beruhigende (sedierende) Wirkung. Eine schnell ausgeführte Druckmassage sorgt für eine anregende (aktivierende) Wirkung.

6.4 Fußreflex-Eigenmassage

Bei einer Eigenmassage müssen Sie auf die entspannte Haltung, die Sie bei einer Kunden- oder Partnermassage einnehmen können, verzichten – aber nicht auf die gute Wirkung der Fußreflexmassage. Diese können Sie täglich Ihren Füßen, entweder morgens, oder abends, zukommen lassen.

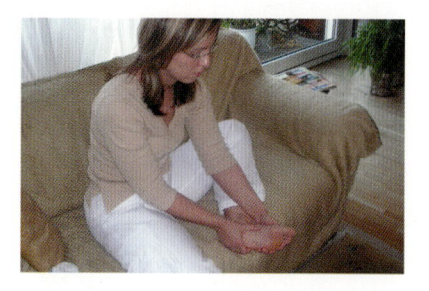

Abb. 6.15: Positionen bei der Fußreflex-Eigenmassage

Nehmen Sie dazu eine Position ein, z. B. indem Sie im Sitzen einen Fuß anwinkeln und auf dem gegenüberliegenden Oberschenkel ablegen. – Falls Sie entspannt im Schneidersitz ausharren können, ist das die vorteilhafteste Position, da der Rücken gerade und entspannt ist und Sie Ihre Füße gut erreichen können. Sitzen Sie bequem auf dem Fußboden (mit gepolsterter Unterlage) oder auf einem festen Sofa oder Bett.

Beginnen Sie mit dem rechten Fuß. Lassen Sie den linken Fuß entspannt und eingepackt liegen. Das Eincremen der Füße bei der Fußreflex-Eigenmassage ermöglicht ein besseres und leichteres Arbeiten. Verwenden Sie dazu ein erfrischendes Fußbalsam, das Ihre Hände leicht über die Füße streichen lässt, ohne dass diese zu sehr vom Fuß abrutschen. Der Druck Ihrer Hände kann dann umso intensiver sein.

> *Rechts ist die Seite der Tatkraft, die Verstandseite, das Greifbare, der körperliche Teil (Körperbereich) – wie wirkt die Fußreflexmassage auf diesen Fuß?*
>
> *Links ist die Seite des Gefühls, des Innenlebens, des Verborgenen, Erfühlbaren (Seelenbereich) – wie wirkt die Fußreflexmassage wohl auf diesen Fuß?*

Die Reflexe des rechten Fußes entspannen den gesamten Körper. Wenn Sie den linken Fuß behandeln, spüren Sie eine angenehme, beruhigende Wirkung auf das vegetative Nervensystem (→ LF 6, Kapitel 1.2 oder → Band A, Grundlagen-Lexikon NERVENSYSTEM). Die Behandlung beider Füße bewirkt in ihrer Gesamtheit eine Entspannung und Beruhigung von Körperbereich und Seelenbereich.

Mit einer Rechts-links-Fußreflexmassage lösen Sie zuerst die körperlichen und danach die seelischen Spannungen.

- Die sanfte Berührung der Füße wird zu Beginn der Behandlung als Streichung mit Ihren beiden Händen am Fußrücken und an der Fußsohle ausgeführt. Sie entspannt den gesamten Körper.
- Danach werden die Daumen mit sanftem Druck in die Mitte der Vorderfußsohle (auf den *Plexus solaris*) gesetzt.
- Sodann streichen Sie die Innenfußkante vom Großzeh beginnend und die Außenfußkante vom kleinen Zeh beginnend bis zur Ferse. Eine Hand stützt den Fuß, die andere Hand massiert mit kreisenden Daumen. Die stützende Hand kommt der massierenden dabei in der Bewegung entgegen.

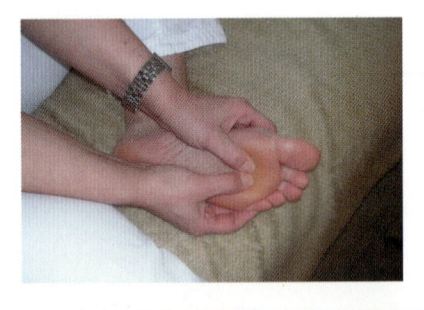

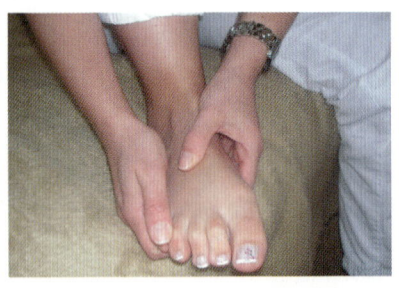

Abb. 6.16 a und b: Griffe bei der Fußreflex-Eigenmassage

Der behandelte Fuß muss mitschwingen, also nicht zu fest halten!

Im Wechsel von Spannung und Entspannung arbeiten Sie den ganzen Fuß durch. Schmerzen Ihre Füße bei den Massagegriffen, verweilen Sie mit Ihrer Daumenkuppe so lange auf dem Schmerzpunkt, bis der leichte Schmerz abklingt. Das wirkt beruhigend, *sedierend*.

sedierend

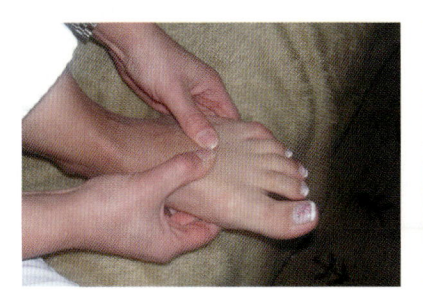

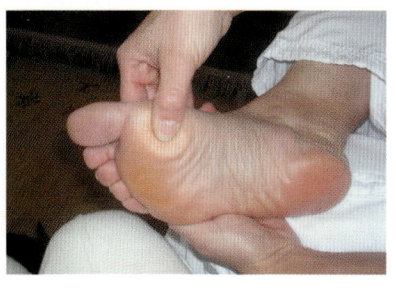

Abb. 6.17 a und b: Verweilen auf dem Schmerzpunkt

Beschreiben Sie den **„kleinen Kreislauf" am Fuß,** indem Sie beide Füße nacheinander in dieser Art und Weise „durcharbeiten".

Wie zu Beginn drücken Sie zum Ende nochmals mit beiden Daumen den *Plexus solaris*. Sie werden erspüren, dass sich der Fuß nun viel entspannter anfühlt und werden die Dehnung der Fußsohle als sehr angenehm empfinden.

Die Fußreflex-Eigenmassage kann Ihre Alltagsbeschwerden erleichtern und lässt Sie entspannen. Sie spüren, wie Sie im ganzen Körper Ruhe finden.

> Eine Fußreflex-Eigenmassage können Sie bei dem Vorliegen von entsprechender Erfahrung und nach gewissenhafter Anleitung auch Ihren Kunden empfehlen.

1. Auf was achten Sie bei einer Fußmassage?
2. Wie reagiert der Körper auf eine Fußmassage?
3. Was versteht man unter dem Begriff Effleurage?
4. Was erreichen Sie mit einem Dehnungsgriff an der Achillessehne?
5. Was sind die Kontraindikationen der Fußmassage?
6. Was ist der Abschluss einer Fußmassage? Erklären Sie den Griff in Ihren eigenen Worten und zeigen Sie ihn an den Füßen einer Mitschülerin.
7. Stellen Sie eine Selbstmassage zusammen.
    a) Üben Sie zu Hause.
    b) Zeigen Sie den Ablauf vor der Klasse. Erklären Sie dabei, weshalb Sie diese Griffe gewählt haben und was in Ihren Füßen während der Massage „passiert".
8. Nennen Sie die Unterschiede einer Fuß- und einer Fußreflexmassage.
9. Auf welchen Grundsätzen basiert die Anwendung und Wirkung der Fußreflexmassage?
10. Beschreiben Sie den Ablauf einer Fußreflex-Eigenmassage mit eigenen Worten.

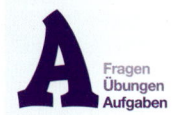

A Fragen Übungen Aufgaben

7 Fußgymnastik

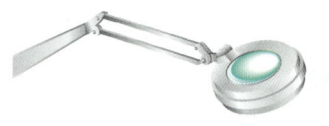

Am Morgen Gitta ist sogar nach dem Duschen und Zähneputzen noch müde – läuft tolle Musik im Radio. Sofort fangen Gittas Füße an sich zu bewegen. Barfuß springt sie auf dem Holzboden rhythmisch hin und her. Da fällt ihr wieder ein, dass sie sich eigentlich vorgenommen hatte, regelmäßige Fußgymnastik zu machen, jetzt, wo sie im Verkauf so viel stehen muss. Schon fängt sie an die Füße bewusst zu bewegen, so, wie sie es bei der letzten Fußparty bei ihrer Kosmetikerin gezeigt bekam. Das macht Laune und munter. Das mache ich jetzt jeden Morgen ..., denkt sie und übt weiter.

Fußgymnastik kann dazu beitragen, unsere Füße zu stärken und so den gesamten Körper zu stabilisieren (→ Kapitel 2).

Je elastischer der Fuß in seiner Beweglichkeit ist, desto kräftiger ist die Blutzirkulation im Fuß. So können nicht nur kalte Füße verhindert, sondern die Gesunderhaltung der Füße und unsere Gesundheit allgemein unterstützt werden.

Fußübungen sollten regelmäßig durchgeführt werden und mindestens 15 Minuten dauern.

In dieser kurzen Übungszeit ist es wichtig, Strümpfe und Schuhe auszuziehen und zu erspüren, wie gut der „nackte" Fuß sich ohne seine Einengungen fühlt.

Wie oft können Sie beobachten, wie schnell sich Kinder ihrer Schuhe und Strümpfe entledigen und barfuß rennen? Das sollten wir Großen auch öfter machen!

Die Füße „schlafen" oft. Sie sind durch die Einengung von Strümpfen und Schuhen in nicht gesunder Bewegung oder beschränkter Tätigkeit total ermüdet. Dadurch werden sie unempfindlich gegenüber Empfindungen und ungeschickt in ihrer Feinmotorik.

Zur Durchführung von Fußgymnastik suchen Sie sich am besten einen Platz mit fester Unterlage (keinen weichen Teppichboden!). Ein fester Fußboden lässt Sie Ihre Fußsohlen besser spüren.

Für die Übungen im Sitzen benötigen Sie einen stabilen Stuhl.

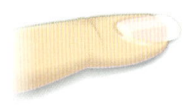

Im Kosmetikinstitut können Sie einen kleinen „Gymnastikplatz" einrichten – für Ihre Kunden und für sich selbst –, an dem neben mindestens einem Stuhl auch Hilfsmittel wie Fußroller, Igelbälle, Taschentuch oder Handtuch und andere gymnastische „Geräte" bereitliegen können.

Fußgymnastik kann in den Behandlungsablauf einer Fußpflege im Kosmetikinstitut eingefügt werden und sollte dann statt einer Fußmassage erfolgen.

Als Extraservice können Sie die Anleitung zu einer Fußgymnastik einer Pedikürebehandlung anschließen oder auch im Rahmen von „Fußpartys" (lockere und fröhliche Zusammenkunft „fußwilliger" Kunden mit gemeinsamem Fußbaden, Fußgymnastik, Fußnagelpflege usw. → Anhang) eine *Session* anbieten.

Fußgymnastik

Übung 1
Erheben Sie sich im Stehen auf die Zehenspitzen und lassen Sie sie langsam wieder absinken. Wiederholen Sie diese Übung 10-mal. Sie ist eine gute Aufwärmübung!

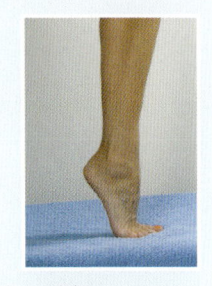

Übung 2
Rollen Sie im Stehen von der Ferse zu den Zehenspitzen und zurück abwechselnd Ihren rechten und linken Fuß langsam und bewusst ab. Die Fußsohle wird so massiert und die Fußgewölbe gekräftigt. Außerdem werden die Fuß- und Zehengelenke gelockert.

Diese Übung kann auch mit beiden Füßen gleichzeitig durchgeführt werden.

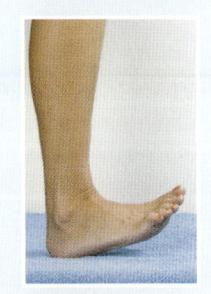

Übung 3
Als Ergänzung zu Übung 2 dehnen Sie im Stehen abwechselnd den rechten und den linken Fuß in den Zehen. Der Vorderfuß wird dabei angehoben und die Zehen gespreizt. Diese Übung stärkt die Zehen und macht sie beweglicher. Die Zehen bleiben dadurch entkrampfter und rollen beim Laufen besser ab.

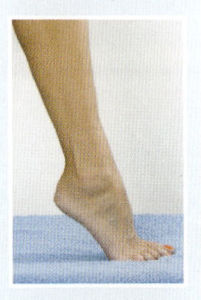

Übung 4
Setzen Sie sich auf einen Stuhl. Beugen und strecken Sie den Fuß im Sprunggelenk und heben Sie dabei das Bein langsam an. Bei gestrecktem Bein zeigt die Fußspitze Richtung Nase. Diese Übung dehnt die Achillessehne, die Fußsohle spannt sich und wird so gekräftigt.

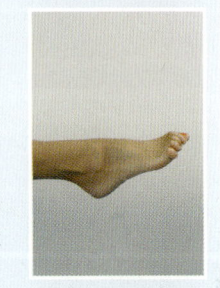

Lassen Sie bei gestrecktem Bein den Fuß im Sprunggelenk nach außen und nach innen kreisen.

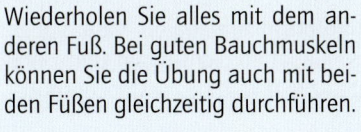

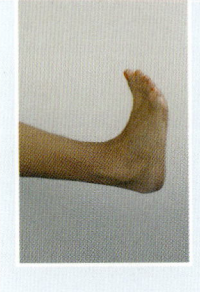

Wiederholen Sie alles mit dem anderen Fuß. Bei guten Bauchmuskeln können Sie die Übung auch mit beiden Füßen gleichzeitig durchführen.

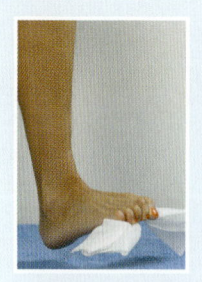

Übung 5

Diese Übung wird im Sitzen durchgeführt. Lassen Sie die Zehen eines Fußes abwechselnd oder beider Füße gleichzeitig als „Greifinstrument" nach einem auf dem Boden liegenden Handtuch, Taschentuch, Bleistift o. Ä. greifen und den Gegenstand aufheben. Durch diese Übung verkürzen sich die Sohlenmuskeln und die Fußgewölbe werden gestrafft. Speziell das Quergewölbe wird stabilisiert.

Übung 6

Schütteln Sie im Sitzen Ihre Füße aus. – Halten Sie sich dafür seitlich an der Sitzfläche oder an den Armlehnen des Stuhls mit den Händen fest und strecken Sie die Beine.

Übung 7

Laufen Sie auf den Fersen – das kräftigt alle Beinmuskeln, stärkt und regt die Durchblutung an. Hierzu ziehen Sie (ähnlich dem Laufen auf Stelzen) die Fußspitzen nach oben Richtung Knie. Ihre Knie sind möglichst durchgestreckt und die gesamte Beinmuskulatur angespannt.

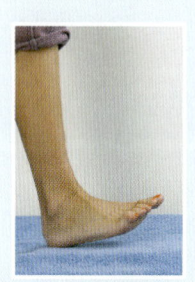

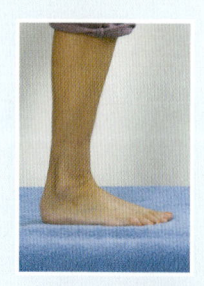

Übung 8

Üben Sie die richtige Fußbelastung: Setzen Sie hierzu die Ferse, den Fußaußenrand, die Kleinzehe und den Großzehenballen bewusst nacheinander auf (wichtig ist das Aufsetzen des Großzehenballens auf dem Boden). Hierdurch wird das Großzehengelenk beweglicher, das Gehen auf dem Vorderfuß kräftigt den gesamten Fuß.

> Diese Übung ist bei einem bestehenden *Hallux rigidus* nicht durchführbar und daher ungeeignet.

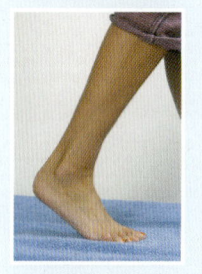

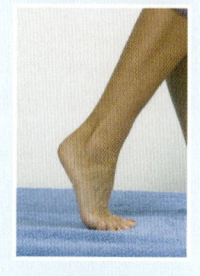

Das Abrollen der gesamten Fußgewölbe wird auch als „meditatives Laufen" bezeichnet und oft innerhalb von Yogaübungen angewandt. Es vermittelt ein bewusstes Fußgefühl. Sensibilität und Feingefühl im Fuß werden angeregt, der gesamte Körper wird bewusster „gespürt".

Übung 9

Fußroller – Rollen Sie im Sitzen den Fußroller mit Druck auf die Fußsohle von den Zehenspitzen bis zur Ferse. Machen Sie diese Übung abwechselnd mit dem rechten oder linken Fuß oder auch mit beiden Füßen zusammen. Diese Übung ist gut bei Fußschmerzen (in den Fußgewölben) und wohltuend bei brennenden und kribbelnden Füßen.

> Führen Sie diese Übung möglichst täglich vor dem Zu-Bett-Gehen aus. Sie ist ein sehr gutes Training, um die Nerven der Fußsohle zu erreichen und deren Empfindlichkeit zu verfeinern. Ihre Füße erwärmen sich. Hierdurch fördern Sie eine Beruhigung und Sie können besser einschlafen.

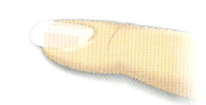

Übung 10

Igelball – Legen Sie die Fußsohle auf den Igelball auf. Rollen Sie darauf abwechselnd im gesamten Fuß ab, indem Sie leichten Druck auf die Fußsohle ausüben. Anschließend drehen Sie den Fuß auf dem Ball in Kreisform. Diese Übung ist gut für kalte Füße, denn sie regt die Durchblutung sehr an.

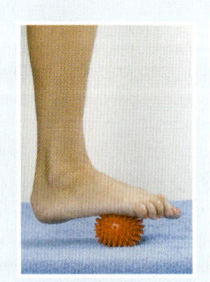

Mit der regelmäßigen Anwendung von Fußgymnastik können Sie das Endziel erreichen: Die Füße beim Gehen und Stehen automatisch richtig aufsetzen und die Fortbewegung im Alltag bewusster empfinden.

Auch für Zwischendurch ist das Barfußgehen auf den Außenkanten, Innenkanten, Fersen (→ Übung 7) oder Zehenspitzen eine willkommene Abwechslung. Die Fußgewölbe werden stabiler und kräftiger – gut für Ihre Füße!

---

1. Was kann mit regelmäßiger und richtig durchgeführter Fußgymnastik erreicht werden?
2. Beschreiben Sie eine Aufwärmübung für die Füße in Ihren eigenen Worten.
3. Welche Übungen empfehlen Sie einer Kundin mit regelmäßigen Fußschmerzen?
4. Welche Übung empfehlen Sie bei durchgetretenen Fußgewölben zur Kräftigung und Stabilisierung?
5. Wie oft und wie lange sollte Fußgymnastik durchgeführt werden?
6. Partnerarbeit:
   a) Stellen Sie gegenseitig selbst ein Fußgymnastikprogramm zusammen.
   b) Führen Sie dem/der Partner(in) die Übungen vor und zeigen Sie, wie er/sie richtig sitzen soll (→ LF 10, Kapitel 2.1).

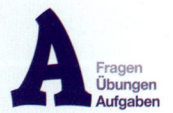

Pflegen und Gestalten der Füße und Nägel – LF 8

Anhang: Fußparty – Warum nicht Fußpflege mal anders?

Dass Fußpflege in der Gemeinschaft stattfinden kann, Spaß macht und Vertrauen schafft, ist hierzulande erst seit kurzer Zeit bekannt. Seitdem erfreuen sich Fußpartys aber stetig wachsender Beliebtheit. Sie können Pediküre attraktiver machen und Kunden – auch sehr junge Kunden – für eine Fußpflege begeistern.

In der Gemeinschaft verliert sich die Angst, die Füße zu zeigen, Schüchternheiten werden abgebaut, die Füße gemeinsam verschönt und die Motivation für eine konsequente Fußpflege (auch für zu Hause) gestärkt.

Laden Sie vier bis fünf Ihrer Kunden oder auch neue Personen auf einmal ein. Überlegen Sie sich zuvor eine Partystrategie, die abgestimmt sein sollte, auf:

- Welche Zielgruppe möchten Sie ansprechen?
- Wie ist die Alters- oder Geschlechterzusammensetzung der Teilnehmer?
- Gibt es einen bestimmten Anlass?
- Wurde die Fußparty als Gutschein verschenkt?

Sie können junge Gruppen oder Seniorengruppen bilden, Mutter-Tochter-Gruppen anregen, Ehepaare einladen, Männerrunden einberufen – immer ist wichtig, dass das Interesse an gepflegten Füßen gesteigert wird.

Alles sollte von Anfang an gut organisiert und vorbereitet sein. Starten Sie mit einem Gespräch bei Tee, kalten Getränken und eingepackten Leckereien (beachten Sie geltende Hygienebestimmungen!). In der Gesprächsrunde wird über die Füße gesprochen und es werden von den Kunden Wünsche geäußert.

Alle zusammen schauen Sie nun die Füße an, machen Fußabdrücke mit nassen Füßen (auf Papier, im Sommer im Sand oder auf Stein). Sehen sie sich die Abdrücke gemeinsam an und finden sie die Unterschiede. Klären Sie über Fußdeformationen auf und tragen Sie so dazu bei, dass Ihre Kunden die Ursachen dafür erkennen und beachten lernen. Geben Sie eventuell den Rat, einen Facharzt (Orthopäden) aufzusuchen (z. B. beim Spreiz- oder Senkfuß).

Nun gehen Sie zur Fußarbeit über. Fragen Sie, wer ein Fußbad, ein Paraffinbad oder eine Fußpackung haben möchte (➜ Kapitel 5). So können alle wartenden Kunden der Runde entsprechend ihren Wünschen und Ihrer Beratung (nach dem Haut- und Durchblutungszustand der Füße) nacheinander (oder je nach Ihrer Institutsausstattung gleichzeitig) gut versorgt werden.

Dann beginnen Sie mit der ersten kosmetischen Fußpflege (➜ Kapitel 5). Alle anderen können dabei zuschauen. Ist Hornhaut vorhanden, sollte diese von Ihnen fachgerecht entfernt werden (➜ Kapitel 3).

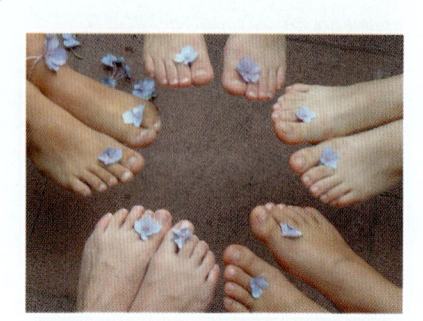

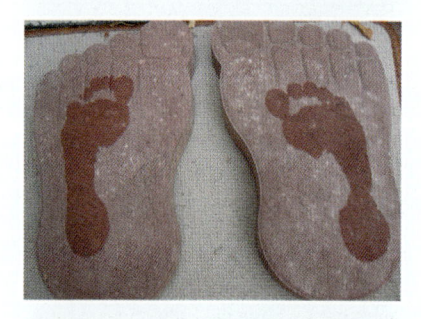

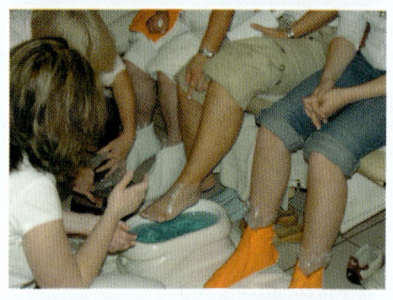

Meist sind die Füße auf einer **Fußparty mit jungen Kunden** schnell bearbeitet, denn sie haben kaum Hornhaut. Teenies schneiden dafür gerne die Nagelränder in den Ecken zu weit aus. Achten Sie speziell hierauf und weisen Sie auf das richtige Nagelschneiden, wie in ➜ Kapitel 4 beschrieben, hin. Oft sehen Sie bei Jugendlichen auch Dornwarzen. Sollte dies der Fall sein, dürfen alle durch die Lupenleuchte schauen, um die kleinen schwarzen Punkte zu sehen. Bearbeiten und behandeln Sie diese wie im ➡ Kapitel 3 beschrieben. Jeder Teilnehmer kommt an die Reihe.

Denken Sie bitte immer an die konsequente Zwischendesinfektion nach jedem Teilnehmer (vor allem Ihrer Hände)! Die Party sollte nicht zu Lasten der Hygiene im Institut gehen.

Beinhaltet Ihre Fußparty einen Fußreflex-Kursus sind auf weiße Socken gezeichnete Reflexzonen eine gute Gedächtnisstütze, Information und Anleitung zur Fußreflex-Eigenmassage, um zu Hause spielerisch weiter zu üben.

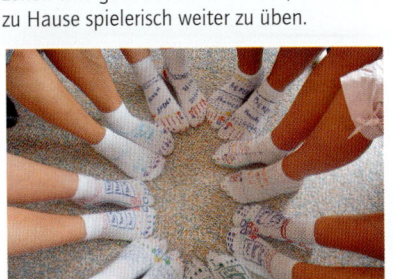

Nach der Fußarbeit kommt der für alle weiblichen Kunden der attraktivere Teil der Fußparty: **die Verschönerung der Füße.** Alle suchen sich dann z. B. die Farbe des Lackes für die Zehennägel aus. Lackieren Sie nach und nach alle Nägel. Es können auch verschiedene Muster für eine Nageldesignarbeit ausgewählt werden. Stellen Sie hierfür eine Mappe mit ausgewählten Designs zur Verfügung.

Eine **Fußparty mit Senioren** ist genauso attraktiv und besonders wichtig. Der Unterschied zu einer Fußparty mit junger Kundschaft ist, dass dabei mehr Zeit auf die Fußpflege verwendet wird und die Beschwerden beseitigt werden müssen.

Oft kommen drei bis vier Senioren zusammen. Durch die Gespräche und die gute Vorbehandlung (dem Verwöhnen mit Bädern, Masken und Packungen) sind die Senioren aufgeheitert und vergessen die oft schmerzenden Füße. Eine anschließende Fußbehandlung wird dadurch sehr viel entspannter verlaufen, auch für Sie als Behandler. Im Anschluss an die Fußpflege bietet sch bei dieser Zielgruppe eine gute Fußmassage an (➡ Kapitel 6) oder gemeinsame Fußgymnastik (➡ Kapitel 7).

Bei einer Fußparty ist es von Vorteil, wenn sie zu zweit arbeiten. Die Mitarbeiterin, Assistentin oder Fußparty-Hilfe übernimmt die Aufgaben der Vorbereitung von Bädern, Masken und Packungen, richtet die Instrumente neu, bereitet den Behandlungsplatz für den nächsten Kunden vor usw. Das Hand-in-Hand-Arbeiten ist nötig und macht Spaß. Die Arbeit am Fuß geht schnell voran.

Am Schluss werden die Füße vorgezeigt, bestaunt und jeder geht glücklich und mit einem kleinen Geschenk nach Hause. Hierbei können Sie Produktproben ausgeben oder Accessoires für die Pediküre (z. B. kleine Bimssteine), in kleine Päckchen verpackt und mit Ihrer Institutskarte versehen, verschenken.

- Eine Fußparty dauert ca. drei Stunden. Eine weitere Stunde sollten Sie für Aufräumarbeiten einplanen.
- Eine Fußparty kann nicht nur im Institut, sondern auch bei einem Hausbesuch organisiert werden.

Probieren Sie es aus: eine Fußparty macht Spaß – nicht nur den behandelten Teilnehmern, sondern auch Ihnen als Behandler!

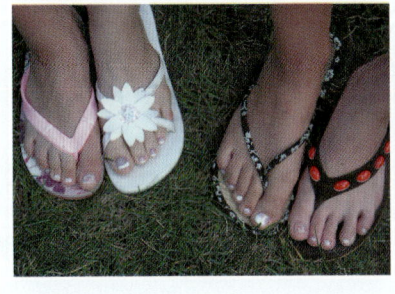

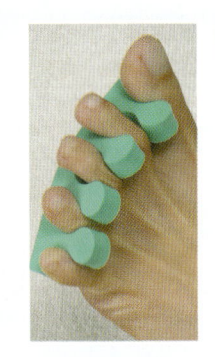

Anhang: Muster-Hygieneplan (Pediküre)

Bereich	R/D[1]	Häufigkeit	Wer	Womit	Wie[2]	Anwendung
Hände waschen	R	• zu Dienstbeginn • nach dem Essen • bei Verschmutzung • nach Toilettenbenutzung • vor Behandlung der Kunden, bei denen eine Händedesinfektion notwendig ist	Personal	Flüssigseife aus Spendern	gebrauchsfertig	Hände waschen, mit Einwegtuch abtrocknen
Hände desinfizieren	D	• vor Eingriffen, bei denen Haut bestimmungsgemäß verletzt wird • nach Ablegen der Schutzhandschuhe bei o. g. Eingriffen • nach Verunreinigung mit infektiösem Material (Blut) • nach Stich- oder Schnittverletzungen	Personal	alkoholisches Händedesinfektionsmittel	entsprechend VAH[3]-Liste oder Herstellerangaben	ausreichende Menge, mind. 3–5 ml auf der trockenen Haut gut verreiben, während der Einwirkzeit feucht halten
Handpflege		nach dem Händewaschen	Personal	Handcreme aus Tuben oder Spendern		auf trockenen Händen gut verreiben
Hautdesinfektion	D	bei hautdurchtrennenden Eingriffen	Kunde	Hautdesinfektionsmittel (Alkohol o. PVP-Alkohol-Lösung)	entsprechend VAH[3]-Liste oder Herstellerangaben	sprühen – wischen – sprühen oder: mit Tupfern mehrmals satt auftragen und verreiben (ca. 1 Min.)
Instrumentendesinfektion • hitzestabiles Instrumentarium	D	nach jeder Benutzung an einem Kunden und nach Bedarf	Personal	Reinigungs-, Desinfektionsautomat oder manuelle Aufbereitung	entsprechend Herstellerangaben	bei Utensilien mit Verletzungsgefahr immer erst desinfizieren, dann reinigen, ggf. abspülen, trocknen, verpacken und ggf. anschließend sterilisieren
• hitzelabiles Instrumentarium	D	nach jeder Benutzung an einem Kunden und nach Bedarf	Personal	Instrumentendesinfektionsmittel	entsprechend VAH[3]-Liste oder Herstellerangaben	erst desinfizieren, dann reinigen, ggf. abspülen, trocknen, verpacken
Ablagefläche für Instrumente und Materialien	D	vor jedem neuen Kunden bei Verunreinigung	Personal	gelistetes Flächendesinfektionsmittel (auch als alkoholisches Pumpspray oder Desinfektionstücher)	entsprechend Herstellerangaben	gebrauchsfertige Lösung mit Lappen satt auf der Fläche verteilen oder satt versprühen – wischen – sprühen
Fußböden allgemein	R	täglich und bei Bedarf		umweltschonender Fußbodenreiniger	nach Herstellerangaben	feucht wischen
	D	anlassbezogen, z. B. bei Verunreinigung mit Blut	Personal	gelistetes Flächendesinfektionsmittel	entsprechend VAH[3]-Liste oder Herstellerangaben	sichtbaren Schmutz mit Zellstoff entfernen, dann wischdesinfizieren
Fußboden im Behandlungsraum	D	täglich		gelistetes Flächendesinfektionsmittel		wischdesinfizieren
Waschbecken, Toiletten	R	täglich	Personal	Reinigungslösung		gründlich reinigen
	D	anlassbezogen; z. B. nach Blutkontamination oder Verunreinigung mit Fäkalien und anderen Körperflüssigkeiten	Personal	gelistetes Flächendesinfektionsmittel	nach Herstellerangaben	Verunreinigung mit Zellstoff entfernen, dann nachwischen
Fußbadschüsseln	D	nach Kundenbenutzung	Personal	gelistetes Flächendesinfektionsmittel	nach Herstellerangaben	wischdesinfizieren
Wäsche	R	nach Gebrauch	Personal	handelsübliche Waschmittel	in Waschmaschine	30 Min. bei 90 °C
Müll	R	täglich	Personal	Hausmüll	ggf. sicher verpackt	Treteimer und Mülltüten; spitze Gegenstände in bruch- und stichsicheren Behältern entsorgen

1 R/D = Reinigung/Desinfektion   2 Konzentration, Zubereitung, Einwirkzeit   3 Verband für Angewandte Hygiene

Körpermassage

Teil des LF 6

Schön sein und sich schön fühlen, sind die Hauptmotivationen für Ihre Kundschaft, Ihre Dienstleistung in Anspruch zu nehmen.

Mithilfe der dekorativen Kosmetik sind Kosmetiker/-innen in der Lage, ihren Kunden zu einem optimalen Äußeren zu verhelfen. Dass Kunden sich jedoch schön fühlen, erfordert mehr, als einen geschickten Umgang mit Kosmetikprodukten. Insbesondere in der heutigen Zeit, in der unser aller Alltag durch Stress und stetig wachsende Anforderungen geprägt ist, ist es entscheidend, dass Ihre Kunden sich wohl fühlen.

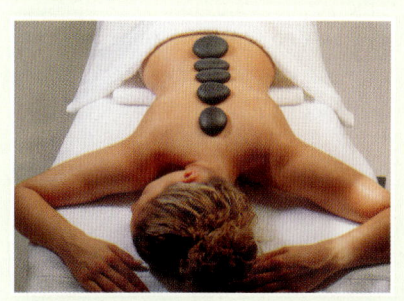

Hierzu eignet sich eine kosmetische Ganzkörpermassage in besonderem Maße. Sie ist sehr angenehm und verhilft bei fachgerechter Ausführung zu einer tiefen Entspannung von Körper und Seele. Darüber hinaus sorgt eine besonders sorgfältig durchgeführte kosmetische Ganzkörpermassage für eine enge Kundenbindung, was wiederum zahlreiche Empfehlungen Ihrer Dienste sichert.

Genaue Kenntnisse der menschlichen Anatomie und Physiologie sind für eine fachgerechte und erfolgreiche Ausführung ebenso wichtig, wie ein ausgeprägtes Einfühlungsvermögen und Fingerspitzengefühl.

Führen Sie eine kosmetische Ganzkörpermassage daher nur nach intensiver Schulung durch ausgebildete Fachkräfte durch. Dies verhilft Ihnen zu größtmöglicher Sicherheit und verhindert ungewollte oder für die Kunden unangenehme Behandlungsergebnisse. Weiterhin sind Ruhe und höchste Präzision wichtige Voraussetzungen für ein Gelingen einer jeden Behandlung.

Anwenden von kosmetischen Massagen

1. Kosmetische Ganzkörpermassage
2. Anatomie des menschlichen Körpers
3. Massagevorbereitungen
4. Ablauf einer kosmetischen Ganzkörpermassage
   Exkurs: Kopfmassage
5. Besondere Massagearten
   Exkurs: Verwendung von Ohrkerzen
6. Apparative Methoden der kosmetischen Ganzkörpermassage

1 Kosmetische Ganzkörpermassage

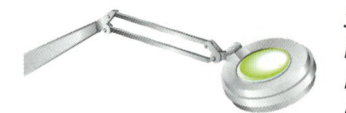

Schon des Öfteren hat Laura ihrer Chefin zugesehen, wie diese eine kosmetische Ganzkörpermassage an einer Kundin durchführt. Meistens erkennt sie dabei, dass die Kunden tief entspannen und die Behandlung sehr wohl tuend ist. Das möchte Laura auch können. Also fragt Sie Ihre Chefin, worauf bei der kosmetischen Ganzkörpermassage zu achten ist und was sie dazu wissen muss.

1.1 Allgemeines über die kosmetische Ganzkörpermassage

Während eine medizinische Massage (→ Band B, LF 6) das Ziel hat Krankheiten zu heilen oder Schmerzen zu lindern, dient die kosmetische Ganzkörpermassage in erster Linie dem **Wohlbefinden des Menschen und seiner Gesunderhaltung**.

Bereits etwa **3 000 v. Chr.** wurde von den **Chinesen** die Bedeutung der Massage für die Heilkunst erkannt. Die Massagen wurden durch Drücken mit dem Daumen oder Handballen durchgeführt. Danach wurden die massierten Stellen mit dem Handballen gerieben. Die durch die Last der täglichen Arbeit schmerzenden oder gefühllos gewordenen Stellen wurden besser durchblutet und durch den Druck des Daumens oder Handballens von Verspannungen gelöst. Die chinesische Massage gelangte auch nach Japan und wurde hier teilweise durch die japanische ersetzt. Hier dienten Massagen dann genau wie bei den Chinesen zur Entspannung, Heilung und Linderung von Schmerzen.

Auch im alten Ägypten schätzte man Ihre positiven Eigenschaften. Philosophen und Ärzte im griechischen und römischen Reich verfeinerten die Massagetechniken und empfahlen sie zur Stärkung des Körpers nach Schlachten, zur Entspannung, zur Heilung von Schmerzen oder aber, um Körper und Geist gesund zu erhalten.

> **Beispiel**
> Im alten Rom stellte die Massage einen wichtigen Bestandteil der täglichen Badezeremonie dar. Römer und Römerinnen der höheren Gesellschaftsschichten ließen sich nach dem Bad von Kopf bis Fuß mit erlesenen Ölen einsalben und danach ausführlich massieren.

In Europa wurden bis zum Mittelalter in so genannten Badehäusern Massagen und Bäder von Bademägden und Badern durchgeführt. Da es in dieser Zeit jedoch sehr viele Seuchen gab, mied man diese Badeanstalten bald, um sich nicht anzustecken. Somit sind die Massagen des Mittelalters in Vergessenheit geraten.

Erst zum Ende des 18. Jahrhunderts gelang es dank Per Henrik Ling (1776 –1839), die **Massage in Europa** wieder bekannt zu machen und durchzusetzen. Der Schwede Ling erwarb während mehrerer Chinareisen detaillierte Kenntnisse über die dort so erfolgreichen Massagen und entwickelte daraus ein eigenes System **(schwedische Heilmassage)**, das neben diverser anderer Bewegungen auch Reibungs-, Rotations-, Druck- und Vibrationstechniken umfasste.

Weltweit begannen Mediziner und auch Laien zunehmend sich mit der Technik der wohltuenden Massage zu beschäftigen, sodass durch ständige Weiterentwicklung die Massagetechnik entstand, die noch heute der alten schwedischen Massage ähnlich ist.

Heutzutage wird die Nachfrage nach Ganzkörperbehandlungen immer größer, da es in unserer von Stress und Hektik geprägten Zeit zunehmend wichtiger wird, Körper und Geist Entspannung zukommen zu lassen. Kunden bezeichnen eine fachgerecht ausgeführte kosmetische Ganzkörpermassage häufig auch als „Kurzurlaub für die Seele".

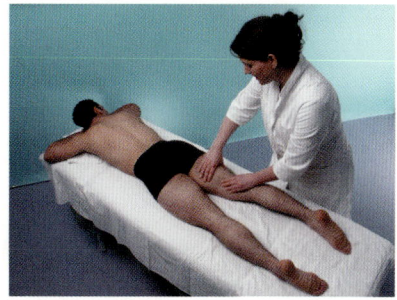

Betrachtet man die Massage über die rein körperlichen Aspekte (Ziel und Wirkungen → Kapitel 1.2) hinaus auch vor dem Hintergrund des Zusammenspiels von Körper, Geist und Seele, ist es durchaus gerechtfertigt, von der Massage als Behandlungsmethode der **ganzheitlichen Kosmetik** zu sprechen. Hierbei ist es wichtig, den Kunden ausführlich zu beraten und ihm ein Konzept für die Entspannung des gesamten Körpers vorzustellen, denn der Begriff der „ganzheitlichen Kosmetik" beinhaltet die Betrachtung des gesamten Menschen. **Körper, Geist und Seele** sollen hierbei in harmonischen Einklang gebracht werden. Eine Behandlung einzelner Regionen des Körpers widerspricht diesem Begriff. Dennoch besitzt der Wunsch des Kunden, z. B. nach einer Teilkörpermassage, absolute Priorität.

Die Berührungen und die Wirkung auf Geist und Seele werden nicht zuletzt durch angenehme Umgebung, sanfte Musik, warme Farben und aromatische Düfte erreicht und führen so zu allgemeinem Wohlbefinden und Entspannung (→ LF 10). Lassen Sie dies neben den körperlichen Maßnahmen, die zweifelsohne fachgerecht und gut aufeinander abgestimmt sein müssen, nie außer Acht.

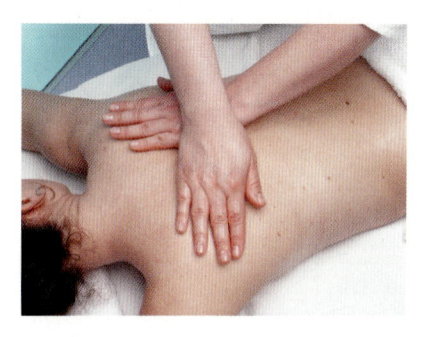

Führen Sie die kosmetische Ganzkörpermassage immer mit größtmöglicher Ruhe und Präzision durch.

Nur mit genauen anatomischen und physiologischen Kenntnissen des Körpers (→ Kapitel 2) und nach sorgfältiger Schulung durch ausgebildete Fachkräfte sind Sie in der Lage, die kosmetische Ganzkörpermassage zur vollständigen Zufriedenheit Ihres Kunden durchzuführen.

1.2 Wirkungen einer kosmetischen Ganzkörpermassage

Der Hautkontakt bei der kosmetischen Ganzkörpermassage sorgt für eine tiefe seelische und körperliche Entspannung des Kunden. Diese Entspannung führt zum Abbau von Stresshormonen, was zur Verbesserung des Allgemeinbefindens und sogar für eine Vertiefung des Schlafes sorgen kann.

Die kosmetische Ganzkörpermassage ist in erster Linie eine Wohltat für Körper und Seele. Sie entspannt verkrampfte Muskeln, lindert Verspannungsschmerzen, regt den Kreislauf an und ist Erholung für strapazierte Nerven.

Folgende körpereigene Systeme werden durch die kosmetische Ganzkörpermassage positiv beeinflusst:

A Die Haut

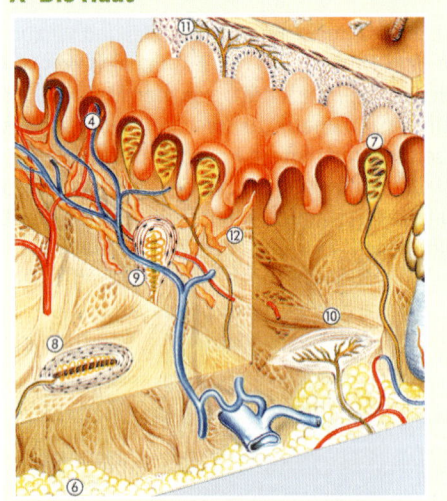

Abb. 1.1: Grafische Darstellung der Haut

Durch die **mechanische Reibung** werden abgestorbene Hautzellen leichter abgestoßen, sodass das Hautbild glatter erscheint und die Haut zur schnelleren Erneuerung angeregt werden kann. Die kollagenen Fasern der Dermis, die die Spannkraft der Haut erhalten und der Faltenbildung vorbeugen, werden durch die kosmetische Ganzkörpermassage positiv beeinflusst. In der Haut wird durch eine kosmetische Ganzkörpermassage die **Durchblutung** angeregt und somit das Angebot an Nährstoffen und Sauerstoff erhöht. Ein weiterer Effekt der verbesserten Durchblutung der gefäßreichen Hautschichten ist der Abtransport von „Schlackenstoffen" (Säuren ➜ Band A, LF 10, Kapitel 14), der in Verbindung mit dem erhöhten Stoffwechsel der Hautalterung vorbeugt.

B Das Nervensystem

Das Nervensystem des menschlichen Körpers ist ein kompliziertes Netzwerk. Es leitet Nerven- und Sinneszellreize zum Gehirn und von dort zu den anderen Teilen des Körpers weiter. Diese so genannte *bidirektionale* **Kommunikation** zwischen allen Teilen des Körpers und dem Gehirn gewährleistet, dass die mechanischen Reize auf der Hautoberfläche über das zentrale Nervensystem Impulse an innere Organe bewirken und hier indirekt Einfluss nehmen können. Man nennt diesen Effekt **reflektorische Wirkung** der Massage.

bidirektional

Der Körper wird von Millionen von Nerven durchzogen, deren Enden je nach Intensität einer Massagebewegung stimuliert oder beruhigt werden können. Insbesondere die Wärme der Hände, der ausgeübte Druck und der Berührungsreiz sorgen für eine ausgleichende Wirkung von Massagen auf das Nervensystem.

Acetylcholin Neurotransmitter

Durch diese äußeren Reize werden hormonähnliche Wirkstoffe wie z. B. *Acetylcholin* freigesetzt. Dieser *Neurotransmitter* (➜ Band A, Grundlagen-Lexikon NERVENZELLE UND REIZLEITUNG) ist zuständig für die Reizübertragung von Nervenenden an Muskelzellen.

C Die Verdauung

Ein hochsensibles Körpergebiet, das sich durch gezielte Massage sehr gut beeinflussen lässt, ist der Bauchbereich (reflektorische Wirkung). Eine Bauchmassage kann damit Darmträgheit entgegenwirken und zu einer geregelten Verdauung verhelfen. Auch können Beschwerden im Magen-Darm-Bereich, die auf falsche Ernährung, hastiges Essen, Bewegungsmangel, Stress oder seelische Anspannung zurückzuführen sind, gelindert werden. Die Nährstoffaufnahme im Darm kann durch eine verdauungsanregende Massage verbessert werden, was bei Problemen wie Blähungen und Verstopfung sehr nützlich ist.

Da das gesamte Verdauungssystem sehr sensibel auf Stress reagiert (→ Band A, LF 10, Exkurs in Kapitel 10.2), wirkt der Abbau von psychischen Spannungen, der durch eine Massage erzielt werden kann, zusätzlich regulierend auf die Verdauung ein. Im Übrigen können sich Unterleibsschmerzen während der Menstruation wohltuend vermindern lassen.

Eingeweide – Nervensystem

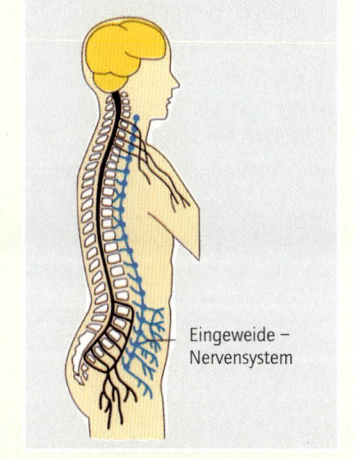

Abb. 1.2: Nervensystem des Menschen (Schema stark vereinfacht)

D Die Muskeln

In der Muskulatur bewirkt eine Massage eine erhöhte Blutzirkulation. Damit werden die Muskeln schneller mit lebensnotwendigen Nährstoffen versorgt und die bessere Durchblutung gewährleistet einen erhöhten Abtransport von Stoffwechselendprodukten aus dem Muskelgewebe. Die Muskeln werden entspannt und gelockert.

Die Massage reguliert den Spannungszustand *(Tonus)* der Muskeln. Verspannte Muskeln werden *detonisiert* (entspannt) und schlaffe Muskeln trainiert. Die Folge ist eine normale und für den Kunden angenehme Muskelspannung. Die Ausbildung einer straffen Muskulatur (wie durch ein Krafttraining) ist jedoch nur durch unentwegte Muskelarbeit zu entwickeln (→ LF 10, Kapitel 3). Der **tonisierende Effekt** entsteht durch die gute Durchblutung während der Massage. Der Muskel wird elastischer, dehnbarer und damit weniger anfällig für Verletzungen. Ermüdete und erschöpfte Muskeln erholen sich durch den erhöhten Stoffwechsel schneller.

Tonus
detonisiert

E Der (Blut-)Kreislauf

Durch die Massage wird die Durchblutung in den behandelten Gebieten sowohl in den oberflächlichen als auch in den tieferen Gewebeschichten bis zum Fünffachen der Normaldurchblutung gesteigert. Dadurch werden die Zellen mit mehr Sauerstoff und Nährstoffen versorgt. Gleichzeitig stimuliert der erhöhte Blutfluss in Verbindung mit dem mechanischen Reiz das Lymphsystem (→ Kapitel 2.5), wodurch „Schlacken" und Giftstoffe besser ausgefiltert und abtransportiert werden können.

Folgende Faktoren sind für die Wirkung einer Massage entscheidend:
- Die Intensität der Griffe und ihre Durchführung. (Je schneller und intensiver ein Griff durch geführt wird, desto größer ist der damit verbundene lokale mechanische Reiz.)
- Frequenz und Häufigkeit der Wiederholungen der Griffe.
- Art der Griffe (→ Kapitel 4)
- Der Massagedruck (je stärker die Reibung, desto intensiver ist die Wirkung auf die Haut und die darunter liegenden Gewebe) und das z. B. gleichmäßige An- und Abschwellen von Druck.
- die Empfindlichkeit der Haut

> Bei häufigen Massagebehandlungen stellt sich ein Trainingseffekt ein, sodass sich die Wirkungen der Massage schneller entfalten, wenn sich der Kunde häufiger massieren lässt.

1.3 Massageberatung und Kontraindikationen

Der Beruf des Kosmetikers ist ein Dienstleistungsberuf. Durch eine besonders hohe Dienstleistungsqualität setzen Sie sich von Ihren Mitbewerbern ab und sorgen für eine enge Kundenbindung (→ Band A, LF 1, Kapitel 5.4.2).

> Ein wichtiges Kriterium für Dienstleistungsqualität ist eine ausführliche und professionelle Kundenberatung.

Beachten Sie hierbei stets Gegenanzeigen *(Kontraindikationen)*. Sind diese bei Ihren Kunden **erkennbar oder** von Ihnen in einer **Anamneseerhebung** (→ Band B, LF 2, Kapitel 2.1) erfragt worden, so dürfen Sie keine kosmetische Ganzkörpermassage durchführen.

Klären Sie Kunden über verschiedene Massagearten (→ Kapitel 4, 5 und 6) auf. Fragen Sie ihn/sie nach seinen/ihren individuellen Wünschen:
- Welche Massagedauer wird gewünscht?
  Hieraus lässt sich für Sie bereits ableiten, ob die Zeit für eine kosmetische Ganzkörpermassage oder für z. B. eine Teilkörpermassage unter Einbeziehung des Gesichtes (→ Band B, LF 6) ausreicht.
- Gibt es besondere Wünsche in Bezug auf Musikauswahl, Düfte, Massageöle, ätherische Öle usw.? Zeigen Sie sich bei der Klärung dieser Fragen hilfsbereit und machen Sie ggf. Vorschläge.
- Klären Sie Schmerz- und Hautempfindlichkeiten ab. Achten Sie hierbei besonders darauf, dass allergische Reaktionen auf Massagemittel vermieden werden.

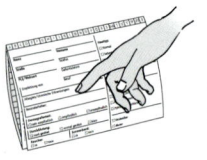

Informieren Sie den Kunden vor Beginn der Massage über deren Ablauf und Preis und erstellen Sie bei Bedarf einen individuellen **Massageplan**. Dieser dokumentiert z. B. den Ablauf einer Massage, ob der Kunde zuerst auf dem Rücken oder auf dem Bauch liegen möchte, ob er länger am Rücken oder an den Beinen massiert werden möchte, nicht am Bauch usw., und das Massageziel (z. B. Entspannung, Straffung einzelner Partien, Anregen der Verdauung usw.).

Archivieren Sie diese Pläne in Ihrer Kundenkartei, sodass Sie sich vor dem nächsten Besuch des Kunden entsprechend vorbereiten können.

> Beachten Sie bitte immer, dass die Durchführung einer kosmetischen Ganzkörpermassage von Ihnen Einfühlungsvermögen, körperliche Kraft, Ausdauer und dennoch eine ruhige Ausstrahlung erfordert. Überprüfen Sie daher bitte, ob Sie selbst seelisch wie körperlich in der Lage sind diesen Anforderungen gerecht zu werden.

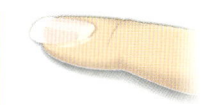

Kontraindikationen

Unter folgenden Umständen darf eine kosmetische Ganzkörpermassage nicht durchgeführt werden:

Entzündungen – Bei infektiösen und chronischen Entzündungen besteht die Gefahr der Verbreitung über das Blutgefäß- und Lymphsystem, da die Gewebedurchblutung verbessert wird.

Verletzungen – Insbesondere frische Verletzungen könnten sich durch Massage jeglicher Art verschlimmern. Hierzu zählen u. a. Risse, Quetschungen, frische Narben, Verbrennungen sowie Verletzungen der Muskeln und Bänder.

Offene Wunden und eiternde Stellen – Sie sollten bis zur Abheilung gänzlich ausgespart oder eine Behandlung wegen weiterer Reizung und Infektionsgefahr für die Kosmetikerin und den Kunden je nach Größe und Lokalisation ganz abgelehnt werden.

Gefäßerkrankungen – Entdecken Sie bei oder erfahren Sie von Ihren Kunden Anzeichen für entzündliche Erkrankungen der Arterien und Venen sowie Krampfadern, Thrombosen und Embolien, dürfen Sie keine kosmetische Ganzkörpermassage durchführen. Die Behandlung dieser Erkrankungen sind ausschließlich dem Arzt vorbehalten.

Verrenkungen, Zerrungen und Frakturen – Da die Behandlung im Bereich dieser Verletzungen sehr schmerzhaft wäre, sollten die betroffenen Gliedmaßen bei der kosmetischen Ganzkörpermassage ausgespart werden.

Sollten Sie **Haut- oder Gewebeveränderungen** feststellen, **deren Ursache Ihnen nicht bekannt sind,** so besprechen Sie dies mit dem Kunden und sparen Sie diese Regionen bis zur Abklärung aus. Kann keine Klärung herbeigeführt werden, sollten Sie die Behandlung gänzlich ablehnen.

Tumorerkrankungen – Hier besteht die Gefahr, die Bildung von Metastasen und Tochtergeschwüren zu begünstigen. Da der Körper durch diese Erkrankungen geschwächt wird, besteht weiterhin die Möglichkeit, diesen zu überfordern. Bitte beweisen Sie in diesen Fällen besonderes Fingerspitzengefühl. Tumorpatienten werden von ihrem Arzt über ihre Erkrankung informiert, sodass Sie Ihre Kunden nicht unbedingt darauf ansprechen sollten.

> Da Sie als Kosmetikerin ausschließlich am gesunden Menschen arbeiten dürfen, bleibt die Behandlung sämtlicher vorhandener Erkrankungen und Verletzungen Ärzten, Physiotherapeuten, Heilpraktikern und medizinischen Masseuren vorbehalten.

Bitte lesen Sie hierzu auch in ➜ Band B, LF 6, Kapitel 1 nach.

> Bitte zögern Sie nicht Ihren Kunden einen Arztbesuch nahe zu legen. Nicht selten sind Sie die/der Erste, die/der eine eventuelle Erkrankung entdeckt.

1.4 Risiken einer nicht sachgemäß ausgeführten kosmetischen Ganzkörpermassage

▸ Achten Sie auf die Wahl des richtigen Massagemittels (➜ Kapitel 3.4). Bei Verwendung ungeeigneter Massagemittel kann es leicht zu **Irritationen der Haut** kommen, die für Ihren Kunden sehr unangenehm werden können. Unverträglichkeiten einzelner Inhaltsstoffe können zu unerwünschten Nebenwirkungen führen. Achten Sie daher bereits bei der Anamneseerhebung darauf, bestehende Allergien oder Unverträglichkeiten Ihrer Kunden auf angewendete Mittel zu erfragen und wählen Sie das Massagemittel entsprechend aus.

> Kommt es während einer Massage zu unerwarteten Hautreaktionen, sollten Sie den Kunden darauf ansprechen und ggf. das Mittel wechseln.

▸ Eine zu fest, zu schnell und damit zu reizintensiv ausgeführte Massage führt ebenfalls schnell zu einer **Irritation der Haut**.

> Hierbei gilt: Je sensibler die zu massierenden Hautareale des Kunden sind, desto gefühlvoller ist die Massage durchzuführen.

▸ Auch die **Muskulatur** kann durch unsachgemäße Massage dauerhafte Folgen davontragen. So können Muskeln durch zu kräftige Dehnungsgriffe überdehnt oder gezerrt werden und damit ihre Spannung verlieren und erschlaffen.

Die Fasern eines jeden Muskels verlaufen in Richtung der Wirkung desselben ➜ Band A, Grundlagen-Lexikon, Muskel.

Wird ein Muskel unsachgemäß in die falsche Richtung massiert, z. B., wenn entgegen der Muskelfaserrichtung massiert wird oder wenn ein Muskel auf den darunter liegenden Knochen zurückgeschoben oder gedrückt wird, führt dies nicht zu einer Entspannung, sondern unter Umständen zu einer Verkrampfung oder gar **Stauchung** desselben.

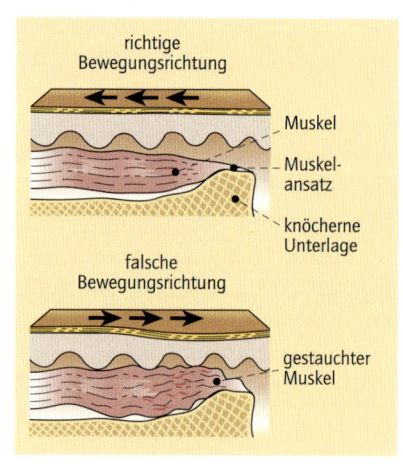

Abb. 1.3: Richtige und falsche Massagerichtung

▸ Eine falsche Massagerichtung kann sich auch negativ auf die **Gefäßsysteme** auswirken, denn sie kann zu venösen und lymphatischen Stauungen führen, die ggf. sehr schmerzhaft sein können.

▸ Ist der Druck der Massage zu stark oder greifen Sie zu wenig Haut des Kunden, kann es zu einem **Bluterguss** *(Hämatom)* kommen (➜ Band B, LF 6, Kapitel 1.6).

Auch kann ein zu hoher Massagedruck schmerzhaft sein. Erkundigen Sie sich daher zu Beginn jeder Massage, ob der verwendete Druck von Ihrem Kunden als angenehm empfunden wird und stellen Sie sich auf den individuellen Kundenwunsch ein.

Eine Massage wird nicht nur aus den Händen oder den Oberarmen heraus ausgeführt. Häufig ist der Einsatz Ihres Oberkörpers gefordert. Achten Sie jedoch stets darauf, den Druck nicht zu stark werden zu lassen. Hier ist (vor allem über den weichen Bereichen des Körpers, wie z. B. unterhalb der Rippenbögen) Gefühl gefragt!

Kosmetische Ganzkörpermassage

> Führen Sie eine kosmetische Ganzkörpermassage immer verantwortungsbewusst und unter Vermeidung der hier aufgeführten Punkte aus.

Ihre Hände sind hierbei das wichtigste Werkzeug, das es Ihnen ermöglicht, Verspannungen und Verhärtungen der Muskulatur aufzuspüren und diese anschließend mit der Massage zu lockern und zu entspannen.

Das Wohlgefühl Ihres Kunden steht bei der kosmetischen Ganzkörpermassage im Vordergrund. Achten Sie aber auch darauf, nicht selbst zu verspannen oder zu verkrampfen. – Wählen Sie bei jeder Massage eine für Sie günstige **Körperhaltung.** Arbeiten Sie stets mit geradem Rücken und erhobenem Kopf. Nutzen Sie auch die Muskulatur Ihres Oberkörpers und Ihrer Beine, um jedem Ihrer Griffe Kraft zu geben. (Haltungsübungen zur Kontrolle eines geraden Rückens finden Sie unter vielen anderen in → LF 10 beschrieben.)

A Fragen Übungen Aufgaben

1. Wie kam die neuzeitliche Massage nach Europa?
2. Erklären Sie die reflektorische Wirkung der Massage mit eigenen Worten.
3. Welche Faktoren sind für die Wirkung einer Massage entscheidend?
4. Unter welchen Umständen dürfen Sie keine kosmetische Ganzkörpermassage durchführen? Zählen Sie die Kontraindikationen auf.
5. Diskutieren Sie in Kleingruppen den Begriff „Dienstleistungsqualität und kosmetische Massagen" und stellen Sie Ihre Ergebnisse im Plenum vor.
6. Wirkungen der kosmetischen Ganzkörpermassage:
   a) Wie wirkt sie auf die Muskulatur?
   b) Wie kann sie auf die Verdauung einwirken?
   c) Beschreiben Sie die Wirkung auf den Blutkreislauf.
7. Entwickeln Sie in Kleingruppen einen Massageplan und stellen Sie ihn im Plenum vor.
8. Warum ist die Massagerichtung für die Muskulatur entscheidend? Was passiert mit der Muskulatur, wenn in die falsche Richtung massiert wird?
9. Erklären Sie den Begriff „Ganzheitliche Kosmetik".
10. Welches Ziel hat eine kosmetische Ganzkörpermassage?
11. Inwieweit ist eine Anamnese im Vorfeld einer kosmetischen Ganzkörpermassage von Bedeutung?
12. Welche Voraussetzungen sollten Sie selbst mitbringen, bevor Sie mit einer kosmetischen Ganzkörpermassage an Ihrem Kunden beginnen?

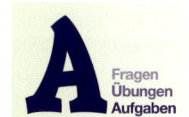

Körpermassage – Teil des LF 6

2 Anatomie des menschlichen Körpers

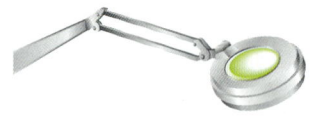

Laura schaut ihrer Kollegin zu, wie diese bei einer Kundin eine kosmetische Ganzkörpermassage durchführt. Plötzlich klagt die Kundin während der Rückenmassage über Schmerzen. Laura überlegt, ob Ihre Kollegin am Rücken etwas zu stark massiert hat. Später geht sie zu ihrer Chefin und fragt, was sie besser machen kann, um solche Schmerzen zu verhindern. Die Chefin antwortet, dass hierbei das Wichtigste ist, die menschliche Anatomie genau zu kennen. Nur wenn man weiß, wie man richtig massiert und was eine Massage bewirkt, lassen sich Schmerzen und andere unerwünschte Wirkungen verhindern.

Um die kosmetische Ganzkörpermassage fachgerecht ausführen zu können, ist eine genaue Kenntnis der Anatomie und Physiologie des menschlichen Körpers Voraussetzung. So können Sie verhindern, dass es während oder nach einer kosmetischen Ganzkörpermassage zu unangenehmen Wirkungen für Ihren Kunden kommt. Das Wissen um Lage bzw. Verlauf von Knochen, Muskeln und Gefäßen ermöglicht es Ihnen, Ihre Massagegriffe entsprechend anzupassen.

Für eine als wohltuend empfundene kosmetische Ganzkörpermassage ist aber auch Einfühlungsvermögen eine der wichtigsten Voraussetzungen. Es ist entscheidend, zu spüren, was dem Kunden gut tut.

Verschaffen Sie sich grundlegende anatomische Kenntnisse, denn je größer Ihr theoretisches Wissen ist, desto sicherer vermögen Sie während einer kosmetischen Ganzkörpermassage damit umzugehen.

> **Es ist entscheidend, zu wissen, an welchen Stellen Sie nicht massieren dürfen, weil es entweder Schmerzen oder gar Schaden verursachen kann.**

Für die Ausführung der kosmetischen Ganzkörpermassage sind hier die wichtigsten anatomischen Strukturen des Körpers erklärt. Sie finden eine genauere Beschreibung

- des **Gesamtskelettes**, der grundsätzlichen Anatomie und Physiologie der verschiedenen **Gewebearten und -strukturen** (Gelenke, Sehnen, Bänder) in → Band A, Grundlagen-Lexikon,
- der **Anatomie des Gesichtes und Kopfes** in → Band B, im ersten Teil des LF 6 und
- der **Anatomie von Händen und Füßen** in den → LF 4 (Maniküre) bzw. → LF 8 (Pediküre).

2.1 Die Knochen des Menschen

Das **Skelett** des Menschen besteht aus mehr als 200 Knochen (→ Band A, Grundlagen-Lexikon) und stützt den Körper, gibt ihm seine Form und schützt die inneren Organe gegen Einflüsse von außen. Die Wirbelsäule verbindet die Knochengerüste, die den drei großen Körperhöhlen (Schädel-, Brust- und Bauchhöhle) ihre Form verleihen.

Anatomie des menschlichen Körpers

Da die einzelnen Wirbel beweglich gegeneinander gelagert sind, ist die gesamte **Wirbelsäule** flexibel und erfüllt neben ihrer Stützfunktion ebenso Schutz-, Federungs- und Bewegungsaufgaben (→ LF 10, Kapitel 1).

Der **Schädel** besteht aus dem Hirnschädel und dem Gesichtsschädel (→ Band B, LF 6, Kapitel 2.1).

Der **Brustkorb** besteht aus 12 Rippenpaaren, die hinten an den Brustwirbeln angesetzt und mit Ausnahme der beiden unteren Rippenpaare durch das Brustbein verbunden sind. Er umschließt die inneren Organe der Brusthöhle und schützt sie.

Das **Becken** stellt die knöcherne Verbindung zwischen Wirbelsäule und Beinen dar.

Die Gliedmaßen sind über die so genannten *Extremitätengürtel* mit dem Rumpf verbunden. Für die Arme ist dies der **Schultergürtel**, der auf beiden Seiten aus Schulterblatt und Schlüsselbein besteht. Deren Gelenke ermöglichen die Bewegung der Arme gegen den Brustkorb. Am **Beckengürtel** sind die Beine über feststehende Gelenke, die Hüftgelenke, mit dem Rumpf verbunden.

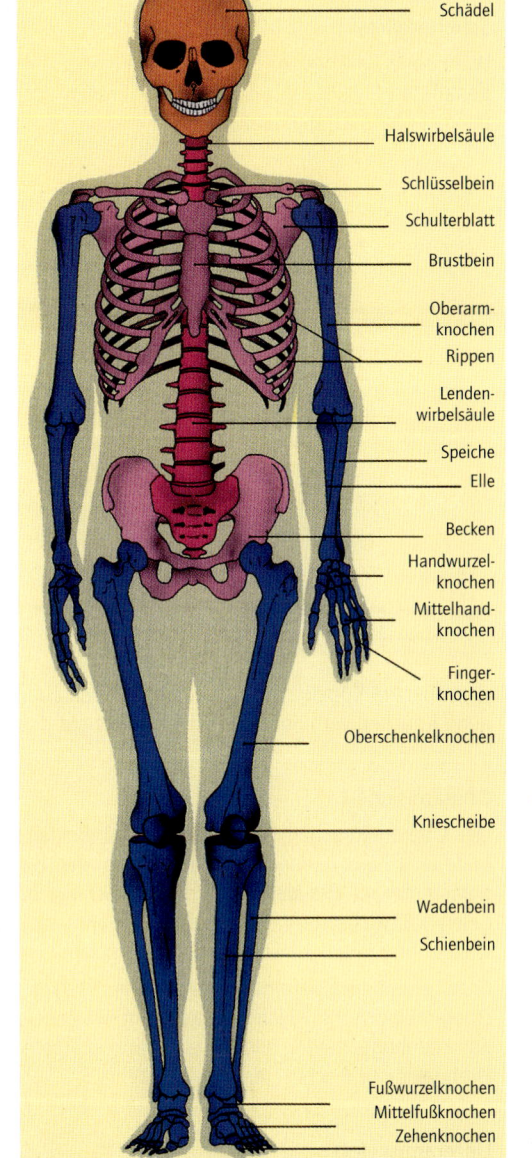

Abb. 2.1:
Skelett des Menschen

Beschriftungen: Schädel, Halswirbelsäule, Schlüsselbein, Schulterblatt, Brustbein, Oberarmknochen, Rippen, Lendenwirbelsäule, Speiche, Elle, Becken, Handwurzelknochen, Mittelhandknochen, Fingerknochen, Oberschenkelknochen, Kniescheibe, Wadenbein, Schienbein, Fußwurzelknochen, Mittelfußknochen, Zehenknochen

Extremitätengürtel

Sowohl Arme als auch Beine werden jeweils aus einer Vielzahl zusammenhängender Skelettelemente (Knochen) gebildet, deren Anzahl nach *distal* zunimmt.

Hände und Füße unterscheiden sich in ihrem Aufbau entsprechend ihrer Funktionen. So ist die Hand in erster Linie als Greiforgan ausgebildet, während der Fuß hauptsächlich der Abstützung und Fortbewegung dient.

distal
lat. = von der Körpermitte weg

Verhindern Sie Ihren Kunden direkt auf den Knochen zu massieren. Das kann heftige Schmerzen verursachen!

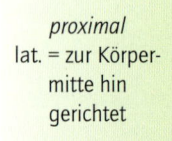

A Obere Extremitäten

Schultergürtel

Wie bereits beschrieben sind die Arme mit dem Rumpf des Menschen über den so genannten Schultergürtel verbunden. Er wird auf beiden Seiten von Schlüsselbein und Schulterblatt gebildet.

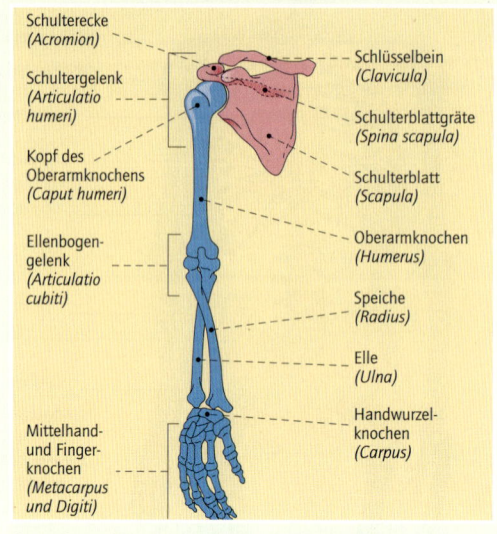

Abb. 2.2: Schulter-, Arm- und Handknochen

Schulterecke (Acromion)
Schultergelenk (Articulatio humeri)
Kopf des Oberarmknochens (Caput humeri)
Ellenbogengelenk (Articulatio cubiti)
Mittelhand- und Fingerknochen (Metacarpus und Digiti)
Schlüsselbein (Clavicula)
Schulterblattgräte (Spina scapula)
Schulterblatt (Scapula)
Oberarmknochen (Humerus)
Speiche (Radius)
Elle (Ulna)
Handwurzelknochen (Carpus)

Da der Schultergürtel nach hinten offen und nur durch das Brustbein- und Schlüsselgelenk (Kugelgelenk) am Brustkorb befestigt ist, ist es möglich, die Arme gegen den Brustkorb zu bewegen, wodurch ihr Bewegungsspielraum deutlich erweitert wird. Das so genannte „Achselzucken" wird damit erst möglich.

Das Schulterblatt ist ein flacher, dreieckiger Knochen, der an seiner Hinterseite durch die **Schulterblattgräte** verstärkt ist. Diese endet in der Schulterecke und ist dort über ein Kugelgelenk mit dem Schlüsselbein verbunden. Dieser S-förmig gebogene Knochen verbindet das Schulterblatt mit dem Brustbein.

Oberarmskelett

Der Oberarmknochen ist ein langer Röhrenknochen, der an seinem *proximalen* Ende eine halbkugelförmige Auftreibung, den Oberarmkopf, besitzt. Dieser bildet gemeinsam mit der kleinen Pfanne des Schulterblattes das Schultergelenk (Kugelgelenk). Etwas unterhalb desselben verjüngt sich der Knochen. Diese Stelle wird wegen ihrer Bruchgefährdung als chirurgischer Hals bezeichnet.

Distal endet der Oberarmknochen in einer starken Verdickung, dem Gelenkkopf des Oberarmknochens, welcher gemeinsam mit der Gelenkfläche von Elle und Speiche das Ellenbogengelenk bildet. Das Ellenbogengelenk ist ein Doppelgelenk, das aus Drehgelenk und Scharniergelenk besteht.

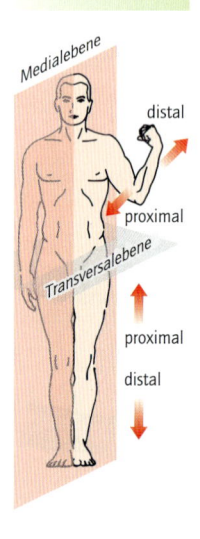

Unterarmskelett

Der knöcherne Unterarm besteht aus zwei Knochen, der Elle und der Speiche. Dreht man die Arme so, dass die Daumen außen liegen *(Supinationsstellung)*, liegen diese beiden Knochen parallel zueinander. Liegen die Daumen innen *(Pronationsstellung)*, überkreuzen sie sich.

Proximal besitzt die Elle eine halbmondförmige Gelenkpfanne, die gemeinsam mit dem distalen Gelenkkopf des Oberarmes das Ellenbogengelenk bildet.

Distal bilden Elle und Speiche gemeinsam mit den Handwurzelknochen (Kahnbein und Mondbein) das Handgelenk (Skelett der Hand → LF 4, Kapitel 2.1).

---

proximal
lat. = zur Körpermitte hin gerichtet

B Untere Extremitäten

Beckengürtel

Am knöchernen **Becken** sind über die Hüftgelenke die unteren Extremitäten befestigt. Der Beckenring wird aus den beiden Hüftbeinen und dem Kreuzbein gebildet. Letzteres besteht aus fünf miteinander verwachsenen Sakralwirbeln. Die **Hüftbeine** *(Ossa coxae)* wiederum werden jeweils aus Darmbein, Schambein und Sitzbein gebildet. Diese drei Knochen waren zunächst voneinander getrennt ausgebildet und verwuchsen im Zuge der Entwicklung des Menschen miteinander. Ihre Y-förmige Verbindungsstelle verläuft durch die Pfanne des Hüftgelenkes. Das schaufelartig geformte Darmbein bildet die knöcherne Grundlage des großen Beckens. Das hinten gelegene Sitzbein ist an seiner tiefsten Stelle zum Sitzbeinknochen verstärkt. Hier ruht beim Sitzen das Körpergewicht. Sitzbein und Schambein sind über die **Schambeinfuge** fest miteinander verbunden. Sie wird auch kurz *Symphyse* genannt.

Oberschenkelskelett

Wie bereits beschrieben verbinden die Hüftgelenke die unteren Extremitäten mit dem Becken und damit mit dem Rumpf des Körpers. Der Oberschenkelknochen, ebenfalls ein langer Röhrenknochen, trägt an seinem proximalen Ende einen kugelförmigen Kopf, der nach innen abgewinkelt tief in die Pfanne des Hüftgelenkes hineinragt und zusätzlich durch ein kräftiges Band mit dem Becken verbunden ist. Distal befindet sich der Kopf des Oberschenkelknochens, der gemeinsam mit Schienbein, Wadenbein und Kniescheibe das Kniegelenk bildet. Das Kniegelenk ist ein Scharniergelenk.

Unterschenkelskelett

Es besteht aus dem *medial* gelegenen Schienbein und dem *lateral* gelegenen und wesentlich dünneren Wadenbein. Nur das kräftiger ausge-

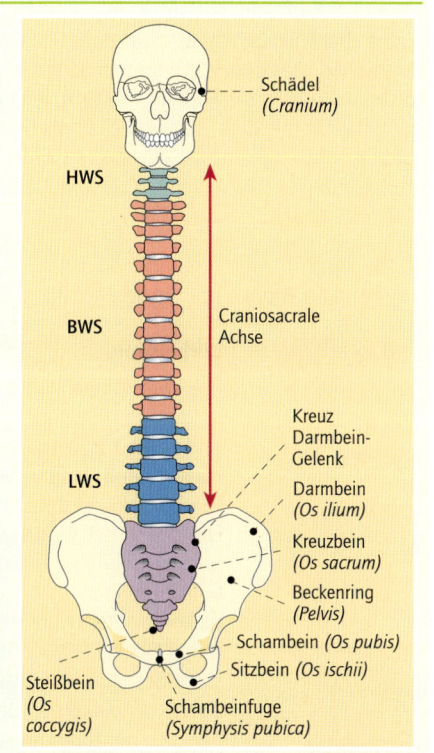

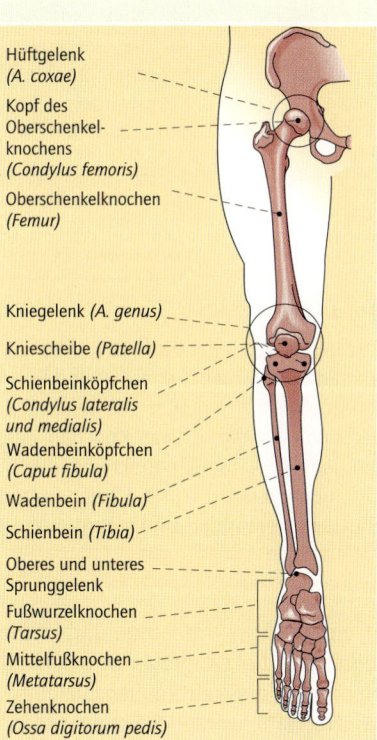

Abb. 2.3:
Wirbelsäule und Beckenknochen

Symphyse

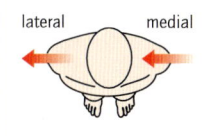

medial
lat. = zur Körpermitte hin

lateral
lat. = seitwärts, zur Körperseite hin

Abb. 2.4:
Bein- und Fußknochen

formte Schienbein hat im Kniegelenk (Scharniergelenk) direkten Kontakt zum Oberschenkelknochen. Es trägt damit das gesamte Körpergewicht des stehenden Menschen. Das dünne Wadenbein lagert lateral an das Schienbein an. An seinem distalen Ende – zum Fuß hin – erhebt sich außenseitig der Außenknöchel, welcher gemeinsam mit dem Innenknöchel des Schienbeins die so genannte **Malleolengabel** bildet. Sie umfasst den oberen Teil des Sprungbeins, hier befindet sich das Fußgelenk (Scharniergelenk). Das Skelett des Fußes finden Sie in ➔ LF 8, Kapitel 1.1 beschrieben.

C Rumpf

Wirbelsäule, Rippen und Brustbein bilden das Rumpfskelett.

Wirbelsäule

Die Wirbelsäule ist die bewegliche Achse unseres Körpers. Sie umgibt das Rückenmark, stützt Schulter- und Beckengürtel und trägt frei beweglich den Schädel. Man unterteilt sie in Halswirbelsäule, Brustwirbelsäule und Lendenwirbelsäule.

Die Wirbel sind durch kleine Gelenke miteinander verbunden. Die Größe der Wirbelkörper nimmt entsprechend ihrer Belastung von oben nach unten zu.

Eine besondere Bedeutung haben die beiden obersten Wirbelkörper: Der obere ist ringförmig ausgebildet und besitzt an seiner Oberseite zwei Gelenkflächen, auf denen die Gelenkfortsätze des Hinterhauptbeins lagern. Man nennt ihn *Atlas*. Der zweite Wirbelkörper, der Axis, besitzt mittig einen Zahn, um den sich der Ring des Atlas dreht. Es entsteht so ein Eigelenk, das Nick- und Seitwärtsbewegungen des Kopfes gestattet. An die Lendenwirbelsäule schließt im unteren Bereich das Kreuzbein an, ein Block aus fünf miteinander verschmolzenen Sakralwirbeln. Die letzten vier Wirbel sind ebenfalls verwachsen und bilden das Steißbein.

> **Massieren Sie niemals direkt auf der Wirbelsäule, da dies für Ihren Kunden sehr unangenehm und sogar schmerzhaft sein kann.**

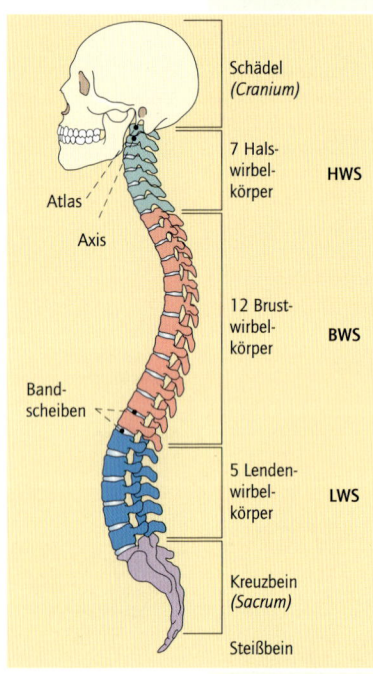

Abb. 2.5: Wirbelsäule

Brustkorb

Der Brustkorb (Teilausschnitt ➔ Abb. 2.1) besteht aus 12 Rippenpaaren. Diese sind an den Brustwirbeln angesetzt und finden mit Ausnahme der unteren Rippenpaare am Brustbein zusammen. Die ersten 7 Rippenpaare sind direkt mit dem **Brustbein** verbunden, einem platten Knochen, der unmittelbar unter der Haut liegt. Die Rippenpaare 8–10 sind indirekt über den Rippenbogen mit dem Brustbein verbunden. Die Rippenpaare 11 und 12 enden frei. Da diese Rippen nicht gelenkig mit dem Brustbein verbunden sind, nennt man sie auch „falsche Rippen".

Für eine fachgerecht ausgeführte kosmetische Ganzkörpermassage ist es von größter Wichtigkeit, genau zu wissen, wo sich die verschiedenen Knochen befinden und wie diese zusammenspielen bzw. an bestimmten Bewegungen beteiligt sind. Nur dann werden Sie stets wissen, was Sie gerade massieren.

2.2 Die Muskulatur des Menschen

Die Muskulatur ist das Hauptzielgewebe und damit das Hauptarbeitsfeld der kosmetischen Ganzkörpermassage. Prägen Sie sich ihren Verlauf gut ein und achten Sie darauf, sie niemals zu stauchen!

Die Muskeln bilden gemeinsam mit dem Skelett den Bewegungsapparat. Der deutlich größte Teil der Muskeln im menschlichen Körper ist an Knochen befestigt und ermöglicht so die Bewegung der entsprechenden Gliedmaßen oder im Zusammenspiel die Bewegung des gesamten Körpers.

In diesem Zusammenspiel verkürzen *(kontrahieren)* sich einige Muskeln, während andere erschlaffen oder durch die Kraft anderer Muskeln in die Länge gezogen werden. Die verschiedenen Muskelarten können Sie in → Band A, Grundlagen-Lexikon, nachschlagen.

kontrahieren

Der Körper des Menschen besitzt mehr als 600 Muskeln unterschiedlicher Größe und Form, von denen jeder eine bestimmte Aufgabe erfüllt. **Der Anteil der Muskelmasse am Körpergewicht** ist bei Männern und Frauen verschieden: Liegt er beim Mann im Durchschnitt bei ca. 40 %, so sind es im weiblichen Körper nur ca. 25 %.

Beispiel

Der **größte Muskel** des Menschen ist der große Unterschenkelstrecker, der auf der Vorderseite des Oberschenkels zu finden ist.

Die **stärksten Muskeln** des Menschen jedoch sind die Kaumuskeln, die den Unterkiefer beim Kauen gegen den Oberkiefer bewegen.

2.2.1 Schultergürtel- und Schultermuskulatur

Die Muskulatur des Schulterapparates ist recht kräftig ausgebildet und wirkt zum einen auf den Schultergürtel und zum anderen auf den Oberarm ein. Man unterscheidet zwischen der *ventralen* und der *dorsalen* **Schultergürtel- und Schultermuskulatur.**

ventral
lat. = bauchwärts, vorne

dorsal
lat. = rückwärts, hinten

Schultergürtelmuskeln verbinden Rumpf, Hals und Kopf (Körperstamm) miteinander. Nach ihrer Lage werden sie aufgeteilt in vordere (entspringen vorn oder seitlich am Körperstamm) und hintere Schultergürtelmuskeln (entspringen hinten oder seitlich am Körperstamm).

A Vordere Schultergürtel-Rumpfmuskeln

Kopfwender

Er hat seinen Ursprung mit zwei Sehnen am Brustbein und am unteren Ende des Schlüsselbeins (→ Abb. 2.10), seinen Ansatz am Warzenfortsatz des Schläfenbeins und auch an anschließenden Teilen des Hinterhauptbeins. Ursprung und Ansätze bewirken, dass der Kopf zur Gegenseite gedreht, zur gleichen Seite geneigt, gebeugt und rückwärts gebeugt werden kann. Der Muskel kann das Schlüsselbein und den Brustkorb heben (auch → Band B, LF 6, Kapitel 2.2).

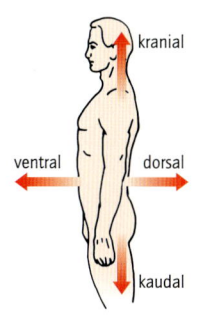

Unterschlüsselbeinmuskel

Er hat seinen Ursprung an der ersten Rippe, seinen Ansatz am armnahen Ende des Schlüsselbeins und kann somit das Schlüsselbein senken. Er polstert Nerven und Gefäße gegen das harte Schlüsselbein. Er ist in ➡ Abb. 2.10 dargestellt.

Kleiner Brustmuskel

(➡ Abb. 2.10) Er hat seinen Ursprung an den Rippen 3–5, seinen Ansatz am Rabenschnabelfortsatz des Schulterblattes und kann den Brustkorb anheben und den Schultergürtel senken.

Vorderer Sägemuskel

(➡ Abb. 2.10) Der vordere Sägemuskel hat seinen Ursprung an den Rippen 1–9 und seinen Ansatz am medialen Rand des Schulterblattes. Er schmiegt sich dem Brustkorb eng an, zieht den Schultergürtel nach vorn und schwenkt den unteren Schulterblattwinkel nach vorn (wichtig beim Armheben). Wenn man gut trainiert oder sehr mager ist, treten die unteren Rippenursprünge sehr stark hervor. Da an jeder Rippe ein gesonderter „Muskelbauch" entspringt, entsteht somit eine Zickzacklinie, die dem Muskel seinen Namen **„Sägemuskel"** verleiht.

B Hintere Schultergürtel-Rumpfmuskeln

Trapezmuskel (Kapuzenmuskel)

(Auch ➡ Band B, LF 6, Kapitel 2.2.) Der Trapezmuskel hat seinen Ursprung am Hinterhauptbein und an allen Dornfortsätzen von Hals- und Brustwirbeln. Sein Ansatz befindet sich am lateralen Drittel des Schlüsselbeins, der Schulterhöhe (lat. *Acromion*) und an der Schulterblattgräte. Verschiedene Teilabschnitte dieses Muskels heben den Kopf und neigen ihn zur Seite, ziehen den Schultergürtel nach hinten oder schwenken den Schultergürtel und den unteren Schulterblattwinkel nach vorn (dies ist wichtig beim Heben des Armes).

Am unteren Halswirbeldornfortsatz entspringt der so genannte quere Muskelteil und besitzt eine rautenförmige Sehnenplatte. Bei Menschen, die gut ausgeprägte Muskeln haben, sinkt die Haut zu einer Grube zusammen. Sehr gut zu sehen ist dann auch die Ansatzsehne des aufsteigenden Muskelteils am medialen Ende der Schulterblattgräte (lat. *Spina capula*). Der Trapezmuskel wird auch oft als **Kapuzenmuskel** bezeichnet.

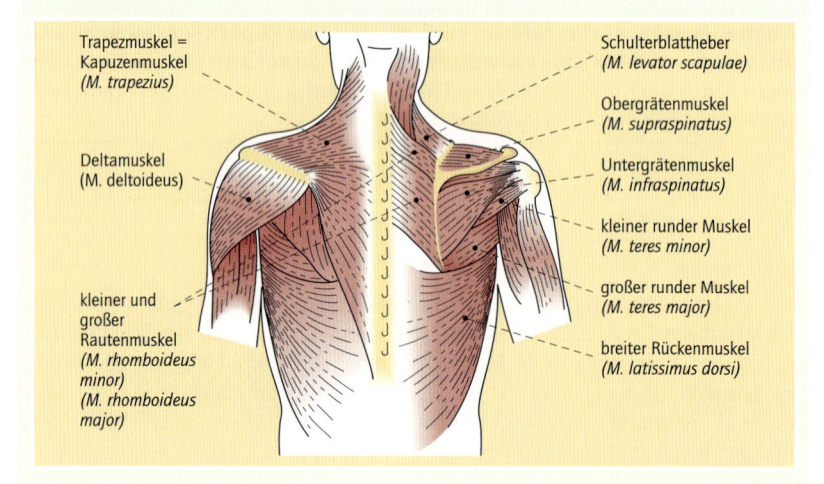

Abb. 2.6: Hintere Schultergürtel- und Rumpfmuskeln

Die nachfolgenden Muskeln haben die Aufgabe, den Schultergürtel nach hinten zu ziehen und zu heben. Somit wird der untere Schulterblattwinkel nach hinten geschwenkt und das Schulterblatt an den Brustkorb gepresst. Diese Muskeln sind sehr wichtig z. B. bei Turn- und Gymnastikübungen.

Schulterblattheber

Er verläuft von den Querfortsätzen des 1. – 4. Halswirbels zum oberen Schulterblattwinkel und führt zusammen mit dem Trapezmuskel die Hebung oder Drehung des Schulterblattes aus („Achselzucken").

Kleiner und großer Rautenmuskel

Der kleine Rautenmuskel verläuft von den Dornfortsätzen des 6. und 7. Halswirbels zum medialen Rand des Schulterblattes, während der große Rautenmuskel die Dornfortsätze des 1. – 4. Brustwirbels mit dem medialen Rand des Schulterblattes verbindet.

C Hintere Schultermuskulatur (Hintere Schultergürtel-Oberarmmuskeln)

Die Schultermuskeln werden nach ihrer Lage in rückenseitige *(dorsale)* und bauchseitige *(ventrale)* Muskeln oder aber nach ihrem Ursprung eingeteilt. Die Schultermuskulatur ist verantwortlich für das Heben des Oberarmes nach vorne, (eingeschränkt) nach hinten und zur Seite.

dorsal
ventral

Schultermuskeln werden diejenigen Muskeln genannt, die am Schultergürtel entspringen und am Oberarm ansetzen.

Obergrätenmuskel

Die Aufgabe dieses Muskels ist das Heranziehen des Armes an die Körperseite. Seinen Ursprung hat er an der Obergrätengrube des Schulterblattes und seinen Ansatz am großen Höcker unterhalb des Gelenkkörpers am Oberarmknochen.

Untergrätenmuskel

Dieser Muskel ist verantwortlich für das Auswärtskreiseln des Armes. Seinen Ursprung hat er an der Untergrätengrube des Schulterblattes und seinen Ansatz am großen Höcker des Oberarmknochens.

Kleiner runder Muskel

Die Aufgabe dieses Muskels ist das Auswärtskreiseln und das Anziehen des Armes an die Körperseite. Seinen Ursprung hat er am lateralen Rand des Schulterblattes und seinen Ansatz am großen Höcker des Oberarmknochens.

Großer runder Muskel

Die Aufgabe dieses Muskels ist das Anziehen des Armes an die Körperseite, das Rückführen nach hinten, also vom Körper weg, und das Einwärtskreiseln. Seinen Ursprung hat er am unteren Schulterblattwinkel und sein Ansatz befindet sich am Knochenkamm des kleinen Höckers unterhalb des Gelenkkörpers am Oberarmknochen.

Deltamuskel

Der Deltamuskel besitzt drei Ursprünge: an der Schulterblattgräte, an der Schulterhöhe des Schulterblattes sowie am lateralen Drittel des Schlüsselbeins. Der Ansatz des Deltamuskels ist lateral am Oberarmschaft. Der Oberarmkopf wird rückwärts, von oben und vorn vom Deltamuskel umhüllt.

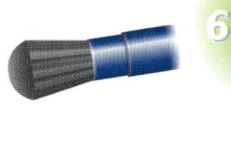

Somit befindet sich dieser Muskel mittig zwischen der rückenseitigen und bauchseitigen Muskulatur. Er bestimmt die Rundung an der Schulter mit. Durch die Lage rund um das Schultergelenk kann er alle Bewegungen ausführen. Die unteren Partien senken den Arm, die oberen heben ihn. Die hinteren führen den Arm nach hinten und drehen ihn auswärts, die vorderen führen ihn nach vorn und drehen ihn einwärts.

Antagonist

Der Deltamuskel ist sein eigener *Antagonist* (Gegenspieler), denn er wird nie in allen seinen Teilen gleichzeitig kontrahiert. Ausnahme ist jedoch, wenn das Schultergelenk (wie beim Handstand) steif gehalten werden soll. Dann wird hierzu der ganze Muskel verwendet.

> **Beispiel Armheben**
>
> Der Deltamuskel ist zusammen mit dem Obergrätenmuskel und dem Bizepskopf im Schultergelenk der Haupttheber des Armes. Hierbei werden die unterhalb der Gelenkachse gelegenen Teile über diese hinauf verlagert und helfen bei der Hebung mit. Je höher der Arm kommt, desto mehr Muskelteile sind am Anheben beteiligt.
>
> Die kleineren, über das Schultergelenk ziehenden Muskeln und der Deltamuskel können, wenn das Schulterblatt still gehalten wird, den Oberarm im Schultergelenk nur bis zur Waagerechten heben. Durch eine Drehung des Schulterblattes im Schulterblatt-Schlüsselbeingelenk ist eine weitere Anhebung unter gleichzeitiger Anhebung des Schlüsselbeins möglich.
>
> Wenn der Deltamuskel kontrahiert, werden das Oberteil des Muskels, die Schulterhöhe und das Schlüsselbein nach oben und das Unterteil vom inneren Abschnitt der Schulterblattgräte nach unten gezogen. Wird der Arm weiter angehoben, ist eine Auswärtsdrehung des Schulterblattes notwendig. Dies geschieht in Zusammenarbeit mit dem vorderen Sägemuskel. Für die Bewegung des Schultergürtels sind der vordere Sägemuskel und der Trapezmuskel vonnöten.

D Vordere Schultermuskulatur (Vordere Schultergürtel-Oberarmmuskeln)

Unterschulterblattmuskel

Die Aufgabe dieses Muskels ist das Einwärtskreisen. Der Ursprung befindet sich an der Rippenseite des Schulterblattes und der Ansatz am kleinen Höcker unterhalb des Gelenkkopfes des Oberarmknochens.

Rabenschnabelfortsatz-Oberarmmuskel

Das Einwärtskreisen ist auch die Aufgabe dieses Muskels. Aber auch das Vorziehen des Armes vom Körper weg und das Heranziehen des Armes an die Körperseite. Der Ursprung befindet sich an dem Rabenschnabelfortsatz des Schulterblattes und der Ansatz an der Vorderseite des Oberarmknochens.

Unterschulterblattmuskel (M. subscapularis)
großer Brustmuskel (M. pectoralis major)
Rabenschnabelfortsatz-Oberarmmuskel (M. coracobrachialis)
Breiter Rückenmuskel (M. latissimus dorsi)
Zweiköpfiger Oberarmmuskel (M. biceps brachii)
Innerer Armbeuger (M. brachialis)
Armspeichenmuskel (M. brachioradialis)

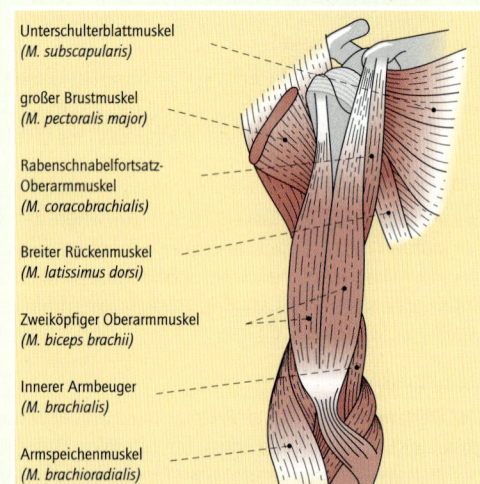

Abb. 2.7: vordere Schultermuskulatur und Rumpf-Oberarmmuskeln

E Rumpf-Oberarmmuskeln

Die nun genannten Muskeln gehören der **Extremitätenmuskulatur des Rumpfes** an (→ Kapitel 2.2.3). Sie werden in der → Abb. 2.10 auch im Ganzen grafisch dargestellt.

Großer Brustmuskel

Nach seinem Ursprung werden drei Teile unterschieden: Bauchwandteil, Brustbein-Rippen-Teil und Schlüsselbeinteil. Ihren Ansatz haben alle am Knochenkamm des großen Muskelhöckers, der sich unterhalb des Gelenkkopfes des Oberarmknochens befindet. Die Aufgabe des großen Brustmuskels ist das Heranziehen des Armes zur Körperseite (der Arm wird somit abwärts geführt) und das Vorführen des Armes nach vorne vom Körper weg (Beispiele: Stoßen, Schlagen, Speerwerfen, Ballspielen).

Die beiden großen Brustmuskeln sind in der Lage, die Arme vor der Brust zu kreuzen (wegen dieses Einwärtskreiselns werden sie auch **Umarmungsmuskeln** genannt). Der große Brustmuskel bildet auch die vordere Achselfalte.

Breiter Rückenmuskel

Sein Ursprung ist von dem 7. Brustwirbel bis zum 5. Lendenwirbel, am Darmbeinkamm und an den drei untersten Rippenpaaren. Sein Ansatz befindet sich am Knochenkamm des kleinen Höckers, der sich unterhalb des Gelenkkopfes des Oberarmknochens befindet.

Der breite Rückenmuskel wirkt wegen seines ausgedehnten Ursprungsfeldes auf folgende Gelenke: Schlüsselbeingelenk, Wirbel-Rippen-Gelenk und Zwischenwirbelgelenke der Wirbelsäule. Da der breite Rückenmuskel gemeinsam mit dem großen runden Muskel ansetzt, haben sie auch die gleiche Funktion, nämlich das Einwärtskreiseln und das Anziehen des Armes an die Körperseite sowie die Rückführung nach hinten vom Körper weg.

Seine stärkste Wirkung hat er, wenn die Arme abgespreizt sind. Er wird dann kräftig an den Rumpf herangezogen *(kontrahiert)*. Er bildet die hintere Begrenzung der Achselhöhle (hintere Achselfalte).

kontrahiert

2.2.2 Armmuskulatur

A Oberarmmuskulatur

Der Oberarm ist mit Muskeln zur Bewegung des Unterarmes ausgestattet. Sie befinden sich an der Hinter- und Vorderseite. Zieht sich nun die Muskulatur auf der Hinterseite des Oberarmes zusammen, folgt der Unterarm zwangsläufig dieser Bewegung und der Arm wird gestreckt. Kontrahiert hingegen die Muskulatur auf der Vorderseite des Oberarmes, folgt der Unterarm wiederum und der Arm wird gebeugt.

> Da ein Muskel nur in Zugrichtung, nicht jedoch in Druckrichtung arbeiten kann, muss es für viele Muskeln im Körper einen Gegenspieler *(Antagonisten)* geben, der die Bewegung des ersten rückgängig macht.

Gegenspieler lassen sich in zwei Gruppen einteilen: nämlich in **Beuger *(Flexoren)*** und in **Strecker *(Extensoren)*.** Der Oberarm enthält in zwei großen Muskelgruppen die Streck- und Beugemuskeln für den Unterarm. Die drei Muskeln, die vom Schultergürtel oder Oberarm an die Elle gehen, sind die reinen Beuger. Die vorne gelegenen und der hinten liegende sind reine Strecker.

Flexoren
Extensoren

Innerer Armbeuger

(→ Abb. 2.7) Er hat seinen Ursprung, wie bereits beschrieben, an der Vorderfläche am Oberarmknochen. Sein Ansatz befindet sich an der Vorderseite der Elle. Die Funktion ist das Beugen im Ellenbogengelenk. Er wirkt dabei nicht mit den Drehbewegungen der Hand mit, weil er an der Elle ansetzt und die Elle nicht gegen den Oberarm gekreiselt werden kann.

Zweiköpfiger Oberarmmuskel

(→ Abb. 2.7) Auch dieser Muskel bewirkt die Beugung des Armes. Er wirkt aber, im Gegensatz zum inneren Armbeuger, auch auf das Drehgelenk des Unterarmes und auf das Schultergelenk ein. Hier übernimmt sein kurzer Kopf die Funktion des **„Armtragemuskels"**. Er ist weiterhin dafür verantwortlich, den Arm vom Rumpf zur Seite wegzuführen. Der lange Kopf des zweiköpfigen Armmuskels entspringt oberhalb der Schulterblattpfanne. Er besitzt eine lange Sehne, die innerhalb des Gelenkspaltes über den Oberarmkopf hinwegzieht und bei Kontraktionen des Muskels den Oberarm in die Gelenkpfanne drückt. Diese beiden Köpfe bilden einen gemeinsamen Muskelbauch und gehen in eine Endsehne über, die sich wiederum teilt. Die Hauptsehne ist an einem Höckerchen der Speiche angesetzt und wird bei der Einwärtsdrehung, der *Pronation,* um die Speiche gewickelt. Kontrahiert der Muskel, ist er in der Lage, die Hand nach außen zu drehen.

Pronation

Die Nebensehne des **Bizeps** zieht über die Muskulatur des Unterarms hinweg zur Ellenseite und geht dort in die Unterarmknochenhaut ein. Dieser Anteil der Bizepssehne wird bei Auswärtsdrehungen der Hand straff. So kann der Muskel im auswärts gedrehten Zustand der Hand auf Speiche und Elle gleichzeitig wirken und damit den Unterarm beugen.

Armspeichenmuskel

(→ Abb. 2.7) Dieser Muskel ist, wenn auch untergeordnet, an der Beugung des Ellenbogengelenks beteiligt. Er kommt von der Seite des Unterarms und zieht an das hintere Ende der Speiche.

Dreiköpfiger Oberarmmuskel

Extensor

Der *Extensor* besteht nur aus einem Muskel, dem dreiköpfigen Oberarmmuskel. Er ist der einzige Muskel an der Hinterseite des Armes. Sein langer Kopf kommt von unterhalb der Schulterblattpfanne und wirkt so auch auf das Schultergelenk ein, während seine beiden anderen Köpfe an der Rückseite des Oberarmbeines (Mittelstück des Oberarmknochens) entspringen. Diese drei Köpfe vereinigen sich zu einem Muskelbauch, dessen Endsehne am Ellenbogen ansetzt. Kontrahiert dieser Muskel, wird der Arm gestreckt. Er wird auch als **Trizep** bezeichnet und ist bei trainierten Armen häufig gut von außen zu erkennen.

Dreiköpfiger Oberarmmuskel *(M. trizeps brachii)*

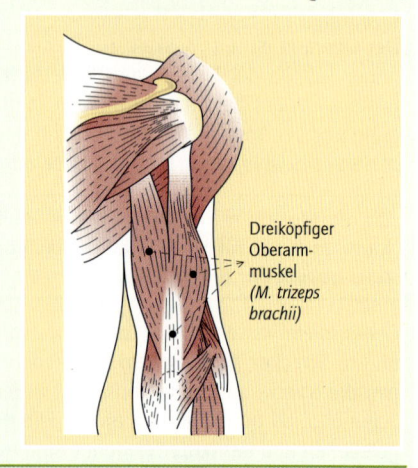

Abb. 2.8: Hintere Oberarmmuskulatur

B Unterarmmuskulatur

Für die Bewegung der Hand sind kräftige Muskeln vonnöten, die in der Hand selbst keinen ausreichenden Platz finden würden. Daher werden die Bewegungen der Hand zum größten Teil von Muskeln bewirkt, die im Unterarm liegen.

Abb. 2.9 a–c: Unterarmmuskulatur

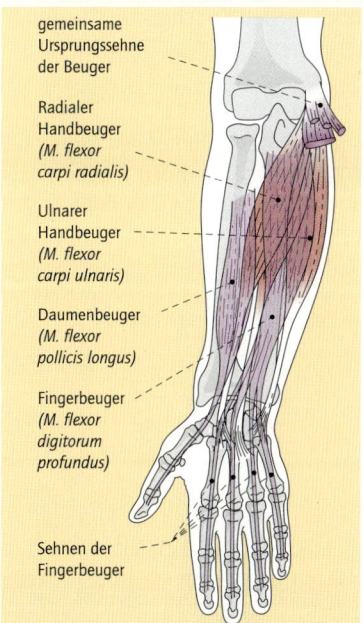

Beschriftungen linke Abbildung:
- gemeinsame Ursprungssehne der Beuger
- Radialer Handbeuger (M. flexor carpi radialis)
- Ulnarer Handbeuger (M. flexor carpi ulnaris)
- Daumenbeuger (M. flexor pollicis longus)
- Fingerbeuger (M. flexor digitorum profundus)
- Sehnen der Fingerbeuger

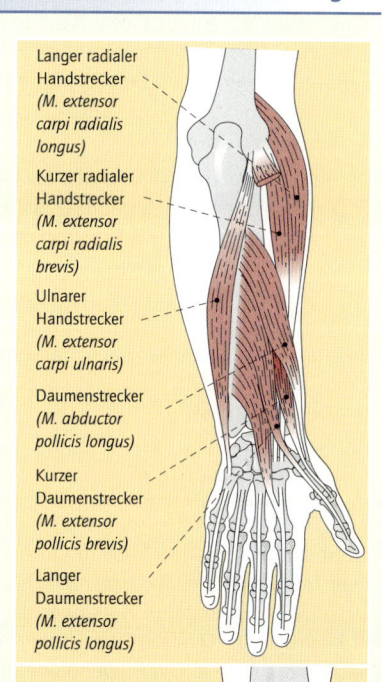

Beschriftungen mittlere Abbildung:
- Langer radialer Handstrecker (M. extensor carpi radialis longus)
- Kurzer radialer Handstrecker (M. extensor carpi radialis brevis)
- Ulnarer Handstrecker (M. extensor carpi ulnaris)
- Daumenstrecker (M. abductor pollicis longus)
- Kurzer Daumenstrecker (M. extensor pollicis brevis)
- Langer Daumenstrecker (M. extensor pollicis longus)

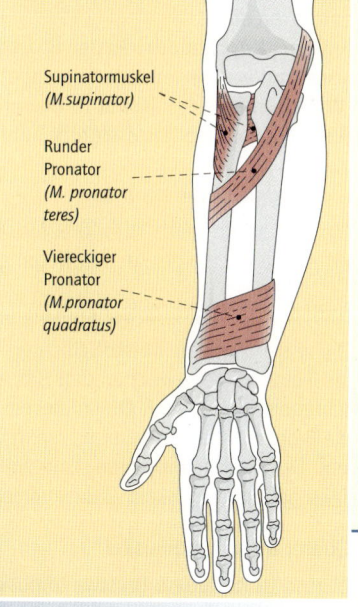

Die Beuger und Strecker setzen unten und oben an den *Metakarpalknochen* des Handskelettes an, die Finger werden über lange Sehen bewegt (→ LF 4, Kapitel 2.1). Es gibt im Unterarm *pronierende Muskeln* und *supinierende Muskeln*. Sie drehen den Unterarm ein und aus, sodass die Handfläche nach unten oder nach oben zeigt. Die in der Grafik benannten Muskeln sind neben dem zweiköpfigen Oberarmmuskel (*Bizeps*, der kräftigste *Supinator* → Abb. 2.7) ebenfalls an der Ein- bzw. Auswärtsdrehung des Unterarmes und der Hand beteiligt. Der *Bizeps* setzt innen hinten an der Speiche an, somit wird die Hohlhand nach oben gedreht und dann erst gebeugt.

Beschriftungen rechte Abbildung:
- Supinatormuskel (M. supinator)
- Runder Pronator (M. pronator teres)
- Viereckiger Pronator (M. pronator quadratus)

pronierende Muskeln
supinierende Muskeln

Obwohl an der Ein- wie auch an der Auswärtsdrehung der Hand einige kleine Unterarmmuskeln beteiligt sind, kann die Auswärtsdrehung kräftiger ausgeführt werden, da der Bizeps mit seiner Hauptsehne hierbei stark mitwirkt.

2.2.3 Rumpfmuskulatur

Es werden zwei Arten von Rumpfmuskeln unterschieden:
- Ein Teil von ihnen besitzt sowohl Ursprünge als auch Ansätze im Rumpfbereich. Sie dient der Festigung des Rumpfskeletts, dem Abschluss der Körperhöhlen und der Bewegung des Rumpfes.
- Die anderen, zumeist oberflächlich gelegenen Rumpfmuskeln haben ihren Ursprung ebenfalls am Rumpf, setzen jedoch an den Knochen der Gliedmaßen an und dienen deren Bewegung.

A Rückenstrecker

Der Rückenstrecker befindet sich als tief liegender Muskel hinter der Wirbelsäule. Er läuft zwischen der Dornfortsatzreihe der Wirbelkörper und den Rippenwinkeln beidseits entlang. Der Rückenstrecker reicht vom Kreuzbein bis zum Kopf. Er kann Drehungen und seitliche Neigungen der Wirbelsäule bewirken. Seine Hauptaufgabe ist jedoch das Aufrichten des Rumpfes in jeder Stellung sowie dessen Aufrechterhaltung. Aus diesem Grund ist er in der Lendengegend sehr stark entwickelt, im Brustbereich nur sehr schwach, dafür im Halsbereich wieder stärker.

B Halsmuskulatur

Die Muskulatur des Halses finden Sie in → Band B, LF 6, Kapitel 2.2 genau beschrieben. Folgende Muskeln jedoch sind für die kosmetische Ganzkörpermassage relevant:

M. scaleni

Treppenmuskel (Ohne Abbildung.) An der Halswirbelsäule wird der Brustkorb mit dem Treppenmuskel *(M. scaleni)* befestigt, denn dieser zieht sich mit seinen Querfortsätzen vom hinteren Hals über die Halsseiten bis zu dem ersten und zweiten Rippenpaar. Die Querfortsätze können außerdem die Halswirbelsäule zur Seite oder nach vorne neigen. Die Rippenpaare heben den Brustkorb bei der Einatmung und halten ihn auch.

Auch der **Kopfwender** hält den Brustkorb oben. Mithilfe dieses Halsmuskels können Kopf- und Halsbewegungen durchgeführt werden. Der Kopfwender ist als schräger „Wulst" unter der Halshaut zu erkennen. Zwischen den beiden Kopfwendern jeder Halsseite liegt die „Drosselgrube" mit der Luftröhre.

C Brustwandmuskulatur

Die Brustwand teilt sich in drei Muskelschichten auf, die die Rippen miteinander verbinden und so der Atembewegung der Brustwand dienen:

Äußere und innere Zwischenrippenmuskeln

Mm. intercostales internii

Die ersten beiden Muskelschichten bilden äußere und innere Zwischenrippenmuskeln, die sich zwischen den Rippen befinden. Sie kreuzen sich in ihrem jeweils schrägen Faserverlauf. Durch diesen können die äußeren Zwischenrippenmuskeln die Rippen anheben, während die inneren Zwischenrippenmuskeln die Rippen senken. Die Zwischenrippenmuskeln wirken bei der Atembewegung mit. Die inneren Zwischenrippenmuskeln *(Mm. intercostales internii)* sind nicht abgebildet.

Querer Brustwandmuskel

M. transversus thoracis

Ebenso ist der quere Brustwandmuskel *(M. transversus thoracis)*, der die innerste der drei Muskelschichten bildet, ohne Abbildung. Er ist ein so genannter Hilfsatemmuskel, der gemeinsam mit weiteren Atemmuskeln für die Ausatmung zuständig ist. Er liegt auf der Innenseite des Brustkorbes.

D Bauchwandmuskulatur

Die Bauchwand befindet sich zwischen dem Brustkorb und dem Hüftbein. Diese ist frei von Skelettelementen. Die Bauchwand besteht aus platten Muskeln und so genannten **Aponeurosen**. Das sind flächig ausgebreitete Sehnen, die die Kraft in verschiedene Richtungen leiten. Gemeinsam bilden sie einen Mantel, der an den Rippen, der Lendenwirbelsäule und am Becken befestigt ist.

Aponeurosen

Die Bauchwand schützt die Eingeweide des Bauches, kann durch Kontraktion der Muskeln den Innendruck in der Bauchhöhle erhöhen und ist an verschiedenen Rumpfbewegungen beteiligt. Zur Bauchwandmuskulatur gehören drei Schichten, die eingeteilt werden in: die äußeren und inneren schrägen Bauchmuskeln und den quer verlaufenden Bauchmuskeln.

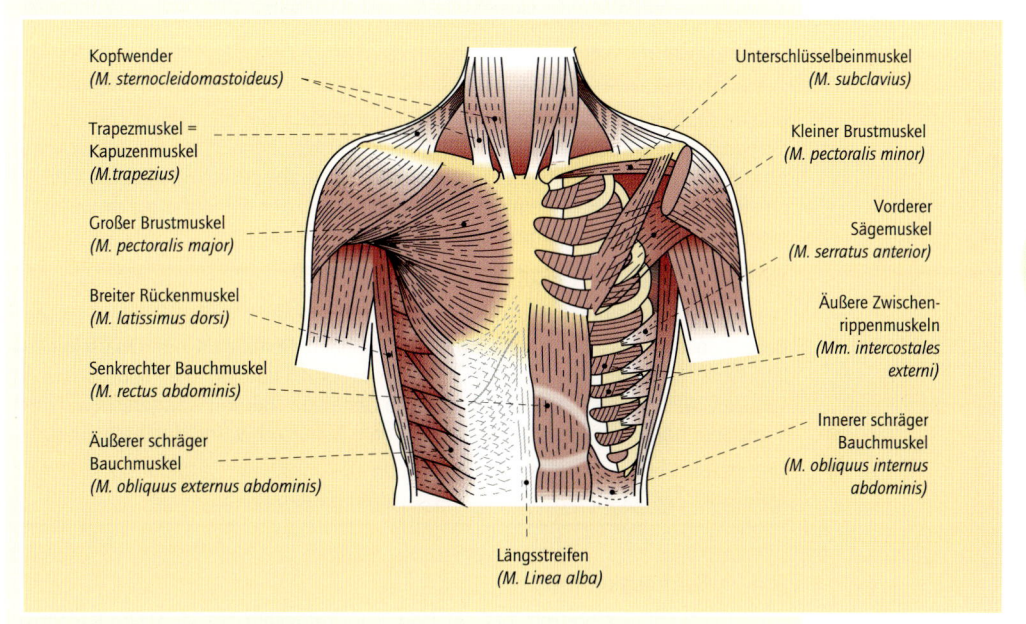

Abb. 2.10: Rumpfmuskulatur von vorn

Beschriftungen der Abbildung:
- Kopfwender (M. sternocleidomastoideus)
- Trapezmuskel = Kapuzenmuskel (M. trapezius)
- Großer Brustmuskel (M. pectoralis major)
- Breiter Rückenmuskel (M. latissimus dorsi)
- Senkrechter Bauchmuskel (M. rectus abdominis)
- Äußerer schräger Bauchmuskel (M. obliquus externus abdominis)
- Unterschlüsselbeinmuskel (M. subclavius)
- Kleiner Brustmuskel (M. pectoralis minor)
- Vorderer Sägemuskel (M. serratus anterior)
- Äußere Zwischenrippenmuskeln (Mm. intercostales externi)
- Innerer schräger Bauchmuskel (M. obliquus internus abdominis)
- Längsstreifen (M. Linea alba)

Äußerer schräger Bauchmuskel

Er befindet sich an den Außenseiten der unteren Rippen und verläuft schräg nach unten zum Darmbeinkamm. Seitlich der Bauchmittellinie geht der Muskel in eine flächige *Aponeurose* über. Deren Sehnen setzen den Verlauf der Muskelfasern fort.

Innerer schräger Bauchmuskel

Er verläuft im Faserverlauf fast senkrecht zum äußeren schrägen Bauchmuskel. Der innere schräge Bauchmuskel geht seitlich der Mittellinie in eine *Aponeurose* über. Hier wiederum setzen sich die beiden schrägen Bauchmuskeln zur anderen Seite fort, indem sie sich durchflechten. Diesen starken „Längsstreifen", der sich vom Brustbein bis zur Hüfte zieht, nennt man **Linea alba**.

Linea alba

Querer Bauchmuskel

(Ohne Abbildung.) Der Faserverlauf dieses Muskels zieht sich in einer tiefer gelegenen Muskelschicht unter dem Rippenbogen von der einen zur anderen Seite der Bauchwand. Er geht seitlich der Mittellinie ebenfalls in eine *Aponeurose* über.

> In der vorderen Bauchwand befinden sich drei Aponeurosen hintereinander. Diese verwachsen an den Muskelrändern miteinander und bilden nach einer erneuten Aufspaltung eine Scheide für den senkrecht verlaufenden geraden Bauchmuskel.

Senkrechter Bauchmuskel

Er befindet sich beidseits der Mittellinie. Er verläuft vom Schambeinoberrand bis zur Brustvorderwand und wird nach oben hin immer breiter.

E Gesäßmuskulatur

Die Gesäßmuskulatur gehört zur **Extremitätenmuskulatur des Rumpfes**. Sie besteht aus großem, mittlerem und kleinem Gesäßmuskel (zu sehen in ➜ Abb. 2.12 b und c).

Großer Gesäßmuskel

Dieser Muskel setzt an dem am Kreuzbein angrenzenden Teil des Darmbeins an und verläuft schräg absteigend zur Lateralseite des Oberschenkelknochens. Er ist der wichtigste Streckmuskel am Hüftgelenk und maßgebend an der Aufrechthaltung des Menschen beteiligt. Er ist außerdem der Hauptmuskel für die Rückführung des Beines beim Gehen. Beim Treppensteigen streckt er die Hüfte durch und hebt somit das gesamte Körpergewicht in die Höhe.

Mittlerer und kleiner Gesäßmuskel

Der mittlere Gesäßmuskel verläuft vom Darmbeinkamm und den angrenzenden Bereichen des Darmbeines zur Spitze des großen Rollhügels des Oberschenkelknochens. Mittlerer und kleiner Gesäßmuskel (s. u.) können die Beine seitwärts spreizen. Wichtiger ist jedoch, dass sie beim Gehen das Becken waagerecht auf dem Standbein halten, während jeweils das andere Bein nach vorne durchschwingt.

Der kleine Gesäßmuskel verläuft unterhalb des mittleren Gesäßmuskels. Er entspringt an der Darmbeinschaufel und setzt am großen Rollhügel an.

2.2.4 Beinmuskulatur

Die Oberschenkel sind mit Beuge- und Streckmuskeln für den Unterschenkel ausgestattet. Hierbei liegen wiederum *ventral* die Strecker und *dorsal* die Beugemuskeln. Diese beugen oder strecken als **Antagonisten** das Bein. Das Kniegelenk bildet den Drehpunkt.

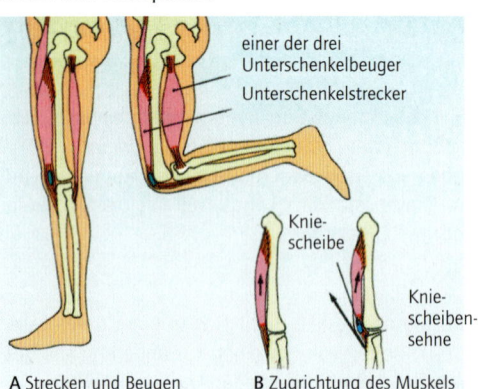

Sowohl Beuge-, als auch Streckmuskulatur des Oberschenkels sind verhältnismäßig kräftig, da sie beim Gehen oder Laufen an jedem Schritt maßgeblich beteiligt sind. Wenn der Beuger kontrahiert, ist der Strecker entspannt und umgekehrt.

Abb. 2.11: Beugen und Strecken des Beins
A Strecken und Beugen des Unterschenkels
B Zugrichtung des Muskels ohne und mit Sesambein (Kniescheibe)

A Strecker (Extensoren)

Der große Streckmuskel im Oberschenkel ist der so genannte **vierköpfige Oberschenkelmuskel** *(M. quadriceps femoris)*. Die vier Köpfe setzen mit einer gemeinsamen Endsehne, die zur Kniescheibe und weiter über das Kniescheibenband an einen Höcker an der Vorderseite des Schienbeins verläuft, an. Dieser Höcker unterhalb des Kniegelenkes ist unter der Haut sehr gut tastbar. Der längste Kopf des vierköpfigen Oberschenkelmuskels zieht über die Hüftgelenkpfanne zum Darmbein, sodass er das Bein auch am Hüftgelenk beugen kann. Die drei weiteren Köpfe kommen vom Oberschenkelbein selbst und umgreifen die Mitte und den knieseitigen Teil des Oberschenkelknochens.

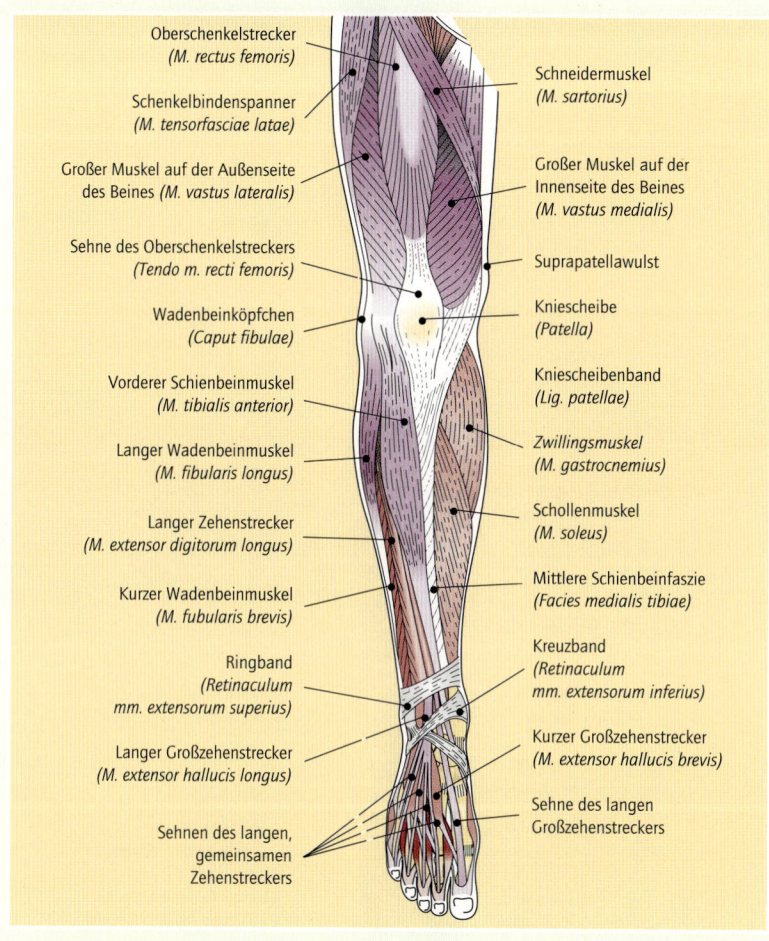

Abb. 2.12 a: Beinmuskulatur von vorne

B Beuger (Flexoren)

Die Muskeln, die im Kniegelenk beugen, lassen sich in drei Gruppen einteilen:

Ischiokrurale Muskeln (Hüftbeuger)

Die drei Muskeln zwischen Sitzbeinhöcker und Unterschenkel wirken auf zwei Gelenke: Sie strecken im Hüftgelenk und beugen im Kniegelenk. Man nennt sie daher auch **zweigelenkige Muskeln.** Ihre Länge ist so bemessen, dass ein Beugen im Hüftgelenk zumeist zu einer Beugebewegung im Kniegelenk führt.

ischiokrural

Körpermassage – Teil des LF 6

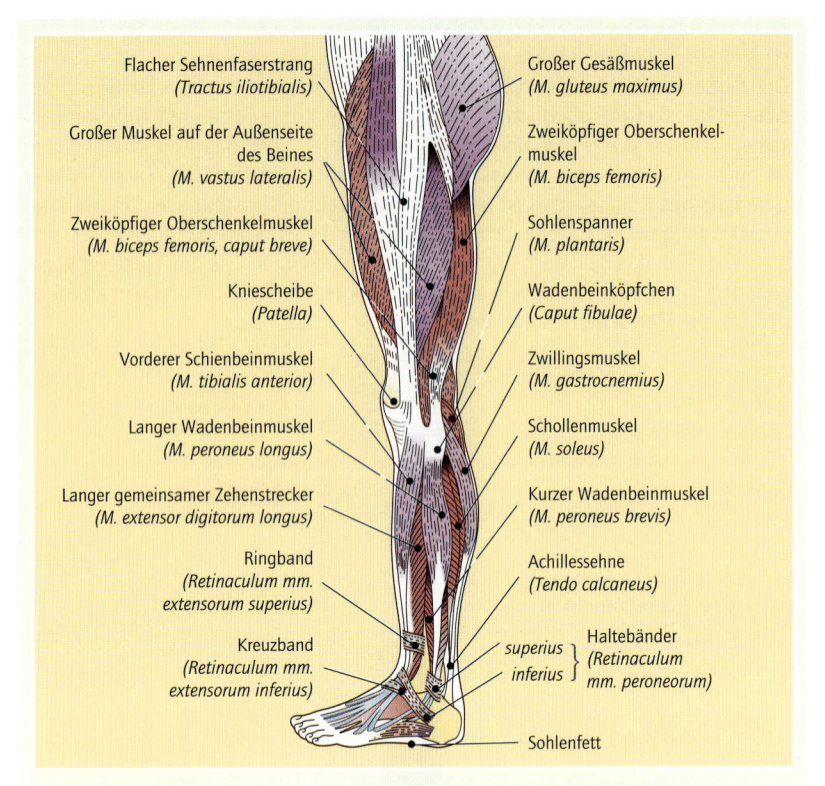

Abb. 2.12 b: Beinmuskulatur von der Seite

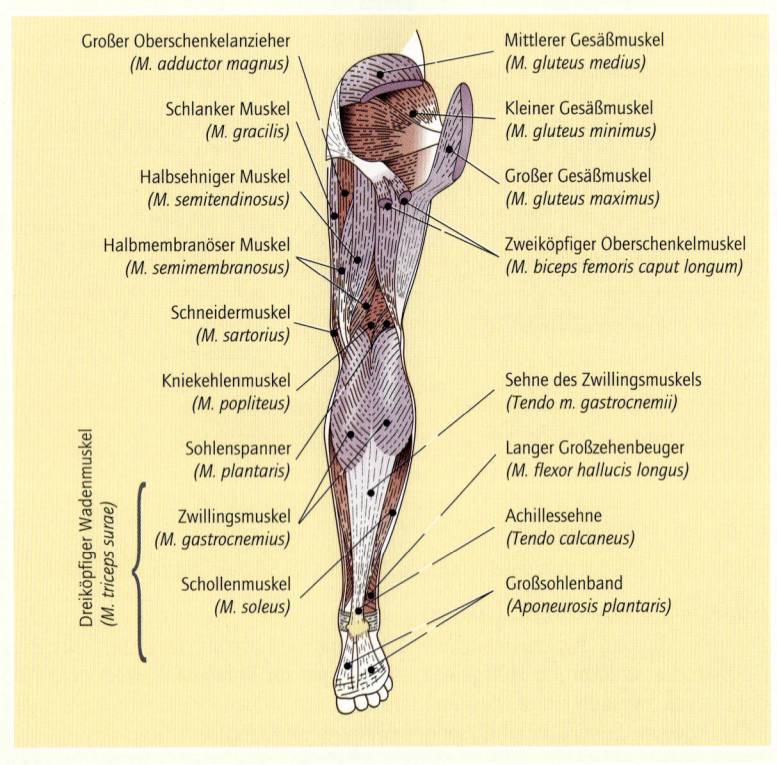

- Flacher Sehnenfaserstrang (Tractus iliotibialis)
- Großer Muskel auf der Außenseite des Beines (M. vastus lateralis)
- Zweiköpfiger Oberschenkelmuskel (M. biceps femoris, caput breve)
- Kniescheibe (Patella)
- Vorderer Schienbeinmuskel (M. tibialis anterior)
- Langer Wadenbeinmuskel (M. peroneus longus)
- Langer gemeinsamer Zehenstrecker (M. extensor digitorum longus)
- Ringband (Retinaculum mm. extensorum superius)
- Kreuzband (Retinaculum mm. extensorum inferius)
- Großer Gesäßmuskel (M. gluteus maximus)
- Zweiköpfiger Oberschenkelmuskel (M. biceps femoris)
- Sohlenspanner (M. plantaris)
- Wadenbeinköpfchen (Caput fibulae)
- Zwillingsmuskel (M. gastrocnemius)
- Schollenmuskel (M. soleus)
- Kurzer Wadenbeinmuskel (M. peroneus brevis)
- Achillessehne (Tendo calcaneus)
- Haltebänder superius / inferius (Retinaculum mm. peroneorum)
- Sohlenfett

Abb. 2.12 c: Beinmuskulatur von hinten (mit aufgeklapptem Gesäßteil)

- Großer Oberschenkelanzieher (M. adductor magnus)
- Schlanker Muskel (M. gracilis)
- Halbsehniger Muskel (M. semitendinosus)
- Halbmembranöser Muskel (M. semimembranosus)
- Schneidermuskel (M. sartorius)
- Kniekehlenmuskel (M. popliteus)
- Sohlenspanner (M. plantaris)
- Zwillingsmuskel (M. gastrocnemius)
- Schollenmuskel (M. soleus)
- Dreiköpfiger Wadenmuskel (M. triceps surae)
- Mittlerer Gesäßmuskel (M. gluteus medius)
- Kleiner Gesäßmuskel (M. gluteus minimus)
- Großer Gesäßmuskel (M. gluteus maximus)
- Zweiköpfiger Oberschenkelmuskel (M. biceps femoris caput longum)
- Sehne des Zwillingsmuskels (Tendo m. gastrocnemii)
- Langer Großzehenbeuger (M. flexor hallucis longus)
- Achillessehne (Tendo calcaneus)
- Großsohlenband (Aponeurosis plantaris)

Beim untrainierten Menschen verursacht diese Bewegung Schmerzen auf der *dorsalen* Seite des Oberschenkels, weil die *ischiokruralen* Muskeln überdehnt werden. Andererseits erreicht man bei gestrecktem Hüftgelenk keine maximale Beugung im Kniegelenk, da sich diese Muskelgruppe hierzu nicht ausreichend verkürzen kann.

Die drei *ischiokruralen* Muskeln heißen: halbsehniger Muskel, halbmembranöser Muskel und zweiköpfiger Oberschenkelmuskel. Die beiden erstgenannten setzen am Schienbein an und kreiseln daher nach innen, der *Bizeps des Oberschenkels* zieht zum Wadenbein und kreiselt so nach außen.

Bizeps des Oberschenkels

Pes-anserinus-Muskeln

Aus der Hüftmuskulatur ziehen zwei Muskeln, der Schneidermuskel und der Schlanke Muskel, über den gesamten Oberschenkel hinweg zum Schienbein. Sie beugen im Kniegelenk und rotieren nach innen. Ihre Sehnen lagern sich mit der Sehne des oben beschriebenen halbsehnigen Muskels zusammen. Dieses Gebilde erinnert an einen Gänsefuß, weshalb diese Muskelgruppe ihren Namen bekam.

Pes anserinus = lat. Gänsefuß

Wadenmuskeln

Man zählt diese zwar bereits zur Unterschenkelmuskulatur, da sie jedoch ebenfalls im Kniegelenk beugen und somit eng mit der Oberschenkelmuskulatur zusammenarbeiten, sollen sie hier nicht unerwähnt bleiben: Es sind der Kniekehlenmuskel, der äußere und innere Wadenmuskel und der Fußsohlenmuskel. Sie finden diese und alle weiteren Unterschenkelmuskeln aus Gründen ihrer Bedeutung für die Bewegung der Füße in → LF 8, Kapitel 1.4 beschrieben.

2.3 Das Nervensystem des Menschen

Für hoch entwickelte Lebewesen wie den Menschen ist ein leistungsfähiges Informations- und Leitungssystem lebensnotwendig. Diese Aufgabe übernehmen das HORMONSYSTEM und das NERVENSYSTEM (beide → Band A, Grundlagen-Lexikon). Insbesondere die Leistungsfähigkeit des menschlichen Großhirns übertrifft die anderer Lebewesen bei weitem. Betrachtet man das menschliche Nervensystem, so wird unterschieden zwischen:

- dem **zentralen Nervensystem (ZNS)**, das aus Gehirn und Rückenmark besteht und in dem Informationen verarbeitet und Körperfunktionen gesteuert werden,
- dem **peripheren Nervensystem (PNS)**, das Informationen von der *Peripherie* des Körpers zum ZNS und Steuerimpulse in die Gegenrichtung leitet. Das PNS wiederum wird unterteilt in das willkürliche Nervensystem und das vegetative Nervensystem.

Peripherie

Das **willkürliche Nervensystem** stellt eine Verbindung des Organismus mit der Umwelt her. Es überträgt sensible Reize von Sinnesorganen, Haut, Gelenken und Skelettmuskulatur an das ZNS und in der Gegenrichtung Steuerimpulse, wodurch gewollte Bewegungen und eine schnelle Informationsverarbeitung möglich werden.

Das **vegetative Nervensystem** überträgt vegetative Reize von den inneren Organen an das ZNS, wo die Informationsverarbeitung stattfindet und entsprechende Steuerimpulse wiederum über das vegetative Nervensystem zu den Organen geleitet werden. Das vegetative Nervensystem reguliert die Organfunktionen und sorgt für den unbewussten, reibungslosen Ablauf und die Steuerung des so genannten „inneren Milieus".

Körpermassage – Teil des LF 6

afferent
lat. = herbeitragend

efferent
lat. = hinaustragend

Werden Reize vom peripheren Nervensystem zum Gehirn geleitet, so bezeichnet man diesen Vorgang als *afferente* Reizleitung. Die Reizübertragung in die Gegenrichtung nennt man *efferente* Reizleitung.

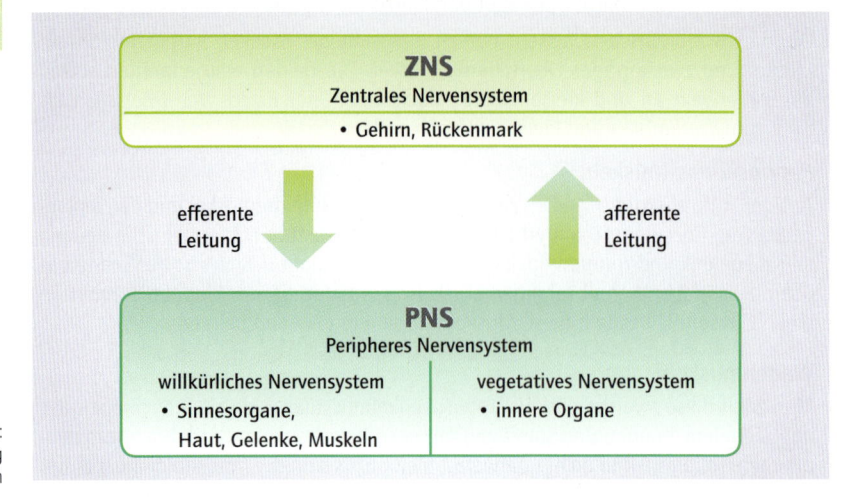

```
                    ZNS
            Zentrales Nervensystem
              • Gehirn, Rückenmark

    efferente  ⬇           ⬆  afferente
    Leitung                    Leitung

                    PNS
            Peripheres Nervensystem
    willkürliches Nervensystem | vegetatives Nervensystem
    • Sinnesorgane,            | • innere Organe
    Haut, Gelenke, Muskeln
```

Abb. 2.13: Weiterleitung von Reizen

Durch die kosmetische Ganzkörpermassage besteht die Möglichkeit, das periphere Nervensystem direkt zu beeinflussen. So nehmen die Endigungen vegetativer und sensibler Nerven in Epidermis und Dermis die Reize durch die Massage auf und leiten diese als unterschiedliche Empfindungen an das ZNS weiter. Ihr Kunde empfindet berührende, streichende, schmerzende, angenehme und viele andere Reize.

Die Reizung der Hautoberfläche kann Reaktionen wie z. B. Wohlgefühl während der Massage verursachen und nimmt somit auch indirekten Einfluss auf das zentrale Nervensystem (ZNS).

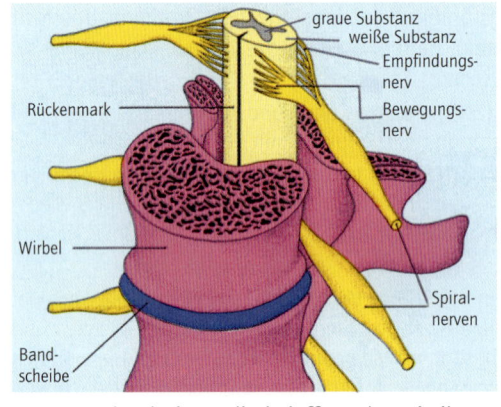

Abb. 2.14: Lage und Aufbau des Rückenmarks

afferent, efferent

innervieren
lat. = von Nerven aufgenommen

Das periphere Nervensystem wird von den **Gehirn- oder Schädelnerven** (→ Band B, LF 6, Kapitel 2.3) und von den **Rückenmarksnerven** (→ Band A, Grundlagen-Lexikon, NERVENSYSTEM) gebildet.

Aus dem Rückenmark treten beidseits Nerven als eine vordere und hintere sowie eine längs verlaufende Reihe von Wurzelfäden aus. Die hinteren Wurzeln sind sensibel *(afferent)* und die vorderen Wurzeln sind motorisch *(efferent)*. Beim Austritt aus dem Zwischenwirbelloch wird beidseits ein Bündel vorderer und hinterer Wurzelfasern zusammengefasst, welche sich zu den **Rückenmarks- oder Spinalnerven** vereinigen. Am Endes des Zwischenwirbelloches teilt sich jeder aus hinteren und vorderen Wurzelfasern vereinigte Rückenmarksnerv in zwei Hauptäste. Diese *innervieren* verschiedene von diesen Nerven versorgte Körperbereiche.

Die hinteren Äste der Rückenmarksnerven innervieren die Rückenstreckermuskulatur sowie die darüber gelegene Haut. Die vorderen Äste der Rückenmarksnerven innervieren die übrige Muskulatur sowie die Haut des Rumpfes und der Extremitäten.

Es wird, entsprechend dem Aufbau der Wirbelsäule, in diese Rückenmarksnerven untergliedert:

8 Paare Halsnerven	(Zervikalnerven)
12 Paare Brustnerven	(Thorakalnerven)
5 Paare Lendennerven	(Lumbalnerven)
5 Paare Kreuzbeinnerven	(Sakralnerven)
1–2 Paare Steißbeinnerven	(Kokzygealnerven)

Der Verlauf der Nervenbahnen ist für die kosmetische Ganzkörpermassage nicht entscheidend, sondern wichtig für die Anwendungen der medizinischen Massage (➔ Band B, LF 6, Kapitel 1).

Der Einfluss auf das Nervensystem entsteht nicht durch die gezielte Massage von Nervensträngen, sondern ist vielmehr die Wirkung der gesamten kosmetischen Ganzkörpermassage.

Die wichtigsten Nerven für Arme und Beine sind:

Radialnerv Dieser läuft um den Oberarmknochen außen herum, folgt dann der Speiche und innerviert die Streckmuskulatur sowie die darüber liegende Haut von Arm und Hand.

Mittelnerv Dieser liegt auf der Beugerseite und versorgt einen Teil der Beuger.

Ulnanerv Dieser zieht auf der Ellenseite hinten um den Ellbogen herum und versorgt den anderen Teil der Beuger.

Oberschenkelnerv Dieser zieht zur Vorderseite des Oberschenkels.

Ischiasnerv Er entspricht im Durchmesser in etwa einem kleinen Finger, zieht am Sitzbein vorbei und innerviert die Hinterseite des Oberschenkels, des Unterschenkels und den Fuß. In der Kniegegend teilt er sich in den Schienbeinnerv und den Wadennerv.

2.4 Das Blutgefäßsystem des Menschen

Bei einem stabilen Blutkreislauf (➔ Band A, Grundlagen-Lexikon, HERZ-KREISLAUF-SYSTEM) werden die Körperzellen ausreichend mit Sauerstoff und Nährstoffen versorgt. Dies ist für einen gesunden menschlichen Organismus von größter Wichtigkeit, denn die Funktionen der inneren Organe (z. B. Leber und Nieren) bis zu den Muskeln hängen davon ab.

Das Gefäßsystem spielt eine wichtige Rolle für das harmonische Zusammenspiel verschiedener Gewebe und Organe im Körper. Es ist weiterhin wesentlich beteiligt an der Regulierung des „inneren Milieus" und der Körpertemperatur.

Das gesamte Blutgefäßsystem wird im Wesentlichen von Bindegewebe und Muskelgewebe gebildet. Entscheidend für die Funktionstüchtigkeit des Blutgefäßsystems ist das ungehinderte gleichmäßig-rhythmische Strömen des Blutes innerhalb der BLUTGEFÄSSE (➔ Band A, Grundlagen-Lexikon).

Die Blutmenge beim Erwachsenen beträgt ca. 4,5 – 6 Liter

Die Blutgefäße im menschlichen Körper nennt man

Venen – sie transportieren das Blut zum Herzen hin,

Arterien – sie transportieren das Blut vom Herzen weg.

Venen und Arterien sind über Bindegewebe zu Bündeln zusammengefasst. Die pulsierenden Wellen der Arterien (ursprünglich ausgelöst durch den Herzschlag) führen zu einer regelmäßigen Erweiterung der Gefäßwände der Arterien und damit zu einem Zusammenpressen der angelagerten Venen.

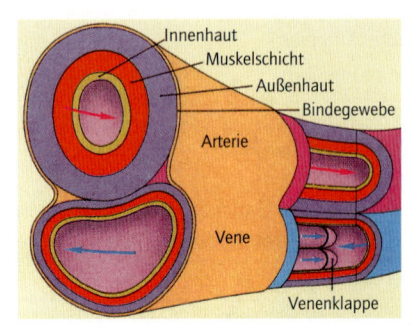

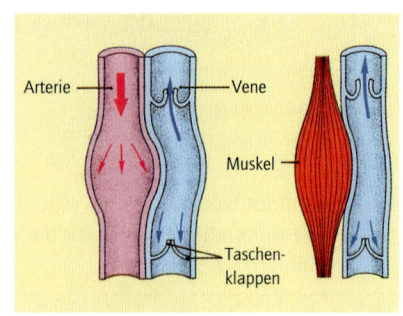

Abb. 2.16 a und b: Aufbau von Arterien und Venen; Transport des Blutes in den Gefäßen

Die Venenklappen haben die Funktion eines Rückhalteventils und erlauben dem Blut nur in eine Richtung, nämlich zum Herzen zurück, zu fließen. Ein Rückfluss des Blutes in die Peripherie des Körpers wird so verhindert.

Auch der Verlauf der Blutgefäße ist für die kosmetische Ganzkörpermassage nicht entscheidend, sondern wichtig für die Anwendungen der medizinischen Massage (→ Band B, LF 6, Kapitel 1).

Blutgefäße werden bei der kosmetischen Massage nur passiv „mitmassiert", nie jedoch gezielt behandelt.

A Die wichtigsten Arterien

Verfolgt man das arterielle System vom Herzen an in Flussrichtung des Blutes, so entspringen nach den beiden **Herzkranzgefäßen,** die das Herz selbst versorgen, aus dem so genannten **Aortenbogen** die drei großen Gefäße, von denen aus Kopf und Arme versorgt werden, aus einem Stamm hervor (rechte und linke Schlüsselbein- und Halsschlagader).

Die **Schlüsselbeinarterien** ziehen, jede auf ihrer Seite, über die erste Rippe zur Seite hin und unter dem Schlüsselbein in die Achselhöhle. Von hier verläuft sie als Armarterie weiter zur Ellenbeuge. Hier teilt sie sich in mehrere Äste, durch die der Unterarm versorgt wird. Die beiden wichtigsten dieser Äste sind die **Speichen- (oder Pulsarterie) und die Ellenarterie.**

A. carotis

Die **Halsschlagadern** *(A. carotis)* liegen auf beiden Seiten vor den Querfortsätzen der Halswirbelsäule. Man kann sie zwischen Kopfwendermuskel und Luftröhre leicht ertasten.

In Höhe des Zungenbeins teilen sie sich in einen inneren Zweig, der durch die Schädelbasis hindurchzieht und das Gehirn versorgt, und einen äußeren Zweig, der Blut in den übrigen Kopf leitet.

Hinter dem Abgang der vorgenannten großen Gefäße haben kleinere Äste für Brusteingeweide und Brustwand ihren Ursprung in der absteigenden **„Körperschlagader" Aorta.** Diese zieht durch das Zwerchfell hindurch in den Bauchraum und gibt dort in Ästen an Nieren, Nebennieren, Leber, Bauchspeicheldrüse und Milz arterielles Blut ab. In Höhe des vierten Lendenwirbels teilt sich die absteigende Aorta in die beiden **Beckenarterien,** von der aus die Beckeneingeweide und im weiteren Verlauf die unteren Gliedmaßen versorgt werden.

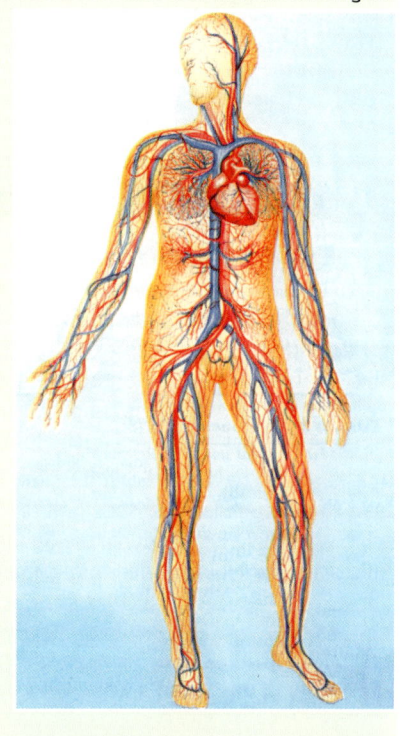

Abb. 2.15: Blutgefäße des Menschen

B Die wichtigsten Venen

Da Venen das Blut zum Herzen zurückleiten, finden sich an den Enden der Gliedmaßen viele einzelne Venen, vorwiegend als Hautvenen unter der Haut. Erst in Ellen- und Kniebeuge vereinen sich diese Hautvenen mit kleinen Begleitvenen der Arterien zu den großen **Gliedmaßenvenen.**

Auch im Kopfbereich verlaufen die Venen im Bereich der Arterien und münden in die große **Halsvene,** welche sich im weiteren Verlauf auf beiden Körperseiten mit den **Schlüsselbeinvenen** vereint. Hinter der rechten Brustbeinwand fließen diese Gefäße in die **obere Hohlvene** zusammen und führen das Blut so in den Herzmuskel zurück.

Die Gefäße von Becken, Bauchwand und unteren Gliedmaßen fließen in die **untere Hohlvene** zusammen. Diese zieht rechts der Aorta (rechte Körperseite) nach oben und wird auf der Hinterseite der Leber von einem Teil des Organs umschlossen. Somit ist sichergestellt, dass das Gefäß durch den starken Unterdruck (den das Herz mit seiner (Pump-)Saugwirkung hier ausübt und der wegen der großen Durchflussmenge und bei hoher Fließgeschwindigkeit des Blutes besonders groß ist), nicht kollabiert. Weiterhin werden in diesem Bereich zwei bis drei Lebervenen aufgenommen. Nachdem die untere Hohlvene aus der Leber ausgetreten ist, verläuft sie durch das Zwerchfell hindurch und mündet im rechten **Vorhof des Herzens.**

Eine Sonderstellung nimmt die so genannte **„Pfortader"** *(Vena portae hepatis)* ein. Sie nimmt das Blut der Bauchorgane wie Magen, Darm, Bauchspeicheldrüse und Milz auf und leitet es zur Leber. So ist das Blut, das bereits ein Kapillarsystem in den Verdauungsorganen durchlaufen und somit Nährstoffe aus ihnen aufgenommen hat, gezwungen, ein weiteres Kapillarsystem in der Leber zu durchlaufen, wo die aufgenommenen Nährstoffe gespeichert oder in körpereigene Stoffe umgewandelt werden können.

Vena portae hepatis

Das Pfortadersystem leitet die im Darm aufgenommenen Nährstoffe zur Leber, von wo sie, je nach Bedarf, in den allgemeinen Blutkreislauf abgegeben werden können.

C Varizen (Krampfadern)

Krampfadern sind unregelmäßige Venenerweiterungen, die häufig schließunfähige Venenklappen zur Folge haben. Die erweiterten Venen nehmen auch häufig an Länge zu, wodurch an der Hautoberfläche Schlängelungen auftreten.

Wenn sich ein Kunde mit Krampfadern massieren lassen möchte, weisen Sie bitte stets darauf hin, dass nur im Bereich „über" den Krampfadern massiert werden darf.

Hat ein Kunde beispielsweise Krampfadern im Bereich des Unterschenkels, so dürfen Sie dieses Bein nur vom Knie an aufwärts massieren.

Bei Betrachtung der zahlreichen essenziellen Funktionen des Blutkreislaufsystems wird verständlich, weshalb der gesamte Körper dicht von Blutgefäßen durchzogen ist. Sämtliche Organe sind von Blutgefäßen umsponnen, über die sie mit Nährstoffen und Sauerstoff versorgt werden und die die Entsorgung von Abfallprodukten sicherstellen. Das Blut bringt die Abfallstoffe an die Orte ihrer Ausscheidung: Die Lunge gibt Wasserdampf und Kohlendioxid ab, die Nieren Harnstoff, usw. Mit dem Blutkreislauf zirkulieren auch Hormone und Abwehrzellen.

Eine kosmetische Ganzkörpermassage hat zum Ziel, diese Stoffzirkulation aufrecht zu erhalten. Die Massage hält die Elastizität der Gefäßwände intakt, wobei sich dieser Effekt bereits durch die Behandlung der Muskulatur einstellt. Auch die Blutgefäße der Haut werden folglich mitbehandelt.

Eine fachgerecht ausgeführte kosmetische Ganzkörpermassage ist in der Lage, den Blutkreislauf in Fluss zu halten. Insbesondere der Rückfluss des Blutes durch das Venensystem wird deutlich unterstützt.

Wird das Blutgefäßsystem intakt gehalten, so ist gewährleistet, dass es seine Aufgaben für den Körper optimal erfüllen kann. Eine wohltuende kosmetische Ganzkörpermassage kann hierzu nicht unwesentlich beitragen!

2.5 Das Lymphgefäßsystem des Menschen

Neben dem Blutkreislauf befindet sich im menschlichen Körper ein zweites Röhrensystem, das die Gewebeflüssigkeit aus den Gewebestrukturen sammelt und dem Blutkreislauf wieder zuführt: das Lymphsystem (→ Band A, Grundlagen-Lexikon, LYMPHE).

Die **Gewebeflüssigkeit** besteht aus Wasser und den darin gelösten Stoffen, das unter dem Druck des Blutes in den Arterien aus den Blutkapillaren austritt und das Gewebe durchdringt. Die Körperzellen entziehen dieser Gewebeflüssigkeit ihre Nährstoffe und Sauerstoff und geben ihre Abbauprodukte an sie ab. Ein Teil dieses auch Lymphflüssigkeit genannten „Wassers" kehrt direkt in die Blutkapillare zurück, der Rest wird in den Lymphgefäßen aufgenommen.

Diese dünnwandigen Gefäße befinden sich im ganzen Körper. Ihre blind endenden **Lymphkapillaren** führen die Lymphflüssigkeit über immer größere Lymphgefäße zu den so genannten Lymphknoten, wo zahlreiche Lymphgefäße aus der jeweiligen Körperregion ein-, aber nur wenige austreten.

Die **Lymphknoten** befinden sich in Gruppen an Stellen, an denen die Lymphflüssigkeit aus mehreren Körperregionen zusammenfließt. In ihnen wird die Lymphe gesammelt und gefiltert. Sie strömt weiter bis zu größeren Sammellymphknoten, von denen aus sie durch die großen Lymphstämme an die jeweils nächste Lymphknotenstelle weitergeleitet wird. So sammelt sich Lymphflüssigkeit aus Armen, Brustwand und Rücken in den **Achsellymphknoten.** Die Lymphflüssigkeit aus Beinen, Bauchwand und Gesäß fließt in den **Leistenlymphknoten.** Die Halslymphknoten nehmen die Gewebsflüssigkeit aus dem Kopf auf und leiten sie zum **Terminus,** einem hinter dem Schlüsselbein liegenden Lymphknoten, weiter. (→ Band B, LF 6, Kapitel 2.5).

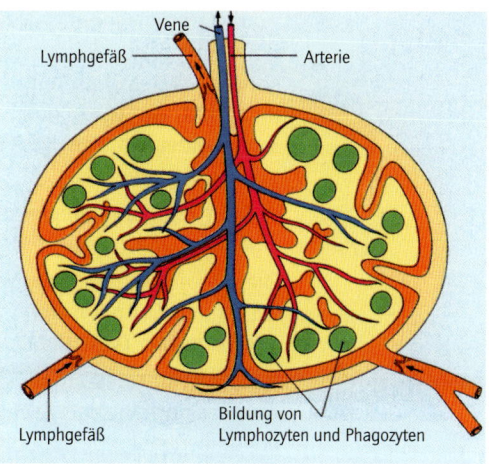

Abb. 2.18: Aufbau eines Lymphknotens

Die großen Lymphstämme sind:

- **Lymphstamm von Kopf und Hals** befindet sich am Hals und das Einzugsgebiet ist der Kopf.
- **Lymphstamm vom Arm** befindet sich ebenfalls am Hals und sein Einzugsgebiet sind Arme, Brustwand und Rücken.
- *Bronchomediasteraler* **Lymphstamm** befindet sich in der Mitte der Brusthöhle und sein Einzugsgebiet sind die Brustorgane.
- **Lymphstamm der Eingeweide** befindet sich in der Nachbarschaft der Darmschlingen und sein Einzugsgebiet ist der Darm.
- **Lumbaler Lymphstamm** befindet sich in der Lendengegend und sein Einzugsgebiet sind die Beine, das Becken, Gesäß, und Bauchwand.

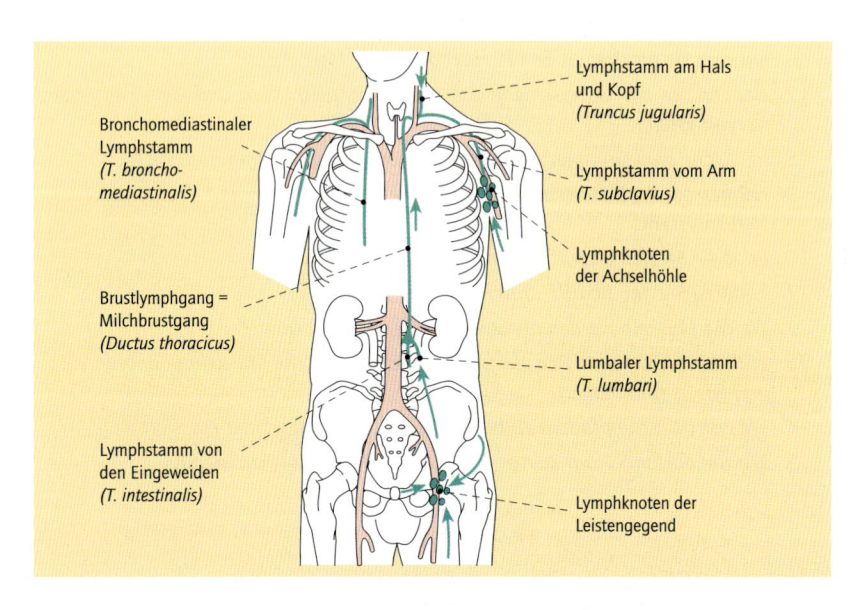

Abb. 2.19: Wichtige Lymphbahnen und Lymphknoten des Körpers

An der Hinterwand des Oberbauches fließt die aus den Beinen und dem Bauchraum kommende Flüssigkeit im **Brustlymphgang** zusammen. Der Brustlymphgang ist der stärkste Lymphgang. Er verläuft von dort an zwischen Wirbelsäule und Aorta aufwärts, durch das Zwerchfell hindurch und mündet hinter dem Schlüsselbein in den Zusammenfluss von linker Schlüsselbein- und Halsvene, genannt Venenwinkel.

Vor der Mündung vereinigen sich linksseitig noch *Truncus subclavius*, *Truncus jugularius* und *Truncus bronchomediastinalis* mit dem Brustlymphgang.

Die drei genannten Lymphstämme der rechten Seite fließen in den nur etwa 1 cm langen *Ductus lymphaticus dexter* zusammen. Dieser mündet in die rechte Kopf-Armvene *(Vena brachiocephalica)*.

Da das Lymphsystem im Gegensatz zum Blutkreislauf nicht über einen eigenen Antriebsmechanismus verfügt, wird die Lymphflüssigkeit nur durch die Bewegung der umliegenden Gewebestrukturen wie Muskeln oder Arterien in Bewegung (mit Richtung zum Herzen hin) gesetzt oder gehalten. Klappen innerhalb der Lymphgefäße, die den Venenklappen ähnlich sind, verhindern ein Zurückfließen.

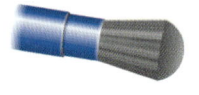

Bei einer erhöhten Blutzirkulation, ausgelöst durch eine Massage, wird gleichzeitig auch das Lymphsystem stimuliert. Die Gewebsflüssigkeit wird besser abtransportiert

Durch eine manuelle Lymphdrainage (Ganzkörper-ML ➔ LF 11, Kapitel 5) haben Sie somit die Möglichkeit, den Lymphfluss entscheidend zu beeinflussen.

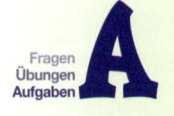

1. Nennen Sie drei der großen Lymphstämme des menschlichen Körpers.
2. Warum nimmt die Pfortader eine Sonderstellung ein?
3. Erklären Sie die Funktion der Venenklappen.
4. Was ist ein „Antagonist"?
5. Welche Muskeln sind am Heben eines Armes beteiligt?
6. Nennen Sie die drei großen Körperhöhlen des Menschen.
7. Nennen Sie die Unterschiede zwischen dem peripheren und dem zentralen Nervensystem.
8. In welche zwei Gruppen wird das periphere Nervensystem unterteilt?
9. Nennen Sie die Unterschiede zwischen dem willkürlichen und dem vegetativen Nervensystem.
10. Erklären Sie den Begriff „Aponeurosen".
11. Erklären Sie den Begriff „falsche Rippen".
12. Welche Muskeln werden als Schultermuskeln bezeichnet?
13. Erklären Sie an dem Beispiel des Armhebens, welche Muskeln vonnöten sind und wie es funktioniert.
14. Was ist bei Krampfadern zu beachten bzw. ab wo darf hier massiert werden?
15. Warum dürfen Sie auf keinen Fall auf der Wirbelsäule massieren?

3 Massagevorbereitungen

Laura ist schon ganz gespannt, denn sie bereitet heute zum ersten Mal zusammen mit Ihrer Kollegin den Massageraum für eine Kundin vor, die eine kosmetische Ganzkörpermassage gebucht hat. Laura weiß schon recht viel über die Anatomie des menschlichen Körpers. Nun überlegt sie, was alles bei der kosmetischen Ganzkörpermassage benötigt wird, wo sie alles am günstigsten platziert und worauf außerdem zu achten ist. Sie ist sich dessen sehr bewusst, dass eine gründliche Vorbereitung eine wichtige Voraussetzung für eine gelungene kosmetische Ganzkörpermassage ist.

3.1 Vorbereitung des Massageraumes

Grundsätzlich sollte ein Massageraum ansprechend eingerichtet sein.

Der wichtigste Einrichtungsgegenstand ist eine funktionelle und schöne Massageliege. **Massageliegen** werden, je nach Verwendungszweck, in verschiedenen Formen und Ausführungen angeboten. So sind die Gestelle entweder aus Holz oder Metall gefertigt. Weiterhin variieren die Liegen in Länge und Breite und im Preis. Hochwertige Modelle sind zentral höhenverstellbar, während bei den günstigeren Ausführungen jedes Bein einzeln eingestellt wird. Wichtig ist die Polsterung: Achten Sie bei der Auswahl einer Massageliege stets darauf, dass Ihre Kunden bequem darauf liegen können. Ansteckbare Auflagen für Kopf und/oder Arme werden zumeist als Sonderausstattung angeboten und steigern den Liegekomfort deutlich. Dass die Polsterauflagenoberfläche leicht zu reinigen und zu desinfizieren sein muss, ist selbstverständlich (Hygieneanforderungen ➜ Band A und Band B, jeweils LF 2).

Sonderformen für Massageliegen sind z. B. transportable Liegen, die schnell auf- und abzubauen und möglichst leicht sein sollten. *Ayurveda*-Liegen haben einen erhöhten Rand, der verhindert, dass Öl unkontrolliert herabläuft (ansteckbare Kopfauflagen mit Ablauf für den Stirnguss sind ebenfalls für „normale" Liegen erhältlich); *Shiatsu*-Liegen sind sehr niedrig ausgeführt, um eine optimale Position für die Behandlung zu ermöglichen. Es existieren auch Massagestühle, die beispielsweise für Behandlungen in Büros o. Ä. zum Einsatz kommen. Über Massageliegen können Sie sich in Fachmagazinen, bei speziellen Anbietern oder im Internet z. B. unter www.claptzu.de und www.ionto.de informieren.

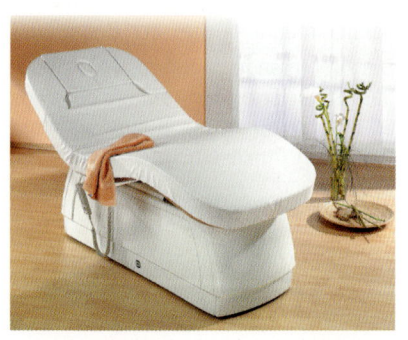

Abb. 3.1: Massageraum – Beispiel

Ayurveda-Liegen

Shiatsu-Liegen

▸ Zu einer ansprechenden Einrichtung eines Massageraumes gehört eine harmonische Gestaltung in warmen Farben (➜ Band B, LF 12, Kapitel 3) mit dazu passender Ausstattung. Hierbei bieten sich vielfältige Möglichkeiten. Auf grelle Farben oder allzu bunte Tönungen sollten Sie jedoch lieber verzichten.

▸ Weiterhin ist wichtig, dass der Raum nicht mit grellem Licht beleuchtet wird. Gelbliches oder orangefarbenes Licht wirkt ansprechend und beruhigend.

- Achten Sie darauf, dass der Raum am besten ein zu öffnendes Fenster besitzt und vor dem Besuch eines Kunden gut gelüftet und angenehm temperiert wird. Als angenehm gelten Temperaturen von 20 – 25 °C.
- Ruhige Instrumentalmusik im Hintergrund sorgt gemeinsam mit Duftölen, die Sie je nach Jahreszeit und Wünschen der Kunden auswählen, für eine entspannte Atmosphäre. Achten Sie bei der Musikauswahl darauf, keine Urheberrechte zu verletzen.
- Es empfiehlt sich die Verwendung einer Duftlampe mit wenig Duftöl. Auch bei der Auswahl der Duftöle ist Fingerspitzengefühl gefragt. Orientieren Sie sich zum Beispiel auch an der Jahreszeit. Beruhigende und damit für den Massageraum geeignete Düfte sind z. B. Zimt, Jasmin, Lavendel oder Rose. Auch Orangenduft ist durchaus geeignet. Bitte gehen Sie mit Duftölen sparsam um, da eine zu hohe Dosis sehr aufdringlich riecht.

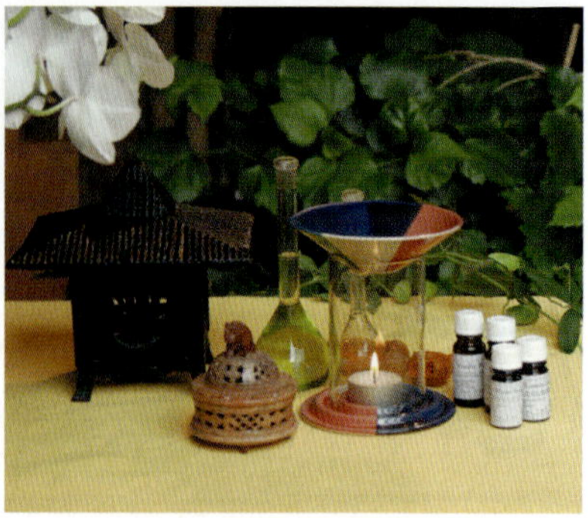

Abb. 3.2: Duftlampe und Öle

Versehen Sie die vorher mit Seifenwasser gereinigte und anschließend mit Sprühdesinfektion desinfizierte Massageliege mit einem frischen und kochfesten Schonbezug. Auch frische Spannbetttücher sind durchaus geeignet. Dass diese für jeden Kunden erneuert werden, sollte selbstverständlich sein.

In greifbarer Nähe legen Sie bitte eine Wolldecke bereit, mit der Sie während der Massage die nicht behandelten Körperteile abdecken, um so den Kunden warmzuhalten. Sollte Ihr Kunde dennoch frieren, empfiehlt sich eine Wärmflasche oder Ähnliches bereitzuhalten. Insbesondere in der kalten Jahreszeit frieren die Menschen schneller. Sie haben außerdem die Möglichkeit, die Massageliege zusätzlich mit einer elektrischen Heizauflage zu versehen (falls nicht als Sitzheizung bereits integriert), die nach Bedarf eingeschaltet werden kann.

Die zur Massage benötigten **Arbeitsmaterialien** stellen Sie bitte vorher so bereit, dass Sie sie erreichen können, ohne von Ihrem Kunden wegtreten zu müssen. Dies ist wichtig, damit der Kunde während des Massageablaufs nicht in seiner Entspannung durch ein Herbeiholen von Arbeitsmaterial gestört wird. Besonders wichtig sind:

- Massageöl,
- Papiertücher,
- Desinfektionsmittel für die Hände,
- ein weiteres Handtuch
- und ggf. ein Stövchen zum Erwärmen des Massageöls.

Um Störungen zu vermeiden, schalten Sie bitte den Anrufbeantworter ein und das Telefon lautlos. Eine Türglocke sollte möglichst abgeschaltet werden.

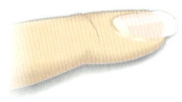

Sollten Sie dennoch gestört werden, so achten Sie immer darauf, Pausen so kurz wie möglich zu halten. Ferner sind Sie nach jeder Unterbrechung gehalten die geltenden Hygienevorschriften zu beachten. Waschen und desinfizieren Sie sich insbesondere nach dem Kontakt zu Dritten, dem Telefonieren oder dem Kontakt zu Geld die Hände, bevor Sie Ihre Arbeit am Kunden fortsetzen.

3.2 Eigene Vorbereitung auf die kosmetische Ganzkörpermassage

- Achten Sie auf leichte und bequeme Arbeitskleidung, die den bereits im Kapitel Hygiene (➜ Band A und B, LF 2) dargestellten Anforderungen entspricht und Ihren Armen ausreichend Bewegungsfreiheit gibt.

- Tragen Sie Ihre Haare bitte so, dass sie Ihnen während der Massage nicht ins Gesicht fallen. Ein Streifen der Haare aus dem Gesicht würde den Ablauf der Massage stören, ist unhygienisch und verschmutzt Ihre Haare mit Massagemittel.

- Ihre Handinnenflächen und Finger sollten glatt und weich sein. Raue Hände reiben trotz Verwendung von Massagemittel unangenehm über die Haut des Kunden. Sie erreichen dies durch konsequenten Hautschutz und Handpflege (➜ Band B, Exkurs in LF 7, Kapitel 1.7.2).

- Ihre Fingernägel sollten aus hygienischen Gründen kurz und glatt sein. Zum einen laufen Sie ansonsten Gefahr, Ihre Kunden während der Massage durch Kratzer zu verletzen, und zum anderen können bestimmte Massagegriffe nur mit kurzen Fingernägeln ausgeführt werden.

- Auch Nagellack sollte aus hygienischen Gründen nicht aufgetragen werden.

- Verzichten Sie auf das Tragen von Schmuck an den Händen. Ein Ring oder ein Armband wirken unangenehm oder gar schmerzhaft, wenn mit ihnen über die Haut gerieben wird. Auch sind Reste von Massagemitteln an Schmuck nicht hygienisch.

- Achten Sie bitte unbedingt auf einen neutralen Duft Ihrer Hände. Geruch von z. B. Zigarettenrauch oder Zwiebeln ist nicht nur sehr unangenehm, er hindert den Kunden sogar daran, sich zu entspannen, da er sich darauf konzentriert, derartige Gerüche abzuwehren.

- Gründliche Mundhygiene sollte für Sie selbstverständlich sein, um Mundgeruch zu verhindern.

- Unmittelbar vor der Massage tragen Sie bitte Sorge dafür, dass Ihre Hände warm und Ihre Finger locker sind. Dies erreichen Sie durch die Ihnen bereits bekannten Lockerungsübungen für die Hände, wie sie als Fingergymnastik im ➜ LF 4, Kapitel 4.4 und in ➜ Band B, Exkurs in LF 6, Kapitel 3.2 beschrieben sind.

> Denken Sie daran, dass Sie tiefes Wohlbefinden nur dann auf Ihre Kunden übertragen können, wenn Sie sich selbst wohl fühlen.

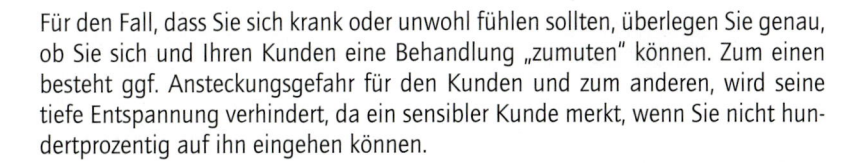

Für den Fall, dass Sie sich krank oder unwohl fühlen sollten, überlegen Sie genau, ob Sie sich und Ihren Kunden eine Behandlung „zumuten" können. Zum einen besteht ggf. Ansteckungsgefahr für den Kunden und zum anderen, wird seine tiefe Entspannung verhindert, da ein sensibler Kunde merkt, wenn Sie nicht hundertprozentig auf ihn eingehen können.

3.3 Vorbereitung des Kunden

Piercing
engl. = durchbohrend, stechend

Tattoo
engl.= Tätowierung

Nachdem Sie den Kunden freundlich begrüßt haben und vorbereitende Fragen geklärt sind (➜ Kapitel 1.3) bitten Sie darum, Brille, Schmuck usw. abzulegen. Verunreinigungen derselben mit Massagemittel sind ansonsten unvermeidlich. Weiterhin bergen die Schmuckstücke des Kunden auch Verletzungsgefahren.

Sind *Piercings* vorhanden, die nicht entfernt werden können, sparen Sie diesen Bereich ebenso wie frische *Tattoos* konsequent aus.

> Empfehlen Sie Ihren Kunden, vor Beginn der Massage zur Toilette zu gehen, da auch Harn- oder Stuhldrang eine Entspannung verhindern kann.

Lassen Sie die Kunden nun die Kleidung ablegen und begleiten Sie ihn/sie zur Massageliege.

Seien Sie mit Hilfsmitteln wie Knierolle oder gerollten Handtüchern behilflich, um eine gesunde, entspannende Lagerung/bequeme Liegeposition für Ihren Kunden zu finden (➜ LF 10, Kapitel 2.4).

Eine gesunde Lagerung/bequeme Liegeposition ist bei der Ganzkörpermassage von besonderer Wichtigkeit, da ansonsten die Muskulatur des Kunden verkrampft und so keine tiefe Entspannung möglich ist.

In Bauchlage legen Sie bitte eine Rolle unter die Fußgelenke und ggf. ein gefaltetes Handtuch unter den den Lendenwirbeln gegenüberliegenden Bauchbereich. Wird dies unterlassen, sind anschließende Schmerzen im Lendenwirbelbereich nicht auszuschließen.

Optimal für das Massieren in Bauchlage sind Massageliegen – wie in der Abbildung zu sehen – mit einem Kopfteil mit Gesichtsöffnung und absenkbaren Armstützen.

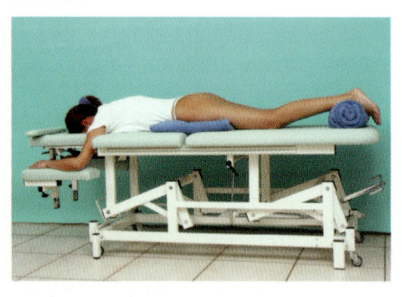

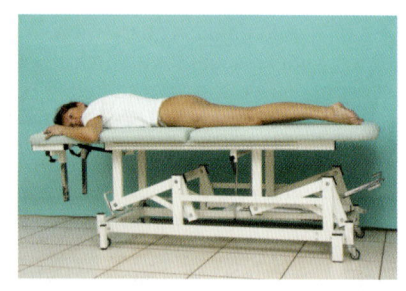

Abb. 3.3 a und b: Lagerung in Bauchlage *do* und *don't*

In Rückenlage werden der Kopf mit einer Nackenrolle und die Knie mit einer Knierolle unterstützt. Diese Lagerung verhindert, dass Ihr Kunde im Hohlkreuz liegt, wodurch ebenfalls Schmerzen vermieden werden können.

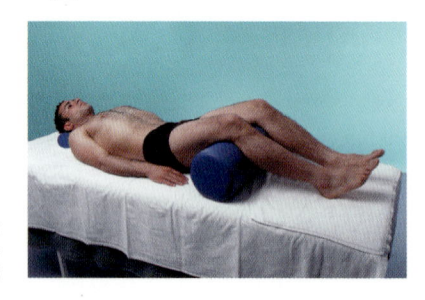

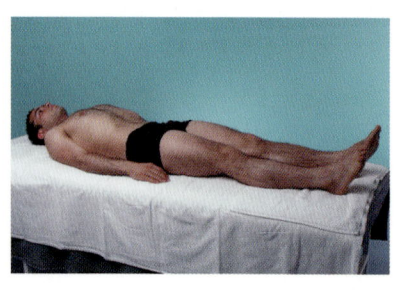

Abb. 3.4 a und b: Lagerung in Rückenlage *do* und *don't*

Achten Sie bitte auch darauf, dass die Massageliege **für Sie auf die richtige Höhe** eingestellt ist, damit Sie in bequemer Körperhaltung arbeiten können. Sie werden schnell eine optimale Einstellung finden, von der – je nach Körperfülle des Kunden – nur minimal abzuweichen ist.

Decken Sie alle nicht zu behandelnden Körperteile Ihres Kunden mit einer bereitgelegten Decke ab, um eine Auskühlung zu verhindern und damit Ihr Kunde nicht friert. Fragen Sie behutsam, ob die Temperatur angenehm ist.

Versuchen Sie eine Unterhaltung während der Massage zu vermeiden, um die Entspannung des Kunden nicht zu stören. Wünscht Ihr Kunde offensichtlich dennoch ein Gespräch, so verweigern Sie es selbstverständlich nicht.

3.4 Massagemittel

Massagemittel sind ölige oder cremige Substanzen, die zur Erhöhung der Gleitfähigkeit bei mechanischen Vorgängen auf der Haut eingesetzt werden. Ohne gleitfähige Massagemittel ist der mechanische Reiz, der auf die Haut einwirkt, größer. Dies wäre für den Kunden unangenehm und würde zu Hautirritationen führen. Starke Körperbehaarung erfordert mehr Massagemittel, da eine Massage ansonsten schmerzhaft ist.

Massagemittel werden häufig fertig zubereitet in verschiedenen Darreichungsformen angeboten.

> **Massagecremes, wie sie für die Gesichtsmassage angewendet werden, finden bei der kosmetischen Ganzkörpermassage seltener Anwendung.**

Cremes und Massagemilch werden auf normaler bis trockener Haut angewendet. Ihre unterschiedliche Zusammensetzung (Wasser- und Öl-Anteile) und Inhaltsstoffe können einzelne Hautpartien im Rahmen einer Teilkörpermassage gezielt pflegen und glätten. Cremes verlieren ihre Gleitfähigkeit deutlich früher als Massageöle, was häufigeres Nachcremen erfordert. Sie lassen sich außerdem weniger gut mit Aromaölen kombinieren und sollten nach einer Behandlung von der Körperhaut entfernt werden, während Öl auf der Haut verbleiben kann.

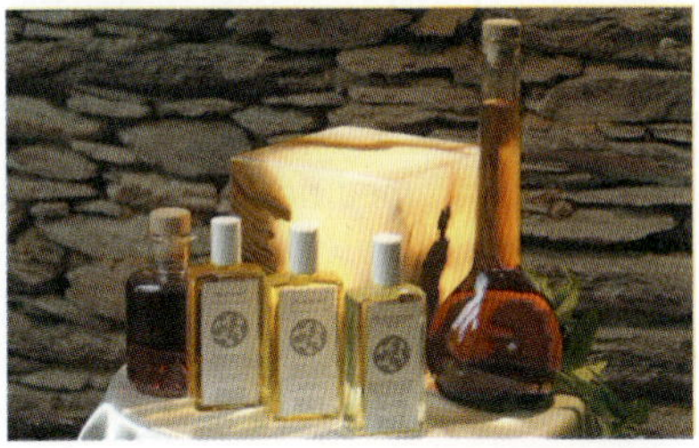

Natürliche Öle (→ Band B, LF 7, Kapitel 1.5.3), die aus Samen oder Früchten gewonnen werden, wie z. B. Olivenöl, Sesamöl, Mandelöl oder Jojobaöl, können pur als Massageöl eingesetzt werden.

Abb. 3.5: Natürliche Massageöle

- Olivenöl und Sesamöl sind sehr hautverträglich, haben aber einen Eigengeruch.
- Mandelöl ist wunderbar mild und hautverträglich. Da es kaum Eigengeruch hat, eignet es sich hervorragend als Basisöl.
- Jojobaöl ist purer Luxus für die Haut; es enthält Vitamine, spendet viel Feuchtigkeit und macht die Haut glatt.

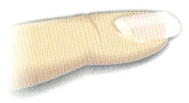

> Verwenden Sie keine „Mineralöle" wie z. B. preisgünstiges Babyöl (Inhaltsstoff *Paraffinum liquidum* → Glossar Band B) für die Massage. Diese legen einen derart glatten Film auf die Haut, dass Ihre Hände abrutschen und Sie Ihre Griffe nicht mehr ausführen können.

Natürliche Öle dienen als so genanntes Trägeröl, wenn Sie **ätherische Öle** (→ Band B, LF 6, Kapitel 3.4 und Anhang H.2 zu LF 7) zusetzen. Derartige Zusätze werden verwendet, um dem Massagemittel einen bestimmten Duft zu verleihen oder bestimmte Wirkungen zu erzielen.

physisch = körperlich

psychisch = den Geist, das Sinnliche betreffend

> Achten Sie bitte stets darauf, eine Überdosierung von ätherischen Ölen zu vermeiden.

Aufgrund ihrer hohen Konzentration werden ätherische Öle nur tropfenweise dosiert. Da sie aus sehr kleinen Molekülen bestehen, lassen sie sich in EMULGATOREN, ALKOHOLEN und FETTEN (→ Band A, Grundlagen-Lexikon) lösen. Sie können auf diese Weise in die Haut eindringen.

Ätherische Öle gelangen auch über die Sinneszellen (hier vor allem über den Geruchssinn) in den Körper. Somit wirken sie sowohl auf das *physische* wie auch auf das *psychische* Wohlbefinden ein.

> **Geben Sie das Massagemittel niemals direkt auf die Haut des Kunden, sondern erwärmen Sie es vorher in einem Wasserbad, auf einem Stövchen oder in Ihren Handflächen. Eine direkte Gabe des kalten Massagemittels auf den Körper ist sehr unangenehm.**

Auch **Massagepuder** kann für alle Körperzonen Anwendung finden. Puder sind grundsätzlich für robustere Hauttypen geeignet, da sie eine stärkere Reibung ermöglichen. Gut können sie auf fettigeren oder schweißreicheren Hautpartien eingesetzt werden oder dann, wenn der Kunde Öl oder Creme nicht mag.

3.5 Allgemeine Massageregeln

Die kosmetische Ganzkörpermassage besteht aus einer Abfolge verschiedener Massagegriffe wie z. B. Kneten, Streichen, Reiben, Klopfen usw. (→ Kapitel 4).

Diese sind von medizinischen Massagen, die eine Heilung oder Linderung zum Ziel haben, abgeleitet, wobei die kosmetische Ganzkörpermassage keinerlei therapeutischen oder medizinischen Ansatz haben darf.

- Massieren Sie mit langsamen, rhythmischen Bewegungen, wobei der Druck nicht zu stark, sondern in erster Linie für den Kunden angenehm sein sollte.
- Achten Sie auf fließende Übergänge, um zu gewährleisten, dass der Kontakt zwischen Ihren Händen und der Haut Ihres Kunden nicht ständig unterbrochen wird. Dieser Bewegungsfluss ist von größter Wichtigkeit, denn er erleichtert es Ihrem Kunden, sich zu entspannen.
- Die einzelnen Griffe werden jeweils 3 – 5 mal wiederholt, wodurch die Wirkung des Hautreizes erhöht wird.

Massagevorbereitungen

▶ Beobachten Sie während der Massage das Gesicht und den Körper des Kunden, um zu kontrollieren, ob Ihm die Massage gut tut. Verkrampfen sich seine Gesichtszüge und liegt der Kunde wach mit offenen oder blinzelnden Augen, so weist dies oftmals darauf hin, dass er nicht entspannt ist. Weitere Anzeichen hierfür zeigen insgesamt unruhige Bewegungen oder der Versuch, bestimmten Massagegriffen mit leichten Drehungen auszuweichen, sowie eine unruhige Atmung.

> **Eine kosmetische Ganzkörpermassage darf keinen therapeutischen oder medizinischen Ansatz haben.**

> Sollten Sie eines dieser Merkmale erkennen, so erfragen Sie, warum der Kunde sich nicht wohl fühlt. Dies kann verschiedene Ursachen haben. Hierzu gehören unbequeme Lagerung, zu laute Musik oder unangenehme Duftöle, Massagemittel oder Druckempfindlichkeit bestimmter Körperbereiche. Natürlich kommt auch eine unsachgemäße Massage (→ Kapitel 1.4) als Ursache in Betracht.

Gehen Sie stets auf die Wünsche Ihrer Kunden ein und reagieren Sie entsprechend. Die Dauer einer kosmetischen Ganzkörpermassage beträgt zwischen 60 und 90 Minuten.

1. Planen Sie in Kleingruppen Ihren Massageraum und präsentieren Sie ihn im Plenum.
2. Wie bereiten Sie sich selbst auf eine kosmetische Ganzkörpermassage vor?
3. Ist es sinnvoll, einen Kunden zu massieren, wenn Sie selbst krank sind? Begründen Sie Ihre Antwort.
4. Wie lagern Sie einen Kunden richtig:
    a) in Bauchlage?
    b) in Rückenlage?
5. Was ist bei starker Körperbehaarung zu berücksichtigen?
6. Welche Öle sind als Gleitmittel für die kosmetische Ganzkörpermassage geeignet? Nennen Sie auch einige Beispiele.
7. Was ist bei Massagemitteln vor dem Auftragen auf die Haut zu beachten?
8. Wie stellen Sie den Fluss einer kosmetischen Ganzkörpermassage sicher?
9. Warum sollten zur kosmetischen Ganzkörpermassage keine Mineralöle verwendet werden?
10. Nennen Sie drei Sonderformen von Massageliegen und beschreiben Sie deren Besonderheiten in eigenen Worten.
11. Massagemittel
    a) Welchen Vorteil hat Massageöl gegenüber einer Massagecreme?
    b) Für welche Teilkörpermassagen könnten Massagecremes Anwendung finden?
    c) Können auch Puder für Teilkörpermassagen Anwendung finden? Für welche Haut und mit welcher Wirkung werden sie eingesetzt?

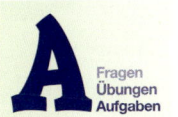

4 Ablauf einer kosmetischen Ganzkörpermassage

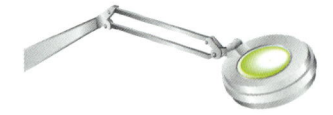

Laura darf heute zum ersten Mal eine kosmetische Ganzkörpermassage bei einer Stammkundin durchführen. Sie hat sich die Karteikarte der Kundin angesehen und alles nach deren Wünschen vorbereitet. So stehen die gewünschten Duftöle für die Massage bereit und eine CD, die der Kundin besonders gefällt, liegt im CD-Spieler. Nun geht Laura noch mal ihren Ablaufplan durch und schaut nach, welche Massagegriffe die Kundin an welchen Körperzonen wünscht, wo sie nicht massiert werden möchte und welche Griffe sie besonders bevorzugt.

Nachdem alle äußeren Bedingungen (wie warme Raumtemperatur, angenehmes Licht, duftende Öle usw.) geschaffen, und die Vorbereitungen für den Kunden (angenehme Liegeposition, die Teile des Körpers, die nicht massiert werden, mit einem Handtuch oder einer Decke abdecken, usw.) abgeschlossen sind, bitten Sie den Kunden, sich auf den Bauch zu legen. Sie könnten eine Ganzkörpermassage auch in Rückenlage beginnen, aber den meisten Kunden ist die Bauchlage zu Beginn der Massage angenehmer.

Die kosmetische Ganzkörpermassage wird durch die Aneinanderreihung der verschiedenen Massagegriffe, die beruhigend oder anregend sein können, in fließenden Übergängen durchgeführt.

Eine ausführliche Beschreibung der Massagegriffe für einzelne Körperregionen finden Sie auf den folgenden Seiten beschrieben.

4.1 Grundlegende Massagegriffe und ihre Wirkungen

Es gibt verschiede Massagetechniken in Form von Griffen der kosmetischen Ganzkörpermassage, die je nach den Bedürfnissen der Kunden intensiver oder sanfter ausgeführt werden können.

Die verschiedenen Grifftechniken sind:

Effleurage	(beruhigende) Streichung
Petrissage	Kneten (anregend)
Friktion	Reibung (anregend und es kommt zu einer Wärmeentwicklung)
Tapotement	Klopfen, Hohlhandanwendung, Hacken (anregend)
Pincement	Zupfen (anregend)
Vibration	Erschüttern (anregend und durchblutungssteigernd)
Pression	Pump- und Sauggriff (hierbei wird ein beruhigender Reiz ausgeübt)

▌ Bei einer kosmetischen Ganzkörpermassage werden immer **beruhigende und anregende Griffe abwechselnd** angewendet. Es wird nicht wie bei einer Gesichtsmassage, der eine Gesichtsbehandlung voranging, hautzustandsgerecht mit z. B. ausschließlich anregenden oder beruhigenden Griffen massiert.

Beispiel

Die kosmetische Ganzkörpermassage sieht keine Abfolgen oder spezielle Massagen für reife, atrophische Haut oder sensible Haut vor. Diese Unterschiede werden nur bei der Gesichtsmassage berücksichtigt.

▌ Alle Griffe werden immer **3 – 5 mal wiederholt**.
▌ Es kann bei manchen Griffen mit **mehr oder weniger Druck** massiert werden. Wichtig jedoch ist, dass der Kontakt zum Kunden fortwährend aufrecht erhalten bleibt.
▌ Bitte achten Sie darauf, immer in Richtung des Verlaufs der Muskelfasern zu massieren und die Muskeln auch nicht zu stauchen (➔ Kapitel 1.4).

Die im Folgenden beschriebenen Grundgriffe haben im Ablauf einer Ganzkörpermassage einen bestimmten Zweck oder bestimmte Wirkungen auf das massierte Gewebe. Die Abbildung erläutert die Bewegungsrichtung der einzelnen Massagegriffe in Höhe, Tiefe und seitliche Verschiebung.

↑ z. B. *Petrissage*

↓ z. B. *Tapotement*

→ z. B. *Friktion*

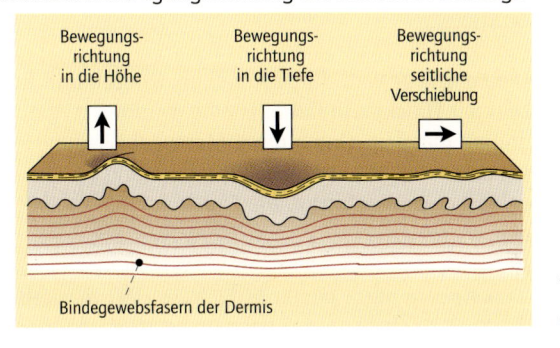

Abb. 4.1: Bewegungsrichtungen der Massagegriffe

Effleurage (Streichung)

Als **Streichung** werden sanft gleitende Bewegungen bezeichnet, durch die die Haut geglättet und das Massagemittel verteilt wird. Achten Sie hierbei stets darauf, in Richtung des Herzens zu massieren, da Kreislauf, Lymphfluss und Muskelfunktionen durch die *Effleurage* angeregt werden. Verwenden Sie diese Technik auch zwischen verschiedenen Massagegriffen, um den kontinuierlichen Fluss der Massage zu gewährleisten, keine Unterbrechung zu erzeugen und nebenbei neue Körperflächen mit Massagemittel vorzubereiten.

▌ Die *Effleurage* dient **zu Anfang** der kosmetischen Ganzkörpermassage zum einen dazu, das Massagemittel zu verteilen, zum anderen dazu, die Nervenenden des Kunden zu beruhigen und dem Kunden zu ermöglichen sich an die Berührung durch die Massage zu gewöhnen.
▌ **Zum Ende** einer kosmetischen Ganzkörpermassage wird ebenfalls immer eine *Effleurage* durchgeführt, um den Hautkontakt nicht abrupt abzubrechen, sondern langsam ausklingen zu lassen.

Eine Streichung wird auch immer dann angewandt, wenn an einer Stelle zunächst mit kräftigem Druck massiert wurde und dann ein fließender Übergang zu einer sanfteren Massagetechnik hergestellt werden soll.

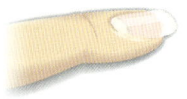

> Für den Fall, dass Sie sich während einer Massage nicht mehr sicher sind, wie der weitere Ablauf ist, bietet sich die Effleurage als „Denkpause" zum Überbrücken an, ohne den Massagefluss zu stören.

Wiederholen Sie die *Effleurage* stets mehrfach. Zunächst sollte der Druck hierbei geringer sein, später können Sie ihn jedoch je nach Körperregion vorsichtig steigern.

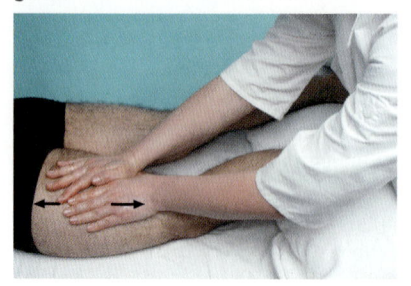

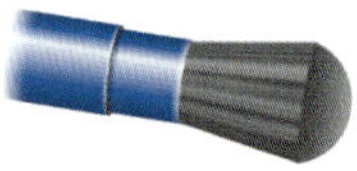

Es empfiehlt sich, insbesondere am Rücken und an den Beinen mit erhöhtem Druck zu massieren, um eine stärkere Durchblutung zu erreichen. Achten Sie jedoch stets darauf, dass es für Ihren Kunden nicht unangenehm oder gar schmerzhaft wird. Bei der *Effleurage* kommt es zu einer seitlichen Verschiebung der Haut.

Abb. 4.2:
Beispiel Streichung

Petrissage

Die *Petrissage* wird durch **Anheben, Kneten und Rollen** der Haut und der Muskeln mit Druck ausgeführt. Hierbei wird meist nur ein Muskel oder eine Muskelgruppe massiert. Durch diese Massagebewegung werden die unteren Gewebeschichten leicht angehoben (Verformung in die Höhe), seitlich verschoben, gekräftigt und gefestigt, die Durchblutung angeregt und der Lymphfluss gefördert.

Das Kneten muss immer in Richtung der Muskelfasern erfolgen, denn sonst kann es zu einer unangenehmen Empfindung für den Kunden kommen.

Wenn die *Petrissage* **leicht** durchgeführt wird, werden die oberen Muskelschichten behandelt, wenn **kräftiger geknetet** wird, wird auf die tiefer liegenden Muskelschichten eingewirkt. Durch die *Petrissage* können Verspannungen gelockert und verhärtetes Gewebe von „Schlacken" (→ Band A, LF 10, Kapitel 14) befreit werden.

Ihre Finger zeigen bei der *Petrissage* von Ihnen weg. Sie sollten mit den Handflächen einen kräftigen Druck ausüben und den Muskel zwischen Finger und Daumen nehmen. Greifen Sie dabei nicht zu wenig Gewebe, sonst zwicken Sie den Kunden. Der Muskel wird immer in Richtung der anderen Hand geschoben. Es wird der Druck der ersten Hand verringert, die zweite Hand übernimmt den Muskel und den festen Griff der ersten Hand usw.

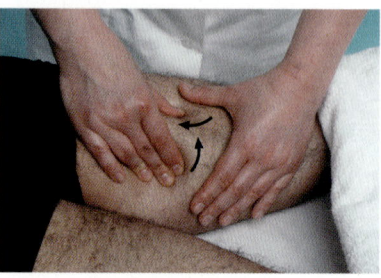

Bei der *Petrissage* ist wichtig, dass sie in rhythmischen Bewegungen ausgeführt wird. Sie wirkt dann stoffwechselanregend.

Abb. 4.3:
Beispiel Kneten

Friktion

Bei der *Friktion,* die in intensiven kreisförmigen Bewegungen ausgeführt wird, werden einzelne verspannte Muskelpartien mit dem Daumen, den Fingern oder den Fingerknöcheln mit direktem Druck ausgeübt. Es kommt dabei zu einer kurzzeitigen seitlichen Verschiebung und Verformung in die Tiefe. Durch den stärkeren Druck der **Zirkelung,** der bis zum Bindegewebe vordringt, entsteht auf der oberen Hautschicht eine große Reibung, die zu einer verstärkten Wärmeentwicklung führt. Unter dieser Reibung wird die Durchblutung sehr gut angeregt.

Die Friktion kann mit beiden Händen gleichzeitig durchgeführt werden oder mit nur einer Hand, wobei die andere Hand beim Kunden als Stützhand in ruhender Position verbleibt.

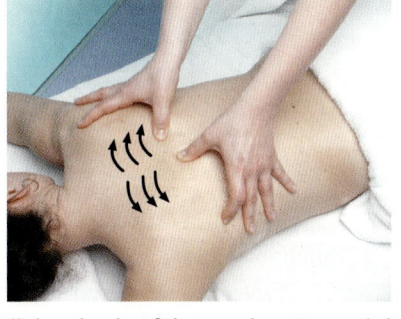

Abb. 4.4: Beispiel Zirkelung

Mit den Fingerknöcheln kann auch eine Friktion durchgeführt werden. Dazu wird eine lose Faust geballt, welche sich in wellenförmigen Kreisen um die zu massierenden Stellen bewegt. Diese Technik wird verwendet, um seitlich der Wirbelsäule eventuelle Verspannungen zu lösen.

> Vorsicht ist bei dieser Technik jedoch geboten, denn die Wirbelsäule selbst darf nicht massiert werden.

Tapotement

Zum *Tapotement* zählen das **Klopfen** mit den lose geballten Fäusten, das Klatschen mit der hohlen Hand **(Hohlhandanwendung),** das Bearbeiten mit den Handkanten **(Hacken)** und das **Zupfen** *(Pincement).* Diese Techniken hören sich sehr schmerzhaft an, aber dem ist nicht so. Die schnellen Bewegungen wirken sehr anregend.

Pincement

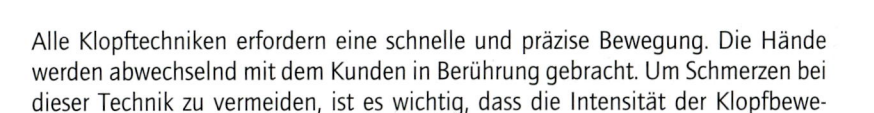

> **Das *Tapotement* dürfen Sie nicht an knochigen Stellen oder im Bereich von Krampfadern anwenden.**

Alle Klopftechniken erfordern eine schnelle und präzise Bewegung. Die Hände werden abwechselnd mit dem Kunden in Berührung gebracht. Um Schmerzen bei dieser Technik zu vermeiden, ist es wichtig, dass die Intensität der Klopfbewegung vom Kunden als angenehm empfunden wird.

Es ist eine gute Massagetechnik, um die Blutzirkulation und den Muskeltonus zu stimulieren und damit schlaffes Gewebe und Muskeln zu festigen. Dies wiederum wirkt sich positiv auf die Hüften und das Gesäß aus, denn diese Stellen sind oftmals besonders anfällig für z. B. Cellulite (→ Band A, LF 2, Kapitel 1.3 und → LF 11, Kapitel 4).

Diese Griffe sorgen für eine senkrechte Verformung der Haut in die Tiefe oder Höhe, nicht aber für eine seitliche Verschiebung.

A Klopfen

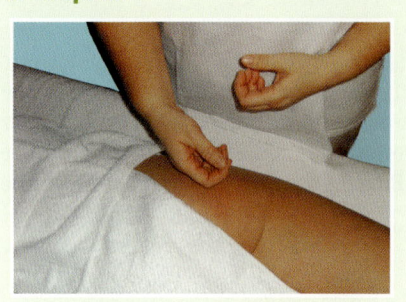

Abb. 4.5: Beispiel Klopfen

Hierbei bleiben die lose geballten Fäuste und Handgelenke locker. Es gibt zwei Möglichkeiten des Klopfens: Entweder man schlägt mit den Außenseiten der losen Fäuste oder mit den Fingerknöcheln. Bei beiden Möglichkeiten sollte der Rhythmus und die Geschwindigkeit der Bewegung schnell und kräftig sein. Klopfbewegungen werden abwechselnd mit beiden Händen ausgeführt, ohne den Kunden zu kräftig zu schlagen. Deshalb ist diese Anwendung auf weiches Gewebe wie das der Hüften, das der Oberschenkel und des Gesäßes zu beschränken.

B Hohlhandanwendung

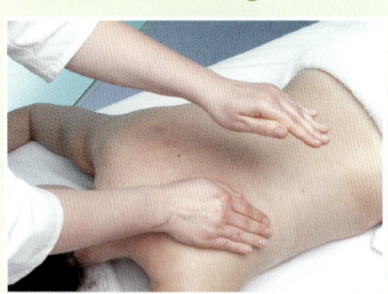

Abb. 4.5 b: Beispiel Hohlhandanwendung

Wenn eine Hohlhandanwendung durchgeführt werden soll, muss die Hand ab den Fingerknöcheln zu einer Schale geformt werden. Die Finger sollten dabei fest geschlossen bleiben. Die Finger nicht zu sehr anwinkeln. Nun führen Sie mit den gewölbten Händen schnelle, federnde Bewegungen durch. Somit kommt es zu einer saugenden Wirkung auf der Haut, die das Gewebe leicht in die Höhe verformt. Diese Technik kann hervorragend am Rücken, Gesäß und an den Hüften angewendet werden.

C Hacken

Beim Hacken schlagen Sie abwechselnd mit den Handkanten, nicht mit den Fingern, auf die zu massierenden Stellen. Diese Massagebewegung sollte ebenfalls rhythmisch und schnell ausgeführt werden. Somit wird an den zu bearbeitenden Stellen (wie Oberschenkel, Unterschenkel und Gesäß) der Muskeltonus verbessert und es kann ein besserer Abbau überschüssig gebildeter Gewebeflüssigkeit gefördert werden.

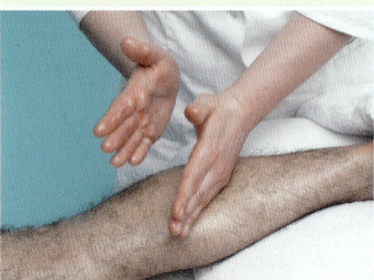

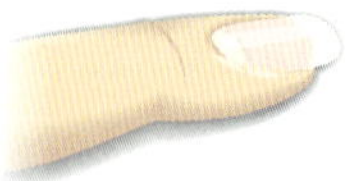

Sehr wichtig bei der Hackbewegung ist eine präzise Ausführung. Achten Sie darauf, schnell und nicht zu fest zu hacken.

Abb. 4.5 c: Beispiel Hacken

> Üben Sie diese Massagetechnik vorher etwas ein; es ist zu Beginn Ihrer Ausbildung nicht ganz so leicht, **rhythmisch und schnell** zu „Hacken".

D Zupfen

Beim *Pincement* werden kleine Hautbereiche mit dem Daumen und dem Zeigefinger gegriffen und angehoben. Das führt zu einer Verschiebung in die Höhe. Wenn die Haut wieder losgelassen wird, springt sie in die Ausgangsposition zurück.

Bei dieser Technik wird die Durchblutung sehr stark angeregt und das Bindegewebe trainiert. Auch hier sollten Sie darauf achten, nicht zu wenig Gewebe zu greifen, damit Sie den Kunden nicht versehentlich zwicken.

Pincement

Abb. 4.5 d:
Beispiel Zupfen

Vibration

Bei der Vibration liegen die Hände flach auf der zu massierenden Haut auf. Dabei werden die Finger angespannt und aus dem Handgelenk werden Zitterbewegungen durchgeführt. Diese Zitterbewegungen sollten schnell und rhythmisch durchgeführt werden, denn dann erst werden sie als **Erschütterungen** auf der Haut wahrgenommen.

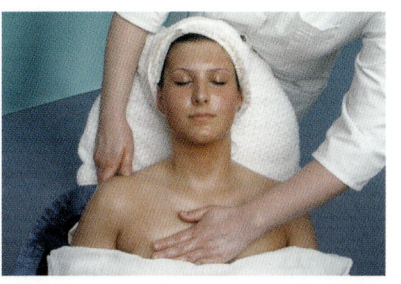

Abb. 4.6:
Beispiel Vibration

Je stärker Sie die *Vibration* ausüben, desto besser wird die Haut durchblutet. Die Vibration wird bei der kosmetischen Ganzkörpermassage im Dekolleteebereich angewendet.

> Die Techniken von Pump-Saug-Wirkung (Pression) und auch Schwingung und Dehnung der Haut finden bei der Gesichtsmassage (→ Band B, LF 6) Anwendung. Für die Ganzkörpermassage haben sie keine Bedeutung.

> Entwickeln Sie auf einfühlsame Weise Ihren eigenen Stil und verwenden Sie diejenigen Griffe, die für Sie selbst und vor allem für Ihre Kunden angenehm sind.

4.2 Griffe der kosmetischen Ganzkörpermassage

Die kosmetische Ganzkörpermassage wird im Stehen ausgeführt. Der Kunde befindet sich zu Beginn der Massage entweder in Bauch- oder Rückenlage. Angenehmer für die meisten Kunden ist zu Beginn die Bauchlage. Es sollte auch immer darauf geachtet werden, dass am herzentferntesten Punkt (z. B. an den unteren Extremitäten) angefangen wird zu massieren.

> Um die Ganzkörpermassage möglichst ruhig zu halten, vermeiden Sie häufiges Herumlaufen um den Kunden, indem Sie zuerst z. B. eine Beinrückseite fertig massieren und erst danach zum nächsten Bein übergehen. Entsprechendes gilt auch für die Arme.

4.2.1 Griffe für die Unterschenkelrückseite

B1 Beinstreichen (hinten)

Anfangsstreichung oder Abschlussstreichung mit beiden Händen entweder vom Knöchel bis zum Oberschenkel oder bis zur Kniekehle.

B2 Hacken, Zupfen und Kneten der hinteren Wadenmuskulatur

Kurze Hackbewegungen an den Waden. Vorsichtig, nicht zu stark, denn die Waden sind oftmals sehr schmerzempfindlich. Diese Bewegung wird rhythmisch mit den Handkanten durchgeführt (→ Abb. 4.5 c). Mit Daumen und Zeigefinger werden die Wadenmuskeln mit leichten, schnellen Zupfbewegungen massiert (→ Abb. 4.5 d). Anheben der Muskulatur mit den Fingerspitzen und Knetung nach unten mit dem Handballen (→ Abb. B2), entweder bis zur Kniekehle oder bis zum Oberschenkel. An der Wade vorsichtig, kann am Oberschenkel mit etwas mehr Druck gearbeitet werden.

B3 Hohlhandanwendung an den Waden

Massieren Sie den Unterschenkel in schneller Abfolge mit gewölbten Handflächen. Hierbei kann ein lautes Klatschgeräusch entstehen. Bei dieser Anwendung bitte vergewissern, ob die Schläge nicht zu stark sind.

B4 Wadenfriktionen

Daumenzirkeln zwischen den beiden Wadenmuskeln bis zur Kniekehle. – Vorsichtig – massieren Sie hier nicht zu stark, da es an der empfindlichen Wadenmuskulatur schnell zu Schmerzen führen kann!

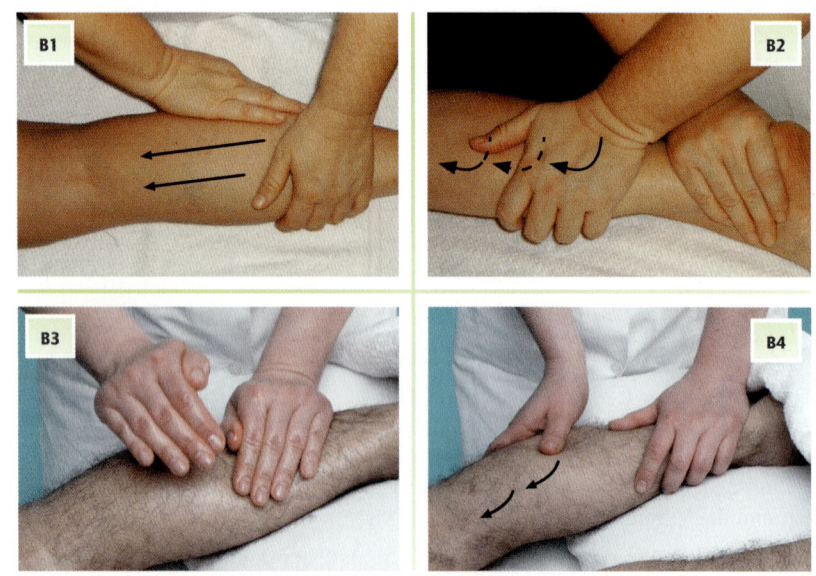

Zirkelungen mit den Fingern an der Wade entlang bis zur Kniekehle (falls gewünscht kann wieder bis zum Oberschenkel gezirkelt werden.) Dabei an den Waden sanft, an den Oberschenkeln mit etwas mehr Druck arbeiten.

B5 Massage der Achillessehne

Nehmen Sie den Fuß des Kunden auf den eigenen Arm und massieren Sie mit Ihrer freien Hand bzw. mit deren Daumen und Fingern die Achillessehne gut durch. Die Massage wird zumeist als sehr angenehm empfunden und kann daher etwas Zeit in Anspruch nehmen.

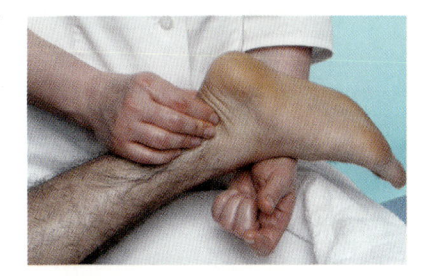

B6 Wechselseitige Streichung

Legen Sie beide Hände auf die Wade. Die Hände gleiten sanft aneinander vorbei. Hierbei verschiebt der Handballen der einen Hand den Muskel, während die andere Hand ihn heranzieht. Die Hände ziehen und schieben abwechselnd die Wade oder das ganze Bein nach oben. Der Druck sollte nicht zu stark sein.

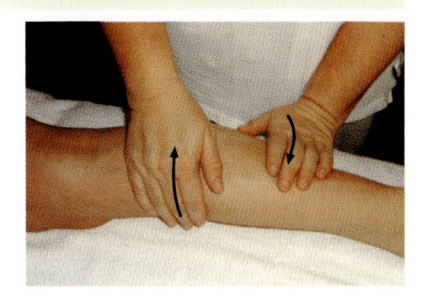

B7 Kniekehlengriff

Umfassen Sie mit beiden Händen sanft das Knie und legen Sie die Daumen in die Kniekehle. Nun streichen Sie mit sanftem Druck die Daumen nach oben. Diese Daumenbewegungen sollten sich rhythmisch abwechseln.

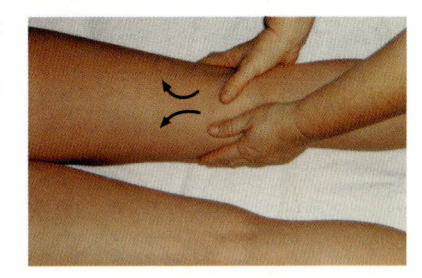

4.2.2 Griffe für die Oberschenkelrückseite

B8 Kneten des Oberschenkels (hinten)

Kneten der Oberschenkelmuskulatur mit beiden Händen. Üben Sie mit der Handfläche einen kräftigen Druck aus. Greifen Sie den Muskel zwischen Finger und Daumen und schieben ihn immer in Richtung der jeweils anderen Hand.

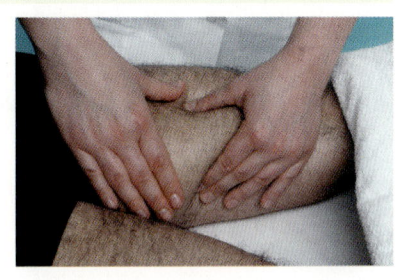

B9 Daumenzirkeln des Oberschenkels (hinten)

Zirkelung mit dem Daumen von der Kniekehle in Richtung des oberen Endes des Oberschenkels. Sanftes Zurückstreichen.

B10 Hohlhandanwendung am Oberschenkel (hinten)

Hohlhandanwendung an den Oberschenkeln. Massieren Sie den Oberschenkel in schneller Abfolge mit gewölbten Handflächen. Hierbei kann ein lautes Klatschgeräusch entstehen. Bei dieser Anwendung bitte vergewissern, ob die Schläge nicht zu stark sind.

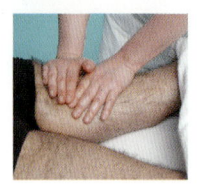

B11 Streichungen am Oberschenkel (hinten)

Die Oberschenkelrückseite wird mit beidhändigen Streichbewegungen von der Kniekehle hinauf zum Gesäß massiert.
Führen Sie danach parallele, wechselhändige Streichungen entweder nur am Oberschenkel oder am ganzen Bein aus. Hierbei wird die Oberschenkelrückseite von der Kniekehle bis zum Gesäß massiert. Dann wieder sanft zurückstreichen.

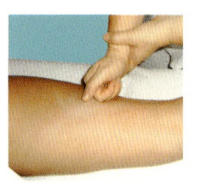

B12 Faustgriff

Dieser Massagegriff wird mit der Faust ausgeführt. Ballen Sie die Hand zur Faust, beginnen Sie kurz über dem Knie an der Außenseite des Oberschenkels und ziehen Sie die Faust langsam über den Oberschenkel bis zum Hüftknochen hoch. Hierbei ist kein starker Druck vonnöten, es genügt ein sanftes Pressen.

4.2.3 Griffe für den Rücken

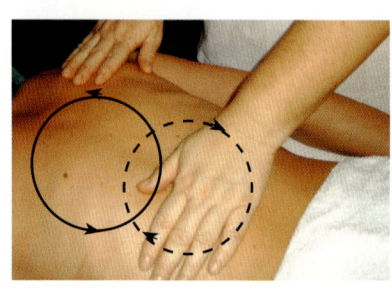

R1 „Rückenacht"

Zur Gesamtaufwärmung des Rückens kann eine wechselhändige Streichung in Form einer Acht durchgeführt werden. Diese Streichung kann während der Rückenmassage mehrfach eingesetzt werden. Sie kann auch als Anfangsstreichung zur Verteilung des Massagemittels auf dem gesamten Rücken dienen. Die Rückenacht wird folgendermaßen ausgeführt: Man steht neben dem Kunden und beschreibt jeweils abwechselnd mit beiden Händen einen Kreis, der sich in der Mitte zu einer Acht zusammenfügt.

R2 Rückenstreichen und „Fingerknöcheln"

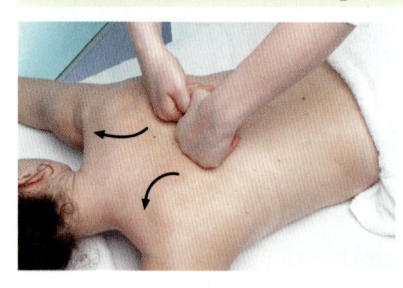

Streichung rechts und links neben der Wirbelsäule in Richtung Gesäß. Taille mit einbeziehen. Wenn Sie an der Taille angelangt sind, die Hände so drehen, dass die Handinnenfläche nach oben zeigt. Taille ausstreichen, dann beim Zurückstreichen an der Taille diese leicht anheben. Hände wieder drehen und mit den Fingerknöcheln vom Steißbein beginnend rechts und links neben der Wirbelsäule nach oben bis zu den Schultern reiben. Gehen Sie hierbei behutsam vor, da zu heftiger Druck mit den Fingerknöcheln Schmerzen verursachen kann.

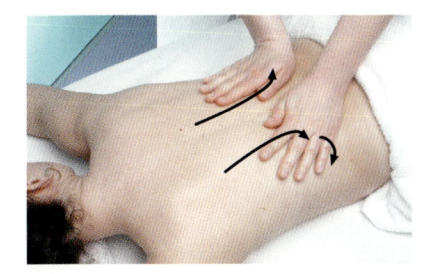

R3 Rückenfriktion

Mit den Daumen rechts und links neben der Wirbelsäule kleine kräftige Kreisbewegungen vom Steißbein an beginnend hinauf bis zum Haaransatz (→ Abb. 4.4). Sanft zurückstreichen.

R4 „Rückenrolle"

Mit den Daumen und den Fingern ab dem Steißbein eine Gewebsrolle machen und diese langsam Richtung Schultern rollen und mit den Fingern langsam nach oben „krabbeln". Der Druck auf die Gewebsrolle darf nicht zu groß sein! Sanftes Zurückstreichen.

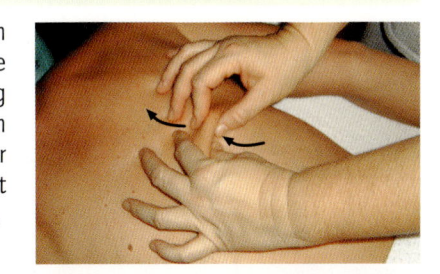

R5 Rückenkneten

Kneten Sie die Außenseite des Rückens kräftig mit beiden Händen durch. Dabei werden die Muskeln angehoben, gerollt und wieder losgelassen. Diese Rolle wird von einer Hand in die andere geschoben. Diese Bewegung wird bis zur Schulter fortgesetzt. Es wird sanft mit den Handinnenflächen zurückgestrichen. Danach wird wieder erneut in Höhe der Taille begonnen, jedoch etwas näher zur Wirbelsäule hin. Wieder bis zur Schulter hinauf, sanftes Zurückstreichen mit den Handinnenflächen.

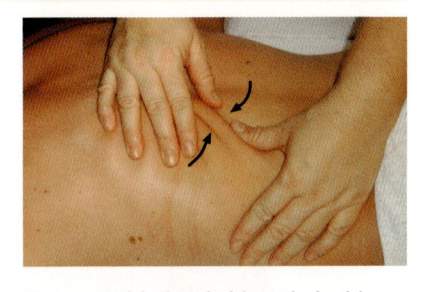

R6 Rückenhacken und Hohlhandanwendung

Nun wird vom Steißbein bis zu den Schultern hinauf mit den Handkanten geschlagen. Vorsicht jedoch beim Schulterblatt und in der Nierengegend diese aussparen.
Bei der Hohlhandanwendung vom Steißbein bis zu den Schultern (→ Abb. 4.5 b) ist darauf zu achten, dass die Klopfbewegung abwechselnd und kräftig ausgeführt wird.

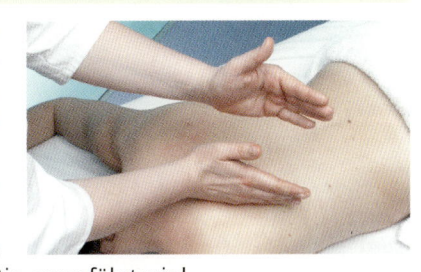

Körpermassage – Teil des LF 6

R7 Schulterkneten

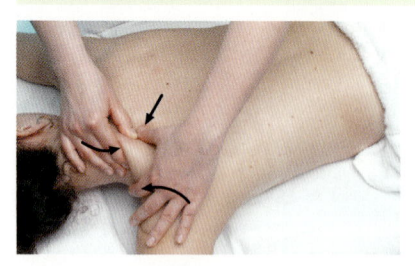

Sie kneten mit beiden Händen ab der Schultermuskulatur, gehen über in eine Fingerknetung an der Nackenmuskulatur und streichen wieder sanft zurück. Der Griff dient der Entspannung im Schulterbereich und kann daher bei Bedarf auch häufiger durchgeführt werden.

R8 Schulterblattausstreicher

Die Schulterblätter werden mit dem Daumen wechselhändig nach oben gestrichen bis zur Schulterhöhe. Hierbei stehen Sie an der Seite des Kunden.

Alternativ können Sie, je nach Beweglichkeit des Kunden, dessen Arm vorsichtig in den unteren Rückenbereich legen, damit das Schulterblatt etwas hervortritt. Dann mit der nicht massierenden Hand die Hand des Kunden halten. Hierfür stehen Sie am günstigsten am Kopfende des Kunden.

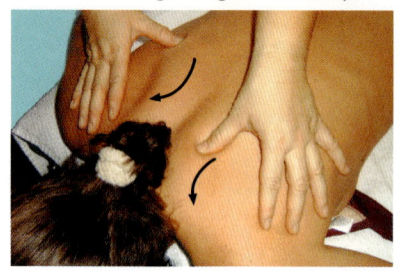

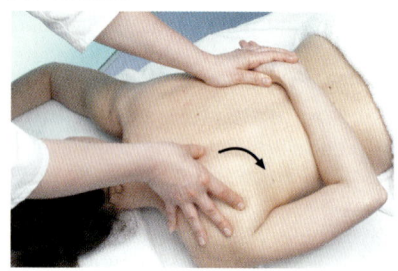

R9 Zupfen, Hacken und Hohlhandanwendung an der Nackenmuskulatur

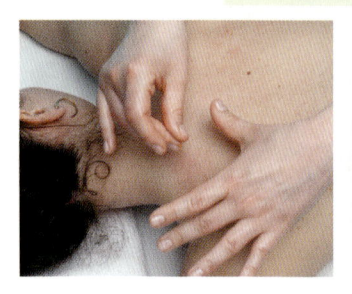

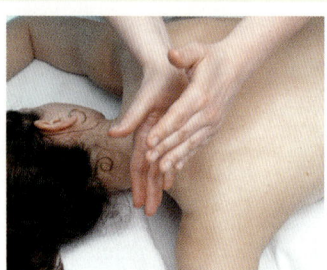

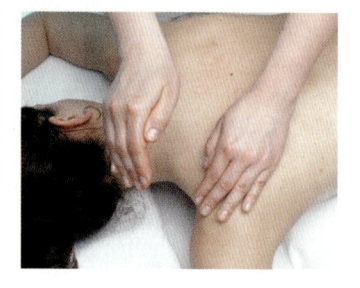

R10 Ausstreichgriff am Rücken

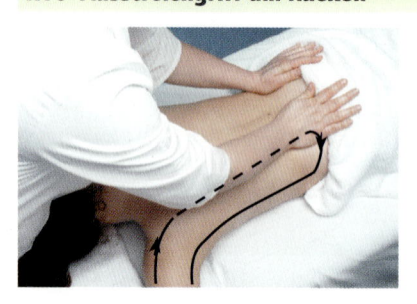

Nun stellen Sie sich an das Kopfende des Kunden und streichen entlang der Wirbelsäule bis zur Taille, Zurückstreichen an der Körperaußenseite bis zur Schulter, dann an der Arminnenseite bis zur Hand. An der Armaußenseite zurück zur Ausgangsposition.

Bitten Sie nun den Kunden, sich auf den Rücken zu legen.

4.2.4 Fußmassage

Eine Fußmassage kann Teil einer Pedikürebehandlung sein (→ LF 8) oder extra gebucht werden. Als Teil der Ganzkörpermassage empfiehlt sie sich zu Beginn in Rückenlage.

Kombinieren Sie die hier beschriebenen Griffe mit den in → LF 8, Kapitel 6.1 beschriebenen Massagegriffen für die Füße und arbeiten Sie sich dann in Richtung Becken am Bein nach oben.

F1 Fußsohlenstreichung

Dieser Massagegriff dient als Anfangsstreichung oder Abschlussstreichung der Massage. Die Finger streichen über den Fußrücken und um den Knöchel, die Daumen gleiten dabei fest über die Fußsohle. Sanft zurückstreichen.

F2 Spanndehnung

Dehnen Sie den Spann (→ LF 8, Kapitel 1) mit beiden Handballen, indem Sie die Handballen gleichzeitig zur Seite und nach unten ziehen. Diese Bewegung wird einige Male wiederholt, wobei sich die Handballen immer weiter in Richtung Zehen bewegen. Dann wieder nach unten. Hierbei werden die Sehnen und die Sohlenmuskulatur (nicht nur die Haut!) gedehnt.

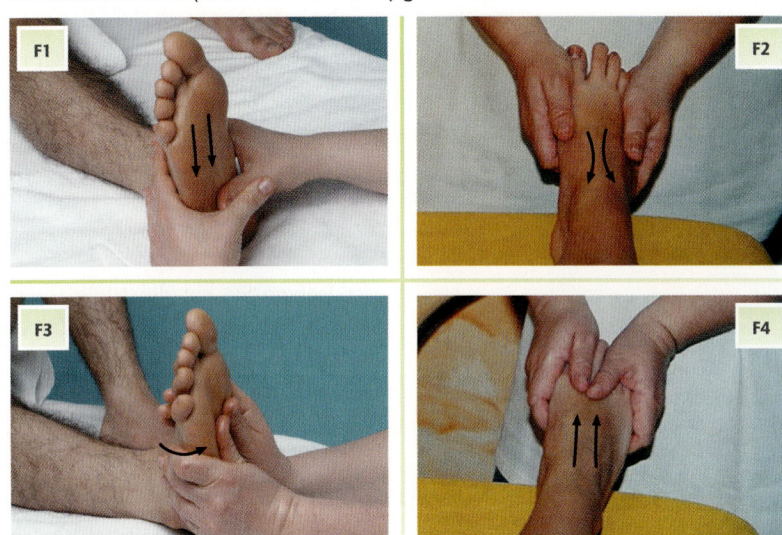

F3 Dehnen des vorderen Quergewölbes

Beide Hände liegen auf dem Fußrücken. Wenn Sie als Behandler sitzen, werden die Daumen flach auf die Fußsohlen gelegt und die Finger dehnen das vordere Quergewölbe (→ LF 8, Kapitel 1.3) nach unten Richtung Daumen. Im Stehen werden die Daumen auf das Fußgewölbe gelegt und mit einer Drehung nach unten gedreht.

F4 Dehnen des Spanns nach vorn

Sanftes nach vorne und unten Dehnen bzw. Ziehen des Fußes, und zwar vom Knöchel bis zu den Zehenspitzen. Hierbei wird der Spann nach vorn gedehnt.

F5 Dehnen der Zehen

Der Fuß bzw. die Zehen werden nach oben gedehnt. Die Hände liegen auf dem Fußrücken. Die Daumen schieben nun von der Fußsohle in Richtung Zehenspitzen nach oben und die Zehen werden dabei ein wenig nach hinten gedrückt.

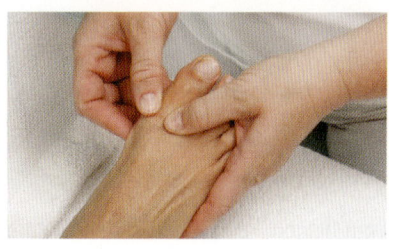

F6 Daumenzirkeln am Fuß

Nehmen Sie den Fuß in beide Hände und suchen Sie den Bereich zwischen den Sehnen. Streichen Sie in kleinen kreisförmigen Bewegungen die Sehnen hinauf in Richtung Fußgelenk.
Sanft und ohne Druck wieder zu den Zehen zurück und zwischen die nächsten Sehnen. Dies bewirkt eine Entspannung zwischen den Sehnen.

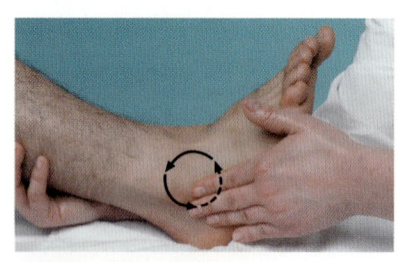

F7 Zirkeln am Fuß

Halten Sie mit der einen Hand das Bein und massieren Sie mit der anderen in kleinen kreisförmigen Bewegungen um den Fußknöchel. Dieser Griff bewirkt eine Entlastung und Entspannung um den Knöchel herum.

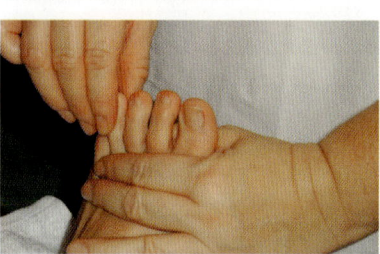

F8 Zehendreher

Hier fixieren Sie mit der einen Hand den Fuß. Mit dem Daumen und Zeigefinger Ihrer anderen Hand halten Sie das Grundgelenk einer einzelnen Zehe und drehen diese links und rechts um ihre Achse.

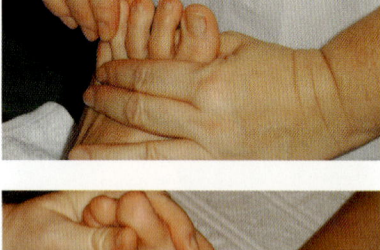

F9 Fußstreichungen

Mit der einen Hand den Fuß fixieren, die andere Hand zur Faust ballen und langsam mit den Knöcheln die Fußsohle nach unten streichen.
Hierbei wird der Sohlenmuskel *(M. plantaris)* massiert. Die eine Hand fixiert den Fuß, mit dem Daumenballen streicht man kräftig ab dem Zehenballen nach unten aus.

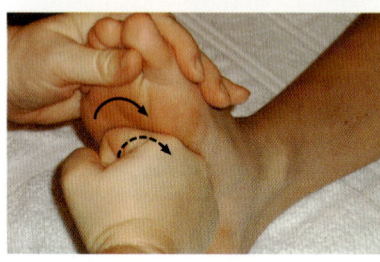

M. plantaris

4.2.5 Griffe für die Unterschenkelvorderseite

B13 Beinstreichen

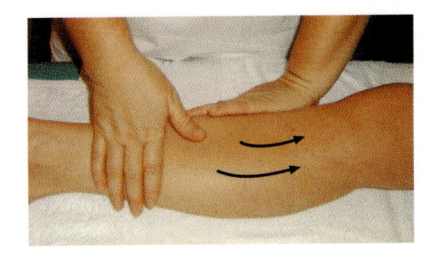

Streichung des gesamten Beines oder nur des Unter- oder Oberschenkels. Immer vom Knöchel ausgehend. Die eine Hand befindet sich an der Innenseite des Beines, die andere Hand an der Außenseite. Sanftes Zurückstreichen bis zum Fuß.

B14 „Raupe"

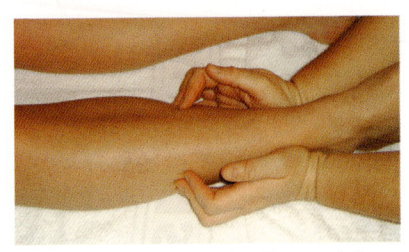

Beide Hände wie eine Raupe den Unterschenkel entlang nach oben bewegen, dies unterstützt den venösen Rückfluss. Beginnen Sie vom Knöchel aus und bearbeiten Sie den ganzen Unterschenkel mit leichtem Druck nach oben, wobei Sie die Handflächen Richtung Fingerspitzen abrollen und dann das Handgelenk nachschieben. Sanftes Zurückstreichen bis zum Knöchel.

B15 „Wadenroller"

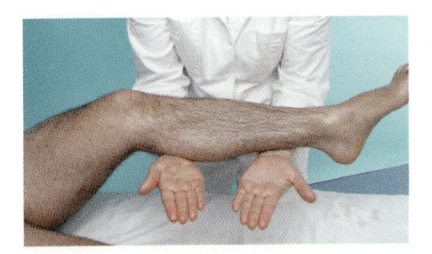

Waden werden gerollt. Der Unterschenkel des Kunden wird von Ihren eigenen Unterarmen hin- und hergerollt. Achten Sie darauf, dass das entspannte Bein nicht von Ihren Armen gleitet!

B16 Zupfen, Kneten, Hacken der vorderen Wadenmuskulatur

Schnelles und leichtes Zupfen der Wadenmuskulatur mit den Daumen und Fingern, wobei wichtig ist, dass die eine Hand der anderen folgt. Hierbei sollte immer darauf geachtet werden, dass nicht zu fest gekniffen wird, obwohl das Zupfen deutlich spürbar sein sollte.

Danach gleichmäßiges nach oben Kneten vom Fußknöchel bis zum Knie der Wadenmuskulatur mit Daumen und Fingern.

Darauf folgt abwechselndes, rhythmisches Schlagen mit den Handkanten entlang der Wadenmuskeln des gesamten Unterschenkels aufwärts und abwärts.

B17 Unter- und Oberschenkelzirkeln

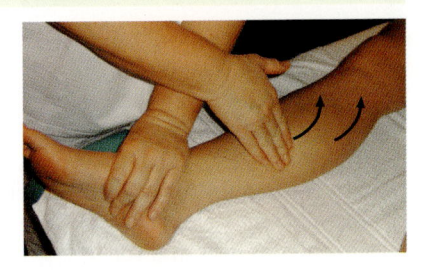

Zirkelung mit den Fingern entweder nur an den Unterschenkeln oder auch an den Oberschenkeln. Vorsicht mit dem Druck der Finger, er sollte an den Unterschenkeln nicht so stark sein, denn sie sind oftmals sehr empfindlich. Sanftes Zurückstreichen.

4.2.6 Griffe um das Knie

B18 „Kniescheibenkreisen"

Kreisen Sie mit den Daumen um die Kniescheibe, drücken Sie mit den Daumen sanft in die Muskulatur rund um die Kniescheibe.

Massieren Sie den Bereich um die Kniescheibe herum mit den Daumen und lockern Sie dabei die Muskulatur.

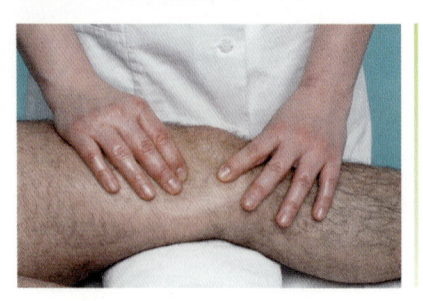

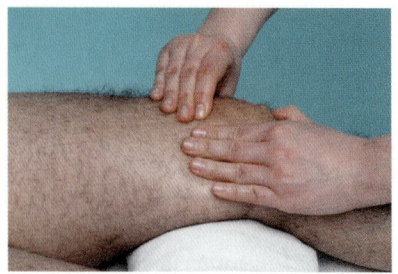

4.2.7 Griffe für die Oberschenkelvorderseite

B19 Streichung der Oberschenkelvorderseite

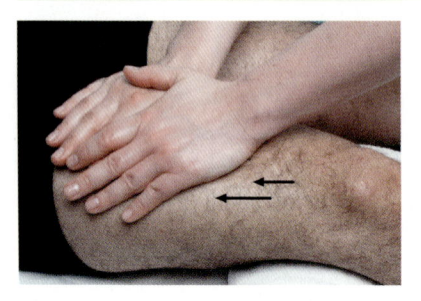

Bei der beidhändigen Streichung am Oberschenkel werden die Muskeln kräftig in Richtung Hüfte geschoben. Sanftes Zurückstreichen.

Diese beidhändige Streichung eignet sich hervorragend für **den Anfang und das Ende** einer Teilkörpermassage der Beine, als auch für die kosmetische Ganzkörpermassage!

B20 Oberschenkelkneten

Kneten Sie mit beiden Händen die Außenseiten des Oberschenkels. Drücken Sie die Muskeln in einer rhythmischen Knetbewegung zusammen, die Sie bis zur Oberschenkelinnenseite fortsetzen.

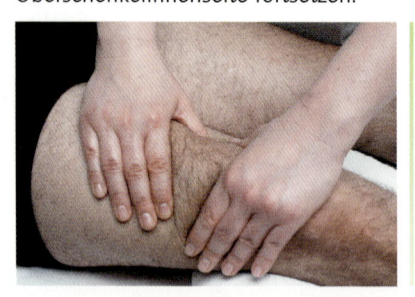

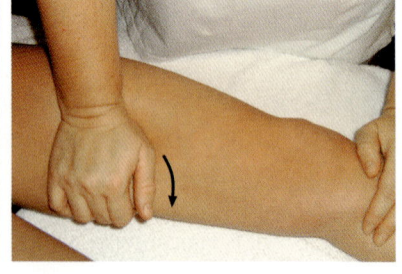

Mit den Handballen wird die Oberschenkelmuskulatur auch nach unten geknetet. Diese Knetung erfolgt an der Oberschenkelinnen- und an der Oberschenkelaußenseite. Das Bein wird von Ihrer anderen Hand fixiert.

B21 „Oberschenkelklatschen"

Massieren Sie mit gewölbter Handinnenfläche in schneller rhythmischer Abfolge den gesamten Oberschenkel. Hierbei kann ein lautes Klatschgeräusch entstehen. Sichern Sie sich ab, dass die Schläge nicht zu stark oder auch zu schwach ausgeführt werden, indem Sie den Kunden befragen.

B22 Daumenzirkeln der Oberschenkelvorderseite

Es erfolgt eine Zirkelung mit den Daumen (genauso wie bei der Wade) an der Oberschenkelmuskulatur.

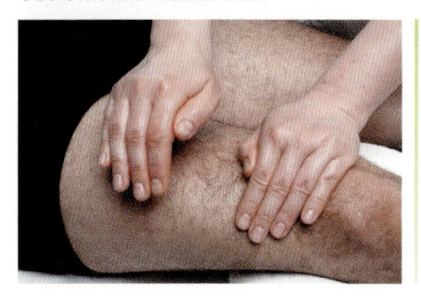

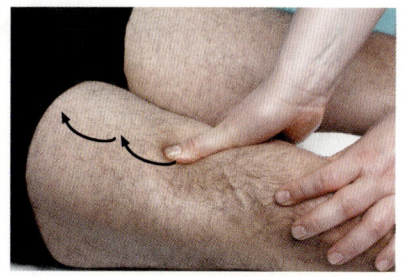

4.2.8 Griffe für den Oberkörper (Vorderseite)

Bei der Massage am Oberkörper sollten Sie nicht mit zu starkem Druck arbeiten, denn der Bauchbereich ist bei manchen Menschen sehr empfindlich. Insbesondere hier gilt, dass Sie mit sehr viel Gefühl massieren und nicht zu stark drücken.

V1 Streichungen am Bauch

Streichen Sie mit beiden Händen unterhalb der letzten Rippe schräg über die Bauchmuskulatur in Richtung Schambein. Sanft mit dem Handrücken zurückstreichen.

Führen Sie die parallele Streichung wechselhändig quer über den Bauch durch. Hier sollten Sie möglichst wenig oder besser überhaupt keinen Druck auf den Bauch ausüben.

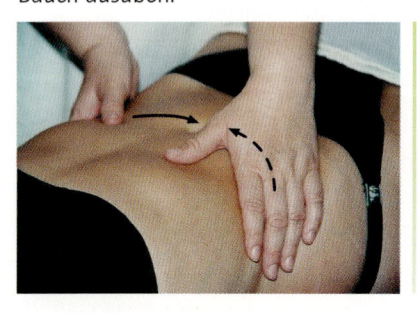

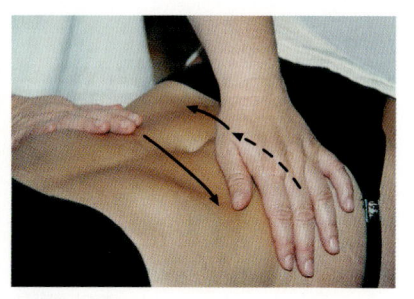

V2 „Bauchkreuzen"

Kreuzen Sie Ihre Hände über der Taille des Kunden, sodass Sie seine Seiten der Taille umfassen können. Nun werden in schnellen Bewegungen die Hände an der Seite der Taille nach oben gezogen und wieder über dem Bauch in die andere

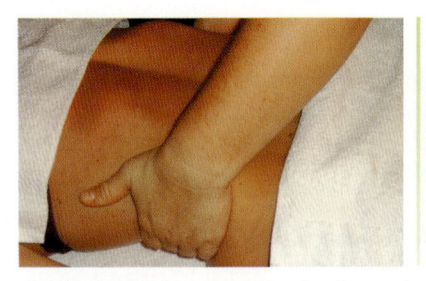

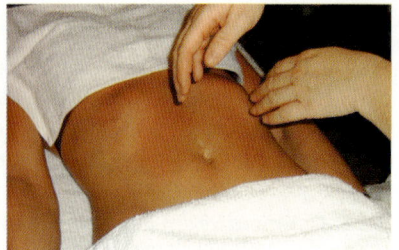

Richtung überkreuzt und mit einer Abwärtsbewegung auf die jeweils andere Seite der Taille gestrichen. Dann beginnt der Griff von vorn, indem an den Seiten der Taille wieder nach oben gestrichen und die Hände wieder über dem Bauch in die andere Richtung gekreuzt werden.

V3 „Bauchraupe"

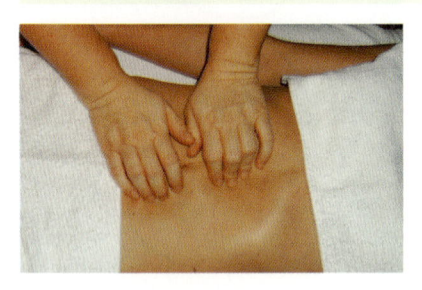

Hier werden in einer so genannten „Raupenbewegung" (→ Griff B1) die Verdauungsorgane stimuliert. Die Bewegung geht als Massagegriff über den gesamten Bauch.

Klären Sie im Vorfeld, ob der Kunde die Bauraupe wünscht, da diese hin und wieder als unangenehm empfunden wird.

V4 Bauchkneten

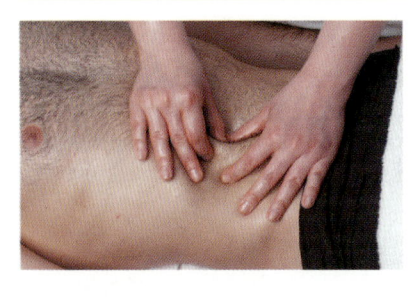

Bis zur Taille wird mit Daumen und Fingern kräftig geknetet, indem die Haut und die Muskulatur zusammengedrückt und von einer Hand in die andere geschoben wird.

Arbeiten Sie dabei rhythmisch, gleichmäßig und nicht zu fest.

V5 Bauchzupfen

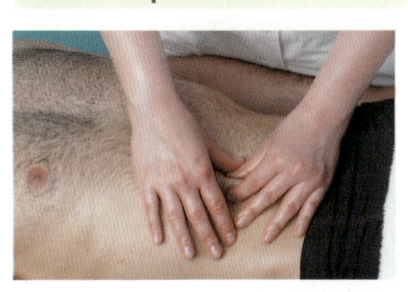

Das Zupfen bis zur Taille erfolgt auf der Ihnen gegenüberliegenden Seite, in schnellen stimulierenden Bewegungen.

Achten Sie darauf, sich dabei nicht auf den Bauch des Kunden abzustützen!

V6 „Taillenklatschen"

Massieren Sie mit gewölbter Handinnenfläche (Hohlhandanwendung) in schneller rhythmischer Abfolge die Seite der Taille. Hierbei kann ein lautes Klatschgeräusch entstehen. Vergewissern Sie sich, ob die Schläge nicht zu stark oder auch zu schwach ausgeführt bzw. empfunden werden.

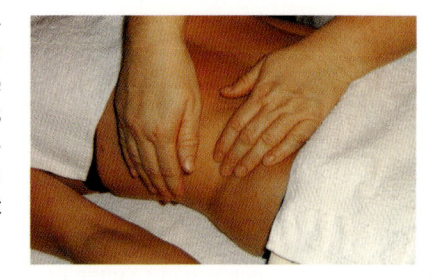

V7 „Hüftkneten"

Die Seiten der Hüften werden abwechselnd in Knetbewegungen mit beiden Händen zusammengedrückt und massiert. Es wird von der einen in die andere Hand gedrückt.

Achten Sie darauf, den Kunden nicht zu zwicken.

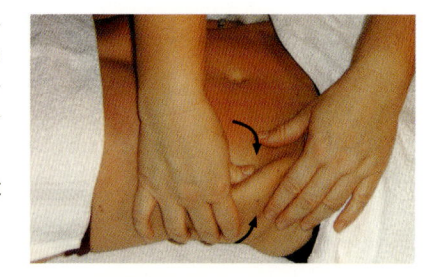

V8 Brustkorbgriff

Heben Sie den Brustkorb des Kunden sanft an und streichen Sie die Zwischenräume der Rippen mit den Fingern aus. Streichen Sie hierbei, beginnend mit den unteren Rippenpaaren, jeweils zu den Rippenendigungen hin und sanft zurück.

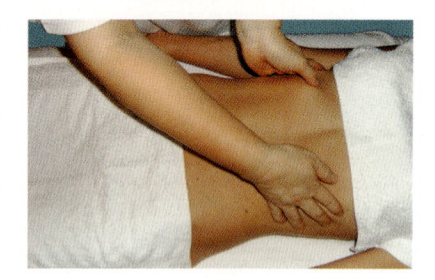

V9 Oberkörperstreichung

Sie ist Abschluss- oder Anfangsstreichung und erfolgt von den Schultern beginnend über den ganzen Oberkörper mit beiden Händen über das Brustbein in Richtung Bauchnabel. Legen Sie dabei am Brustbein beide Hände übereinander, bis zum Bauchnabel, dann werden die Hände wieder auseinander geführt in Richtung Taille. 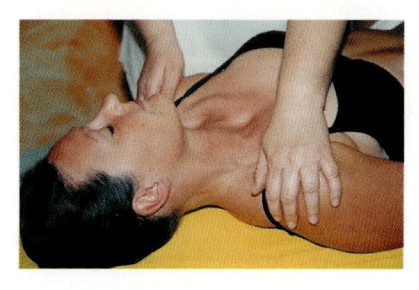
Mit dem Handrücken streichen Sie zurück: Ihre Handinnenflächen umfassen die Taille. Heben Sie die Hände leicht an, drehen Sie die Hände am Bauchnabel und streichen Sie mit dem Handrücken nach oben bis zu den Schultern zurück. Dort werden die Hände wieder gedreht, um die Oberkörperstreichung erneut zu beginnen.

V10 Brustmuskelstreichung

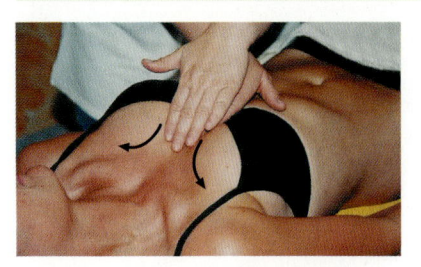

Legen Sie Ihre Hände übereinander und streichen Sie unter dem Schlüsselbein den Brustmuskel in Richtung des Oberarmes mit leichtem Druck der Finger aus. Vorsicht, nicht zu stark drücken! Sanft zurückstreichen.

Bei der Ganzkörpermassage von Männern können auch die Brustmuskeln massiert werden, wenn der Kunde es wünscht. Hierbei wird die Brustmuskulatur von einer Hand in die andere geschoben.

V11 Kneten und Zupfen oberhalb der Achselhöhle

Sie stehen nun hinter dem Kunden. Kneten Sie das Gewebe oberhalb der Achselhöhle mit beiden Händen. Dabei werden abwechselnd die Muskeln mit beiden Händen nach oben gezogen, indem der einzelne Muskel von einer Hand zur anderen geschoben wird.

In schneller rhythmischer Folge werden nun die Muskelpartien wechselhändig leicht gezupft. Bitte nicht zu stark zupfen.

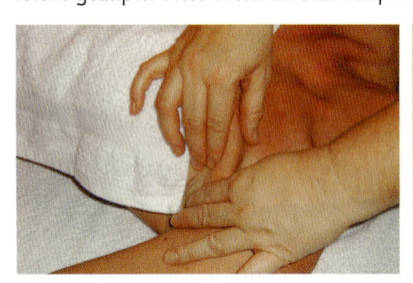

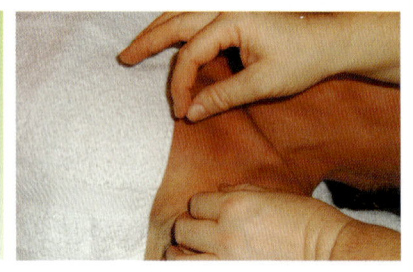

V12 Schulter- und Nackengriff

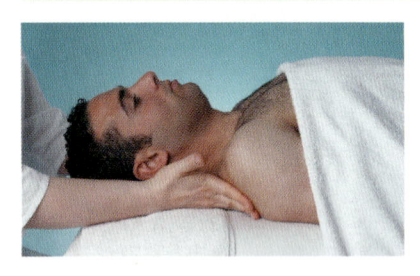

Sie stehen (oder sitzen) hinter dem Kunden: Die Hände werden nebeneinander auf die Brust gelegt und mit kräftigen Streichbewegungen um die Schultern herum und den Nacken hinauf gestrichen. Dabei wird der Kunde, wenn Sie vom Rücken hinauf zum Nacken streichen, leicht angehoben.

Nach der Nackenstreichung folgt die Handmassage. Um beim Wechsel vom Nakken zur Hand den Körperkontakt nicht abbrechen zu lassen streichen Sie den Arm des Kunden hinab bis zur Hand und wechseln dabei Ihre Position.

4.2.9 Handmassage

Eine Handmassage kann Teil einer Maniürebehandlung sein (→ LF 4) oder als Teilkörpermassage in Kombination mit einer Armmassage extra gebucht werden. Im Ablauf der Ganzkörpermassage empfehlen sich Hand- und Arm-Massagen nach der Oberkörpermassage in Rückenlage.

Beginnen Sie mit den hier und in → LF 4, Kapitel 3.4 beschriebenen Massagegriffen für die Hand und arbeiten Sie sich in Richtung Schulter am Arm nach oben.

H1 Fingerfriktion

Hier wird an den Fingern der jeweiligen Hand in der Reihenfolge kleiner Finger und Mittelfinger, Ringfinger und Zeigefinger, Mittelfinger und Daumen, von den Fingerspitzen bis zum Ende der Finger mit beiden Daumen gleichzeitig nach oben gezirkelt und wieder sanft zurückgestrichen oder von außen in die Mitte (→ LF 4, Kapitel 3.4). (Hierbei wird die Haut der Finger leicht verschoben, denn sie besitzen keine Muskeln.)

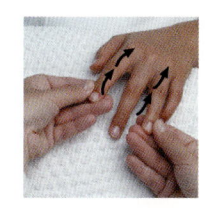

H2 Fingerzirkeln

Nun werden die einzelnen Finger des Kunden von den Gelenken bis zu den Fingerspitzen massiert. Hierbei nehmen Sie die Finger einzeln zwischen Daumen und Zeigefinger und massieren diese entweder von der Ober- und Unterseite der Finger oder von beiden Seiten. Wenn alle Finger und der Daumen fertig sind, ziehen Sie einen Finger nach dem anderen zwischen dem Daumen und Zeigefinger Ihrer mit der Handfläche nach oben gedrehten Hand vorsichtig zu sich, um die Gelenke zu lockern.

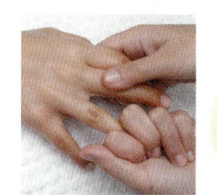

H3 Handrückendehnung

Nehmen Sie die Hand des Kunden in beide Hände und strecken Sie den Handrücken, indem Sie Ihre Hände kräftig auf beide Seiten ziehen, als wollten Sie den Handrücken in die Breite ziehen. Gleichzeitig wird der Handrücken gewölbt.

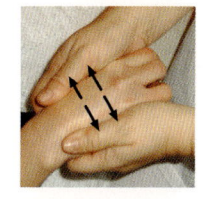

H4 Handrückenfriktion

Nehmen Sie die Hand des Kunden in eine Hand und suchen Sie mit dem Daumen der anderen Hand den Bereich zwischen den Sehnen. Streichen Sie diese in kleinen kreisförmigen Bewegungen nach oben in Richtung Handgelenk. Sanftes Zurückstreichen mit den Daumen. Beginnen Sie an der Kleinfingerseite.

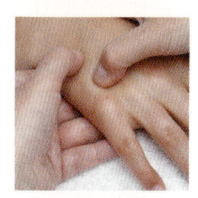

H5 Handrückenstreicher und Handgelenkfriktion

Mit den Daumen eine wechselhändige Streichung – zunächst sanft, danach mit steigendem Druck – über den Handrücken durchführen. Gleichzeitig oder abwechselnd mit den Daumen über das Handgelenk zirkeln. (Hier befindet sich der *M. pronator quadratus*.)

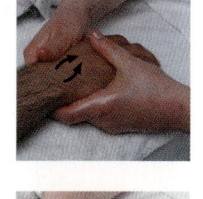

Die Handgelenksfriktion dient der Entspannung des Handgelenks, was als sehr angenehm empfunden wird, da das Gelenk im Alltag starken Belastungen unterliegt.

Danach wird die Außenseite des Armes massiert.

4.2.10 Griffe für die Unterarme

M. pronator teres (runder Pronator), *M. pronator quadratus* (viereckiger Pronator) und *M. supinator* (Supinatormuskel) sind an der Ein- bzw. Auswärtsdrehung des Unterarms beteiligt (→ Kapitel 2.2.2).

A1 Unterarmstreichung

Streichen Sie mit beiden Händen abwechselnd vom Handgelenk bis zum Ellenbogen. Hierbei kann ein relativ großer Druck ausgeübt werden. Dies kann als Anfangsstreichung oder Abschlussstreichung der Massage ausgeführt werden. Dann jedoch sollten Sie den ganzen Arm mit einbeziehen.

A2 Unterarmzirkeln

Legen Sie den Arm des Kunden in Ihren. Dann zirkeln Sie mit dem Daumen vom Handgelenk bis zum Ellenbogen und streichen sanft wieder zurück.

A3 Unterarmkneten

Legen Sie beide Hände an den Unterarm des Kunden und greifen Sie dann einen Hautwulst mit Daumen und Zeigefinger und kneten diesen sanft. Bei dieser Knetung werden sämtliche Streck- und Beugemuskeln geknetet. Hierbei kann man sich, wenn es zeitlich passt, ein wenig aufhalten.

A4 Ellenbogenzirkeln

Die Außenseite des Ellenbogens mit den Fingern und dem Daumen in sanften Kreisbewegungen massieren. Es kann durchaus sein, dass die Ellenbogen etwas trocken sind, dann tragen Sie am besten noch ein wenig Öl auf.

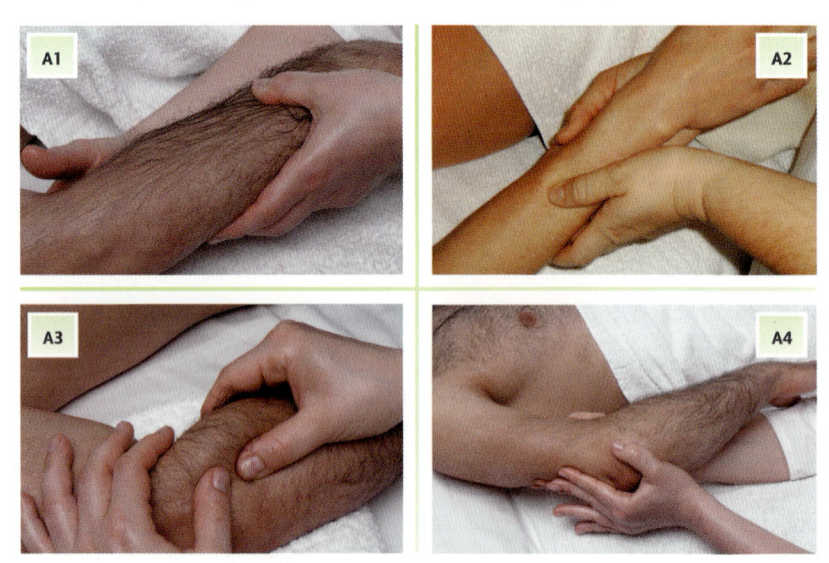

Danach massieren Sie die Oberarme oder Sie beziehen gleich zu Beginn den ganzen Arm in die Massage mit ein.

4.2.11 Griffe für die Oberarme

A5 Ausstreichung des Oberarms

Dieser Ausstreichgriff ist sowohl Beginn der Behandlung des Oberarmes als auch Abschlussstreichung danach.

A6 Oberarmkneten

Legen Sie beide Hände an den Oberarm des Kunden, greifen Sie eine Hautwulst mit Daumen und Zeigefinger und kneten Sie diesen Bereich sanft nach oben in Richtung Schulter durch. Streichen Sie sanft zurück.

A7 Hohlhandklopfen Oberarm

Hier wird die Hand ab den Fingerknöcheln zu einer Schale geformt. Die Finger sollten dabei fest geschlossen bleiben. Nun werden mit der gewölbten Hand am Oberarm schnelle federnde Bewegungen durchgeführt. Es entsteht eine leichte, saugende Pumpwirkung auf der Haut.

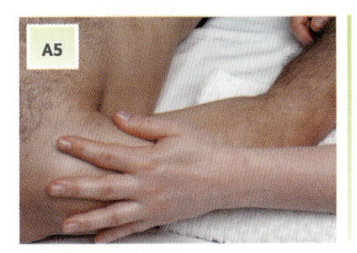

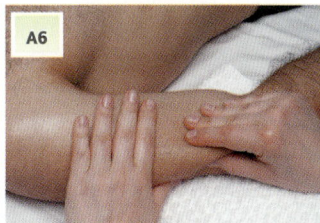

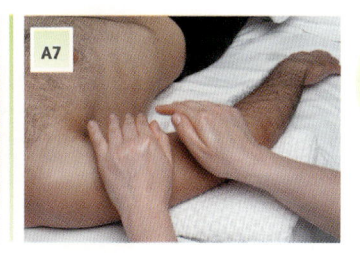

A8 Oberarmhacken

Nun beugen Sie den einen Arm des Kunden und legen seine Hand auf die gegenüberliegende Schulter. Dann werden mit den Handkanten schnelle, kurze Hackbewegungen an der Außen- und Innenseite der Oberarmmuskulatur des Kunden durchgeführt.

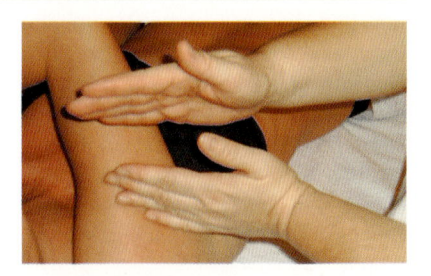

A9 Oberarmzirkeln

Der Arm verbleibt in dieser Position, aber jetzt wird der Oberarm des Kunden mit dem Daumen durchgeknetet bzw. gezirkelt. Mit der eigenen ruhenden Hand den Oberarm ein wenig abstützen, damit er nicht nach unten abrutscht.

Dann wird die Hand bzw. der Arm gedreht und die Innenseite der Hand massiert.

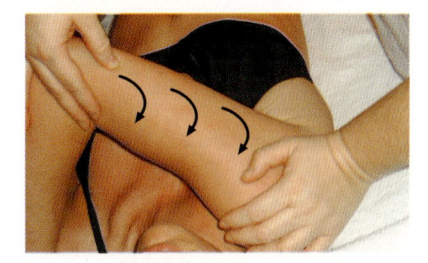

4.2.12 Griffe für die Handflächeninnenseite

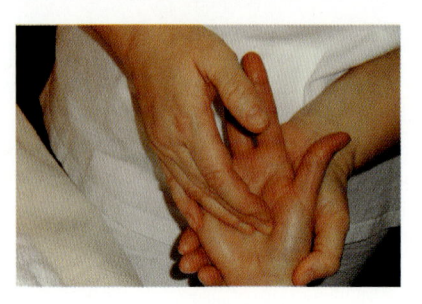

H7 Handflächenfriktion

Die Handinnenfläche des Kunden zeigt nach oben. Nehmen Sie die Hand des Kunden in die eine Hand. Mit Zeige-, Mittel- und Ringfinger Ihrer anderen Hand wird die Handinnenfläche des Kunden massiert. Dabei wird mit den Fingern über die gesamte Handinnenfläche gezirkelt. Dies entspannt die Handinnenfläche.

H8 „Fingereinfädeln"

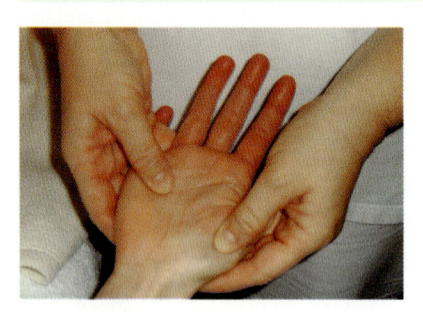

Die Handinnenfläche des Kunden zeigt nach oben. Fädeln Sie Ihre beiden kleinen Finger zwischen den kleinen Finger und den Ringfinger sowie zwischen Daumen und Zeigefinger Ihres Kunden ein. Drücken Sie abwechselnd mit beiden Daumen die Handinnenflächen.

H9 Daumen- und Kleinfingerballenknetung

Der Daumenballen des Kunden wird hin und her geknetet: Man nimmt dazu eine kleine Hautfalte zwischen Daumen und Zeigefinger und schiebt diese hin und her. Dies dient der Lockerung der Muskulatur im Handballen. Mit den weiteren Fingern Ihrer beiden Hände wird die Hand gut festgehalten. Genauso wird am Kleinfingerballen verfahren.

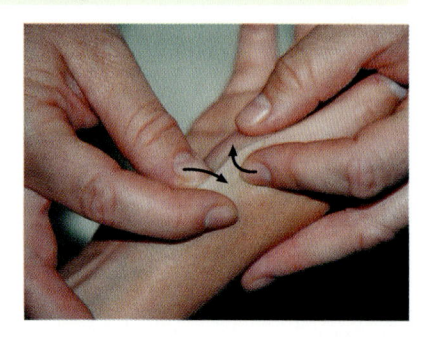

H10 Handgelenkstreicher

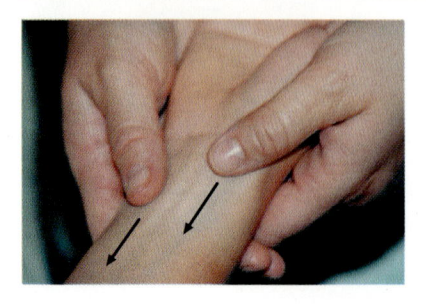

Die Handinnenfläche des Kunden zeigt nach oben. Die Handgelenkinnenseite wird mit wechselhändigen Streichungen Ihrer Daumen sanft ausgestrichen. (Auch hier befindet sich der *M. pronator quadratus*). Dies dient der Entspannung der meist sehr beanspruchten Handgelenkinnenseite.

4.2.13 Griff für die Unter- und Oberarminnenseite

A10 Unterarm- und Oberarmzirkeln

Nehmen Sie die Hand des Kunden fest in Ihre Hand (Achtung: Die meisten Kunden lassen die Hand völlig los und entspannt) und zirkeln Sie sanft mit dem Daumen vom Handgelenk bis zur Ellenbogenbeuge. Dann wieder sanft zurückstreichen.
Zum Schluss wird der Arm auf die Massageliege abgelegt und Sie streichen den ganzen Arm.

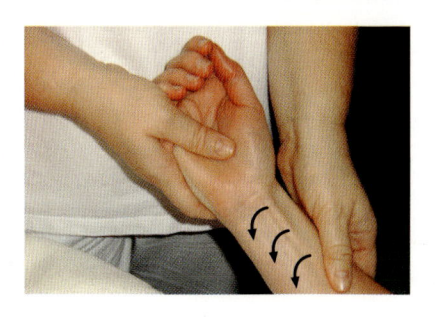

Die hier beschriebene Ganzkörpermassage wird so mit einer leichten **Abschlussstreichung** beendet.

Falls Ihr Kunde es wünscht, können Sie der Ganzkörpermassage eine **Gesichts- und/oder Kopfmassage** anschließen. Die Gesichtsmassage finden Sie in → Band B, im zweiten Teil des LF 6, beschrieben. Eine Kopfmassage ist als → Exkurs nach den Aufgaben dieses Kapitels dargestellt.

Lassen Sie Ihren Kunden nach der beendeten kosmetischen Ganzkörpermassage zugedeckt noch etwas ruhen. Die Dauer bestimmt der Kunde selbst. Es sind in der Regel zwischen 5 und 15 Minuten. Alternativ können Sie zur Vertiefung der Entspannung das Abbrennen von Ohrkerzen (→ Exkurs Kapitel 5) anbieten.

Seien sie sich stets bewusst, dass Ihr Kunde eine tiefe Entspannung nur dann erreichen kann, wenn er Ihnen uneingeschränkt vertraut. Achten Sie daher stets auf Ihr Erscheinungsbild, auf Freundlichkeit und gepflegte Umgangsformen und auf eine möglichst perfekte aber behutsame Durchführung sämtlicher Massagegriffe.

---

1. Nennen Sie drei verschiedene Massagegriffe und ihre Wirkungen.
2. Welcher Massagegriff ist besonders geeignet den Massagefluss aufrecht zu erhalten?
3. Stellen Sie einen Ablaufplan für eine 15-minütige Rückenmassage zusammen. Üben Sie den Ablauf des zuvor erstellten Planes in Partnerarbeit.
4. Erklären Sie den Massagegriff „Effleurage".
5. Worauf ist beim „Klopfen" zu achten?
6. Wie oft sollten Sie die Massagegriffe wiederholen?
7. Worauf müssen Sie bei der „Wadenfriktion" achten?
8. Beschreiben Sie die Abfolge einer kosmetischen Ganzkörpermassage unter Nennung der verschiedenen Körperteile/-bereiche und Beschreibung Ihrer Stellung zur Massageliege.
9. Worauf sollten Sie achten, wenn Sie beim Kunden am Bauch massieren?
10. Wie sollte eine kosmetische Ganzkörpermassage optimalerweise ausklingen?

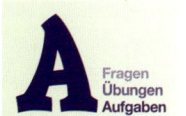

EXKURS: Kopfmassage

Wünscht der Kunde/die Kundin eine Kopfmassage, so wird diese in aller Regel im Anschluss an eine Ganzkörpermassage durchgeführt.

Alternativ kann mit ihr die Einwirkzeit einer Gesichtsmaske ➜ Band B, LF 7, Kapitel 3.2, überbrückt werden. Durch entsprechende, vorherige Beratung erhalten Sie so die Möglichkeit, mit der Durchführung einer Kopfmassage Kompetenz zu zeigen und darüber hinaus, Ihren Umsatz zu steigern.

Häufig werden mithilfe einer Kopfmassage unterschiedliche Wirkstoffe, z. B. Präparate gegen Haarausfall oder zur Stärkung des Haarwuchses, die meist in Ampullen erhältlich sind, in die Kopfhaut eingebracht. Hat sich der Kunde für eine bestimmte Ampulle entschieden, wird deren Inhalt mit den Fingerspitzen in kreisenden Bewegungen gleichmäßig und sanft auf die gesamte Kopfhaut aufgetragen.

> Arbeiten Sie dabei sehr sorgfältig, denn es wird als unangenehm empfunden, wenn überschüssiger Wirkstoff den Kopf hinunter rinnt.

Die eigentliche Kopfmassage beginnen Sie in der Mitte des Haaransatzes über der Stirn. Arbeiten Sie sich mit beiden Daumen bis zur Schädelmitte vor und setzen Sie dabei gleichzeitig ca. sechs gleichmäßig verteilte, mittelstarke Druckpunkte. Drücken Sie vorsichtig und behutsam und fragen Sie, ob der Druck als angenehm empfunden wird.

Die Massagedruckpunkte halten Sie jeweils ca. eine Atemlänge. Achten Sie darauf, mit dem richtigen Druck zu arbeiten: Zu wenig Druck ist wirkungslos und zu viel Druck für Ihren Kunden sehr unangenehm!

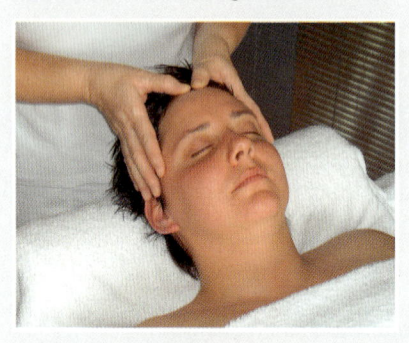

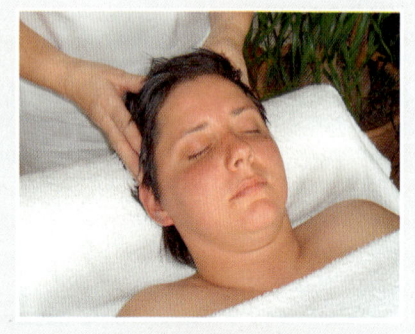

Legen Sie nun die Fingerkuppen auf die Schädelmitte und arbeiten Sie sich von dort mit kreisenden Bewegungen und mittelstarkem Druck bis zu den Ohren des Kunden vor. Diese Bewegung sollten Sie drei- bis fünfmal wiederholen. Achten Sie dabei stets darauf, langsam und gleichmäßig zu arbeiten.

Anschließend nehmen Sie den Kopf des Kunden in Ihre Hände.

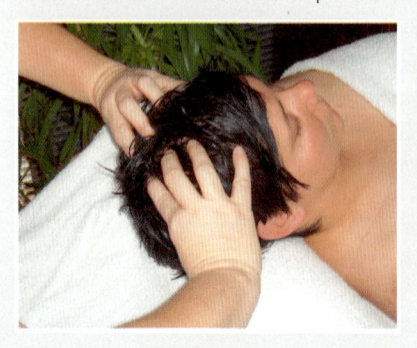

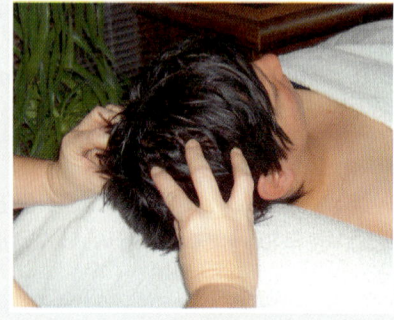

Kopfmassage

Unterscheiden Sie dabei, ob der Kunde das Anheben des Kopfes selbständig unterstützt, oder ob Sie den entspannten Kopf in Ihre Hände legen müssen. Da der menschliche Kopf verhältnismäßig schwer ist, ist dann besondere Behutsamkeit nötig. Arbeiten Sie hierbei sehr langsam und vorsichtig. Es ist empfehlenswert, das Anheben des Kopfes regelmäßig zu üben.

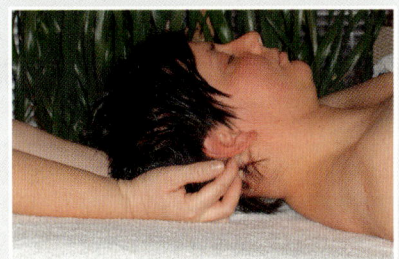

Halten Sie den Kopf und ertasten Sie mit Mittel- und Zeigefinger beider Hände die untere Schädelkante. In deren Mitte finden Sie eine leichte Einkerbung. An dieser Stelle setzen Sie wiederum drei mittelstarke Druckpunkte, die Sie jeweils ca. eine Atemlänge halten.

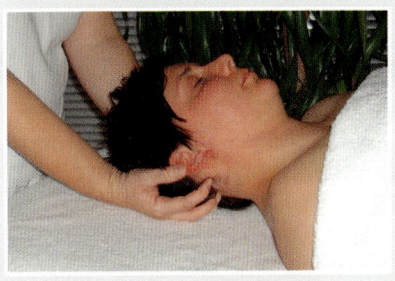

Legen Sie nun Ihre Fingerkuppen sanft an der Schädelkante entlang auf und üben Sie einen leichten Zug in Ihre Richtung aus, als ob Sie den Nacken des Kunden strecken wollten. Auch hierbei ist Gefühl und Behutsamkeit oberstes Gebot. Wiederholen Sie den Zug dreimal. Legen Sie anschließend den Kopf des Kunden wieder sanft auf der Unterlage ab.

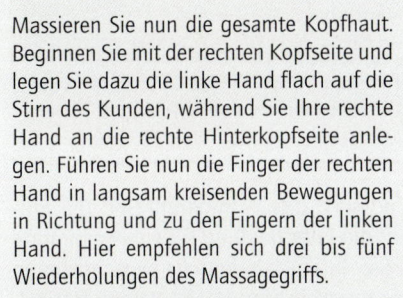

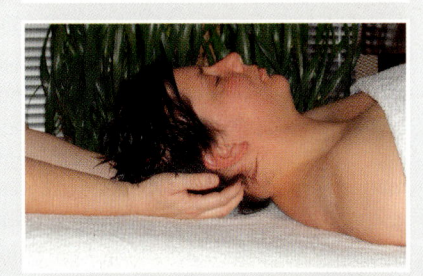

Massieren Sie nun die gesamte Kopfhaut. Beginnen Sie mit der rechten Kopfseite und legen Sie dazu die linke Hand flach auf die Stirn des Kunden, während Sie Ihre rechte Hand an die rechte Hinterkopfseite anlegen. Führen Sie nun die Finger der rechten Hand in langsam kreisenden Bewegungen in Richtung und zu den Fingern der linken Hand. Hier empfehlen sich drei bis fünf Wiederholungen des Massagegriffs.

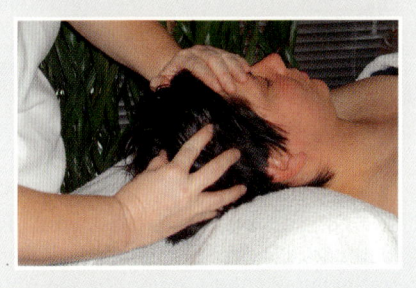

Im Anschluss wechseln Sie die Hände und massieren die linke Kopfhälfte in gleicher Weise.

Zum Abschluss der Kopfmassage streichen Sie die Haare des Kunden mehrmals mit den Fingern kammartig nach hinten.

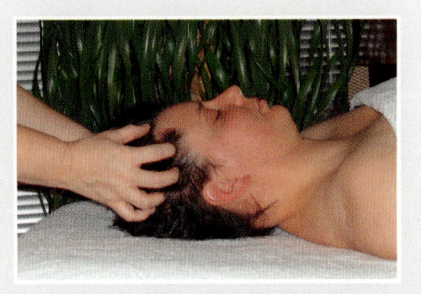

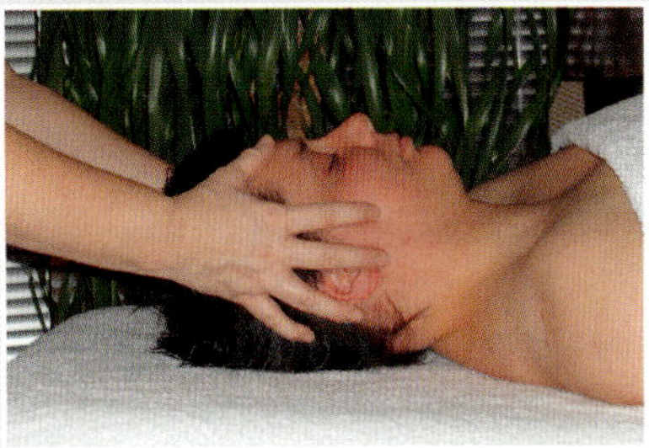

5 Besondere Massagearten

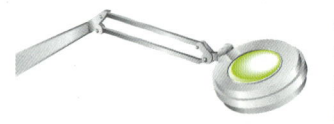

Laura ist von ihrer Chefin gebeten worden sich über andere Formen von Massagen zu informieren. Sie soll sich eine Weiterbildung aussuchen, die ihr Spaß machen würde. Sie sieht sich einen Prospekt nach dem anderen durch und studiert diese mit großem Interesse. Dabei ist Laura hin- und hergerissen, für was sie sich nun entscheiden soll. Sie wusste überhaupt nicht, dass es so viele verschiedene Arten von Massagen gibt.

Der *Wellness*bereich gewinnt heute im Berufsbild des/der Kosmetiker(in) zunehmend an Bedeutung. Gerade im Bereich der Ganzkörpermassage können mit verschiedenen Massagearten, die Wohlgefühl und Entspannung bewirken können und für den Kunden den Alltag kurzzeitig vergessen machen, *Wellness*behandlungen angeboten und durchgeführt werden.

Für Sie heißt das, dass Ihre Berufsausbildung allein meist nicht ausreicht, um besondere Wünsche Ihrer Kunden in punkto *Wellness* befriedigen zu können. Vielmehr sind **regelmäßige Fort- und Weiterbildungsmaßnahmen** nötig, um Trends folgen und Kundenwünsche bedienen zu können.

Über neue Trends informieren häufig Herstellerfirmen von Kosmetikprodukten. Diese bieten in der Regel auch Fortbildungen – auch im kosmetischen Ganzkörperbereich – zur optimalen Verwendung der (neuen) Produkte an. Eine weitere wichtige Quelle für aufkommende Trends sind auch Kosmetik- oder Lifestylemagazine und -fernsehsendungen. Bedenken Sie, dass Ihre Kunden diese auch lesen oder sehen und durch diese Medien Interesse geweckt wird!

Folgende besondere Arten von Massagen, die zum Wohlfühlen und Entspannen eingesetzt werden, sollen hier vorgestellt werden:

Die Gegenanzeigen (Kontraindikation) für eine kosmetische Ganzkörpermassage, wie in → Kapitel 1.3 dargestellt, gelten selbstverständlich auch für alle diese Sonderformen.

Da all diese besonderen Massagearten lediglich das Wohlgefühl und die Entspannung der Kunden zum Ziel haben, liegt die Entscheidung für eine bestimmte Methode alleine beim Kunden. Stellen Sie Ihren Kunden die verschiedenen Methoden vor und erklären Sie den Ablauf möglichst exakt. Sie werden feststellen, dass sich Ihre Kunden recht schnell für die eine oder andere Massageart entscheiden werden.

5.1 Aromaölmassage

Bei der Aromaölmassage wird mit den Grifftechniken der kosmetischen Ganzkörpermassage massiert.

Das Basisöl, das sonst bei der Massage verwendet wird (Mandelöl, Sesamöl usw.) wird für diese Massageart mit duftenden Essenzen **ätherischer Öle** tröpfchenweise gemischt. Als Anhaltspunkt für die richtige Mischung gilt: Zu 100 ml Basisöl werden etwa 10–25 Tropfen ätherisches Öl gemischt.

Es gibt verschiedene Öle, die zur Entspannung, Belebung usw. eingesetzt werden können.

Die Essenzen gelangen zu den Sinneszellen der Nase und so in den Körper und können sowohl das physische als auch das psychische Wohlbefinden steigern. (Die Wirkungsweise der ätherischen Öle auf den Körper sind auch in ➔ LF 10 beschrieben.)

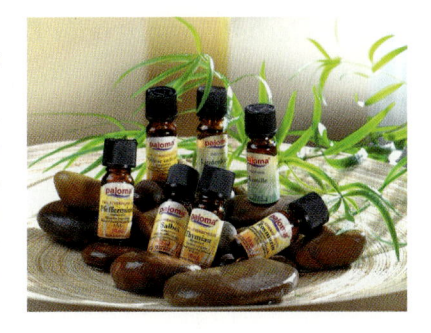

Abb. 5.1: Aromaöle

> **Beispiele**
> **Entspannende Öle:** Zimt, Kamille, Lavendel, Rose, Ylang-Ylang, Jasmin, Sandelholz
> **Belebende Öle:** Basilikum, Orange, Mandarine, Zitrone, Wacholder, Rosmarin

Bei einer selbst hergestellten Mischung sollten Sie darauf achten, dass Sie nicht zu viele verschiede Öle mischen, da sonst oftmals etwas Undefinierbares in Duft und Wirkung entsteht.

Die Aromaölmassage wird auch gerne als *Partner-Treatment* gebucht oder als Synchronmassage ausgeführt (➔ Kapitel 5.6). Bei einem so genannten **Partner-Treatment** werden zwei Kunden zur gleichen Zeit von zwei Behandlern massiert.

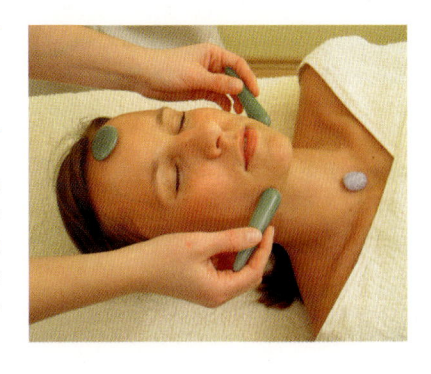

5.2 Edelsteinmassage

Die Edelsteinmassage wird mit besonders glatt geschliffenen Edelsteinen durchgeführt.

Während die Gesichtsmassage mit einer Kugel aus Bergkristall oder Rosenquarz ausgeführt werden kann (➔ Band B, LF 6, Kapitel 5.1), stehen für die Ganzköper-Edelsteinmassage z. B. auch Schneequarz oder Amethyst zur Verfügung. Meist kann der Kunde einen Stein, der ihm besonders gefällt, selbst auswählen. Oftmals werden die Steine in so genannte Massagegriffel eingearbeitet.

Die Edelsteinmassage wird ohne die Verwendung eines Massageöls angewandt. Es werden in der Regel nur Streichungen durchgeführt. An manchen Körperstellen können auch durch größeren Druck und zur Durchblutungsanregung *Meridian*-Punkte (medizinisch nicht belegte Energiepunkte, auch ➔ Kapitel 5.8 *Shiatsu*) gedrückt bzw. massiert werden. Dies empfinden Kunden als sehr angenehm.

> Bei der Edelsteinmassage gibt es die Möglichkeit einer entspannenden und einer vitalisierenden Massage.

Die Edelsteine werden nach dem Gebrauch mit flüssiger Seife und Wasser von eventuellen Hautrückständen gereinigt. Anschließend werden die Steine mit einer Sprühdesinfektion desinfiziert.

Abb. 5.2: Edelsteinmassage

5.3 Herbal-Stamp- oder Kräuterstempelmassage

Die Kräuterstempelmassage kommt aus Siam und hat dort eine jahrhundertealte Tradition. Die Grundlage in den Stempeln besteht aus Sesamkörnern. Die ebenso enthaltene Kräutermischung ist je nach Herstellerfirma verschieden.

Zur Erwärmung der Stempel wird ein spezielles Dampfgerät verwendet. Dieses wird von verschiedenen Herstellern angeboten. Die Kräuterstempel müssen vor dem Erwärmen in Wasser aufgeweicht werden.

> Es gibt auch Geräte zum Erwärmen, bei welchen der Griff des Stempels außerhalb des Gerätes bleibt, damit er nicht zu heiß wird und gut angefasst werden kann.

Die Sesamkörner öffnen sich während des Erwärmens im Dampfgerät, womit beim anschließenden Massieren Sesamöl aus den Stempeln austritt und auf der Haut einen Ölfilm bildet. Mit diesem kann dann besser über die Haut massiert oder gestempelt werden.

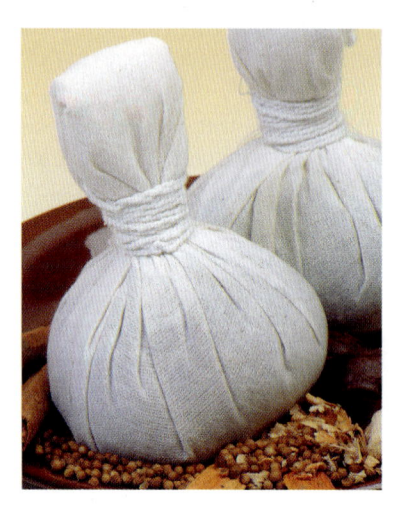

Die Stempel werden entweder nur auf die Haut aufgedrückt oder es wird mit ihnen massiert. Häufig sind es Streichungen, die vorgenommen werden. Zu Anfang sollte nur vorsichtig getupft werden, da der Kräuterstempel sehr heiß ist.

Die ausstrahlende Wärme des Kräuterstempels regt die Durchblutung an, Verspannungen können somit gelöst werden. Die Kräuter riechen sehr angenehm, wie in einem Kräutergarten, und bereichern die Sinnesempfindungen.

Abb. 5.3: Kräuterstempel

- Die Stempel werden zwischendurch immer wieder erwärmt oder ausgetauscht, da sie sehr schnell auskühlen. In dieser Zeit können Sie „normal", d. h. unter Anwendung der Griffe einer kosmetischen Ganzkörpermassage, weitermassieren, aber eben ohne Stempel.
- Sie können die Stempel einzeln, aber auch synchron einsetzen, was z. B. an der Wirbelsäule sehr entspannend wirkt.
- Es gibt zwei unterschiedliche Stempelgrößen für Gesicht und Körper.

Die Kräuterstempel werden jeweils nur für einen Kunden verwendet und nach der Behandlung entsorgt. Manche Kunden möchten die Stempel aber auch mitnehmen, um aus den Kräutern zu Hause z. B. ein Körperpeeling zu machen.

> Da die herkömmlichen Kräuterstempel verhältnismäßig schnell auskühlen und daher häufig erwärmt werden müssen, was Unterbrechungen des Behandlungsablaufes zur Folge hat, bieten einzelne Hersteller mittlerweile Geräte an, die vorgefertigte Kräuterstempel permanent mit heißem Dampf durchströmen. Ein Auskühlen wird somit verhindert und die Behandlung kann ohne Unterbrechung durchgeführt werden.

5.4 Hot-Stone-Massage

> Steine, die bei der *Hot-Stone*-Massage Verwendung finden, sind wegen ihrer guten Wärmespeicherungskapazitäten glänzende schwarze Lavasteine oder Basaltsteine.

Sie werden in einem Wasserbad bei ca. 45 – 50 °C erwärmt (achten Sie bei Ihrer Planung darauf, denn die Steine brauchen ca. 30 – 40 Minuten, bis die Temperatur erreicht ist!), um anschließend mit ihnen auf dem **zuvor mit einem Massageöl eingeölten Körper** zu massieren.

Mit den Steinen werden zumeist Streichungen durchgeführt. An einigen Stellen kann auch mit etwas mehr Druck gearbeitet werden (z. B. an den Oberschenkeln).

Sobald die Steine durch die Massage etwas abgekühlt sind, werden sie auf den Körper aufgelegt, wo sie wohltuende Wärme abgeben. Die Wärme der Steine dringt langsam in die tiefen Muskelschichten ein und entspannt diese.

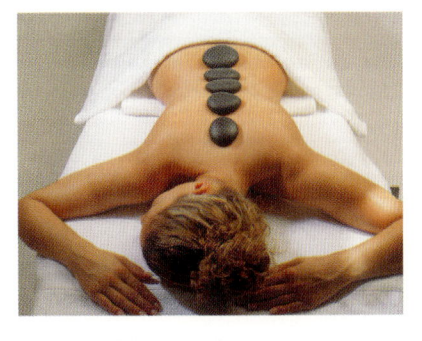

Abb. 5.4: Hot-Stone-Massage

> Werden die Steine sofort, das heißt ohne eine vorherige Massage, auf den Körper gelegt, sind sie meist zu heiß und für den Kunden dann sehr unangenehm.

Zusätzlich kann ein Stein in warmes Öl eingetaucht werden, um den Körper mit diesem zu massieren. Zum Ende der Massage können nochmals erwärmte Steine auf den Körper aufgelegt werden.

Die Steine werden nach Verwendung mit kochendem Wasser gereinigt. So werden auch die Ölreste entfernt.

5.5 Garshan-Massage

> Die *Garshan*-Massage wird mit einem trockenen Rohseidenhandschuh durchgeführt.

Sein Reiben auf der Haut führt ein elektrostatisches Aufladen und eine sanfte Energieentladung herbei, die entspannend und ausgleichend auf den gesamten Körper wirkt.

Da über die Haut das gesamte sensorische Nervensystem erreicht wird, stellt sich beim Kunden ein sehr angenehmes Gefühl ein, was auch auf die Psyche ausgleichend wirkt.

> Das Wohlbefinden des Kunden lässt sich noch steigern, indem Sie die Massagebank mit einer Heizdecke wärmen oder nur die Füße mit einer Wärmflasche verwöhnen.

- Mit der *Garshan*-Massage werden Hautschüppchen sanft beseitigt (ähnlich einem Peeling → Band B, LF 3, Kapitel 4.2), wodurch die Haut nach der Behandlung Öle oder Cremes besonders gut aufnimmt.
- Weiterhin werden „Schlacken" (→ Band A, LF 10, Kapitel 14) durch sanften Druck und Bewegung leichter aus dem Gewebe gelöst.

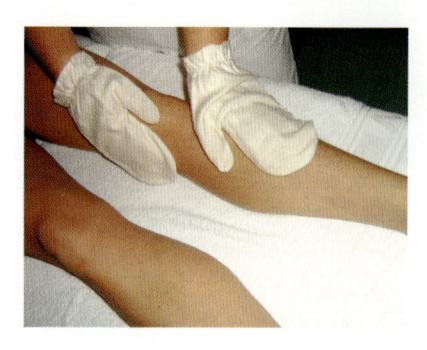

Abb. 5.5: Seidenhandschuh-Massage

▸ Sie ersetzt die üblicherweise angewandte Bürstenmassage (für das Gesicht → Band B, LF 6, Kapitel 5.1), welche als Körperanwendung die Haut meistens zu sehr beansprucht.

Die *Garshan*-Massage eignet sich auch zur Cellulitebehandlung (→ LF 11, Kapitel 4). Sie sollte dann möglichst täglich für 3 – 5 Minuten durchgeführt werden.

Da die Aufnahmefähigkeit der Haut für pflegende Öle durch die *Garshan*-Massage verbessert wird, eignet sie sich bestens zur Vorbereitung auf eine *Ayurveda*-Massage.

5.6 *Ayurveda*-Massage und Synchronmassage

Die Ganzkörper-*Ayurveda*-Massage beginnt mit der *Garshan*-Massage. Sie ist eine Massageart, bei der mit sehr viel warmem Öl massiert wird.

Vor ca. 5 000 Jahren wurde *Ayurveda* in Schriftstücken altindischer Hochkulturen erstmals schriftlich erwähnt. **Ayurveda** heißt wörtlich übersetzt: das Wissen vom gesunden Leben.

Die *ayurvedische* Lehre beschäftigt sich mit allen Aspekten des Lebens. Sie untersucht, was sich in unserem Leben positiv auswirkt und was uns schadet. Somit wird der Mensch als Ganzes gesehen. Hierbei spielen die Teilbereiche Körper, Geist und Seele eine große Rolle.

Die anatomische Sichtweise des *Ayurveda* unterscheidet zwischen den **„sieben Körpergeweben"** (Plasma, Blut, Muskeln, Fett, Knochen, Nerven und Samen) und dem **„Kanalsystem" des Körpers.** Letzteres besteht aus verschiedenartigen Kanälen, die zum einen der Nahrungsversorgung der Organe und des Gewebes und zum anderen der Reinerhaltung des Körpers dienen. Abfälle und Giftstoffe werden so aus dem Körper heraustransportiert. Ein ungestörter Fluss durch diese Kanäle bedeutet Gesundheit. Ist er gestört, können Krankheiten auftreten.

Weiterhin geht die ayurvedische Lehre davon aus, dass in jedem Menschen eine bestimmte Konstellation von so genannten **Doshas** wirkt, die die körperlichen Eigenschaften wie das Aussehen, aber auch persönliche Neigungen und Abneigungen sowie die Anfälligkeit für Krankheiten prägt. Die drei *Doshas* heißen: *Vata*, *Pitta* und *Kapha*.

- ▸ **Vata-Typ:** Dies sind meist sehr schlanke und flexible Menschen, die einen starken Knochenbau haben. *Vata*-Typen brauchen sehr viel wärmendes Öl.
- ▸ **Pitta-Typ:** Dies sind meist leidenschaftliche, aktive und ehrgeizige Menschen, die leicht schwitzen und deshalb mit weniger Öl massiert werden sollten.
- ▸ **Kapha-Typ:** Dies sind meist übergewichtige Menschen mit fettenden Haaren und fettender Haut. Auch diese Menschen werden mit weniger Öl massiert.

Bei den meisten Menschen sind die *Doshas* in unterschiedlichen Verhältnissen zueinander vorhanden. Hieraus resultieren unzählige individuelle Konstitutionen, welche wiederum Grundlage der Anwendung der *Ayurveda*-Massage sind.

Besondere Massagearten

Ziel der *Ayurveda*-Massage ist das Verhältnis der individuellen *Dosha*-Konstitution des Kunden optimal auszugleichen. Traditionelles Ziel ist das Leben zu verlängern, das Immunsystem zu stärken und das allgemeine Wohlbefinden zu gewährleisten bzw. wiederherzustellen.

In der *ayurvedischen* Lehre gibt es so genannte **Marma**punkte oder auch Vitalpunkte (anatomisch nicht belegt). Diese Vitalpunkte ziehen sich durch den gesamten Körper und werden durch die Massage positiv beeinflusst und gestärkt. Der gesamte Körper ist von Tausenden von *Marma*punkten überzogen.

Die Massage selbst wird als *„Abhyanga"* bezeichnet, dies bedeutet: Ang = Bewegung und *Abhi* = Drumherum. Man kann also sagen, dass es sich um eine besondere Bewegung (Massage) um etwas herum (Kunde) handelt.

Eine *Abhyanga* kann von einem oder von zwei Behandlern gleichzeitig, als so genannte **Synchronmassage** durchgeführt werden. Hierbei sollten beide Behandler synchron die gleichen Bewegungen ausführen. Es ist daher von besonderer Wichtigkeit, dass Sie diese Massagemethode mit Ihrem Kollegen / Ihrer Kollegin intensiv üben. Nur dann ist gewährleistet, dass sämtliche Massagebewegungen und -griffe auf beiden Körperseiten Ihres Kunden identisch sind und auch als wirklich synchron empfunden werden.

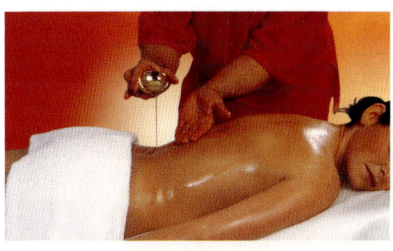

Abb. 5.6: Ölauftrag bei Ayurveda-Massage

Da ein Gespräch mit dem Kollegen / der Kollegin während der Synchronmassage sehr störend wäre, sollten Sie gültige Handzeichen oder ähnliche Signale vereinbaren, mit deren Hilfe Sie ggf. kommunizieren können, um sämtliche Bewegungswechsel synchron und stumm abstimmen zu können.

Je genauer die Massageabläufe im Vorfeld abgestimmt werden, desto weniger Irritationen entstehen zwischen den Behandlern, was Professionalität vermittelt.

Die Streichungen, die angewendet werden, sind entweder in Haarwuchsrichtung (→ LF 11, Kapitel 3) oder entgegengesetzt gerichtet.

In Haarwuchsrichtung wirkt die Massage beruhigend und entgegengesetzt wirkt sie anregend.

Als Öl können Sonnenblumenöl, Olivenöl, Sesamöl, Mandelöl usw. angewendet werden. Dies wird je nach Konstitutionstyp entschieden.

Eine *Abhyanga* kann 45 – 90 Minuten dauern. Anschließend kann noch ein Stirnguss gemacht werden (***Shirodara*** → Band B, LF 6, Kapitel 5.1).

Das Öl sollte nach der Massage mithilfe von Kichererbsenmehl, das ähnlich wie ein Peeling wirkt, von der Haut des Kunden abgerieben werden. Durch die *Abhyanga* ausgeschiedene Gift- und „Schlackenstoffe" sollen so ebenfalls entfernt werden.

Ihr Kunde sollte dann entweder duschen oder ein Bad nehmen (→ LF 11, Kapitel 2). Eine Nachruhe im Anschluss ist ratsam.

5.7 Klang- oder Klangschalenmassage

Bei einer Klangschalenmassage werden ausschließlich Klangschalen verwendet, die auf oder neben dem bekleideten Kunden liegen und mit einem Zimbel angeschlagen werden. Bei der Klangmassage wird darüber hinaus mit weiteren Instrumenten sowie mit der Stimme behandelt.

Das Prinzip ist jedoch bei beiden Massagen dasselbe.

Seit über 5 000 Jahren wird in Indien und Tibet die Wirkungsweise der Klänge einer uralten Erkenntnis zugrunde gelegt:

Die Klangschalen sollten aus sieben verschiedenen Metallen bestehen. Für jeden der (damals bekannten) sieben Planeten eines. Diese Schalen gibt es in unterschiedlichen Größen.

Durch ihre Schwingungen werden die Zellen im Körper ebenfalls in Schwingung versetzt. Der Kunde erreicht eine tiefe Entspannung, die Lebensfreude wird gefördert, Kopfschmerzen können beseitigt werden und es kann eine tiefere und bessere Atmung erreicht werden. Nacken- und Schulterverspannungen können gelöst werden usw.

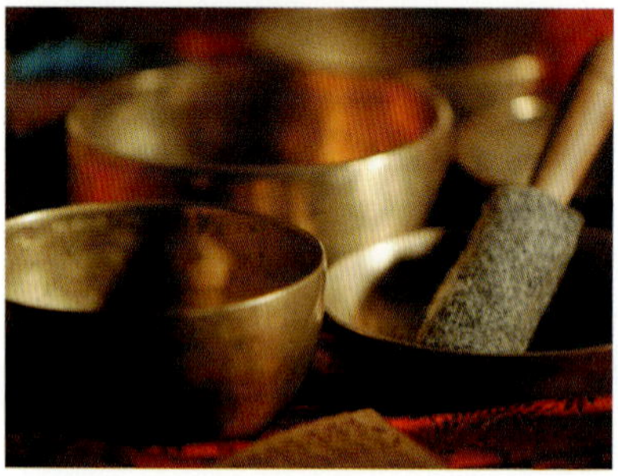

Abb. 5.7: Klangschalen

Die Wirkungsweise, die den Klangschalen nachgesagt wird, lässt sich mithilfe eines physikalischen Phänomens vergleichen: Wirft man einen Stein in eine mit Wasser gefüllte Wanne, so entstehen konzentrische Wellen, die sich bis an den Rand ausbreiten. Es wird also jedes Molekül im Wasser in Bewegung versetzt. Da der menschliche Körper zu 75 – 80 % aus Wasser besteht, breiten sich die Wellen der angeschlagenen Schalen als Schwingung in unserem Körper ebenfalls aus. Je weniger Verspannungen wir im Körper haben, desto besser durchdringen diese Schwingungen ihn. Vorhandene Verspannungen können jedoch gelöst werden.

Bei der Klangmassage wird dies durch den Einsatz von Instrumenten bzw. Instrumentalmusik unterstützt.

Nach der Behandlung mit Klangschalen sollte der Kunde noch einige Zeit nachruhen bzw. nachspüren.

5.8 *Shiatsu*

Die Ursprünge der Methode liegen in der antiken chinesischen Therapie (Traditionelle Chinesische Medizin = TCM), die schon über 5 000 Jahre alt ist. Die Japaner haben diese Grundlagen mit ihren eigenen sowie den Erkenntnissen der westlichen Physiotherapie zu einer neuen Heilmethode geformt. Diese nennt sich *Shiatsu* und entwickelte sich in den letzten 100 Jahren zu einer beliebten Behandlungsmethode.

***Shiatsu* ist eine Verbindung zwischen der traditionellen chinesischen Akupressur und den westlichen Methoden der Physiotherapie.**

Shiatsu heißt wörtlich übersetzt Fingerdruck (*Shi* = Finger und *Atsu* = Druck). Es werden jedoch nicht nur die Finger bzw. Daumen und Handballen eingesetzt, sondern auch Ellenbogen, Knie und Füße.

Es wird entlang der **Meridiane** (Energiebahnen, welche nicht anatomisch belegt sind) des Körpers gearbeitet, um so Blockaden zu finden und zu beseitigen. Hierdurch wird der Energiefluss *„Chi"* (chin. = Lebensenergie) gesichert oder wiederhergestellt. Die Meridiane ziehen sich durch den gesamten Körper und verbinden die lebenswichtigen Organe miteinander. Das mächtigste Energiezentrum im Körper nennt sich *Hara*. Es befindet sich unterhalb des Nabels im Unterleib. Das *Hara* ist der Schwerpunkt des Körpers und spielt bei *Shiatsu*-Behandlungen eine wichtige Rolle. Auf der Vorderseite des Körpers fließt die Kraft des *Yin* (chin. = Erde), auf der Rückseite des Körpers fließt die Kraft des *Yang* (chin. = Himmel). *Yin und Yang* treffen im *Hara* zusammen. Kann die Energie ungehindert durch unseren Körper fließen, so sind wir „im Fluss" bzw. gesund. Anderenfalls kommt es entweder zu einem Energieüberschuss oder zu einem Energiemangel. Der Mensch fühlt sich krank.

Hier setzt *Shiatsu* an. Denn durch den Einsatz z. B. der Daumen soll die Energie der Meridiane wieder ins Gleichgewicht gebracht werden. Energiemangelzustände und -überschüsse werden ausgeglichen. Ziel ist es, eine Balance der *Chi*-Energie im gesamten Körper herzustellen. Beim *Shiatsu* ist es sehr wichtig, den Menschen als Gesamtheit zu sehen. Es ist von größter Bedeutung, Seele, Geist und Körper gesund zu erhalten. Die Behandlungsmethode regt die Selbstheilungskräfte des Körpers an und gewährleistet diese.

Shiatsu wird auf einer Matte durchgeführt, wobei der Kunde bequem bekleidet bleibt.

Zu Anfang kann ein **Pre-Shiatsu** durchgeführt werden. Dieses dauert ca. 15 Minuten, ist gut zur Einstimmung in das eigentliche *Shiatsu* geeignet und für Sie als Behandler eine Möglichkeit, die Beweglichkeit des Kunden zu testen. Es wird auf der Matte in Bauchlage durchgeführt, um den Kunden an den Körperkontakt sowie an verschiedene Griffe zu gewöhnen.

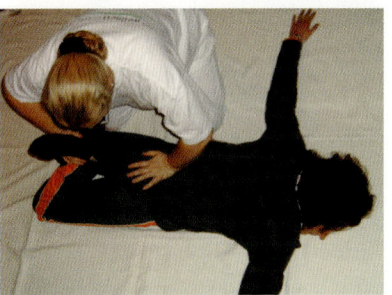

Abb. 5.9: Pre-Shiatsu

Danach folgt das eigentliche *Shiatsu*. Es wird in Bauchlage, Rückenlage und Seitenlage behandelt, je nachdem, an welchen Meridianen gearbeitet werden soll.

Die Behandlung dauert ca. eine Stunde, wobei der Kunde noch ein wenig nachruhen sollte.

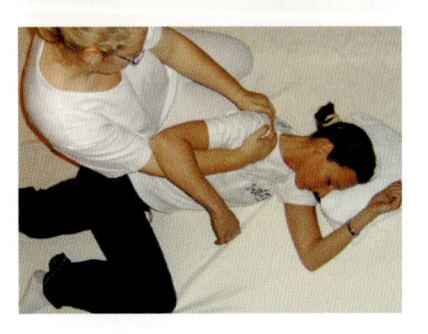

Abb. 5.10: Shiatsu

Nur entsprechend fortgebildete Kosmetiker und Kosmetikerinnen dürfen *Shiatsu*-Behandlungen durchführen.

EXKURS: Verwendung von Ohrkerzen

Die Ohrkerze mit ihrer wohltuenden Wirkung ist ein weiteres, althergebrachtes und wieder zunehmend bedeutendes Instrument, um ein tiefes Wohlgefühl bei Ihren Kunden zu erreichen.

Seitdem der Mensch gelernt hat das Element Feuer zu beherrschen, ist es ein Bestreben, diesem neben Licht und Wärme weitere wohltuende Wirkungen abzuringen.

Auch der Ohrkerze wird diese Faszination entgegengebracht. Ihre geschichtlichen Wurzeln hat die Ohrkerze in verschiedenen Kulturen, wie z. B. im asiatischen Raum, bei den Indianern Nord- und Südamerikas sowie bei einigen Steppenvölkern Sibiriens.

Abb.: Ohrkerzen, Anwendung und „Innenleben"

Indianische Felsmalereien sind die ältesten Belege für die Verwendung bei Einweihungsritualen und Medizinzeremonien. Durch die *Hopis*, dem ältesten Stamm der Puebloindianer Nordamerikas, die seit alters her eine hohe Spiritualität und große Heilkenntnis auszeichnet, gelangte das Wissen um die wohltuende Wirkung der Ohrkerze in die westliche Welt und in das moderne Europa.

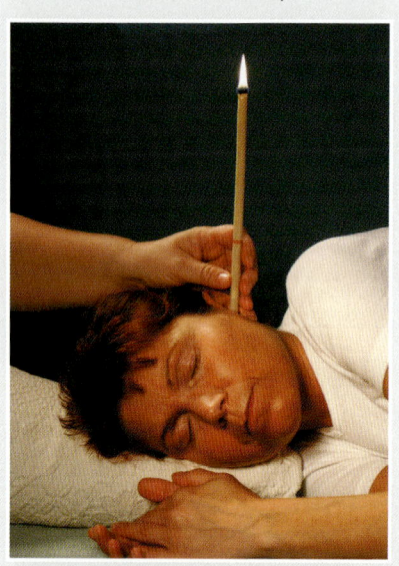

Die Ohrkerze besteht aus einem zur Röhre gerolltem Baumwollvlies, das mit Bienenwachsen und Honigextrakten getränkt und mit traditionellen Kräutern wie Kamille, Salbei und Johanniskraut sowie gegebenenfalls mit verschiedenen ätherischen Aromaessenzen versetzt ist (für besondere Kundenwünsche).

Diese Röhre wird entzündet und mit dem nicht brennenden Ende mit leicht drehender Bewegung und sanftem Druck auf den äußeren Hörkanal (OHR ➡ Band A, Grundlagen-Lexikon) des zuvor bequem seitlich gelagerten Kunden aufgesetzt.

Die Ohrkerze ist richtig positioniert, wenn der Kunde das Knistern und Rauschen der schwingenden Flamme hören kann.

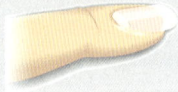

> Achten sie darauf, Haare und Kleidung des Kunden im umliegenden Bereich zum Schutz vor ggf. abfliegenden Ascheteilchen abzudecken. Weiterhin sollte ein Gefäß mit Wasser in für Sie greifbarer Nähe bereit stehen, in dem Sie die später abgebrannte Ohrkerze ablöschen können.

Die Ohrkerzen haben in einer Höhe von ca. 4 cm ein Kunststoffkreuz eingearbeitet. Dieses verhindert, dass Verbrennungsrückstände von der Ohrkerze in das Ohr fallen und hält außerdem durch die Sogwirkung angezogene Stoffe aus dem Ohr fest.

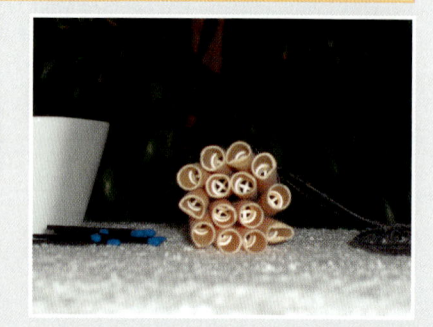

Verwendung von Ohrkerzen

Ohrkerzen wirken rein physikalisch. Der durch den „Kamineffekt" erzeugte leichte Unterdruck sowie die durch die Flammenbewegung erzeugte Schwingung der Luftsäule innerhalb der Ohrkerze wirken auf das Trommelfell wie eine sanfte Massage. Dies führt zu einem Druckausgleich in Ohr-, Stirn- und Nebenhöhlenbereich, der vom Kunden als befreiend empfunden wird. Das Gefühl angenehmer Wärme wirkt deutlich wohltuend.

Die ca. 20 cm lange Ohrkerze brennt innerhalb von 10–12 Minuten bis zu einer Sicherheitsmarkierung herunter. Während dieser Zeit sollten Sie die Ohrkerze möglichst ruhig und senkrecht festhalten.

Hat die Flamme die Sicherheitsmarkierung erreicht, entfernen Sie die Ohrkerze aus dem Ohr des Kunden und löschen sie in dem bereitgestellten Wasserbehälter. Entfernen Sie vorsichtig evtl. Kondensatrückstände, die an den kleinen Ohrhärchen des Kunden anhaften können.

> **Es ist wichtig, stets beide Ohren zu behandeln, da unterschiedliche Druckgefühle in den Ohren unangenehm sind.**

Eine Nachruhe von 15–30 Minuten unterstützt die wohltuende Wirkung der Behandlung.

Wie alle von Kosmetikerinnen angebotenen Behandlungsmöglichkeiten dürfen auch die Ohrkerzen nur bei gesunden Menschen Anwendung finden.

> Die Behandlung mit Ohrkerzen empfiehlt sich insbesondere als wohltuender Ausklang einer Ganzkörpermassage.

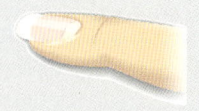

A Fragen Übungen Aufgaben

1. Nennen Sie drei besondere Massagearten. Bitte beschreiben Sie diese mit Ihren eigenen Worten.
2. Wo und in welcher Bekleidung befindet sich der Kunde während einer Shiatsu-Behandlung? Was ist deren Ziel?
3. Wie viele verschiedene Metalle finden bei der Klangschalenmassage Verwendung? Worauf begründet sich dies?
4. Worauf ist bei der Hot-Stone-Massage bez. des Wohlbefinden des Kunden besonders zu achten?
5. Erläutern Sie den physikalischen Effekt der Ohrkerzen.
6. Warum ist es bei der Kräuterstempelmassage nicht nötig, vorher Massageöl aufzutragen?
7. Nennen Sie die in der ayurvedischen Lehre wichtigen drei Dosha-Typen und beschreiben Sie sie in eigenen Worten?
8. Mit was wird die Garshan-Massage ausgeführt und wie wirkt sie auf den Körper?

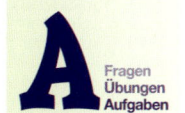

6 Apparative Methoden der kosmetischen Ganzkörpermassage

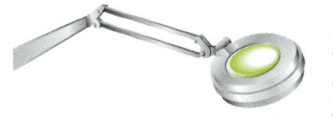

Lauras Chefin hat angeregt, dass die erfahrenen Auszubildenden Patenschaften für die neuen Auszubildenden übernehmen. Laura nimmt sich Rebekka an, die im vergangenen Monat mit ihrer Ausbildung begonnen hat. Heute führt Laura Rebekka durch das Kosmetikstudio. Sie kann ihr schon vieles zeigen und erklären. Insbesondere zu den zahlreichen verschiedenen Geräten hat Rebekka viele Fragen. Selbstverständlich beantwortet Laura alles, so gut sie kann. Doch mit manchen Geräten hat auch Laura noch nicht gearbeitet. Daher ziehen die beiden ihre Chefin hinzu.

Apparative kosmetische Behandlungsmethoden sind grundsätzlich für jeden Kunden und jede Kundin geeignet. Eine sorgfältige Anamnese (→ Band B, LF 2) ist wichtig. Beachten Sie bitte stets die angegebenen Gegenanzeigen (Kontraindikationen), die in jedem Handbuch zu den Geräten aufgeführt sind. Sie sollten die jeweils geltenden Kontraindikationen ausschließen.

Sämtliche Gerätschaften sind außerdem nach jedem Einsatz gewissenhaft nach Herstellerangaben zu reinigen.

> Hygiene und Sauberkeit sollten im Beruf der Kosmetikerin selbstverständlich sein. Nicht nur, dasss o ein Infektionsübertragungsrisiko minimiert wird, -Kunden registrieren eine saubere Umgebung

Die deutlichsten Behandlungserfolge werden erzielt, wenn regelmäßige Sitzungen abgehalten werden. Jedoch auch einzelne Anwendungen können durchaus sinnvoll sein.

amortisieren
lat. = tilgen, allmählich abtragen

Bevor ein Kosmetikinstitut in teure Geräte investiert, sollte genau geprüft werden, ob die Nachfrage für damit durchführbare Behandlungen entsprechend groß genug ist, dass sich die Anschaffung innerhalb eines überschaubaren Zeitraumes *amortisiert*.

> Versuchen Sie zu überschlagen, wie viele Behandlungen Sie pro Woche mit dem Gerät durchführen können und werden. Bedenken Sie hierbei, dass als Faustregel mit Einnahmen von mindestens 1,00 € pro Minute Behandlungszeit kalkuliert werden sollte.

leasen

Eine oftmals interessante Alternative zum Kauf von Geräten ist die Möglichkeit, sie zu mieten oder zu *leasen*. Bei Leasingverträgen binden Sie sich in der Regel längerfristig, während Sie Mietverträge auch nur für wenige Wochen abschließen können. Dies gibt Ihnen die Möglichkeit, ohne großen finanziellen Aufwand zu prüfen, inwieweit Ihre Kunden Interesse an diesen apparativen Behandlungsformen zeigen.

> Bitte verwenden Sie zur Erarbeitung der physikalischen Grundlagen der einzelnen Behandlungsverfahren parallel das Grundlagen-Lexikon in → Band A dieses Lehrwerkes.

Die hier beschriebenen Geräteanwendungen sind erst nach eingehender und gründlicher Schulung anzuwenden. Immer sollten die Hinweise zum richtigen Umgang mit Strom (→ Band B, LF 2; Exkurs in Kapitel 3.2) Beachtung finden.

6.1 Pneumatische Massage

Zu den klassischen Verfahren, die die Ableitung von „Schlackenstoffen" oder die Beseitigung von Stauungen zum Ziel haben, gehört neben der manuellen Lymphdrainage (→ LF 11, Kapitel 5) seit alters her das so genannte und auch für die Gesichtsanwendung in → Band B, LF 6, Kapitel 6.1 beschriebene **Schröpfen**. Hierbei wird einer starren Glas- oder Acrylglocke, die auf die Haut aufgesetzt wird, mithilfe eines Gummiballs Luft entzogen und so ein Unterdruck erzeugt. Das Schröpfen führt zu einer Muskellockerung und Entspannung und fördert die Durchblutung.

Bei der Methode der ***Pneumatischen Pulsationsmassage*** (PPM) erzeugt ein Saugwellengerät ein Vakuum und hält den Unterdruck in frei beweglichen Saugglocken, die so an die Haut angesaugt werden. Das darunter liegende Gewebe wird bei gleichzeitiger Pulsierung (Nachlassen und Wiederanschwellen des Unterdrucks) erwärmt und in rhythmische Schwingungen bis zu 200-mal in der Minute versetzt (→ Band B, LF 6, Kapitel 6.1). Durch die Pulsation können die Saugglocken über die Haut geschoben werden, da mit jedem Nachlassen des Unterdruckes der Kraftschluss zwischen Saugglocke und Haut kleiner wird.

Bei der PPM wird beidhändig synchron und vor allem den Lymphbahnen folgend behandelt. Sie führt damit zu einer intensiveren Blutzirkulation und zu einer Aktivierung des Lymphflusses. Gleichzeitig werden die Muskeln gelockert und entspannt. Somit werden die Haut und das tief in der Dermis liegende Bindegewebe stimuliert und aufgrund der gesteigerten Durchblutung besser mit Nährstoffen und Sauerstoff versorgt. Nicht außer Acht gelassen werden sollte die sich beim Kunden einstellende angenehme Entspannung.

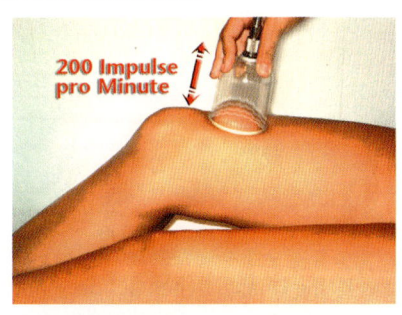

Abb. 6.1: Pneumatische Pulsationsmassage-Anwendung

> Die pneumatische Pulsationsmassage ist eine neuartige Behandlungsmethode, die die Wirkungsweise des Schröpfens und der Lymphdrainage verbindet.

Wird ohne Pulsation behandelt, so spricht man von der **Vakuum- oder Saugglockenmassage.** Hierbei werden Massageglocken oder mit Kugeln versehene Aluminiumhandstücke, in denen Unterdruck herrscht, über die Haut geführt. Der Unterdruck bleibt bei der Vakuummassage während der gesamten Behandlung konstant. Durch die Druckdifferenz zwischen dem Innenraum der Massageglocke und des Hautgewebes, sowie der Blut- und Lymphgefäße in der Haut, wirkt eine mechanische Kraft, die die Durchblutung lokal fördert und so den Stoffwechsel anregt.

Durch gezielte Kombination der Pneumatischen Pulsationsmassage oder der Saugglockenmassage mit Reizstrom oder Ultraschall können weitere Behandlungsergebnisse erreicht werden.

Eine Ganzkörperanwendung dauert zwischen 45 Minuten und einer Stunde. Die Saugglocken und andere verwendete Aufsätze müssen nach der Behandlung mit Desinfektionsmittel gereinigt werden.

Anwendungsbereiche und Kontraindikationen

Cellulite, Striae

- Im kosmetischen Bereich empfiehlt sich laut Geräteherstellerangaben der Einsatz zur optischen Faltenreduktion, zur Minderung von Schwangerschaftsstreifen und bei *Cellulite* (➜ LF 11, Kapitel 4). Schwangerschaftsstreifen (lat., *Striae*) sind Narben und Dehnungsstreifen, die meist in Folge eines zu schwachen Bindegewebes durch die Schwangerschaft entstanden sind. Sie entstehen häufig durch die starke Dehnung von Haut und Bindegewebe, die mit einer Schwangerschaft einhergeht.
- Es können dünnflüssige Konzentrate als Intensivpflegebehandlung (➜ Band B, LF 6, Kapitel 6.1) auf die vorher gereinigte Haut aufgetragen und durch die PPM besser von der Haut aufgenommen werden.
- Nicht angewendet werden darf die PPM bei Entzündungen und akuten Infekten der Haut.

6.2 Ultraschall

Ultraschallanwendungen finden im Kosmetikinstitut als Gesichts-, Hals- und Dekolleteebehandlung (➜ Band B, LF 3, Kapitel 3.5 und ➜ LF 6, Kapitel 6.2) und als Körperbehandlung Anwendung.

Abb. 6.2: Ultraschallgerät

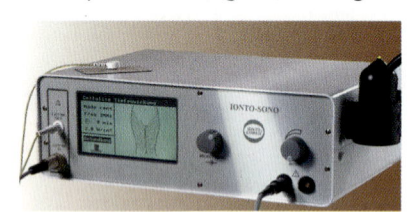

Im Ultraschallkopf wird ein Kristall durch elektrischen Strom in Schwingung versetzt und somit **Schallwellen im Ultraschallbereich** (20 kHz bis zu 1 GHz) erzeugt. Diese Ultraschallwellen werden über eine Membran im Ultraschallkopf mithilfe eines Kontaktgels, das kleine Unebenheiten auf der Hautoberfläche ausgleicht und eine streuungsfreie Weitergabe der Schallwellen ermöglicht, auf die Haut des Kunden übertragen und können so in das Gewebe eindringen. Hierbei nimmt die Schallenergie mit steigender Eindringtiefe ab und wird in Wärmeenergie umgewandelt, die wiederum auf das Gewebe wirkt.

> Achten Sie immer darauf, mit ausreichend Kontaktgel zu arbeiten, da auch nur ein minimaler Luftspalt die Ultraschallwellen nahezu vollständig reflektiert und diese dann ihre Wirkung für das Gewebe verlieren.

Ultraschall wird in der kosmetischen Körperbehandlung angewandt

Striae
- zur Behandlung von **Striae**. Die Schwangerschaftsstreifen können durch eine Ultraschallbehandlung gemindert werden. Die Behandlung sollte nicht in der Schwangerschaft, sondern danach durchgeführt werden.

Cellulite
- bei **Cellulite**. Die Ultraschallbehandlung fördert die Gewebedurchblutung des behandelten Bereichs und unterstützt den Abtransport von Stoffwechselprodukten. Somit kann das Bindegewebe gekräftigt werden. Zusätzlich können *Anti-Cellulite*-Produkte (➜ LF 11, Kapitel 4) eingeschleust werden. Hier sollten Sie sich bei den jeweiligen Herstellern informieren.
- zur Lockerung der Muskulatur. Durch die Ultraschallbehandlung kann es zu einer Lockerung und Durchblutungsverbesserung der Muskulatur kommen.

> Das Kontaktgel, das Sie für die jeweilige Behandlung benötigen, sollte nicht in die Haut einziehen. Es werden von den verschiedenen Geräteherstellern daher spezielle Produkte angeboten. Bitte verwenden Sie nur diese.

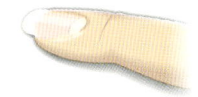

Folgende Wirkungen der Ultraschallbehandlung lassen sich unterscheiden:

Mechanische Wirkung
Das Gewebe wird durch eine Mikromassage aufgelockert, die Muskulatur wir *tonisiert* (trainiert), der Stoffwechsel wird angeregt und eine Entschlackung wird begünstigt.

Thermische Wirkung
Durch die Wärmeentwicklung wird die Gefäßtätigkeit und mit ihr die Durchblutung angeregt. Der Lymphfluss wird gefördert und auch der Stoffwechsel wird durch thermische Reize verbessert.

Physio-chemische Wirkung
Eine erhöhte Diffusionsgeschwindigkeit verbessert den Austausch von Stoffwechselprodukten. Auch pflegende Wirkstoffe können leichter in das Gewebe vordringen. Weiterhin wird die natürliche Revitalisierung des Zellgewebes angeregt, was z. B. auch die Kollagensynthese günstig beeinflusst.

Ziehen Sie während der Behandlung mit dem Ultraschallkopf in leichten kreisenden Bewegungen über die Haut oder führen Sie langsame Streichungen in Richtung der Lymphabflussbahnen aus.

Kontraindikationen
- akute Entzündungserscheinungen der Haut
- infektiöse Erkrankungen
- Hautveränderungen
- Schwangerschaft
- Herzerkrankungen
- Störungen der Blutgerinnung
- Epilepsie
- Diabetes mellitus
- Magengeschwüre
- nach Röntgenbehandlungen
- bei Tumoren
- im Bereich von Gehirn, Augen und Rückenmark
- Gelenkrheumatismus, Gefäßerkrankungen, Tuberkulose

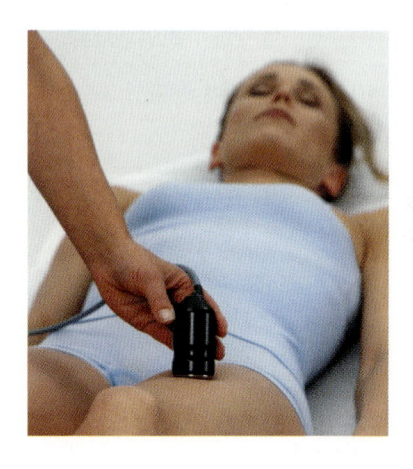

Abb. 6.3: Ultraschallanwendung

6.3 Mechanische Vibrationsmassage

Die Skelettmuskulatur des menschlichen Körpers führt bei längerer Anspannung rhythmische Mikrovibrationen aus, um die Durchblutung eines angespannten Muskels weiterhin zu gewährleisten.

Auf dieser natürlichen Funktion basiert die apparative Massageanwendung, die **mechanische Vibrationsmassage** genannt wird.

Hierbei werden mechanische Vibrationen mit einer Frequenz von 9–30 Hz mithilfe eines Handstücks auf das zu behandelnde Hautareal geleitet. Die Vibrationen werden auf die Muskeln übertragen und verursachen eine Längsschwingung derselben.

> **Die mechanische Vibration verbessert die Durchblutung und den Lymphfluss der behandelten Regionen, steigert den Stoffwechsel, löst Muskelverspannungen und trainiert die Muskulatur.**

Als apparative Massagebehandlung kann sie im Gesicht (→ Band B, LF 6, Kapitel 6.3) oder am Körper eingesetzt werden.

Um eine Lymphabflussstörung oder gar einen Lymphstau zu vermeiden, sollte der Terminus vor der Behandlung geöffnet werden (→ LF 11, Kapitel 5). Behandeln Sie einzelne Muskelpartien nacheinander und folgen Sie dabei dem Verlauf der Lymphbahnen.

Es empfiehlt sich, die Behandlungen – einer Kur ähnlich – zu Beginn in zehn Sitzungen von jeweils 30 Minuten Dauer durchzuführen. Anschließend genügt eine Behandlung pro Woche.

Die mechanische Vibrationsmassage wird am Körper eingesetzt:

- um den Lymphfluss und die Durchblutung anzuregen
- zum Aufbau der Körpermuskulatur
- um Verspannungen im Nacken und Schulterbereich zu lösen
- um Verspannungen in Rücken und Oberarmen zu lösen
- um Stoffwechselprodukte besser abzutransportieren, z. B. bei *Cellulite*

Kontraindikationen sind:

- akute Infektionen
- sensible Haut
- rheumatische Erkrankungen
- akute Allergien
- Schwangerschaft
- nach Operationen
- Schlaganfall
- bösartige Erkrankungen
- Zahnerkrankungen
- positiver HIV-Befund
- Frakturen
- Gallensteine/Nierensteine
- diabetische Polyneuropathie
- Schlaganfall

6.4 Strombehandlungen

Die Anwendungsmöglichkeiten von Strombehandlungen in der Kosmetik und deren Wirkungen auf die Haut und den Körper sind vielfältig.

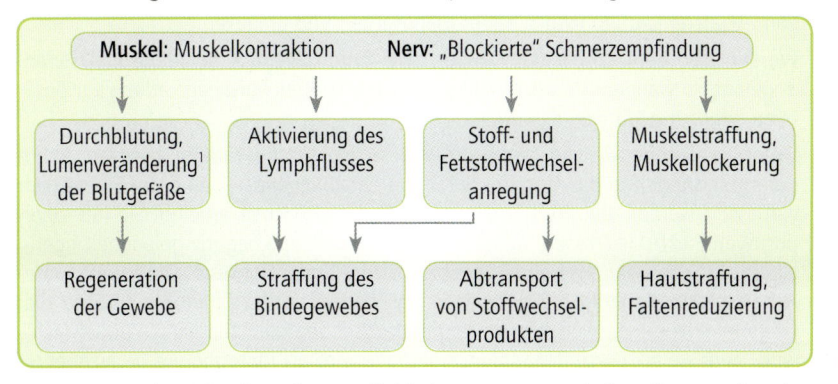

```
Muskel: Muskelkontraktion      Nerv: „Blockierte" Schmerzempfindung
    ↓              ↓                    ↓                    ↓
Durchblutung,   Aktivierung des   Stoff- und          Muskelstraffung,
Lumenveränderung[1]  Lymphflusses  Fettstoffwechsel-  Muskellockerung
der Blutgefäße                    anregung
    ↓              ↓                    ↓                    ↓
Regeneration    Straffung des    Abtransport         Hautstraffung,
der Gewebe      Bindegewebes     von Stoffwechsel-   Faltenreduzierung
                                 produkten
```

Abb. 6.3: Wirkungen von Strom auf Haut und Muskulatur

Informieren Sie sich über die Möglichkeiten von Strombehandlungen für den Ganzkörperbereich regelmäßig. Im Folgenden werden beispielhaft die gängigsten kosmetischen Behandlungsverfahren im Bereich der Ganzkörpermassage beschrieben.

A Reizstrombehandlung – Elektrostimulation

Die Behandlung mit **Reizstrom** spielt in der Kosmetik eine große Rolle. Als Reizstrom wird nieder- und mittelfrequenter Strom bezeichnet, der in Form von Einzelimpulsen oder als Impulsserie Kontraktionen der Skelettmuskulatur auslösen kann. Aufgrund von Reizstrom findet eine Veränderung der Ladungsverhältnisse in Körperzellen statt (Ionenaustausch). Dies führt bei Nervenzellen dazu, dass sie erregt werden und eine Muskelkontraktion auslösen.

Die Muskulatur wird durch Reizstrom passiv trainiert.

Mit Reizstromgeräten, die je nach Behandlungsziel programmiert werden und so entsprechende Spannungen, Frequenzen und Stromformen zur Verfügung stellen, können so u. a. Fettstoffwechsel, Lymphfluss und Durchblutung aktiviert, Falten sichtbar geglättet, Muskulatur gefestigt und gestrafft und *Cellulite* behandelt werden.

Da die Anwendungsmöglichkeiten der Reizstrombehandlung sehr vielfältig und in erster Linie von den jeweiligen Geräten abhängig sind, bieten die meisten Hersteller von Reizstromgeräten spezielle Schulungen für den Einsatz der einzelnen Geräte an.

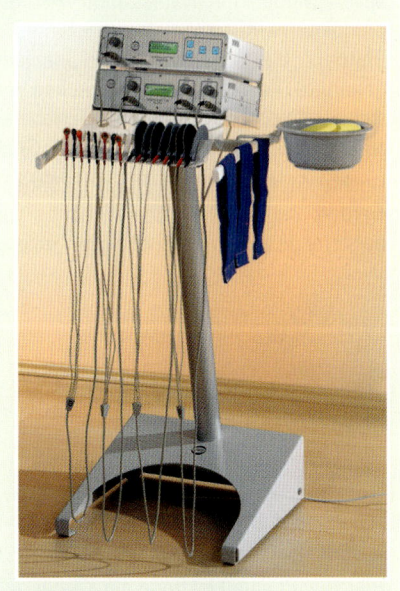

Abb. 6.4: Elektrostimulationsgerät

Verwenden Sie Reizstromgeräte nur nach intensiver Schulung!

---

[1] Lumen = Innendurchmesser

B Iontophorese

Um Wirkstoffe in die Haut einzubringen, kann man sich den physikalischen Effekt zunutze machen, dass positiv geladene Teilchen von positiver Ladung abgestoßen, von negativer Ladung jedoch angezogen werden und umgekehrt.

Werden also dem Körper des Kunden zwei unterschiedlich geladene Elektroden angelegt, so wandern Wirkstoffteilchen je nach ihrer elektrischen Ladung zur positiven oder zur negativen Elektrode.

Unter Beachtung, welche Wirkstoffe welche elektrische Ladung besitzen, kann deren Eindringen in das Gewebe durch die entsprechende Polung der Elektroden verbessert werden. Bei positiv geladenen Wirkstoffteilchen arbeiten Sie mit einer positiven Elektrode *(Anode)* auf der Haut, während eine negativ geladene Gegenelektrode *(Kathode)* am Körper angebracht wird und umgekehrt. Die so genannte **Arbeitselektrode** stößt die geladenen (ionisierten) Wirkstoffteilchen ab und die **Gegenelektrode**, die beliebig am Körper der zu behandelnden Person angebracht wird, zieht sie an. Diese Behandlungsmethode wird als Iontophorese bezeichnet.

Für die Iontophorese am besten geeignet sind in der Regel pflegende Wirkstoffe, die in Ampullen angeboten werden.

> **Positiv geladene Wirkstoffe können nur unter einer positiv geladenen Arbeitselektrode in die Haut eingebracht werden. Bei negativ geladenen Wirkstoffen muss die Arbeitselektrode negativ geladen sein.**

Die Anwendungsprinzipien als **Gleichstrombehandlung** für das Gesicht können Sie in ➜ Band B, LF 7, Kapitel 3.5 nachlesen.

C Mikromassage

Zellen werden mit Nährstoffen versorgt und der Abtransport von Stoffwechselprodukten wird sichergestellt. Sowohl Ver- als auch Entsorgung finden über die Blutbahn, das Lymphsystem und über jede einzelne Zelle statt. Hierbei sollte das so genannte Fließgleichgewicht zwischen Ver- und Entsorgung konstant sein, da ansonsten Stoffwechselstörungen im Gewebe entstehen können, die im ungünstigen Fall zu Erkrankungen führen (➜ Band A, Grundlagen-Lexikon STOFFWECHSEL).

Leichte Stoffwechselschieflagen können u. a. mit der Mikromassage behandelt werden. Bei dieser Stromanwendung wird mithilfe zweier Elektroden ein starkes pulsierendes elektrostatisches Feld erzeugt.

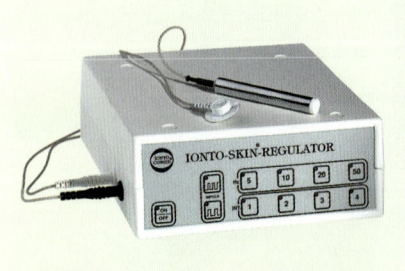

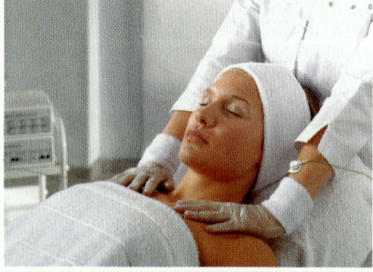

Abb. 6.5: Mikromassage-Gerät und Anwendungsbeispiel

Hierzu wird eine Elektrode am Körper der zu behandelnden Person angeschlossen, was z. B. durch einen Stab, der in der Hand gehalten wird, geschieht. Die andere Elektrode kann in Form einer Klebeelektrode an Armen oder Beinen der Kosmetikerin befestigt werden.

> Wichtig ist, dass Sie mit Vinylhandschuhen arbeiten, da sich ein elektrostatisches Feld nur bei elektrischer Isolierung beider Körper voneinander aufbauen kann.

Vom Behandlungsgerät wird eine hochfrequente Spannung (HF-Strom) zwischen den Elektroden erzeugt. Angelegt wirken so in der Tiefe des Gewebes elektrostatische Kräfte und erzeugen mechanische Vibrationen (→ Kapitel 6.3). Wird das Feld abgeschaltet, geht das Gewebe in seine Ursprungslage zurück. Dieser Vorgang wird während der Behandlung ständig wiederholt. Ab- und wieder angeschalteter Strom wird als **Impulsstrom** bezeichnet.

> Durch die Anwendung von Impulsstrom kommt es zu einer rhythmischen Tiefenmassage im Gewebe, wodurch Bindegewebssegmente regelrecht „ausgepumpt" werden.

Durch massierende Bewegungen der behandelnden Person, die stets in Richtung des Lymphabflusses (→ Kapitel 2.5 oder → LF 11, Kapitel 5) erfolgen sollten, wird diese Wirkung unterstützt. Durchblutung und Lymphfluss werden somit angeregt und der Zellstoffwechsel aktiviert und normalisiert.

- Müde, gestresste und irritierte Haut erhält durch die sanfte Tiefenmassage ein glattes, rosiges und frisches Aussehen, Gewebsverhärtungen werden gelöst, die Muskulatur wird gefestigt und Verspannungen, die zu Faltenbildung führen können, werden gelockert.
- Weiterhin lassen sich Bindegewebsschwäche, Lymphabflussstörungen sowie Schwangerschaftsstreifen durch die Mikromassage behandeln.

> Entscheidend für den Erfolg der Mikromassage ist, dass die Haut des Kunden während des gesamten Behandlungsablaufes trocken ist. Für einzelne Körperregionen lässt sich dies durch Abpudern sicherstellen. Für eine Ganzkörperbehandlung jedoch bietet sich ein Folienanzug an, den der Kunde anzieht und durch den hindurch behandelt wird. Das Tragen von Vinylhandschuhen ist hierbei aber dennoch unbedingt vonnöten.

Für die hier aufgeführten Strombehandlungen Elektrostimulation, Iontophorese und Mikromassage gelten folgende **Kontraindikationen:**

- Herzkrankheiten, Herzschrittmacher
- fieberhafte Infekte, akute Entzündungen
- Verletzungen der Muskeln, Sehnen usw.
- posttraumatische oder rheumatische Entzündungen
- Schwangerschaft
- Behandlungen im Halsbereich
- zerebrale Anfallsleiden (z. B. Epilepsie)
- Erkrankungen des Nervensystems
- Durchblutungsstörungen (Thrombosen, Krampfadern)
- Hautkrebs/Tumore

Diese sollte immer während der Anameseerhebung vor der Behandlung ausgeschlossen werden.

Körpermassage – Teil des LF 6

Apparative Massageverfahren unterstützen und bereichern das Angebot eines Kosmetikinstitutes an Ganzkörpermassagen. Einige davon gehören zu den nach Rahmenlehrplan benannten kosmetischen Spezialbehandlungen, die im ➔ Lernfeld 11 weiter beschrieben sind.

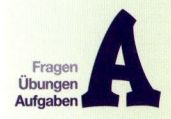

Fragen Übungen Aufgaben

1. Erklären Sie den Begriff Vakuum-Massage. Welche Hauptwirkung kann mit ihr erreicht werden?
2. Wie wird der Ultraschall für die Ultraschallbehandlung erzeugt?
3. Erklären Sie die thermische Wirkung der Ultraschallbehandlung.
4. Welche Ziele hat die mechanische Vibrationsmassage?
5. Bitte erklären Sie das Prinzip der Reizstrombehandlung in eigenen Worten unter der Berücksichtigung der folgenden Fragen:

    a) Welche biologischen Vorgänge finden statt?

    b) Welche Stromarten können verwendet werden? Recherchieren Sie hierzu bitte die verwendeten Ströme für die Gesichtsbehandlung in ➔ Band B, LF 11, Kapitel 6.4.

    c) Welche kosmetischen Folgen kann regelmäßige Elektrostimulation bewirken?

6. Warum muss bei der Mikromassage mit Gummihandschuhen gearbeitet werden?
7. Wie muss die Arbeitselektrode bei der Iontophorese geladen sein, wenn man negativ geladene Wirkstoffteilchen in die Haut einbringen möchte? Begründen Sie Ihre Antwort.

Haltung und Entspannung

(Teil des LF 10)

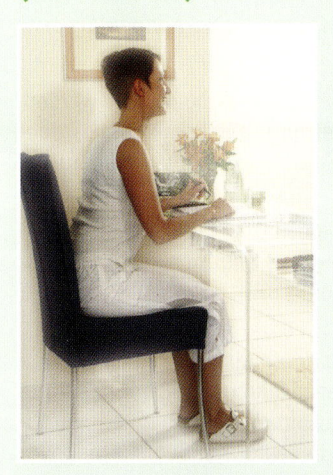

Dieses Kapitel – Haltung und Entspannung – als Teil des LF 10 des KMK-Rahmenlehrplanes „Unterstützen kosmetischer Spezialbehandlungen durch gesundheitsfördernde Maßnahmen" ergänzt die in Band A behandelte Ernährungslehre.

Als Kosmetikerin können Sie durch viele kosmetische Behandlungen zur Entspannung Ihrer Kunden beitragen. Durch das Einflechten von zusätzlichen Entspannungsmethoden oder Körperübungen in Ihr Kosmetik-Behandlungskonzept können Sie die Entspannung Ihrer Kunden noch zusätzlich vertiefen.

In diesem Kapitel erhalten Sie für sich und Ihre Kunden eine Anleitung zu rückengerechter Arbeitshaltung im beruflichen Alltag. Ergänzend werden Bewegungsübungen zur Kräftigung oder Dehnung der Muskulatur aufgezeigt. Darüber hinaus lernen Sie Methoden kennen, mit denen Sie selbst während oder nach einem anstrengenden Arbeitstag besser entspannen können. Leiten Sie auch Ihre Kunden – je nach Bedarf – z. B. zu Entspannungsübungen an.

Natürliche Schönheit bedarf guter Haltung. Seelische Ausgeglichenheit und körperliche Entspannung fördern unsere Ausstrahlung und damit die Wirkung auf andere Menschen.

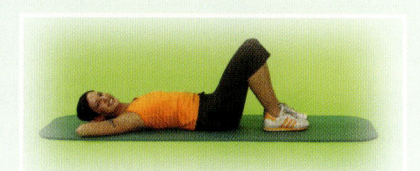

Unterstützen kosmetischer Spezialbehandlungen durch gesundheitsfördernde Maßnahmen

1 *Aufbau des Halteapparates*
2 *Haltungsgrundlagen*
3 *Training*
4 *Entspannung*
  Exkurs: Geruchssinn
5 *Atmung*

Haltung und Entspannung – Teil des LF 10

1 Aufbau des Halteapparates

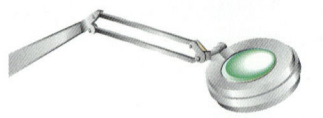

Sie arbeiten in einer Parfümerie mit Kosmetikkabine. Eine Kollegin ist erkrankt und Sie übernehmen für sie die vielen Beratungs- und Verkaufsgespräche. Üblicherweise nehmen Sie sonst Kosmetikbehandlungen vor bzw. Behandlungen und Verkauf wechseln sich häufig ab. Am Abend schmerzen Ihnen Beine und Füße, aber auch Rücken und Nacken. Sie fragen sich, warum Sie so erschöpft sind – was können Sie tun, damit es Ihnen nicht wieder so ergehen wird?

Der Begriff Haltung kann aus unterschiedlicher Sichtweise betrachtet werden: Haltung kann einerseits die **sichtbare Körperhaltung,** nämlich krummes oder aufrechtes Sitzen oder Stehen/Gehen bedeuten. Andererseits kann man darunter auch die **innere, geistige Haltung** verstehen.

Beides ist nicht voneinander zu trennen, denn unsere innere Haltung spiegelt sich in der äußeren Körperhaltung meist deutlich wider. Dies zeigt sich auch in Begriffen wie „Haltung bewahren", „Rückgrat beweisen", „sich hängen lassen" oder „geknickt sein".

Insbesondere die Rückenhaltung ist Ausdruck der gesamten Haltung eines Menschen. So zeigt eine „krumme Haltung" die Widerspiegelung von Emotionen und Problemen, von Müdigkeit und Erschöpfung. Eine aufrechte Haltung nehmen wir oft bewusst in bestimmten Situationen ein, z. B. bei einer Kundenberatung, vor einer größeren Menschengruppe oder bei bestimmten Körperübungen.

> *Beobachten Sie Ihre eigene Körperhaltung.*
> *Wie sitzen oder stehen Sie jetzt in diesem Augenblick?*

1.1 Bedeutung von Wirbelsäule und Bandscheiben

Zum besseren Verständnis der Anatomie lesen Sie bitte auch die Stichworte MUSKEL und SKELETTSYSTEM UND SKELETTMUSKULATUR in ➡ Band A, Grundlagen-Lexikon.

Die innere Stütze des menschlichen Körpers ist das Knochengerüst, das **Skelett**. Es hält den menschlichen Körper aufrecht und bestimmt seine Gestalt. Das intakte Zusammenspiel von Muskulatur, Knochen, Bändern und Sehnen ermöglicht eine aufrechte Haltung, die Stabilität des Körpers und die Körperbewegungen.

> *Wie kommt eine Drehbewegung des Oberkörpers nach beiden Seiten z. B. im Sitzen zustande?*

Die beweglichen Bereiche der Wirbelsäule werden eingeteilt in **Halswirbelsäule** (HWS), **Brustwirbelsäule** (BWS) und **Lendenwirbelsäule** (LWS).

Lordose
Kyphose
Die Wölbung von Hals- und Lendenwirbelsäule nach vorn wird *Lordose,* die der Brustwirbelsäule nach hinten *Kyphose* genannt. Von vorne betrachtet verläuft die Wirbelsäule im Idealfall lotrecht, weist aber manchmal auch hier eine S-förmige
Skoliose
Verbiegung *(Skoliose)* auf, z. B. hervorgerufen durch andauernde Fehlbelastungen wie einseitiges Tragen.

Aufbau des Halteapparates

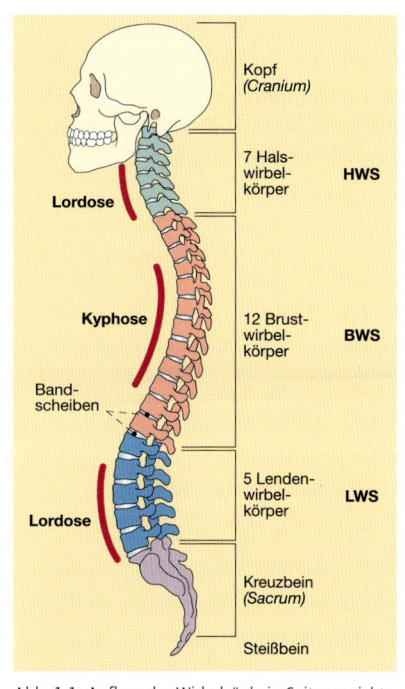

Abb. 1.1: Aufbau der Wirbelsäule in Seitenansicht
Abb. 1.2 rechts: Aufbau der Wirbelsäule von vorne mit Übergang zum Becken

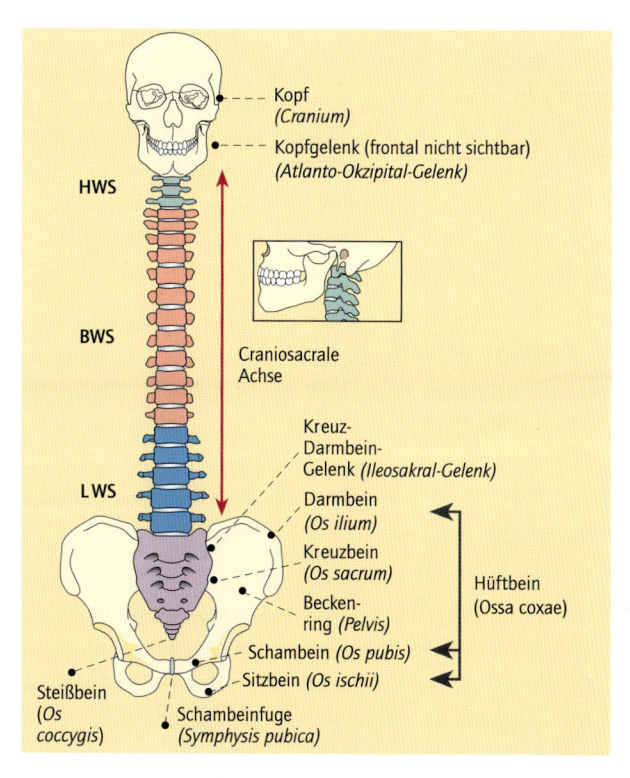

Das Gelenk zwischen Kreuzbein und Darmbeinschaufel wird vor allem beim Bücken und Heben stark belastet und reagiert auf Fehlbelastungen besonders empfindlich (mit ähnlichen Schmerzen wie beim „Hexenschuss"). Von ebenso großer Bedeutung ist das Kopfgelenk, die obere Verbindung der Wirbelsäule zum Schädel.

Zwischen den knöchernen Wirbeln der Wirbelsäule liegen die **Bandscheiben**. Sie bestehen aus weichem Knorpelgewebe mit ringförmigen Bindegewebsfasern aus Kollagen und einem wasserhaltigen Gallertkern. Sie **schützen** die Wirbel **vor Druck, dämpfen Stöße**, vermeiden die Reibung der harten Wirbel aneinander und **wirken** beim Beugen oder Drehen **wie ein Kugellager**. Der Druck, der auf der Bandscheibe lastet, ist abhängig von der Haltung und Lage der Wirbelsäule. Hebt man ein Gewicht, so steigt die Druckbelastung besonders auf die Bandscheiben im Bereich der Lendenwirbelsäule, abhängig von dem Beugewinkel, um ein Vielfaches (➔ Abb. 2.4 Belastung der Lendenwirbelsäule beim Heben).

Voraussetzung für eine gute Dämpfung von Stößen durch die Bandscheiben ist ihre Versorgung mit Flüssigkeit und ein ständiger Wechsel von Belastung und Entlastung.

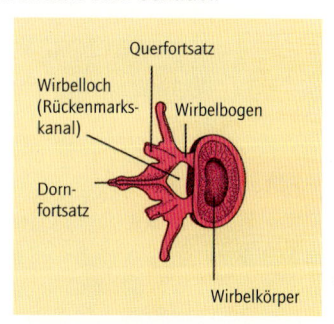

Wirbelkörper schützen das Rückenmark

Bandscheiben federn Stöße ab

Abb. 1.3: Wirbelkörper
Abb. 1.4: Wirbel und Bandscheibe

Mindesttrinkmenge 1,5 Liter pro Tag

Haltung und Entspannung – Teil des LF 10

Dauernde Fehlbelastung schädigt die Bandscheiben.

Fehlhaltung (➜ Kapitel 1.3) und häufige Wiederholung von Druck und Drehbewegung können zur Abnutzung oder Verschiebung der Bandscheiben führen. So kann es zur **Vorwölbung** oder zum **Vorfall** der Bandscheibe kommen (➜ Band A, Grundlagen-Lexikon, SKELETTSYSTEM, WIRBELSÄULE). Starke Rückenschmerzen, ausstrahlende Schmerzen in die Extremitäten und Empfindungsstörungen sind die Folge.

Aus diesem Grund ist es wichtig, die Last auf Wirbelsäule und Bandscheiben zu reduzieren. Ein rückengerechtes Verhalten, Kräftigung der Muskulatur (➜ Kapitel 3) sowie eine gute Regulation von Spannung und Entspannung tragen wirkungsvoll zur Entlastung der Wirbelsäule bei!

Die doppel-S-förmig geschwungene Wirbelsäule ist aus Wirbeln und dazwischen liegenden Bandscheiben aufgebaut. Aufgabe der Wirbelsäule ist:
- das Stabilisieren der aufrechten Haltung unter Mithilfe der Muskulatur,
- sie ermöglicht Bewegung,
- Krümmung und die Bandscheiben dienen der Abfederung von Stößen,
- sie schützt das Rückenmark.

Degeneration

Mit zunehmendem Alter unterliegt die Wirbelsäule wie der gesamte Körper dem Abbau, der *Degeneration*. Die Elastizität von Knorpeln, Bindegewebe und Muskulatur verringert sich. Der Anteil von Wasser und Bindegewebszuckern (*Mucopolysaccharide* ➜ Band A, LF 10, Kapitel 3.8) im Körper nimmt ab. Die Bandscheiben verringern ihre Fähigkeit, Wasser aufzunehmen, und werden flacher. Hierdurch reduziert sich die Körpergröße oft messbar. Die **Fähigkeiten** zum **Dehnen und Aufrichten nehmen ab.** An Knochen und Wirbelkörpern treten **Verschleißerscheinungen** *(Arthrosen)* auf, die **Beweglichkeit** wird **eingeschränkt**.

Arthrosen

> *Welche altersbedingten Veränderungen am Skelettsystem kennen Sie?*

Osteoporose

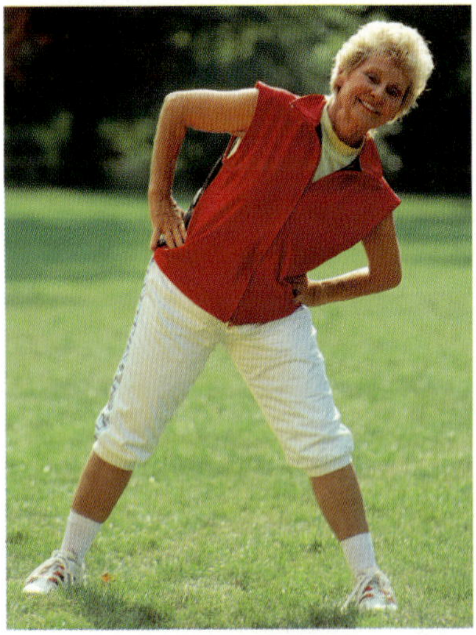

Der **Abbau von Knochensubstanz** und der Verlust von Kalzium im Knochen wird als ***Osteoporose*** bezeichnet. Sie tritt besonders bei älteren Frauen auf. Ein Mangel an Hormonen wirkt hierbei verstärkend. Einem Voranschreiten der Osteoporose kann mit körperlicher Aktivität vorgebeugt werden, da der Zug kontrahierter Muskulatur auf Sehnen und Knochen einen Reiz zur Verstärkung der Knochendichte fördert.

Diese Aktivitäten und Übungen sollten dem Alter und Trainingszustand angepasst sein und von Kalzium- und Vitamin-D-reicher Ernährung unterstützt werden (➜ Band A, LF 10, Kapitel 6, 7 und 10).

Abb. 1.5: Bewegung hält fit

Mit geeigneter körperlicher Aktivität kann das Voranschreiten der Degeneration von Knochen und Muskulatur verlangsamt werden.

1.2 Muskulatur für Haltung und Bewegung

> *Wie kommt die Bewegung unserer Gliedmaßen zustande?*

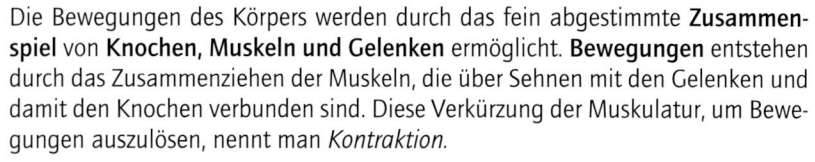

Die Bewegungen des Körpers werden durch das fein abgestimmte **Zusammenspiel** von **Knochen, Muskeln und Gelenken** ermöglicht. **Bewegungen** entstehen durch das Zusammenziehen der Muskeln, die über Sehnen mit den Gelenken und damit den Knochen verbunden sind. Diese Verkürzung der Muskulatur, um Bewegungen auszulösen, nennt man *Kontraktion*.

Skelettmuskeln bestehen aus dichten, länglichen Zellbündeln, den Muskelfasern. Diese bestehen aus noch kleineren Proteinfasern, den *Myofibrillen* mit den *Myofilamenten Aktin* und *Myosin*. Nervenfasern leiten Impulse zur Muskelkontraktion weiter. (Anatomie und Physiologie von Muskeln → LF 6 und Band A, Grundlagen-Lexikon)

Bei einer **Kontraktion** gleiten Aktin und Myosin ineinander und die Muskelfasern verkürzen sich (ähnlich wie wenn man die Finger beider Hände ineinander schiebt). Die Stärke der Kontraktion hängt von der Menge der beteiligten verkürzten Muskelfasern ab.

Eine Kontraktion der Bauchmuskeln bewirkt das Vorbeugen des Oberkörpers, der **Rückenstrecker** wird dadurch lang und entspannt. Kontrahiert sich der Rückenstrecker, so wird der Oberkörper wieder aufgerichtet und die **Bauchmuskeln** werden gestreckt und entspannt. Die Bauchmuskulatur und die Rückenstrecker-Muskulatur entlang der Wirbelsäule wirken als **Gegenspieler.** Ein Muskel kann sich zwar unter Anspannung verkürzen, jedoch nicht selbst dehnen. Er wird erst dann gedehnt, wenn sich sein Gegenspieler verkürzt und dabei das Gelenk bewegt.

Wichtige Rückenmuskeln finden Sie in → LF 6, Kapitel 2.2.1 und 2.2.3 beschrieben.

Kontraktion = Zusammenziehen eines Muskels

Kontraktion

Myofibrillen
Myofilamente
Aktin und Myosin

Bewegung erfolgt über die Kontraktion der Muskulatur, häufig nach dem Gegenspielerprinzip.
Angespannte Muskulatur muss zur Entspannung aktiv (durch Bewegung) oder passiv gedehnt werden, z. B. mit Massagen oder durch Partnerdehnungen.

Folgen muskulärer Fehlbelastung

Die Muskelgruppen des Körpers werden bei den alltäglichen Bewegungen und auch bei beruflicher oder sportlicher Belastung sehr unterschiedlich in Anspruch genommen. Einige werden stark gefordert, manchmal überfordert, andere dagegen zu wenig beansprucht oder befinden sich in einer ständigen Schonhaltung. Hierdurch wird das muskuläre Gleichgewicht gestört: Einige Muskeln verkürzen sich, andere haben geschwächte Kraft, dies nennt man **muskuläre Dysbalance**.

muskuläre Dysbalance

Die durch dauerhaft schlechte Haltung und schwache Muskeln hervorgerufene Überbelastung der Wirbelsäule fördert eine Verspannung der Muskulatur. Andauernde Muskelverspannung führt häufig zu chronischen Schmerzen (z. B. Kopf-, Rücken-, Nackenschmerzen) und hat eine verringerte Belastbarkeit des Bewegungsapparates mit dauerhaften Wirbelsäulenschäden zur Folge.

Haltung und Entspannung – Teil des LF 10

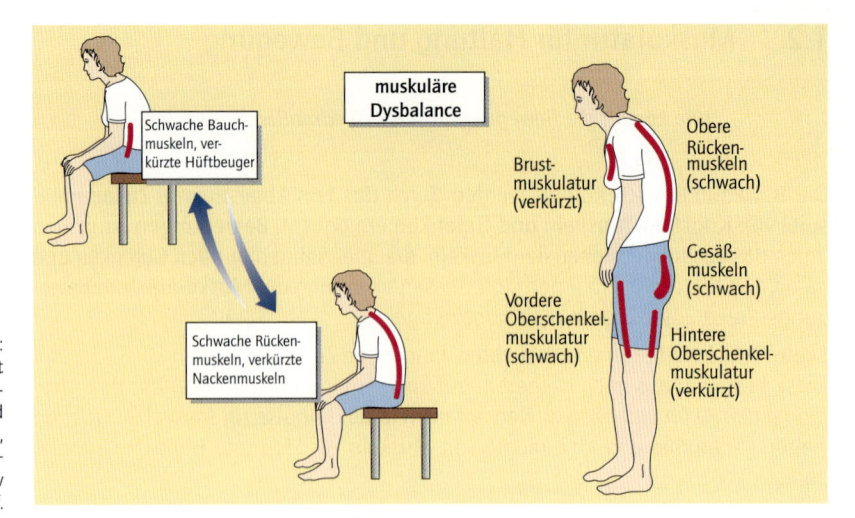

Abb. 1.6: Ungleichgewicht verschiedener Muskelgruppen im Sitzen und Stehen, nach Materna, Westerkamp: Rücken – fit und schmerzfrei, blv Verlag 2003, S. 18 f.

muskuläre Dysbalance

Schwache Bauchmuskeln, verkürzte Hüftbeuger
Schwache Rückenmuskeln, verkürzte Nackenmuskeln
Brustmuskulatur (verkürzt)
Obere Rückenmuskeln (schwach)
Vordere Oberschenkelmuskulatur (schwach)
Gesäßmuskeln (schwach)
Hintere Oberschenkelmuskulatur (verkürzt)

Abb. 1.7: Wirbelsäulenverkrümmungen

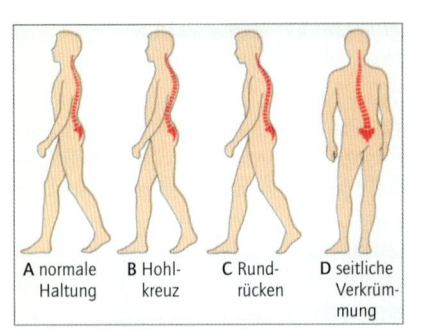

A normale Haltung B Hohlkreuz C Rundrücken D seitliche Verkrümmung

Durch eine dauerhafte, einseitige Fehlbelastung der Muskulatur kommt es zu muskulärer Dysbalance. Haltungsschäden mit dauerhafter Wirbelsäulenverkrümmung und chronische Schmerzen sind die Folge. Schwache Muskeln sollten trainiert, verkürzte gedehnt und eine Verbesserung der Körperhaltung angestrebt werden.

Massagen oder Spritzen können das Verspannungsgefühl nur kurzfristig lindern. Langfristig hilft nur ein aktives Training schwacher Muskelgruppen und regelmäßiges Dehnen verkürzter Muskulatur.

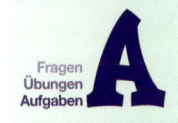

Fragen Übungen Aufgaben

1. Beschreiben Sie den knöchernen Aufbau der Wirbelsäule mit ihren einzelnen Abschnitten.
2. Beschreiben Sie Lage, Aufbau und Aufgaben der Bandscheiben.
3. Wie können durch den Aufbau der Wirbelsäule Stöße abgefedert werden?
4. Welche Veränderungen an der Wirbelsäule treten mit zunehmendem Alter auf?
5. Beschreiben Sie kurz die Kontraktion eines Muskels. Wie kann der Muskel wieder gedehnt werden?
6. Welche Muskeln kontrahieren sich beim Beugen des Oberkörpers nach vorn und welche sind an der Bewegung des Aufrichtens beteiligt?
7. Was wird unter „muskulärer Dysbalance" verstanden und welche Muskelgruppen sind häufig davon betroffen?
8. Welche Folgen kann eine langfristig bestehende schlechte Körperhaltung verursachen?
9. Bei welchen kosmetischen Behandlungsarten sollte die Körperhaltung oder eine bestehende Fehlhaltung Ihrer Kundin unterstützt werden?

2 Haltungsgrundlagen

Heute war ein harter Tag: Sie sind an Ihrem freien Tag für eine liebe Kollegin eingesprungen. Die vielen Kosmetikbehandlungen haben Sie gut gemeistert, aber irgendwie fanden Sie den Stuhl der Kollegin nicht richtig bequem. Danach haben Sie noch eine neue Warenlieferung erhalten. Durch das Heben und Einräumen in die Regale haben Sie nun Rückenschmerzen.

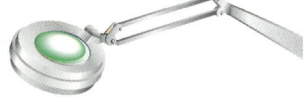

Wie können Sie Ihren Arbeitsplatz „rückengerecht" gestalten? Was können Sie langfristig tun, um Rückenschmerzen zu vermeiden?

2.1 Das richtige Sitzen

Eine rückengerechte Sitzhaltung erfordert eine muskuläre Spannung in der Rückenmuskulatur. Diese physiologische Muskelspannung ermöglicht, dass Bandscheiben, Wirbelgelenke, Bänder, und Sehnen der Wirbelsäule entlastet werden. Diese Haltung ist jedoch anstrengender als eine krumme, passive Haltung und kann nur bei gut trainierter Rücken- und Bauchmuskulatur längere Zeit gehalten werden. Ist die Muskulatur überfordert, wird man unweigerlich aus der aufrechten in eine gekrümmte Haltung gleiten und die Muskulatur so entlasten. Eine **Entlastung der Muskeln** in einer krummen Haltung bedeutet jedoch eine **Belastung für Wirbelsäule** und **Bandscheiben!**

> *Wie sitzen Sie im Moment auf Ihrem Stuhl? Achten Sie besonders auf die Haltung von Wirbelsäule und Schultern.*

Die folgenden Übungen können Ihnen helfen sich Ihre Körperhaltung bewusst zu machen und eine „richtige" Haltung einzuüben.

Übung 1 Wahrnehmung im Sitzen

Aus dem Stehen heraus setzen Sie sich auf einen fest stehenden Stuhl oder Hocker, stehen wieder auf und setzen sich erneut. Beobachten Sie dabei, welche Muskelgruppen angespannt werden. Welche Gelenke sind am Vorgang des Hinsetzens und Aufstehens beteiligt? Schließen Sie die Augen und erspüren Sie nun Ihre Kontaktfläche zu dem Sitz. Verstärken Sie Ihre Wahrnehmung, indem Sie mit dem Oberkörper leicht vor und zurück, nach links und nach rechts neigen. Spüren Sie die Sitzbeinhöcker auf der Unterlage? Kippen Sie abwechselnd das Becken nach vorn (Hohlkreuzbildung) und nach hinten. Spüren Sie dabei, wie die Sitzbeinhöcker auf der Sitzfläche ihre Druckpunkte ändern?

Übung 2 Entspannter Sitz

Setzen Sie sich entspannt auf einen Stuhl oder Hocker, die Beine stehen hüftbreit leicht nach außen geöffnet auf der gesamten Fußsohle auf dem Boden auf. Unter- und Oberschenkel bilden etwa einen rechten Winkel zueinander. Schauen Sie gerade nach vorne, lassen Sie die Schultern nach unten fallen und legen Sie die Hände auf den Oberschenkeln ab. Atmen Sie in dieser Position ruhig und gleichmäßig in den Bauch. (Richtiges Atmen → Kapitel 5)

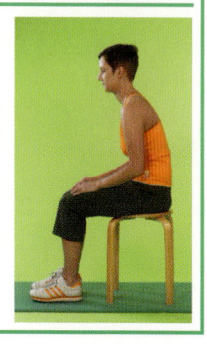

Haltung und Entspannung – Teil des LF 10

Übung 3 Aufrechter Sitz

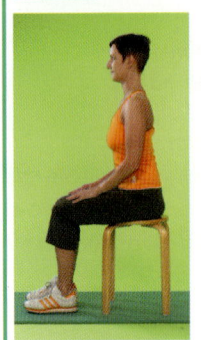

Ausgehend von Übung 2 stellen Sie sich vor, dass ein Faden Ihr Brustbein nach vorne oben zieht und den Oberkörper weiter aufrichtet. Dabei spannen Sie die Muskeln zwischen den Schulterblättern an, drehen die Schultergelenke nach hinten und ziehen die Schulterblätter nach unten. Achten Sie darauf, dass kein Hohlkreuz entsteht; das erreichen Sie, wenn der Bauchnabel leicht Richtung Wirbelsäule eingezogen ist.

Mit der Vorstellung, ein weiterer Faden sei an Ihrem Scheitel befestigt, strebt der Nacken Richtung hinten oben. Das Kinn bleibt leicht im „Doppelkinn", der Blick geradeaus gerichtet. In dieser Position ist die Halswirbelsäule in ihrer natürlichen Haltung (*Lordose*). Der Oberkörper ist nach vorne geneigt. Atmen Sie trotz etwas eingezogenem Bauchnabel ruhig in den Bauch. Halten Sie diese Position einige Atemzüge lang und gleiten Sie dann bewusst wieder in den entspannten Sitz oder zu einer stärkeren Entspannung in den „Droschkenkutschersitz" (→ Übung 5).

> Dies ist auch Ihre ideale Sitzhaltung bei einer Kosmetikbehandlung.

Übung 4 Rückengerechtes Aufstehen und Hinsetzen

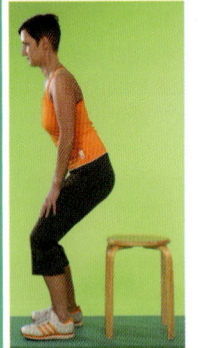

Aus dem aufrechten Sitz heraus erheben Sie sich mit vorgeneigtem Oberkörper (die Hände sind eventuell auf den angespannten Oberschenkeln abgestützt) nach oben in den Stand. Fällt dies schwer, ohne sich mit den Händen hinten am Sitz abzustoßen, so sollte die Oberschenkelmuskulatur gekräftigt werden (→ Kapitel 3, Kräftigungsübungen). Das Hinsetzen erfolgt in umgekehrter Richtung durch die Beugung der Hüft-, Knie- und Fußgelenke und durch das Vorbeugen des aufgerichteten Oberkörpers, wobei das Becken bis zum Sitzen nach vorne gekippt ist.

Also nicht einfach auf den Sitz plumpsen lassen, sondern langsam, unter Anspannung der Oberschenkel- und Gesäßmuskulatur mit geradem Rücken setzen! Das schont die Wirbelsäule und kräftigt die Muskulatur. Üben Sie dies mehrfach hintereinander, ohne sich jedoch richtig hinzusetzen, also unter dauernder Anspannung der Muskulatur.

Übung 5 Entspannungshaltung „Droschkenkutschersitz"

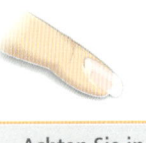

Nach mehrfachem Üben entspannen Sie nun, indem Sie die Unterarme auf den Oberschenkeln abstützen und den Kopf hängen lassen. Alternativ rücken Sie den Stuhl etwas vom Tisch ab, legen die Stirn auf die übereinander gelegten Handflächen und diese auf der Tischplatte ab.

Diese Haltung eignet sich auch für kleine „Erholungspausen" zwischendurch – immer dann, wenn Sie das Gefühl haben kurz „abschalten" zu müssen.

Besonders effektiv entspannen Sie, wenn Sie Ihre Atmung bis in den Bauch hinein „beobachten", ohne sie dabei bewusst zu verändern. Konzentrieren Sie sich besonders auf eine langsame Ausatmung.

> Achten Sie in dieser Position auf Ihre Atmung (→ Kapitel 5).

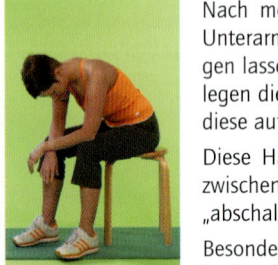

Haltungsgrundlagen

Ob mit krummem oder geradem Rücken – jede monotone Haltung führt mit der Zeit zu einer übermäßigen Beanspruchung und damit zu Muskelverspannungen.

Ein regelmäßiger Wechsel der Belastung von Wirbelsäule und Muskulatur fördert deren Durchblutung und verhindert Verspannungen. Nutzen Sie also jede Gelegenheit für Bewegung. Sitzen, Stehen und Gehen sollten sich möglichst häufig abwechseln!

Wählen Sie daher einen höhenverstellbaren Arbeitsstuhl, der dynamisches, also wechselndes Sitzen erlaubt, ideal sind auch so genannte Ballkissen als Stuhlauflage oder „Steh-Stühle".

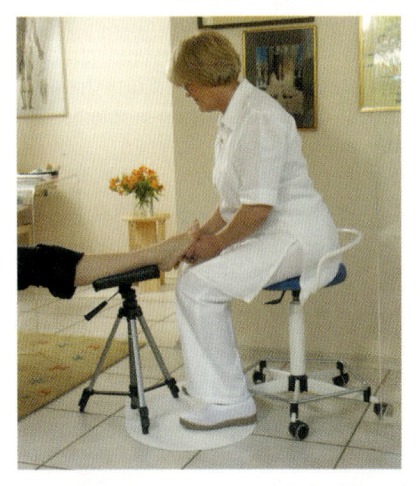

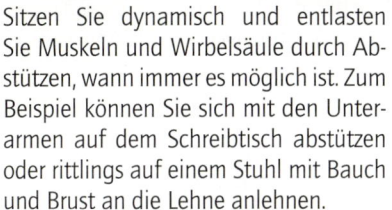

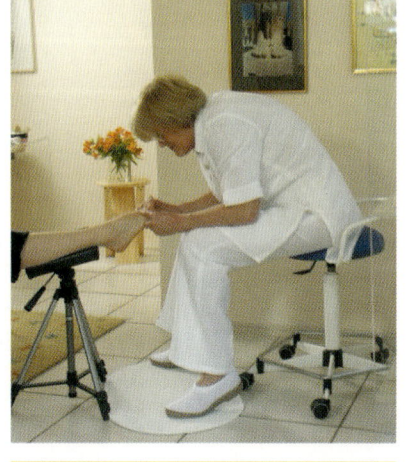

Abb. 2.1 a und b:
Sitzen
do/don't

Sitzen Sie dynamisch und entlasten Sie Muskeln und Wirbelsäule durch Abstützen, wann immer es möglich ist. Zum Beispiel können Sie sich mit den Unterarmen auf dem Schreibtisch abstützen oder rittlings auf einem Stuhl mit Bauch und Brust an die Lehne anlehnen.

Informationen zu ergonomischen Stühlen:
www.arg-ev.de,
Aktion Gesunder Rücken e. V.,
Postfach 1 03, 27443 Selsingen

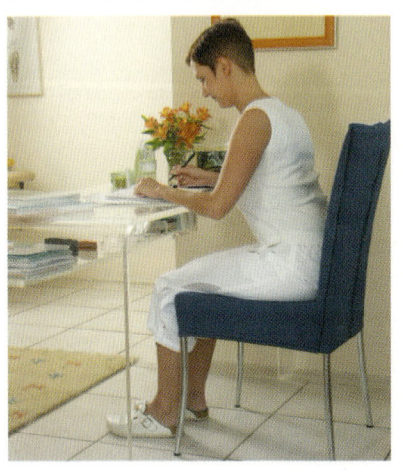

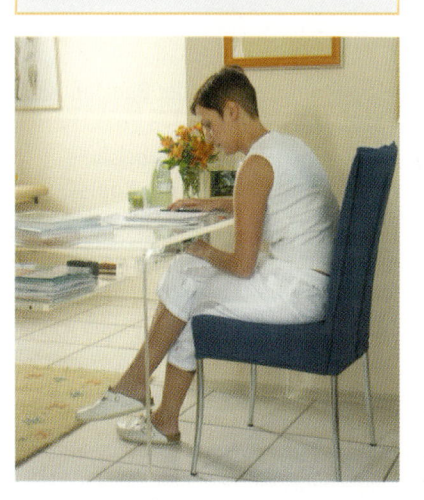

Abb. 2.2 a und b:
Kosmetiker am Schreibtisch
do/don't

Haltung und Entspannung – Teil des LF 10

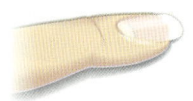

> Auch Ihre Kundin möchte entspannt sitzen, z. B. besonders beim Schminken mit leicht nach hinten geneigtem Kopf. Da diese Haltung anstrengend ist, bieten Sie eine Möglichkeit zum Anlehnen an oder schminken Sie Kunden mit Nackenproblemen auf dem Behandlungsstuhl oder einem erhöhten Hocker (Barhocker).
>
> Um bei Letzterem nicht selbst durch die höhere Armhaltung Verspannungen auszulösen, ist zügiges Arbeiten wichtig!

2.2 Der aufrechte Stand

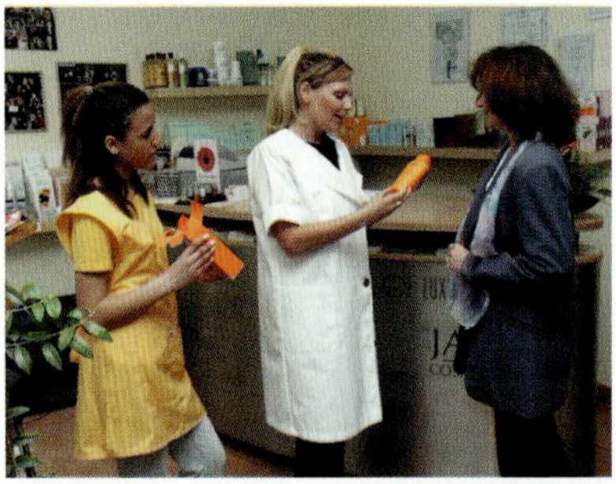

Abb. 2.3: beim Verkaufsgespräch

Auch richtiges Stehen will gelernt sein. In Beratung und Verkauf, teilweise auch bei Behandlungen, müssen Sie oft lange stehen. Es ist verständlich, dass bei einer ungünstigen Körperhaltung im Laufe der Zeit Rückenprobleme und Verspannungen entstehen können. Wählen Sie deshalb für die Körperbehandlung von Kunden eine höhenverstellbare Behandlungsliege.

Versuchen Sie im Stehen möglichst häufig beide Beine gleichmäßig auf dem ganzen Fuß zu belasten, Sie erleichtern sich so eine rückengerechte Haltung. Aktivieren Sie nach längerem Stehen, in unbeobachteten Momenten, die Wadenmuskulatur durch Wippen auf den Fußballen, dies regt Beinvenen und Lymphe an. Regelmäßiges Tragen hochhackiger Schuhe fördert eine Hohlkreuzbildung, belastet Fußgelenke und Kniescheiben und führt zu einer Verkürzung der Wadenmuskulatur. Um dem entgegenzuwirken, wechseln Sie während des Tages die Absatzhöhe und tragen Sie auch mal bequeme Schuhe. Ist dies nicht möglich, so schaffen Sie sich in kleinen Pausen Entlastung durch Fußgymnastik und kühlendes Fußgel.

> **Grundprinzipien der aufrechten Körperhaltung sind das Aufrichten von Becken, Brustbein und Halswirbelsäule bei leicht gebeugten Knien.**

Vermeiden Sie daher:
- Durchdrücken der Knie,
- Spannungsverlust der Bauchmuskeln,
- Hohlkreuzbildung,
- Krümmen der Brustwirbelsäule,
- Nachvornestrecken des Kopfes.

Folgende Übungen machen Ihnen die für den aufrechten Stand notwendige Muskulatur bewusst und verdeutlichen Ihnen, wie Sie „richtig" stehen.

> **Übung 6** Wahrnehmungsübung im Stehen
>
> Stellen Sie sich möglichst ohne Schuhe aufrecht hin und erspüren Sie, wie sich Ihre Füße anfühlen. Wo sind sie belastet, ist der Druck gleichmäßig auf die gesamte Fußsohle verteilt? Wo befindet sich Ihr Körperschwerpunkt? Schließen Sie die Augen und wiegen Sie nun Ihren Körper ganz leicht nach vorn, zurück und zu beiden Seiten. Spüren Sie jetzt Ihren Körperschwerpunkt? Wie ändert sich die Druckbelastung in den Füßen?

Haltungsgrundlagen

Übung 7 Aufrechtes Stehen

Stellen Sie sich mit dem Rücken gegen eine Wand, die Fußspitzen zeigen leicht nach außen. Die Gelenke von Hüfte, Knie und Fußgelenk sollten lotrecht übereinander stehen. Berühren Sie mit den Fersen, dem Gesäß, den Schulterblättern und falls möglich mit dem Hinterkopf die Wand. Der Hinterkopf strebt nach hinten oben, es entsteht ein leichtes Doppelkinn. Richten Sie das Brustbein auf und ziehen Sie die Schulterblätter nach hinten unten.

Die Knie sind leicht gebeugt, das Becken ist aufgerichtet. Der Bauchnabel zieht leicht Richtung Wirbelsäule, die LWS ist daher in Ihrer natürlichen leichten Verwölbung.

Lösen Sie nun Oberkörper und Arme von der Wand und neigen Sie sich mit weiterhin aufgerichtetem Brustbein etwas nach vorn, das Gesäß bleibt an der Wand. Gehen Sie in dieser Haltung einige Schritte durch den Raum und kontrollieren Sie Ihre Haltung wieder an der Wand oder mithilfe eines großen Spiegels. Das Brustbein sollte bei einer aufrechten Haltung deutlich vor dem Becken liegen.

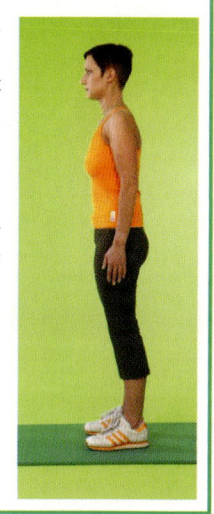

Achten Sie auch auf Ihr Körpergewicht, denn Übergewicht verlagert den Oberkörperschwerpunkt übermäßig nach vorn und fördert eine Fehlhaltung, wie z. B. Hohlkreuzbildung bei Übergewicht (➜ Band A, LF 10, Kapitel 11).

> Aufrechtes Stehen und Gehen setzt eine Grundspannung der gesamten Körpermuskulatur voraus. Beugen Sie leicht die Knie, wobei Hüfte, Brustbein und Halswirbelsäule aufgerichtet, aber nicht überstreckt sind.

2.3 Bücken, Heben und Tragen

Sie füllen Ware nach, die benötigte Kiste steht auf dem Boden. Wie bücken Sie sich, um mit Ihrer Arbeit fortzufahren?

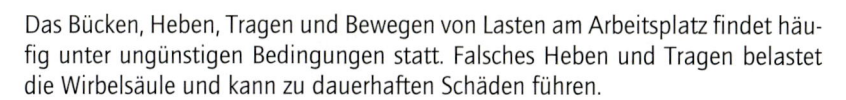

Das Bücken, Heben, Tragen und Bewegen von Lasten am Arbeitsplatz findet häufig unter ungünstigen Bedingungen statt. Falsches Heben und Tragen belastet die Wirbelsäule und kann zu dauerhaften Schäden führen.

> **Der Rücken sollte sich bei allen Bück- und Hebevorgängen in aufrechter Haltung befinden, auch wenn es sich nur um leichte Gegenstände handelt.**

Das eigentliche Bücken und Heben erfolgt aus den Hüften und Knien, der Rücken erfüllt nur eine stabilisierende Funktion.

- Trainieren Sie regelmäßig Gesäß- und Oberschenkelmuskulatur, um wiederholte Hebevorgänge rückengerecht ausführen zu können.
- Überlegen Sie, wie schwer der zu hebende Gegenstand ist. Kann er geschoben oder auf Rollen bewegt werden? Kann Ihnen jemand helfen?
- Atmen Sie beim Heben oder Tragen von Lasten gleichmäßig und bewusst weiter, da eine Pressatmung den Blutdruck erhöhen und zu Kreislaufproblemen führen kann. (Richtiges Atmen ➜ Kapitel 5)
- Tragen Sie Lasten nah vor dem Körper oder verteilen Sie diese möglichst gleichmäßig (z. B. zwei leichtere Einkaufstüten statt einer schweren).

Folgende Übung erläutert das „richtige" Bücken, Heben und Tragen.

Übung 8 Bücken, Heben und Tragen

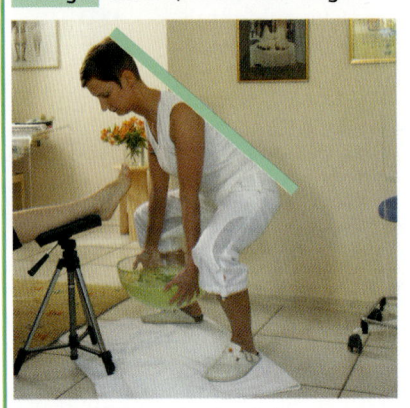

Stellen Sie sich dicht an den zu hebenden Gegenstand heran, die Beine mindestens hüftbreit geöffnet. Bauen Sie Muskelspannung in Bauch, Beinen, Gesäß und Rücken auf und stellen Sie sich in eine stabile Ausgangsposition. Beugen Sie die Knie (bis max. 90 Grad), dabei schiebt das Gesäß nach hinten und die Knie bleiben über den Fußgelenken. Neigen Sie den aufrechten Oberkörper durch Kippen des Beckens nach vorn, bis die Hände der gestreckten Arme die Last umfassen können.

Heben Sie zügig, aber nicht ruckartig, **dicht am Körper** aus den Beinen heraus an und richten Sie sich auf. Unterstützen Sie den Hebevorgang durch bewusstes Ausatmen und atmen Sie danach gleichmäßig weiter. Vermeiden Sie eine Hohlkreuzbildung während des Tragens (Bauchspannung halten!). **Führen Sie eine Drehbewegung des Körpers nie während des Hebens und Absetzens aus, sondern nur im aufgerichteten Stand.** Das Absetzen der Last erfolgt in umgekehrter Reihenfolge.

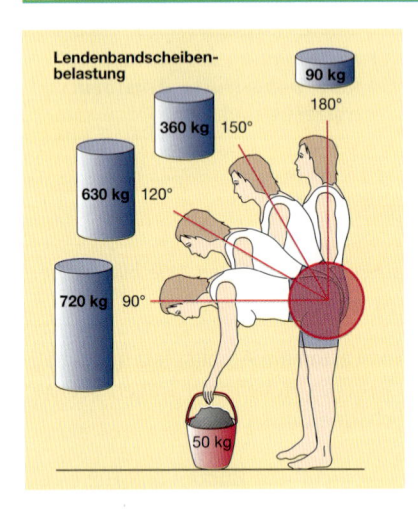

Wie wichtig das rückengerechte Heben ist, verdeutlicht die Abbildung. Heben Sie ein Gewicht von 50 kg, so belastet dieses die Lendenwirbelsäule im aufrechten Stehen (= 180 Grad) mit 90 kg, in einer Haltung im rechten Winkel (= 90 Grad) aber wirken auf die Lendenwirbelsäule Kräfte von 720 kg ein!

Abb. 2.4:
Belastung der Lendenwirbelsäule beim Heben
(Materna, Westerkamp: Rücken –
fit und schmerzfrei,
blv Verlag 2003, S. 17)

2.4 Entspanntes Liegen

Etwa ein Drittel unseres Lebens verbringen wir im Liegen oder mit Schlafen. Grund genug, uns Gedanken über eine rückengerechte Liege-/Schlafposition zu machen.

> Welche Körperhaltung nehmen Sie zum Einschlafen ein, in welcher Position wachen Sie auf?

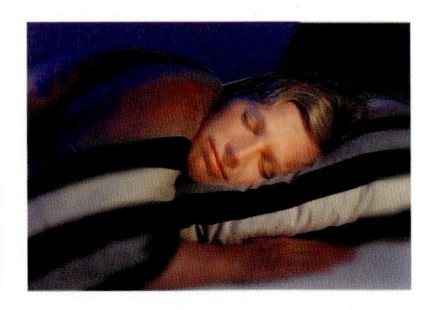

Üblicherweise wechseln wir unsere Schlafposition 20- bis 40-mal pro Nacht. Oft gibt es eine ausgesprochene Lieblingsstellung zum Einschlafen. Sie kann, wie alle Gewohnheiten, nur schwer verändert werden.

Der **Schlaf** dient uns zur **Regeneration** der **körperlichen und geistigen Leistungsfähigkeit.**

Liegen ist die Position mit der geringsten Druckbelastung auf die Bandscheiben und bietet damit die größtmögliche Entspannung und Erholung. Die Bandscheiben können in dieser entlasteten Position optimal mit Nährstoffen und Flüssigkeit versorgt werden (→ Kapitel 1.2). Durch die Belastung, die über den Tag auf die Wirbelsäule einwirkt, wird diese Flüssigkeit wieder herausgepresst, deshalb ist man abends tatsächlich einige Millimeter kleiner als am Morgen.

Die Abbildung zeigt die Druckbelastung auf Wirbelsäule und Bandscheiben bei verschiedenen Haltungen des Alltags ohne das Tragen von Lasten: Liegen mit erhöht gelagerten Beinen entlastet die Wirbelsäule am besten, Stehen erhöht den Druck und Bücken mit krummem Rücken belastet am meisten.

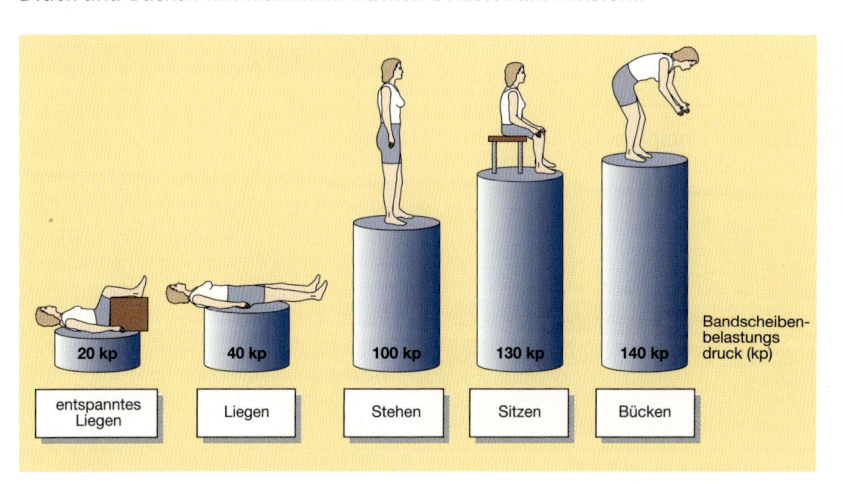

Abb. 2.5:
Druckbelastung auf die Bandscheiben
(Materna, Westerkamp: Rücken – fit und schmerzfrei, blv Verlag 2003, S. 17)

	Bandscheibenbelastungsdruck (kp)
entspanntes Liegen	20 kp
Liegen	40 kp
Stehen	100 kp
Sitzen	130 kp
Bücken	140 kp

Die beste Position zur Erholung der Wirbelsäule ist das Liegen in Rückenlage mit leicht erhöht gelagerten oder angebeugten Knien.

Wie können Sie Ihrer Kundin das Liegen in Rückenlage angenehmer gestalten?

Beim Liegen in **Rückenlage** sollten Hohlräume unter Knien, Lendenwirbelsäule und Halswirbelsäule unterpolstert sein, da ein Überstrecken zu Verspannungen führen kann. Legen Sie Ihrer Kundin eine Rolle oder Halbrolle unter die Knie und bieten Sie z. B. ein zusammengerolltes Handtuch oder kleine Kissen für die Unterlagerung von Nacken- und Lendenwirbelsäule an. Die Arme liegen entspannt neben dem Körper, Voraussetzung dafür ist eine ausreichend breite Liegefläche.

Erkundigen Sie sich bei der Lagerung Ihrer Kunden für die Kosmetikbehandlung immer danach, ob Ihr Kunde bequem liegt! Bieten Sie an die Knie zusätzlich mit einer (Halb-)Rolle zu unterlagern. Nach der (Nacken-)Massage eventuell ein zusammengerolltes Handtuch für den Nacken anbieten.

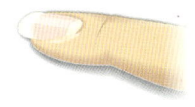

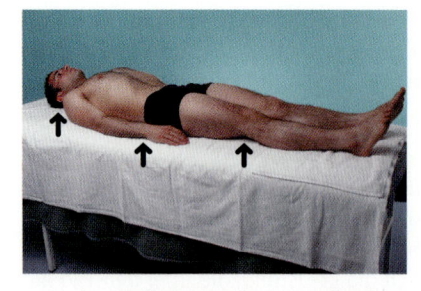

Haltung und Entspannung – Teil des LF 10

Abb. 2.6 a und b:
Liegen ohne und mit Polster auf einer Massagebank

Bei der **Stufen- oder Entlastungslagerung** legen Sie die Unterschenkel auf einem Schaumstoffwürfel oder (Sie zu Hause auf einem Stuhl) so ab, dass die Knie etwa 90 Grad gebeugt sind; hierdurch ist die Lendenwirbelsäule besonders gut entlastet – die ideale Erholungslage bei Rückenschmerzen nach einem anstrengenden Tag.

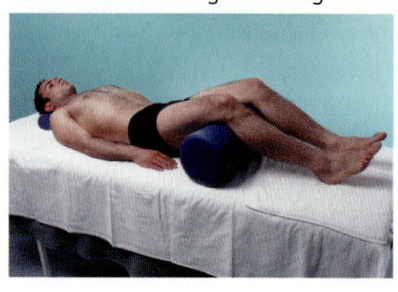

Für ein **rückengerechtes Aufstehen** nach Behandlungen in Rückenlage empfehlen Sie Ihren Kunden, sich auf die Seite zu rollen und dann mit den Armen seitlich in den Sitz hochzudrücken, während die Beine sich über den Bankrand absenken. Bieten Sie besonders älteren Kunden dabei Ihre Hilfe an.

Übung 9 Entspannungsübung für zu Hause

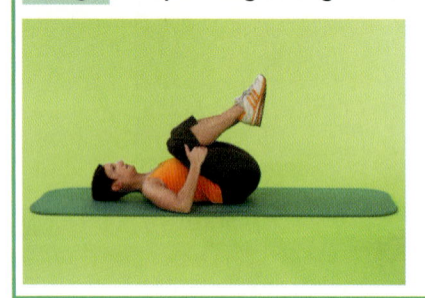

Entspannen Sie in der „Päckchenhaltung": Legen Sie sich auf den Rücken und ziehen Sie die Beine an den Körper. Umfassen Sie die Knie von hinten mit den Armen und lassen Sie den Kopf entspannt liegen. Der Rücken ist in dieser Haltung entlastet und die Rückenstreckermuskeln werden gedehnt. Atmen Sie in dieser Position gegen den Druck der Oberschenkel einige Atemzüge tief in den Bauch.

Neben der Entlastung des Rückens wird mit dieser Übung zusätzlich die Verdauung angeregt, insbesondere wenn Sie morgens direkt nach dem Aufwachen üben!

Wie können Sie Ihrer Kundin das Liegen bei Behandlungen in Bauchlage angenehmer gestalten?

Liegen in **Bauchlage** verstärkt die Hohlkreuzstellung und erzwingt eine Verdrehung der Halswirbelsäule. Auf Dauer können Nackenverspannungen und Schmerzen im Bereich der Lendenwirbelsäule entstehen.

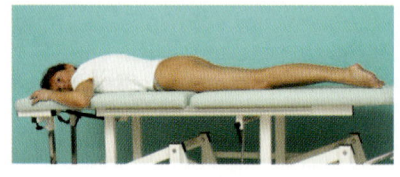

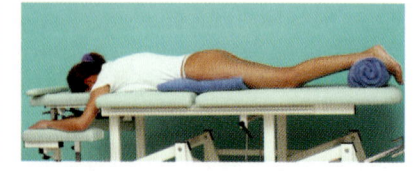

Abb. 2.7 a und b:
Liegen in Bauchlage ohne Polster und Liegen in Stufenlage mit Polstern und abgesenkten Armen

Erkundigen Sie sich bei der Lagerung Ihrer Kundin speziell in Bauchlage danach, ob Ihre Kundin bequem liegt! Legen Sie bei Behandlungen in Bauchlage ein Kissen unter den Bauch, eine Rolle unter die Füße und, falls gewünscht, auch eine Handtuchrolle unter die Stirn.

Besonders günstig für Behandlungen in Bauchlage sind Liegen mit einer Öffnung für das Gesicht sowie absenkbaren Armlehnen für eine entspannte Lagerung von Nacken, Schultern und Armen.

> Übrigens:
> Bauchschläfer haben ein erhöhtes Risiko der Faltenbildung in Gesicht und Dekolletee! Dies macht sich z. B. durch einseitig verstärkte Faltenbildung bemerkbar.

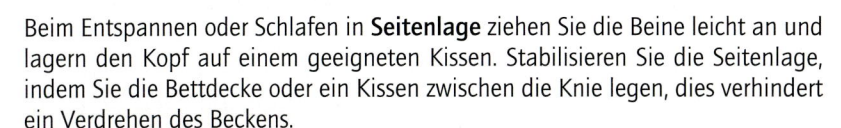

Beim Entspannen oder Schlafen in **Seitenlage** ziehen Sie die Beine leicht an und lagern den Kopf auf einem geeigneten Kissen. Stabilisieren Sie die Seitenlage, indem Sie die Bettdecke oder ein Kissen zwischen die Knie legen, dies verhindert ein Verdrehen des Beckens.

Eine entspannte Lagerung für erholsamen Schlaf bedarf aber auch einer körpergerechten Matratze sowie geeignetem Lattenrost und Kissen usw. Informieren Sie sich hierzu bitte im Fachhandel.

Denken Sie immer daran, Ihren Kunden ein bequemes und entspanntes Sitzen oder Liegen zu ermöglichen. Vergessen Sie darüber hinaus nicht Ihre eigene, rückengerechte Arbeitshaltung. Hierzu gehören unbedingt ein höhenverstellbarer Arbeitsstuhl und eine höhenverstellbare Behandlungsliege.

1. Warum ist es sinnvoll, eine sitzende Arbeitshaltung öfter mal zu wechseln, also „dynamisch" zu sitzen? Wie können Sie das im Arbeitsalltag umsetzen?
2. Beschreiben Sie das „richtige" Sitzen in Ihren eigenen Worten. Leiten Sie dann eine Mitschülerin dazu an, aufrecht zu sitzen.
3. Welche Gelenke und großen Muskelgruppen unseres Körpers ermöglichen das rückengerechte Bücken und Heben?
4. Beschreiben Sie die Belastung der Lendenwirbelsäule beim Heben schwerer Lasten (→ Abb. 2.4).
5. Schildern Sie das rückengerechte Bücken und Heben in Ihren eigenen Worten. Leiten Sie eine Mitschülerin dazu an, einen Gegenstand rückengerecht anzuheben.
6. Wie können Sie bei Ihrer Kundin ein entspanntes Liegen in Rückenlage fördern?
7. Warum ist es besonders bei Behandlungen in Bauchlage wichtig, sich nach dem bequemen Liegen der Kundin zu erkundigen?
    a) Formulieren Sie einen entsprechenden an die Kundin gerichteten Fragesatz.
    b) Welche Beeinträchtigung der Wirbelsäule erfolgt beim Liegen in Bauchlage?
8. Wie können Sie Ihrer Kundin das Liegen in Bauchlage angenehmer machen?
9. Wie beurteilen Sie die Körperhaltung der hier gezeigten Kosmetikerin? Bitte machen Sie Verbesserungsvorschläge.

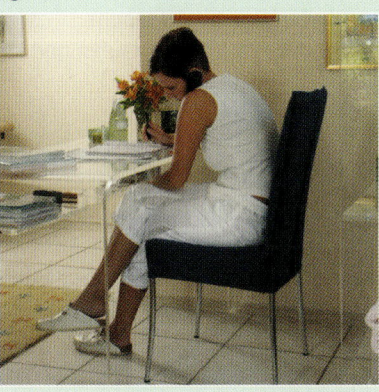

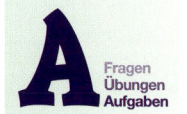

3 Training

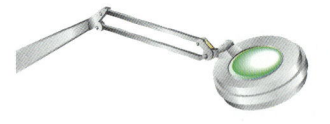

Sie haben gerade Ihre neue Kundin empfangen und mit ihr die gewünschte Cellulitebehandlung besprochen. Nach der Behandlung ist Ihre Kundin sehr interessiert daran, ein entsprechendes Kosmetikprodukt zu kaufen. Sie fragen sich, ob Sie ihr sagen können, was sie zusätzlich noch tun kann, um die Auswirkungen der beginnenden Cellulite „in Schach zu halten" – denn Sie kennen die Kundin ja noch nicht so gut.

Können Sie Ihrer Kundin Körperübungen für ihre Problemzonen empfehlen, um einen wirkungsvollen Effekt der Behandlung zu unterstützen? Sollen Sie geeignete Ernährungstipps geben und kennt sich Ihre Kundin mit beidem ein bisschen aus?

Training im sportlichen Sinne ist die Durchführung verschiedener Maßnahmen zur **zielgerichteten Leistungssteigerung und -erhaltung**. Im weiteren Sinne versteht man darunter aber auch verhaltensändernde Methoden und Lernverfahren, wie z. B. zur Entspannung angewandtes Autogenes Training (→ Kapitel 4).

> Woran könnten Sie bei sich arbeiten, um leistungsfähiger zu sein und ein größeres Wohlbefinden zu erreichen?

Warm-up Zu Beginn jeden sportlichen Trainings erfolgt das **Aufwärmen** (engl. *Warm-up*) durch Gehen, Laufen (auf der Stelle), Knie hochziehen, Seilspringen, Fahrradfahren usw. über 5 – 10 Minuten.

Aufwärmen bewirkt:
- Aktivieren des Herz-Kreislauf-Systems,
- im Muskel wird vermehrt Wärme produziert,
- Stoffwechselprozesse laufen schneller ab,
- Muskeln und Bandstrukturen werden elastischer,
- gut aufgewärmt ist das Verletzungsrisiko geringer.

Danach folgen Übungen zur **Mobilisation** der Muskeln und Gelenke (leichte Gymnastik wie Schulter- und Armkreisen, Kniebeugen usw.) oder **dynamische Dehnungsübungen,** dann **Kräftigungsübungen** oder **Ausdauertraining** und *Cool-down* abschließend ca. 5 – 10 Minuten *Cool-down* (engl. gleichbedeutend mit „Abkühl*Stretching* phase") mit lockerem Auslaufen und sanfter **Dehnung** (engl. *Stretching*).

3.1 Mobilisation

Mobilisierende Übungen verbessern die Gelenkbeweglichkeit und fördern den Gelenkstoffwechsel. Sie lockern Muskulatur, Gelenke und Bänder und sind ideale Voraussetzung für nachfolgende Kraft-, Ausdauer oder Dehnungsübungen.

Beginnen Sie den Tag bereits im Bett oder beim Aufstehen mit Räkeln, Strecken, Drehen der Schultergelenke usw. Flechten Sie im Laufe des Tages immer dann solche Übungen ein, wenn Ihre Haltung angespannt, einseitig oder verkrampft wird und Sie unbeobachtet üben können.

Üben Sie mit kleinen Bewegungen und in ruhigem Tempo mit je 5 bis 10 Wiederholungen.

Übung 10 Mobilisation des gesamten Rückens im Stehen

Sie stehen hüftbreit auf der gesamten Fußsohle, beugen den Oberkörper nach vorn, stützen sich mit den Händen auf den Oberschenkeln ab und schieben das Gesäß nach hinten.

Machen Sie einen Katzenbuckel, das Becken kippt nach hinten, der Blick geht Richtung Bauchnabel. Anschließend bewegen Sie Wirbelsäule und Becken langsam nach vorne unten, es bildet sich ein leichtes Hohlkreuz, der Blick richtet sich nach vorne auf den Boden. Übung in „weichen Wellen" wiederholen.

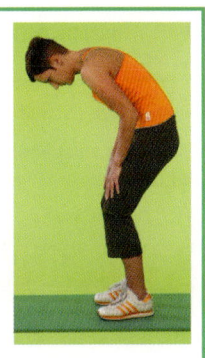

Übung 11 Mobilisation der Brustwirbelsäule im Liegen

Legen Sie eine feste Rolle (fest zusammengerolltes großes Handtuch) mit ca. 10 cm Durchmesser auf eine Unterlage so hin, dass es beim Ablegen in Höhe Ihrer Brustwirbelsäule/des Brustbeins liegen wird.

Sie sitzen mit angewinkelten Beinen vor der Rolle, verschränken die Hände hinter dem Kopf und neigen ihn zur Brust. Bauchnabel leicht einziehen. Legen Sie den Oberkörper Wirbel für Wirbel nach hinten ab, die Brustwirbelsäule trifft auf die Rolle, das eigene Gewicht dehnt den oberen Rücken und die Muskeln des Brustkorbes.

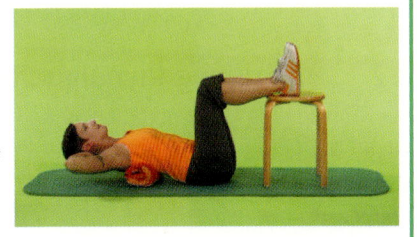

Achtung, die Dehnung soll im Bereich der Brustwirbelsäule erfolgen, nicht an der Lendenwirbelsäule!

Zur besseren Fixierung der Lendenwirbelsäule legen Sie die Unterschenkel im 90-Grad-Winkel auf einem Hocker ab. Nach ca. 30 Sekunden lösen und die Rolle etwas nach oben oder unten verschieben und erneut dehnen. Alternativ können Sie im Sitzen durch Zurücklehnen über die obere Kante einer Stuhllehne (in Höhe der Schulterblätter) die BWS mobilisieren. Die LWS behält dabei Kontakt zur Lehne!

Übung 12 Mobilisation der Lendenwirbelsäule – Beckenkippung in Rückenlage

Sie liegen entspannt auf dem Rücken und stellen die Füße mit angewinkelten Knien auf die Unterlage. Legen Sie die Hände zur besseren Wahrnehmung auf die Beckenkämme.

Kippen Sie nun das Becken nach vorn, dabei wird der Bauch zur Decke gestreckt und die Lendenwirbelsäule löst sich vom Boden (Hohlkreuz). Bewegen Sie nun den Rücken Richtung Boden, das Becken kippt nach hinten und die Bauchmuskulatur drückt die Lendenwirbelsäule leicht gegen den Boden. Diese Übung mehrfach wiederholen, wobei ein mittleres Bewegungsausmaß für die Wahrnehmung ausreicht.

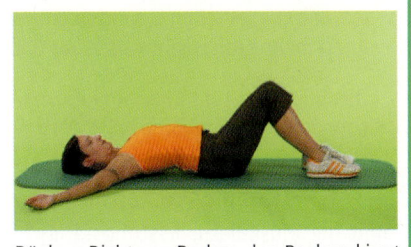

Variationen:
- Stellen Sie sich vor, Ihr Becken sei das Zifferblatt einer großen Uhr: Sie kippen das Becken nacheinander Richtung 12 Uhr, 3 Uhr, 6 Uhr usw.
- Die Übung kann auch im Vierfüßlerstand, auf Knien und Händen abgestützt, oder im Sitzen auf einem Stuhl durchgeführt werden.

Übung 13 „Scheibenwischer" – Mobilisation der Wirbelsäule

Sie liegen entspannt auf dem Rücken, die Beine sind angewinkelt und die Füße stehen hüftbreit auseinander auf der Unterlage. Die Arme liegen neben dem Körper. Beide Knie so weit nach rechts absenken, dass beide Schulterblätter Bodenkontakt halten können, die linke Hüfte hebt dabei vom Boden ab. Atmen Sie tief in die linke Seite, spüren Sie dort die Dehnung und richten Sie die Knie wieder nach oben auf. Beine nur so weit absenken, dass es noch angenehm ist. Bewegungswiederholung in die andere Richtung.

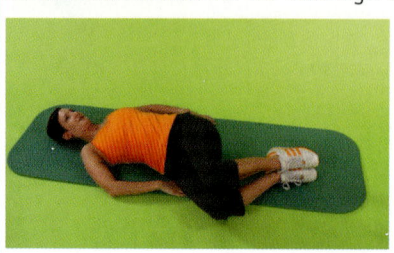

Ein Verstärken der Wirbelsäulen-Rotation ist möglich, indem bei nach rechts abgesenkten Beinen der Kopf nach links gedreht wird und andersherum.

3.2 Kräftigung (dynamische und isometrische Übungen)

Mit Krafttraining kann man die vorhandene Kraft erhalten und auch eine Zunahme an Kraft erreichen.

Übungen zur Muskelkräftigung lassen sich dynamisch oder isometrisch durchführen.

Intensität
- **Isometrische Übungen** sind haltende Übungen, die Muskellänge bleibt unverändert, nur der Spannungszustand der Muskulatur erhöht sich. Es findet keine Bewegung statt! Die Wirkungsintensität (*Intensität* lat. = Stärke, Kraft, Wirksamkeit) der Übung wird über die Körperhaltung und die Anspannungsdauer gesteuert (Beispiel: Zusammenpressen der Handflächen vor der Brust oder Übungen 15, 17, 25 usw.).

Koordination
- **Dynamische Übungen** sind gekennzeichnet durch eine Veränderung der Muskellänge und Muskelspannung mit sichtbaren Bewegungsabläufen. Dynamisches Üben erzielt einen zusätzlichen Muskelaufbau und trainiert eine bessere *Koordination*, d. h., das perfekte Zusammenspiel mehrerer Muskeln (Beispiel: Kniebeugen oder Übungen 19, 26, 29 usw.).

Innerhalb einer Trainingseinheit sollte möglichst dynamisch und isometrisch geübt werden. Die vorgestellten Übungen enthalten oft beide Komponenten. Sie erreichen hierdurch mehr Kraft, mehr Ausdauer und eine bessere Bewegungskoordination.

> Krafttraining trägt darüber hinaus zum Erhalt der Knochenmasse bei und beugt Osteoporose (Verminderung der Knochensubstanz) vor.

3.2.1 Trainingsgestaltung

Damit die Muskulatur leistungsfähig bleibt, ist eine gewisse **quantitative** und **qualitative Mindestbelastung** notwendig. Wird die Reizschwelle von 20–30 Prozent der **Maximalkraft**, der größtmöglichen Kraftentfaltung, niemals überschritten, so kommt es zu Funktions- und Leistungseinbußen, z. B. dem Abbau nicht mehr erforderlicher Muskelmasse.

Erst regelmäßiges Training, auch einmal bis an die Grenzen, erhöht die Muskelkraft. Aber: Krafttraining darf nicht schmerzen! Vermeiden Sie Überanstrengungen mit starkem Muskelkater oder gar Muskelzerrungen als Folge (→ LF 6, Kapitel 1.4).

Unerfahrene Freizeitsportler sollten zuerst ihre **Kraftausdauer** trainieren. Dies wird erreicht durch Üben mit häufigen Wiederholungen bei geringer Belastungsintensität (40 – 60 % der Maximalkraft). Beim **Muskelaufbautraining** erfolgt eine sichtbare Zunahme der Muskelmasse. Trainiert wird dann mit schwereren Gewichten und wenigen Wiederholungen (60 – 80 % der Maximalkraft).

Einen Kraftzuwachs erreicht man bei 2- bis 3-mal üben pro Woche über sechs bis acht Wochen. Der Aufbau der Muskelmasse erfolgt dann in der Erholungspause. Aus diesem Grund sollten zwischen den Übungseinheiten für gleiche Muskelgruppen zwei bis drei Tage liegen. Ist ein ausreichender Kraftzuwachs erreicht, kann auf ein 2-maliges Training pro Woche reduziert werden, um die erreichte Kraft zu erhalten.

> Wichtig ist eine exakte Anpassung der Belastungsintensität an die individuelle Leistungsfähigkeit. Training soll den Muskel ermüden, darf ihn aber nicht erschöpfen!

Ein Anpassen der Belastungsintensität erfolgt durch Veränderung der Wiederholungszahl der Übung, später auch durch zusätzlichen Einsatz von Gewichten usw.

Wiederholungen einer Übung werden auch ein „Satz" genannt. Nach einem Satz folgt eine kurze Pause und danach beginnt der nächste Satz mit z. B. weiteren 15 Wiederholungen.

→ Tab. 3.1 auf der nächsten Seite bietet Anhaltspunkte für Wiederholungszahl und Häufigkeit der Sätze bei dynamischem und isometrischem Training.

Bedenken Sie: Schnell erworbener Leistungszuwachs geht bei zu langer Unterbrechung ebenso schnell wieder verloren. Über viele Jahre erworbene körperliche Leistungsfähigkeit ist im Gegensatz dazu sehr stabil!

Bewegung ist Bestandteil des Lebens und Spaß an der Bewegung ist der Schlüssel zu langfristiger körperlicher Leistungsfähigkeit.

Ein „falsches" Krafttraining mit ungünstiger Körperhaltung bei der Ausführung von Kräftigungsübungen, häufiger Pressatmung und Überschätzung der eigenen Leistungsfähigkeit kann zu Fehl- oder Überlastung führen. Daher ist unerfahrenen Freizeitsportlern unbedingt die Teilnahme an einem *präventiven* (vorbeugenden) Bewegungskurs oder einer Rückenschule unter Anleitung erfahrener Sportlehrer oder Krankengymnasten (Physiotherapeuten) z. B. in Sportvereinen, Fitnessclubs usw. anzuraten. Dort erhalten sie auch Anregungen zu Übungsvariationen und eine Vielzahl weiterer Übungen.

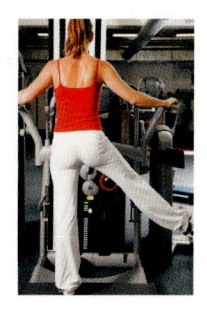

präventiv

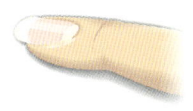

> In der Literatur finden sich sehr unterschiedliche Angaben über Dauer, Wiederholungszahl und Anzahl der Serien. Sehen Sie die hier gemachten Angaben als Vorschlag an und machen Sie Ihre eigenen Erfahrungen.

Kraftart	Dynamisches Training	Statisches (isometrisches) Training
Intensität	gering, 40 – 60 % der Maximalkraft (leichte Ermüdung nach jeder Serie)	mittel (zu Beginn keine Zusatzgewichte)
Bewegung	langsam bis zügig und kontrolliert	keine
Anspannungszeit	–	5 bis 10 Sekunden
Wiederholungen	12 bis 20	4 bis 10
Serien oder Sätze	2 bis 5	2 bis 3
Pausen	1 bis 2 Minuten	30 bis 90 Sekunden
Belastungssteigerung	5 bis 10 Wiederholungen und 1 bis 2 Serien mehr ausführen	Anspannungsdauer um 5 Sekunden erhöhen und Satzanzahl erhöhen
Übungsziel	zusätzlicher Muskelaufbau, verbesserte Koordination	schneller Kraftgewinn

Tab. 3.1: Dynamisches und isometrisches Training im Vergleich

Hinweise zu den Übungen:
- Täglich fünf Minuten üben ist besser als einmal eine halbe Stunde pro Woche.
- Nie so intensiv üben, dass starke Muskelschmerzen auftreten, leichter Muskelkater als Folge ist jedoch unbedenklich.
- Bei statischen Kräftigungsübungen die Anspannung ca. 5 – 10 Sekunden halten.
- Dynamische Übungen ca. 15-mal wiederholen (= ein Satz).
- Jeden Satz 2- bis 3-mal wiederholen mit Pausen von ca. 30 Sekunden bis 2 Minuten. Je intensiver die Belastung, desto länger die Pause. Eventuell in dieser Zeit eine andere Muskelgruppe trainieren, um Zeit zu sparen.
- Finden Sie beim Üben das richtige Maß: Zu wenig bringt nichts, zu viel schadet.
- Erfolge stellen sich oft erst nach regelmäßigem Üben ein. Verlieren Sie nicht den Mut!
- Vermeiden Sie übermäßige Bewegungen in vorgeschädigten Bereichen der Wirbelsäule. Treten Schmerzen auf, beenden Sie die Übung, bei anhaltenden Schmerzen einen Fachmann (Trainer, Physiotherapeut, Arzt) aufsuchen.
- Achten Sie besonders auf Ihre Atmung! Keine Pressatmung, sondern gleichmäßig weiteratmen. (Richtiges Atmen → Kapitel 5)

Üben Sie regelmäßig, z. B. um Rückenschmerzen vorzubeugen oder zu mildern. Mit entsprechender Erfahrung können Sie auch Kunden zu Übungen anleiten.

Starke Muskeln entlasten Knochen, Knorpel, Bänder und Sehnen und beugen Rücken- und Gelenkschmerzen vor. Außerdem sieht das Gewebe straffer aus und die Haut wird besser durchblutet.

3.2.2 Aktives Rückentraining für Hals- und Brustwirbelsäule

Nehmen Sie für die folgenden Übungen die Grundspannung im Sitzen (→ Übung 3) ein. Bauch- und Gesäßmuskeln bleiben leicht angespannt. Diese Übungen können Sie gut nach einer anstrengenden Tätigkeit im Sitzen auf Ihrem Arbeitsstuhl selbst ausführen oder Ihren Kunden empfehlen.

Übung 14 Mobilisierung und Kräftigung der Schulter-Nacken-Muskulatur

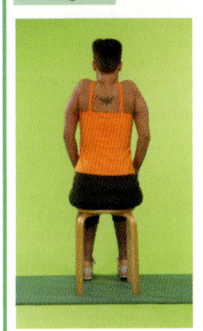

Grundspannung einnehmen. Schultern aktiv nach unten drücken, Scheitel zieht nach oben, Kinn heranziehen („Doppelkinn").

Nun Schultern nach oben ziehen, Spannung halten und wieder nach unten drücken. Mehrfach wiederholen, dann Schultern zum Lockern nach hinten kreisen.

Schieben Sie über den Tag verteilt immer wieder die Schulterblätter in Richtung hintere Hosentaschen und zeigen Sie Ihren „Schwanenhals".

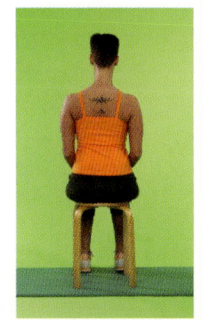

Übung 15 Stabilisierung und Kräftigung der Schulter-Nacken-Muskulatur

Grundspannung einnehmen, die Halswirbelsäule aufrichten und das Kinn leicht anziehen („Doppelkinn"). Hände hinter dem Kopf verschränken und mit dem Hinterkopf langsam Druck gegen die Hände und damit Spannung aufbauen. Halten – danach die Spannung langsam wieder reduzieren.

Übung wiederholen, aber nun Handflächen gegen die Stirn legen. Danach gegen linke, später gegen rechte Schläfe Druck aufbauen.

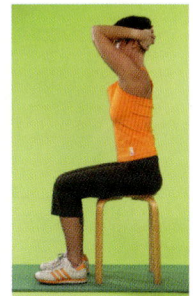

> Generell gilt bei allen Übungen in der Anspannungsphase ausatmen, während der Entspannung einatmen.

Übung 16 Mobilisierung und Kräftigung der Nacken- und Schultermuskulatur

Grundspannung einnehmen. Arme seitwärts ausstrecken und Handflächen abwechselnd nach oben und hinten drehen. Die Daumen bewegen sich nach hinten bzw. nach unten.

Alternativ kleine Kreise nach hinten und vorne beschreiben. Zum Lockern Arme hängen lassen und Schultern nach hinten kreisen.

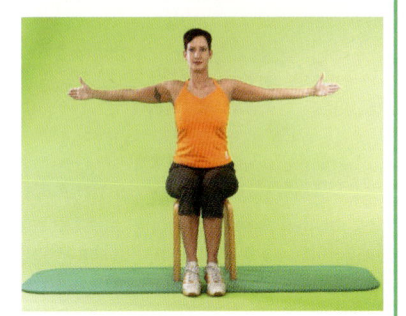

Übung 17 Kräftigung der Nacken-, Schulter- und Rückenmuskulatur

Grundspannung einnehmen. Arme angewinkelt nach oben führen, als wollten sie mit den Handflächen gegen die Decke drücken. Dabei zeigen die Fingerspitzen nach außen und die Ellenbogen nach unten (Schulterblätter zusammenführen). Schultern dabei bewusst nach unten drücken! Übung 30 Sekunden halten.

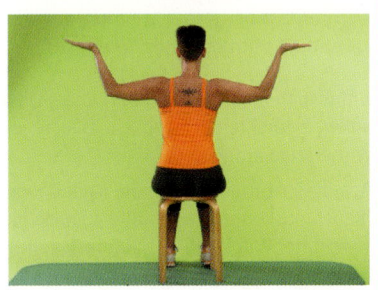

3.2.3 Kräftigung der gesamten Rückenmuskeln

Die nun folgenden Übungen sind als eine Art „Anleitung" für ein Körpertraining für Ihren Freizeitbereich oder den Ihrer Kunden zu verstehen.

Übung 18 Grundspannung Bauchlage – Kräftigung der Rückenmuskulatur

Legen Sie sich ein festes Kissen oder ein zusammengelegtes Handtuch unter den Bauch, um eine Hohlkreuzbildung zu vermeiden. Die Stirn liegt auf der Unterlage, die Hände am Gesäß. Füße nun auf die Fußspitzen aufstellen, Fersen nach unten schieben, Beine und Gesäß anspannen, Bauchnabel einziehen. Den Kopf ca. 5 cm anheben und vom Scheitel aus nach vorne herausstrecken, der Blick bleibt nach unten gerichtet.

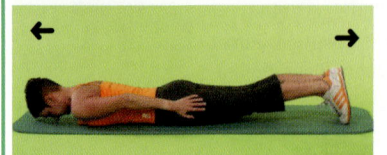

Übung 19 Kräftigung der gesamten Rückenmuskulatur

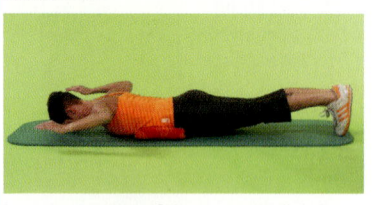

Grundspannung in Bauchlage aufbauen (➔ Übung 18). Die Arme liegen u-förmig neben dem Kopf. Den Kopf wenig anheben, Blick nach unten. Beide Arme anheben und die Schulterblätter Richtung Wirbelsäule zusammenschieben.

Übungserweiterung: Mit den Armen Schwimmbewegungen ausführen. Zusätzlich können Gewichte in den Händen gehalten werden, auch bei nach vorne ausgestreckten Armen. Achtung: Bauch- und Gesäßspannung halten – kein Hohlkreuz!

Übung 20 „Flieger" – Kräftigung von Gesäß- und Rückenmuskulatur, Schulung des Gleichgewichtes

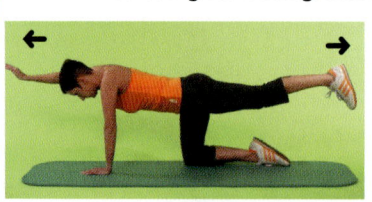

Vierfüßlerstand: Auf Knie und Hände stützen (Ellenbogen leicht gebeugt), dabei befinden sich die Handgelenke unter den Schultergelenken und die Knie unter der Hüfte. Den Rücken durch Anspannen von Bauch- und Gesäßmuskulatur gerade halten. Linkes Bein nach hinten strecken, dazu den rechten Arm nach vorne ausstrecken und umgekehrt. Wird die Bewegung korrekt ausgeführt, so bilden Bein, Rücken, Kopf und Arm eine gerade Linie.

Anschließend Dehnen wie ➔ Übung 10, aber im Vierfüßlerstand „Katzenbuckel".

Übung 21 Kräftigung von Rücken, Beinen und Gesäß

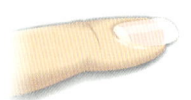

> Achten Sie bei dieser Übung unbedingt auf die korrekte Bewegungsausführung, eventuell mithilfe eines Spiegels!

Grundspannung im Stand aufbauen: Die Füße stehen mehr als hüftbreit mit leicht nach außen gedrehten Fußspitzen, Bauch- und Gesäßmuskeln leicht anspannen und die Wirbelsäule aufrichten.

Aus dieser Grundhaltung die Knie beugen, das Gesäß schiebt ohne Hohlkreuzbildung (Bauchmuskelspannung halten!) nach hinten. Der Oberkörper senkt sich dabei mit aufgerichteter Wirbelsäule leicht nach vorne. Die Knie schieben nicht nach vorne über die Fußzehen hinaus.

Das Brustbein bleibt aufgerichtet, den Nacken als Verlängerung des Rückens gerade halten. Die Kniebeuge sollte einen Winkel von 90 Grad nicht überschreiten. Mit der Kraft von Oberschenkeln und Gesäß zurück in die Grundhaltung nach oben drücken, die Knie bleiben dabei leicht gebeugt, das Gesäß wird noch einmal bewusst angespannt.

Steigerung: Halten Sie ein Gewicht, z. B. eine große Flasche Mineralwasser oder eine Hantel von etwa 2 kg Gewicht, nah vor der Brust. Übung damit wiederholen. Dehnen der Oberschenkel mit Übung 38, Entlastung des Rückens mit → Übung 10.

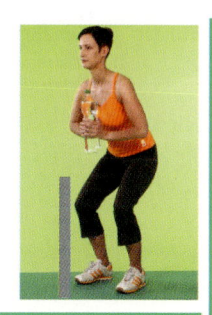

Übung 22 „Brücke" – Kräftigung der Rumpfmuskultur, Aufbau von Ganzkörperspannung

In Rückenlage die Beine anwinkeln, die Füße stehen schulterbreit flach auf dem Boden. Langsam Wirbel für Wirbel die Hüfte anheben, sodass die gesamte Wirbelsäule vom Boden angehoben wird. Sie „stehen" auf Füßen und Schulterblättern, Nacken und Kopf liegen jedoch locker auf der Unterlage. Bauch und Gesäßmuskulatur so anspannen, dass Rumpf und Oberschenkel eine Linie bilden. Spannung halten. Lösen Sie, indem Sie Wirbel für Wirbel wieder herunterrollen.

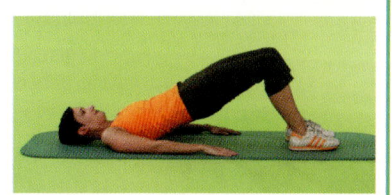

Zum Dehnen des unteren Rückens eignet sich die „Päckchenhaltung" (→ Übung 9).

3.2.4 Aktives Training für die Bauchmuskeln

Übung 23 Grundspannung in Rückenlage zur Kräftigung der Bauchmuskulatur und Fixierung der Lendenwirbelsäule

Die Arme liegen neben dem Körper, die Beine sind etwa im 90-Grad-Winkel aufgestellt, Fußspitzen anziehen und die Fersen in den Boden drücken. Beckenboden anspannen (→ Band A, Grundlagen-Lexikon). Gesäßmuskulatur anspannen und Bauchnabel einziehen, als wollten Sie eine enge Jeans schließen (Hohlbauch). Hierdurch drückt die Lendenwirbelsäule auf den Boden.

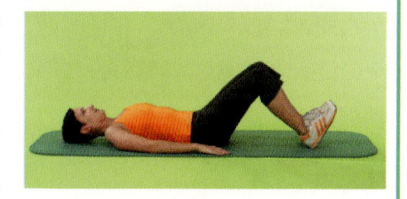

Übung 24 Kräftigung der geraden Bauchmuskeln

Grundspannung in Rückenlage aufbauen (→ Übung 23). Kopf und Schultern leicht anheben. Die Arme schieben mit aufgestellten Handflächen nach unten gegen eine gedachte Wand. Der Bauchnabel bleibt eingezogen, trotzdem weiteratmen. **Übungserweiterung:** Beine im 90-Grad-Winkel anheben, halten wie auf einen gedachten Hocker abgelegt. Nun mit beiden

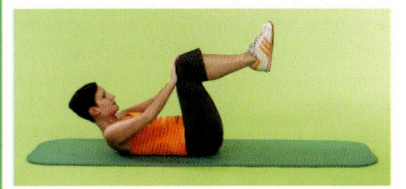

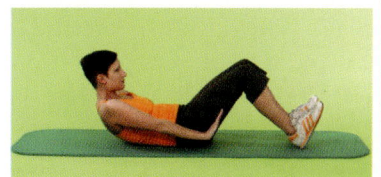

Händen gleichmäßig gegen die Oberschenkel drücken. Achtung: Hohlbauch beibehalten – kein Hohlkreuz!

Übung 25 Kräftigung der schrägen Bauchmuskeln

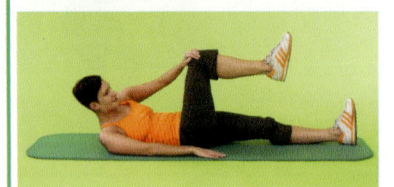

Grundspannung in Rückenlage aufbauen. Rechter Arm und linke Ferse drücken in den Boden. Das rechte Bein anheben und angewinkelt in der Luft halten, Kopf und Schultern anheben und mit der linken Hand gegen das rechte Knie drücken – Ganzkörperspannung aufbauen. Anschließend Seitenwechsel.

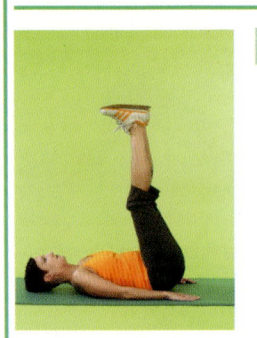

Übung 26 Kräftigung der unteren Bauchmuskeln

Sie liegen auf dem Rücken, die Arme neben dem Körper, die leicht gebeugten Beine zeigen nach oben. Versuchen Sie nun die Fußsohlen Richtung Decke zu schieben. Dabei hebt das Becken einige Zentimeter vom Boden ab. Die Arme helfen nicht mit, sondern liegen locker auf der Unterlage. Danach das Gesäß langsam absenken.

Übung 27 „Unterarmstütz" zur Kräftigung von Bauchmuskeln, Oberschenkeln und Schultergürtel

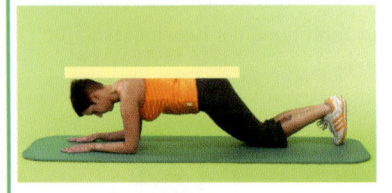

Ausgehend von dem Vierfüßlerstand stützen Sie die Unterarme auf der Unterlage ab, die Ellenbogen befinden sich unter den Schulterblättern. Der Kopf wird in Verlängerung der Wirbelsäule gehalten. Die Knie und Fußspitzen sind schulterbreit aufgestellt. Grundspannung aufbauen: Unterarme und Fußspitzen in den Boden drücken, Bauch einziehen, Gesäß anspannen und dann die Knie einige Zentimeter von der Unterlage abheben. Spannung halten, d. h. Bauch und Rücken nicht durchhängen lassen.

Steigerung: Abstand zwischen Knien und Ellenbogen vergrößern, der Körper wird gestreckt. Eventuell ein Bein bis zur Horizontalen abheben.

Übung 28 Kräftigung der seitlichen Rumpfmuskulatur

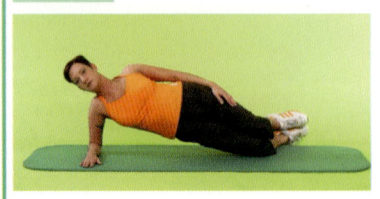

Sie liegen auf der Seite und winkeln die Beine nach hinten an. Rumpf und Oberschenkel bilden eine Linie. Stützen Sie sich auf den Unterarm ab, der Ellenbogen befindet sich unter dem Schultergelenk. Spannen Sie nun die Rumpfmuskulatur und heben Sie das Gesäß an, bis Ihr Körper vom Kopf bis zu den Knien eine Linie bildet. Achten Sie darauf, dass Schultern und Becken stabil bleiben und nicht nach vorne oder hinten wegkippen.

Variante: Üben Sie wie oben beschrieben, aber mit ausgestreckten Beinen, die Füße voreinander gesetzt.

3.2.5 Kräftigung von Oberschenkeln, Hüftbereich, Gesäß – „Anti-Cellulite-Training"

Häufige „Problemzonen" bei Frauen sind (wie auch im Kapiteleinstieg dargestellt) die Oberschenkel und der Gesäß- und Hüftbereich. Hier findet man anlagebedingt verstärkt Fetteinlagerungen, aber auch Cellulite, eine konstitutionell bedingte Veränderung des Bindegewebes, auch „Orangenhaut" genannt.

> Gegen Cellulite kann eine Normalisierung des Körpergewichts mithilfe energiereduzierter vollwertiger Ernährung und Ausdauertraining plus gezieltem Muskeltraining der betroffenen Körperregion helfen (➔ Band A, LF 10, Kapitel 11.5).
> Beachten Sie auch kosmetische und/oder apparative Maßnahmen zur Aktivierung und Durchblutung der Problemzonen Oberschenkel und Hüfte in ➔ LF 11, Kapitel 4 in diesem Band.

Die Beinmuskulatur an der Außenseite des Oberschenkels, dort, wo sich das „Reithosenfett" ansammelt, nennt man *Abduktoren*. Deren Gegenspieler an der Oberschenkelinnenseite sind die *Adduktoren*. Diese beiden Muskelgruppen zu trainieren, ist besonders wichtig, da sie leicht schlaff werden.

Abduktoren
Adduktoren

Für einen schlanken Oberschenkel-Hüft-Gesäßbereich sind alle Laufsportarten sowie Fahrradfahren geeignet, besonders wenn sie im niedrigeren Pulsbereich über längere Zeit ausgeführt werden. Dann erreichen Sie eine **Aktivierung der Fettverbrennung** auch über die Trainingszeit hinaus.

Geeignete Übungen für **straffe Beine und einen knackigen Po** sind die oben gezeigten ➔ Übungen 20, 21 und 22, bei Bedarf die ➔ Bauchmuskelübungen 23 bis 28 und die folgenden ➔ Übungen 29 bis 32.

Übung 29 Oberschenkelaußenseite (Abduktoren) und Hüftbereich

Im Liegen: Sie liegen seitlich auf dem Boden, den Kopf auf dem ausgestreckten Arm abgelegt. Der freie Arm stützt nach vorne ab, damit Sie mit der Hüfte nicht nach vorne oder hinten kippen. Das untere Bein ist nach vorne im rechten Winkel angebeugt. Schieben Sie die Fußsohle des oberen, ausgestreckten Beins nach unten und heben Sie es, angeführt von der Ferse, etwa 50 cm nach oben. Die Kraft kommt dabei aus Oberschenkel und Gesäß, nicht aus dem Rücken! Üben Sie langsam und konzentriert. Zum Entspannen das obere Bein angewinkelt nach vorne ablegen und mit der Hand das Gesäß ausstreichen. Seitenwechsel.

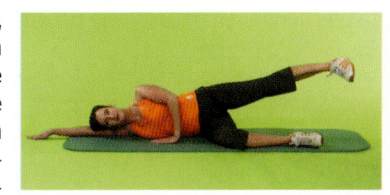

Variationen: Fallen Ihnen drei Sätze mit je 15 Wiederholungen leicht, dann üben Sie zusätzlich mit einem locker um die beiden Fußgelenke gebundenen breiten Gummiband (Thera-, Physioband) und auch mit nach vorne ausgestrecktem Bein (parallel zum unteren) und schreiben Sie z. B. Namen in die Luft. Üben Sie auch im Stehen.

Übung 30 Oberschenkelinnenseite (Adduktoren)

Sie liegen seitlich auf dem Ellenbogen abgestützt. Stellen Sie das obere Bein vor den Oberschenkel des unteren Beines auf. Unteres gestrecktes Bein langsam heben und senken. Bei Problemen im Bereich der LWS üben Sie im Liegen (➔ Übung 29) und legen das obere Bein angebeugt auf einem dicken Kissen ab.

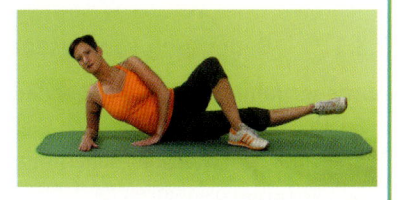

Übung 31 Gesäß und Oberschenkelrückseite

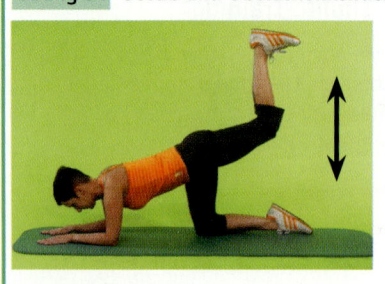

Ausgehend vom **Vierfüßlerstand** (→ Übung 20) führen Sie ein im 90-Grad-Winkel gebeugtes Bein nach oben, bis Oberschenkel und Körper eine Linie bilden. Senken und heben Sie das Bein unter Anspannung der Gesäßmuskulatur und der Oberschenkelrückseite. Bei schwachen Handgelenken können Sie sich auch auf den Unterarmen abstützen.

Übung 32 Oberschenkelvorderseite

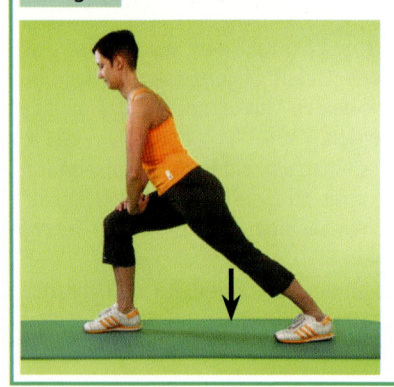

Ausfallschritt: Sie stehen aufrecht und machen einen großen Ausfallschritt nach vorn, beide Fußspitzen zeigen geradeaus, das vordere Knie steht über dem Fußgelenk oder dahinter. Senken Sie nun bei aufgerichtetem Oberkörper und angespannter Bauchmuskulatur das hintere Knie nach unten Richtung Boden, kurz halten und wieder hochdrücken. Mehrmals wiederholen, eventuell mit unterschiedlicher Geschwindigkeit oder wechselndem Bewegungsausmaß, dann Seitenwechsel.

Eine Vielzahl weiterer Übungen zur Mobilisation und Kräftigung finden Sie in entsprechender Literatur sowie bei Turnvereinen und Fitnessstudios usw.

> Bedenken Sie auch, dass Sporttreiben zusammen mit anderen Gleichgesinnten noch mehr Spaß macht. Zudem ist ein Trainieren zu festgelegten Terminen günstiger, da Sie erfahrungsgemäß dann auch regelmäßiger üben und eher mal den „inneren Schweinehund" überwinden können!

3.3 Ausdauertraining

Ausdauer ist definiert als **Widerstandsfähigkeit gegen Ermüdung.**

Ausdauer erlaubt es, einer Belastung lange standzuhalten und sich danach schnell wieder zu erholen. Mit Ausdauertraining wird vor allem das HERZ-KREISLAUF-SYSTEM (→ Band A, Grundlagen-Lexikon) und die Muskelausdauer trainiert.

Einige geeignete Ausdauersportarten werden kurz in → Unterkapitel 3.3.2 beschrieben.

3.3.1 Bedeutung von Ausdauertraining

Ausdauertraining führt zu folgenden Veränderungen im Körper:
- Erhöhung der Durchblutung von Skelett- und Herzmuskulatur bei Belastung,
- Erhöhung der maximalen Sauerstoffaufnahme,
- höhere Leistungsfähigkeit des Herzens, Senkung der Herzfrequenz in Ruhe und bei Belastung,

- verminderte Ermüdung der trainierten Muskeln,
- Abbau von Stress,
- Senkung der Blutdruck- und Blutfettwerte,
- Erhöhung des Grundumsatzes (→ Band A, LF 10, Kapitel 1.5) wegen mehr Muskelmasse.

Wesentliche **Ziele des Ausdauertrainings** sind:
- eine bestimmte Belastungsintensität über einen längeren Zeitraum aufrechterhalten können.
- eine größere Belastbarkeit gegenüber körperlicher und emotionaler Beanspruchung.
- Stresshormone werden durch Ausdauertraining besser abgebaut. Nach einem anstrengenden Tag reduziert Walken oder Joggen die Stressbelastung!
- Sie erholen sich nach Kraftübungen oder schwerer körperlicher Arbeit schneller.
- Ihr Immunsystem wird aktiver.

> *Was tun Sie persönlich für Ihre Ausdauer?*

Wenn Sie relativ untrainiert sind und Ihre Ausdauer verbessern wollen, gibt Ihnen → Tab. 3.2 Anhaltspunkte für die Gestaltung der Belastung. Später können Sie die Belastungsintensität an die von Fortgeschrittenen annähern.

Ziel für Untrainierte sollte es sein, möglichst bald eine **Belastungsdauer von 30 Minuten** zu erreichen. Wechseln Sie zu Beginn das Tempo z. B. alle zwei Minuten vom Walken ins Gehen oder vom Joggen ins Walken und wieder zurück.

Hilfreich zur Trainingssteuerung ist eine Pulsuhr zur Überprüfung der Herzfrequenz (Sportfachhandel). Eine einfache und gute **Steuerung der Belastungsintensität** ist der **Atemrhythmus**.

> **Solange Sie sich beim Walken/Joggen usw. noch unterhalten können, ist die Intensität niedrig und für Ausdauertraining geeignet.**

Man spricht hier auch vom **aeroben** Training. Die Muskulatur erhält genügend Sauerstoff für ihre Arbeit.

griech. aer = Sauerstoff

> Beim aeroben Training ist der prozentuale Anteil an Fett zur Energiegewinnung der Muskulatur übrigens höher, als wenn Sie völlig außer Puste trainieren (hier wird vor allem Glukose verbraucht)! Sie sollten beim Training im aeroben Bereich aber dennoch ins Schwitzen geraten!

Tab. 3.2 Ausdauerbelastung für Untrainierte und Fortgeschrittene

	Untrainierte	Fortgeschrittene
Belastungsdauer	10 bis 30 Minuten	30 bis 70 Minuten
Belastungsintensität	Herzfrequenz = 160 minus Lebensalter (in Jahren)	Herzfrequenz = 180 minus Lebensalter (in Jahren)
Trainingshäufigkeit	mindestens 2-mal pro Woche	3- bis 6-mal pro Woche

Haltung und Entspannung – Teil des LF 10

Pro Woche sollten Sie ein Ausdauertraining von insgesamt mindestens **zwei Stunden** erreichen. Eine deutliche Verbesserung der Ausdauer zeigt sich nach etwa sechs Wochen.

> Integrieren Sie dieses Training in Ihren Lebensalltag als festen Bestandteil, denn es sollte langfristig durchgeführt werden.
> Führen Sie zusätzlich zum Ausdauertraining aber auch noch Kräftigungsübungen (→ Kapitel 3.2) und jeweils abschließend Dehnungsübungen durch.

Generell sollten sich Trainingseinheiten für Ausdauer und Kräftigung regelmäßig abwechseln, also z. B. zweimal pro Woche eine Stunde Walken/Joggen und dazwischengeschaltet weitere Einheiten mit gezieltem Muskeltraining für Bauch-Beine-Po- und Rücken-Nacken-Schulterbereich.

3.3.2 Geeignete Ausdauersportarten

Für Ausdauertraining stehen Ihnen viele Bewegungsformen offen. Sinnvoll sind z. B. das hier beschriebene Power-Walking, Nordicwalking, Joggen, Aquajogging, Fahrradfahren oder im Weiteren *Crosstrainer* (Laufband) im Fitnessstudio.

> Wählen Sie diejenige Ausdauersportart, die Ihnen liegt und Spaß macht. Bevorzugen Sie wann immer möglich Bewegung an der frischen Luft, das tut auch Ihrer Haut

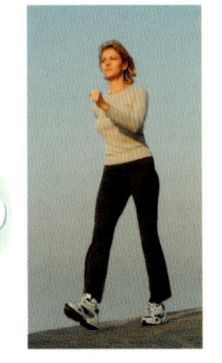

Beim **Power-Walken** geht man mit etwas längeren und schnellen Schritten. Beckenboden, Bauch- und Gesäßmuskeln sind die gesamte Zeit leicht angespannt, um die Hüfte zu stabilisieren. Die Füße werden vollständig von der Ferse bis zu den Zehen abgerollt, der Körper hält immer Bodenkontakt. Es gibt keine „Flugphase" (d. h. keinen Moment ohne Bodenkontakt) wie beim Joggen, daher werden die Gelenke geschont. Die Knie werden nicht ganz durchgestreckt. Die Arme schwingen bei gebeugten Ellenbogen deutlich stärker als beim normalen Gehen mit, die Hände bleiben dabei locker geöffnet (eine feste Faust fördert Schulter-/Nackenverspannungen). Kopf und Oberkörper sind während des Walkens aufgerichtet, der Oberkörper leicht nach vorne geneigt (Schulterblätter leicht zusammenziehen und nach unten absenken).
Die Walkgeschwindigkeit wird erhöht durch kürzere (!) Schritte und eine schnellere Schrittfrequenz, unterstützt von einer intensiveren Armbewegung.

Beim **Nordicwalking** wird die Armbewegung zusätzlich verstärkt durch den Einsatz von speziellen langen Wanderstöcken. Hierdurch erfolgt ein intensives Training von Nacken, Schultern, oberem Rücken und Armen. Da mithilfe der Stöcke das Gleichgewicht gut gehalten werden kann, ist Nordicwalking auch für ältere Menschen gut geeignet. Es empfiehlt sich, einen Einführungskurs zu besuchen, um eine korrekte Bewegungsausführung unter Anleitung zu erlernen. Lassen Sie sich beim Kauf von Walking-Stöcken fachkundig beraten.

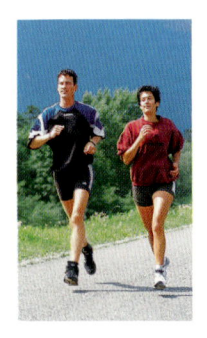

Joggen ist die sportlichere Alternative für gut Trainierte, belastet aber stärker den Halte- und Bewegungsapparat. Ein guter Laufstil zeichnet sich durch eine Art schwebende Bewegung aus. Eine geeignete Lauftechnik für Jogger und Freizeitläufer ist der „Mittelfußlauf": Hier wird die ganze Sohlenfläche fast gleichzeitig auf den Boden aufgesetzt, dann rollen Sie ab und drücken über den Großzehenbereich ab zur Vorwärtsbewegung. Zwischen der Abstoßphase und der folgenden Landephase liegt ein Moment ohne Bodenkontakt („Flugphase", siehe oben). Durch den Aufprall ist die Belastung für die Gelenke höher als beim Gehen oder Walken. Achten Sie deshalb auf gute Laufschuhe mit stoßdämpfender Sohle. Oberkörper- und Armhaltung entsprechen dem Walken, jedoch ist die Armbewegung weniger intensiv.

Aquajogging bedeutet Laufen und Gymnastik im Medium Wasser. Durch den Auftrieb des Körpers und den Widerstand des Wassers bei Bewegungen lässt sich sehr gelenkschonend und intensiv trainieren.

Radfahren ist ein gutes Herz-Kreislauf-Training und kräftigt besonders die Beine. Strecken Sie Knie und Ellenbogen nicht ganz durch. Die Sitzposition sollte aufrecht und nur leicht nach vorne geneigt sein, um den Rücken zu schonen.

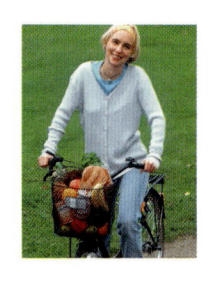

Ausdauertraining hilft körperlichen Belastungen besser standzuhalten, verkürzt die Erholungszeit, stärkt das Herz-Kreislauf-System, verbessert die Durchblutung, baut Stress ab, aktiviert das Immunsystem – und hilft das Körpergewicht zu regulieren.

Die folgende Tabelle gibt Ihnen einen Überblick über den Energieverbrauch bei verschiedenen Sportarten.

Tabelle 3.3: Energieverbrauch in kcal für eine Frau mit 65 kg Körpergewicht bei unterschiedlichen Sportarten

Ausdauersportart		Energieverbrauch in 30 Minuten	Energieverbrauch in 45 Minuten	Energieverbrauch in 60 Minuten
Gehen/Walken	6 km/Std.	105	160	210
	8 km/Std.	190	290	380
Joggen	8 km/Std.	220	330	440
	10 km/Std.	270	410	540
Radfahren	16 km/Std.	140	210	280
	24 km/Std.	270	400	540
Brustschwimmen	20 m/Min.	94	140	190
	30 m/Min.	160	240	320
Gymnastik	locker	110	160	215
	intensiv	375	565	750

Quelle: (www.dge.de → Verbraucher-Info → persönlicher Bodycheck → Sportliche Aktivitäten)

3.4 Dehnung (Stretching)

Dehnungsübungen werden zur Vor- und Nachbereitung sportlicher Belastung durchgeführt. Ziele von Dehnungsübungen sind:
- Reduzieren der Spannung im Muskel zurück auf den normalen Zustand,
- Erhöhung der Stoffwechseltätigkeit im Muskel mit Verbesserung der Durchblutung und Entstauung des Gewebes sowie Abtransport von Stoffwechselprodukten,
- die Regeneration gut gedehnter Muskeln erfolgt nach sportlicher Anstrengung schneller,
- Wiederherstellung, Erhalt oder Verbesserung der Beweglichkeit durch Längenzunahme des Muskels,

- Überlastung der Sehnen tritt bei gut gedehnten Muskeln weniger häufig auf (z. B. Tennisarm, „Mausarm"),
- Körperwahrnehmung wird verbessert,
- Entspannung von Körper und Geist.

Vor Beginn der Dehnungsübungen empfiehlt sich eine allgemeine Aufwärmphase. Die Muskeldehnung immer vorsichtig beginnen, nicht „zackig federn" und eine gehaltene Dehnung langsam lösen. Eine Dehnung sollte ein angenehmes Gefühl in der Muskulatur bewirken oder darf leicht ziehen, aber keinesfalls schmerzen. Ungenügend gedehnte Muskulatur behindert die Entwicklung und Ausnutzung von Kraft, Schnelligkeit und Ausdauer und verschlechtert die Koordination.

Beim **dynamischen Dehnen** („wippendes" Dehnen) wird der Muskel sanft in die Endposition gebracht, dann werden weiche, federnde Bewegungen ausgeführt. Diese Methode eignet sich nach einer Aufwärmphase, als **Vorbereitung** für ein Training, da die Durchblutung der Muskulatur und die Koordination angeregt werden. Außerdem eignet sie sich als **Abschluss** nach Kraftübungen oder Ausdauerbelastung, um Stoffwechselendprodukte abzutransportieren.

Beim **Stretching** als „gehaltenes" Dehnen wird die Muskulatur passiv gedehnt und die Muskelspannung reduziert. Durch eine **Längenzunahme** des Muskels wird die **Beweglichkeit** verbessert oder wiederhergestellt. Außerdem wird die Körperwahrnehmung verbessert und neben der physischen (körperlichen) eine psychische (geistige) Entspannung unterstützt. Halten Sie beim Stretching die Position mindestens 30 Sekunden pro Seite, wechseln Sie dann und wiederholen Sie noch einmal von vorne.

> Richten Sie beim Stretching die Konzentration auf das Atmen (→ auch Kapitel 5) und das Loslassen, damit sich der Muskel nicht gegen die Dehnung sperrt. Atmen Sie bewusst weiter und lassen Sie die Spannung aus dem gedehnten Muskel mit dem Ausatmen aus dem Körper strömen.

Übung 33 Dehnung des Schulterblatthebers

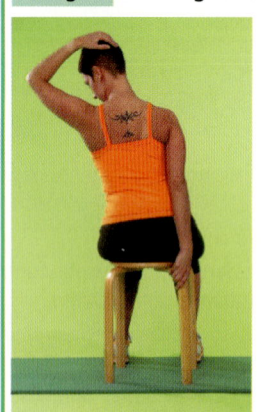

Grundspannung im Sitzen einnehmen (→ Übung 3). Halten Sie sich mit der rechten Hand hinter der Sitzfläche oder dem Stuhlbein fest.

Den Kopf nach vorne neigen und nach links drehen (Blickrichtung kleiner Fußzeh). Die linke Hand locker über den Scheitel legen, um den Kopf und Nacken in dieser Stellung zu halten. Den Oberkörper nach links und etwas nach vorn beugen (Brustwirbelsäule bleibt aufgerichtet!). Sie spüren den Muskel, der auf der rechten Seite des Nackens hinunter zum Schulterblatt läuft.

Dehnung 30 Sekunden halten, langsam lösen. Andere Seite dehnen, danach Übung wiederholen.

Übung 34 Dehnung des oberen Kappenmuskels

Ausgangsstellung ist die Grundspannung im Sitzen (→ Übung 3). Mit der rechten Hand an der Sitzfläche festhalten oder die rechte Handfläche nach unten schieben. Den Kopf etwas nach rechts drehen und leicht nach vorn neigen, gleichzeitig Kopf und Nacken so weit wie möglich nach links wenden, also das linke Ohr zur Schulter absenken. Die linke Hand nah am Ohr locker über die rechte Seite des Kopfes legen, um Kopf und Nacken zu halten. Den Oberkörper aufgerichtet und nach links hinüberbeugen, sodass die rechte Schulter nach unten gezogen wird und der Muskel auf der rechten Seite des Halses gedehnt wird.

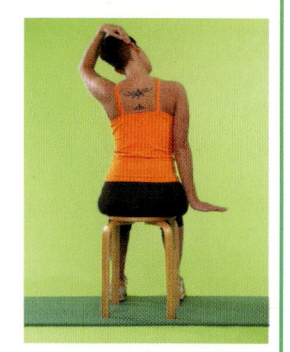

Dehnung 30 Sekunden halten, langsam lösen. Andere Seite dehnen, danach Übung wiederholen. Üben Sie in verschiedenen Bewegungswinkeln – besonders dort, wo die Anspannung am meisten spürbar ist.

Übung 35 Dehnen der Brustmuskeln

Sie stehen schulterbreit in aufrechter Haltung. Drücken Sie die Schultern bewusst nach unten. Heben Sie die Arme seitlich hoch und winkeln Sie die Ellenbogen in Schulterhöhe nach oben ab. Führen Sie die Ellenbogen nach hinten, bis sich die Schulterblätter fast berühren. Achten Sie darauf, nicht die Schultern zu den Ohren hochzuziehen. Die Bewegungsrichtung der Schulterblätter führt zur Wirbelsäule und nach unten in Richtung „der beiden hinteren Hosentaschen".

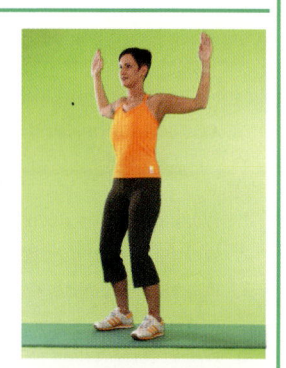

Übung 36 Dehnen der Rückenstrecker

Setzen Sie sich mit weit geöffneten Beinen auf die vordere Kante der Sitzfläche eines Stuhles, die Füße sind mit ganzer Fußsohle aufgestellt. Senken Sie langsam den Oberkörper zwischen die Beine. Zur Verstärkung der Dehnung die Fersen von hinten umfassen und den Oberkörper nach unten ziehen (→ Übung 9 – diese Übung ist bei Erkrankungen wie Bluthochdruck usw. sogar besser geeignet).

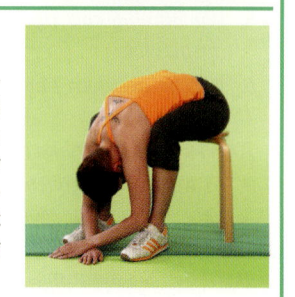

Übung 37 Dehnen der breiten Rückenmuskulatur

Sie stehen vor einem Tisch oder einer Kommode, die Füße schulterbreit aufgestellt. Beugen Sie leicht die Knie, das Gesäß schiebt nach hinten. Der Oberkörper beugt sich gerade nach vorne, die Handflächen werden auf einer Tischplatte o. Ä. abgelegt. Das Brustbein zieht Richtung Boden, bis sich Kopf, Arme, Schultern und Rumpf in einer Linie befinden. Die Dehnung spüren Sie hauptsächlich am Rumpf und im Achselbereich.

Dehnen Sie über den Tag verteilt mehrfach Ihre Nacken- und Rückenmuskulatur. Leiten Sie bei Bedarf auch Kunden vor ihrer Behandlung/Massage dazu an.

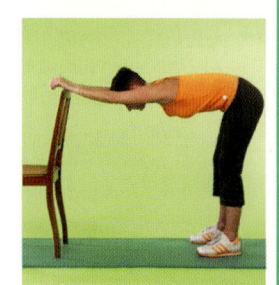

Haltung und Entspannung – Teil des LF 10

Übung 38 Dehnen der vorderen Oberschenkelmuskulatur

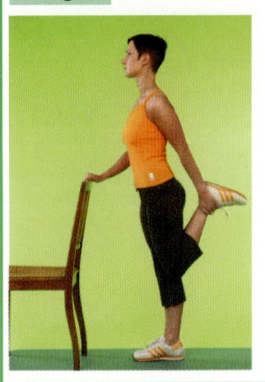

Sie stehen auf einem Bein (evtl. mit der Hand an einem Stuhl festhalten). Spannen Sie Gesäß und Bauchmuskulatur an, um eine Hohlkreuzbildung zu vermeiden. Mit der rechten Hand umfassen Sie hinter der Hüfte das rechte Fußgelenk und ziehen es an das Gesäß heran, bis eine Dehnung am vorderen Oberschenkel entsteht. Dabei bleiben die Knie nebeneinander und die Hüfte macht keine Ausweichbewegung. Diese Übung können Sie auch in Seiten- oder Bauchlage durchführen, je nachdem, wie es in den Übungsablauf passt. Schieben Sie dann die Hüfte zusätzlich noch etwas nach vorne, um die Dehnung zu intensivieren und auch die Leiste mit zu erfassen. Dabei bitte die Spannung im Bauch halten!

Dehnungsübungen reduzieren die Muskelspannung und sorgen für eine schnellere Erholung der Muskulatur nach Kraft- oder Ausdauertraining.

Die für dieses Lernfeld und als Teil eines kosmetischen Körpertrainings ebenfalls vorgesehenen **mimischen Bewegungsübungen** werden im ➡ Band B, LF 6, Kapitel 7.1 dargestellt.

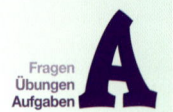

Fragen Übungen Aufgaben

1. Wozu dient das Aufwärmen vor sportlicher Aktivität?
2. Welche Wirkung haben mobilisierende Übungen?
3. Wie trainiert man Kraftausdauer und wie kann man Muskelaufbau (Muskelzuwachs) erreichen?
4. Wie unterscheiden sich dynamisches und isometrisches Training?
5. Wie oft wird eine Übung bei drei Sätzen mit je 20 Wiederholungen insgesamt ausgeführt?
6. Welche positiven Veränderungen bewirkt regelmäßiges Ausdauertraining für den Körper?
7. Welche Ziele verfolgen Dehnungsübungen?
8. In welcher sinnvollen Reihenfolge sollten folgende Trainingsabschnitte erfolgen: Kräftigung, Mobilisation, dynamische Dehnung, Stretching, Ausdauertraining, Aufwärmen?
9. Finden Sie Beratungssituationen und entsprechende sprachliche Formulierungen, mit denen Sie Kunden Mobilisations-, Kräftigungs- oder Dehnungsübungen anbieten können.
10. Erarbeiten Sie ein Behandlungskonzept für Ihre Kunden:
    a) Überlegen Sie sich geeignete Körperbehandlungen, Körperübungen und Ernährungsempfehlungen, als kombiniertes kosmetisches Konzept, z. B. gegen Cellulite. Nutzen Sie hierzu auch die Informationen aus ➡ LF 11, Kapitel 4.
    b) Gestalten Sie einen informativen Werbe-Flyer, der zur Bekanntmachung Ihres Behandlungskonzeptes im Institut und unter Ihren Stammkunden dienen kann. Er sollte auch das Interesse neuer Kunden wecken.
    c) Stellen Sie zusätzlich ein Merkblatt, mit wichtigen Informationen und Übungsanleitungen etc. für eine erfolgreiche Heimbehandlung Ihrer Kunden, zusammen.

4 Entspannung und Entspannungsübungen

Ihre für heute letzte Kundin Frau Müller kommt verspätet und völlig gestresst zu ihrem Kosmetiktermin zu Ihnen.

Kundin: „Tut mir Leid, dass ich so spät komme, aber zurzeit geht alles schief. Vor lauter Stress habe ich wieder so unreine Haut, vielleicht reinigen Sie heute nur gründlich aus, damit Sie dann pünktlich Schluss machen können." Sie führen Frau Müller in die Behandlungskabine und lassen sie Platz nehmen. Dort gehen Sie aber erst einmal auf die Situation Ihrer Kundin ein: „Dass Sie zu spät sind, ist kein Problem, Sie sind meine letzte Kundin heute, wir haben Zeit. – Frau Müller, warum sind Sie denn heute so abgehetzt?"

Während der Abreinigung hören Sie Ihrer Kundin erst einmal zu und danach besprechen Sie mit ihr die gewünschte Behandlung: „Wie mir scheint, könnten Sie gerade heute eine besonders entspannende und beruhigende Behandlung vertragen ..."

> Wie hätten Sie in dieser Situation reagiert?

Spannung – Verspannung – Entspannung

Haltung und Stabilität unseres gesamten Körpers entsteht einmal durch das intakte Zusammenspiel von Muskulatur, Knochen, Bändern und Sehnen und durch das Zusammenziehen (die Kontraktion) der Muskulatur – also durch **Spannung**.

Dauerhafte körperliche Fehlhaltung in Beruf und Freizeit und auch krankhafte Veränderungen der Wirbelsäule führten zur **Verspannung** bestimmter Muskelgruppen. Muskelverspannungen werden verstärkt durch Stress, Zeitdruck, aber auch durch Bewegungsmangel, falsche Ernährung und Übergewicht.

Damit es nicht zu Schmerzen oder gar krankhaften Veränderungen an Wirbelsäule und Muskulatur kommt, ist es notwendig, für einen Ausgleich der Spannung durch **Entspannung** oder Lösung zu sorgen.

Auf uns Menschen wirkt täglich eine Fülle von Stress auslösenden Faktoren ein, die uns körperlich und emotional belasten. Fehlen ausgleichende Maßnahmen, so führt Stress auf Dauer zu körperlichen und seelischen Veränderungen (Verspannungen, Hautirritationen, Krankheiten, z. B. Bluthochdruck, Depression usw.).

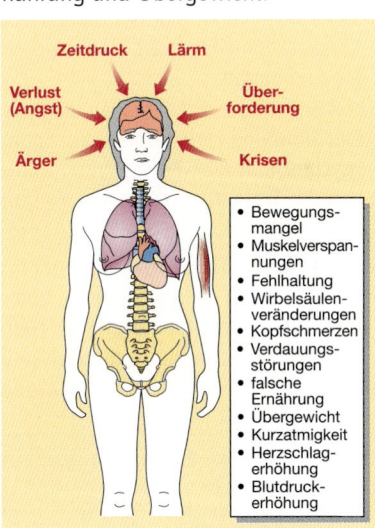

Abb. 4.1: Stressauslöser und ihre möglichen Folgen

Haltung und Entspannung – Teil des LF 10

> Unter Entspannung versteht man im Allgemeinen das Lösen vom Alltag, sich ausruhen, sich ablenken, genießen oder konsumieren.

relax

Jeder Mensch hat individuell eine eigene Strategie, seine Energie wieder aufzuladen. Manch einer trifft sich mit Freunden, andere gehen ins Kino oder Theater, der Nächste treibt Sport, liest ein Buch, sitzt vor dem Fernseher oder „relaxt" (von engl. *relax* = entspannen) mit gezielten Entspannungsmethoden. Bei diesen „echten" Entspannungsmethoden, z. B. der → progressiven Muskelentspannung, ist der Blick nach innen gerichtet, dadurch entspannen Sie bewusster.

Entspannung = Lösen und Loslassen

> Entspannung bedeutet die Fähigkeit, mit den täglich anfallenden Belastungen umgehen zu können. Entspannung schafft eine Grundlage für Wohlbefinden und Lebensfreude, sie erhält oder verbessert die allgemeine Lebensqualität.

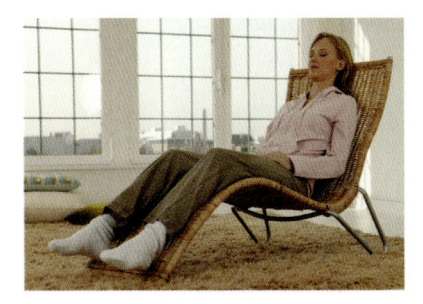

Dazu ist es nötig, entspannen zu können, also z. B. auch während eines anstrengenden Arbeitstages zwischendurch „abzuschalten".

Eine Entspannung der Muskulatur und des gesamten Körpers ist nicht möglich, wenn wir unter psychischer Hochspannung stehen. Umgekehrt lässt eine verhärtete und verspannte Muskulatur keine psychische Gelöstheit zu. Hier wird der **Zusammenhang zwischen Geist und Körper** sehr deutlich!

> *Was bedeutet für Sie Entspannung und wie entspannen Sie sich persönlich am erfolgreichsten?*

Erfolgreiche Entspannung hat positive seelische und körperliche Auswirkungen:

- Sie ermöglicht eine bessere Stressbewältigung, mehr innere Gelassenheit, bessere Konzentrationsfähigkeit und eine Steigerung der psychischen (geistigen/seelischen) Energie.
- Auf den Körper wirkt Entspannung mit einer verbesserten Körperwahrnehmung, die Durchblutung wird normalisiert, Spannungskopfschmerzen, Nervosität und andere psychosomatische Beschwerden werden reduziert (*Psychosomatik* = Wissenschaft von der Bedeutung seelischer Vorgänge für Entstehung und Verlauf körperlicher Krankheiten).

Psychosomatik

Parasympathikus
Sympathikus

Bewirkt werden diese entspannenden Veränderungen im Körper durch einen Teil des vegetativen Nervensystems, den *Parasympathikus*. Sein Gegenspieler, der *Sympathikus,* bereitet unseren Körper auf Belastung und Arbeit vor: Der Herzschlag wird beschleunigt, die Muskulatur wird aktiviert, Atmung und Blutdruck werden gesteigert. (→ Band A, Grundlagen-Lexikon, NERVENSYSTEM).

> Die Wirkung von Entspannungsmethoden zeigt sich also in der Reduzierung der sympathischen und der Förderung der parasympathischen Aktivität.

Mit **fortlaufender Muskelentspannung** zeigt sich auch eine **zunehmende psychische und emotionale Wirkung:** Körperliche und geistige Gelöstheit, Wohlbefinden, Ausgeglichenheit oder auch ein Gefühl der Gelassenheit gegenüber Außenreizen stellen sich ein.

Im Folgenden werden als **therapeutische Entspannungsmethoden** die progressive Muskelentspannung nach Jakobson und das autogene Training vorgestellt.

Darüber hinaus erhalten Sie einen Überblick über weitere Methoden zur Entspannung, diese sollten jedoch mit weiterführender Literatur oder mit Kursen z. B. in Volkshochschulen oder Sportvereinen vertieft werden. Wollen Sie Entspannungsbehandlungen für Ihre Kunden anbieten, so ist eine intensive Schulung notwendig.

> Probieren Sie aus und wählen Sie, welche Methode Ihnen am meisten liegt und was Sie am besten an Ihre Kunden/-innen vermitteln können.
> Berücksichtigen Sie, dass – wie beim körperlichen Training – ein guter Erfolg, also eine tiefe Entspannung, nur mit regelmäßigem Üben erreicht wird.

Als **Entspannung für „Zwischendurch"** empfehlen sich insbesondere die in den vorigen Kapiteln erläuterten ➜ Übungen 5, 14, 15, 33 – 37 zur Dehnung von Nacken-, Schulter- und Brustwirbelsäule sowie die ➜ progressive Muskelentspannung (Kapitel 4.1) und Atemübungen wie in ➜ Kapitel 5 beschrieben.

Nutzen Sie die Pausen zwischen den Behandlungen zu Ihrer eigenen Entspannung, das kommt Ihnen und Ihren Kunden zugute!

Wann bieten Sie Ihren Kunden Entspannungsübungen an?

Bereits im einführenden Beratungsgespräch sollte klar werden, welche Bedürfnisse Ihr Kunde hat, damit Sie eventuell entsprechende Entspannungsübungen während der nacheinander erfolgenden kosmetischen Behandlungen anbieten können. Hierbei ist zu unterscheiden, ob Sie eine kostenlose Serviceleistung anbieten oder ob es sich um eine kostenpflichtige Entspannungsbehandlung handelt.

Tab. 4.2 Entspannungsmethoden in der Kosmetikbehandlung

Kostenpflichtige Zusatzbehandlung*	Kostenlose Serviceleistung
Komplette Entspannungsprogramme (progressive Muskelentspannung nach Jakobson, Reiki, Ayurveda-Behandlungen usw.)	Progressive Muskelentspannung in Kurzform
	Meditative Musik, Lesen eines kurzen meditativen Textes z. B. zu Beginn der Maske
Aomatherapie-Behandlungen	Beduftung des Behandlungsraumes mit einem auf die Kundin abgestimmten ätherischen Öl
Komplette entspannungsfördernde Behandlungen (autogenes Training, Shiatsu, kosmetische Massagen, Wärmebehandlungen usw.)	Einzelne entspannende Übungen oder Griffe in übliche Behandlungen/Massagen integrieren

* nach entsprechender fachlicher Schulung

Spezielle Methoden zur Entspannung wie Reiki, Ayurveda-Behandlungen usw. können Sie nach entsprechender Schulung als zusätzliche (kostenpflichtige) Behandlungsprogramme anbieten.

> Bewegungsintensive Entspannungsübungen (wie z. B. Yoga) sollten Sie vor der eigentlichen kosmetischen Behandlung durchführen (lassen), wenn Ihr Kunde noch nicht auf dem Behandlungsstuhl oder der Liege Platz genommen hat.
>
> Ruhige Entspannungsübungen (wie z. B. progressive Muskelentspannung oder autogenes Training) können Sie im kosmetischen Behandlungsablauf, z. B. vor der Gesichtsmassage, durchführen. Hier erfolgt bereits in dieser Zeit eine tiefe Entspannung und damit eine bessere Wirkung Ihrer weiteren Behandlung.

Um Behandlungszeit zu sparen, sind Entspannungsübungen auch zu Beginn der kosmetischen Ruhephasen (z. B. während die Maske/Packung einwirkt) gut geeignet.

Wenn Ihre Kunden während der Gesichtsmassage oder der Einwirkzeit der Packung „einnicken", erfahren sie die beste Entspannung.

Laden Sie Ihre Kunden ein zur Ruhe zu kommen, Kraft aufzutanken und völlige Entspannung zu genießen – z. B. durch das Sprechen eines meditativen Textes.

Im Folgenden werden Ihnen nun die bereits genannten und auch für die Anwendung in der Kosmetik gängigsten Entspannungsmethoden beschrieben.

4.1 Progressive Muskelentspannung nach Jakobson

Die progressive Muskelrelaxation (PMR) wurde von Edmund Jakobson entwickelt. Sie ist eine gut erprobte, effektive, leicht erlernbare und überall einsetzbare Methode, um die unterschiedlichen Spannungszustände der Muskulatur bewusst wahrzunehmen.

Es werden im Sitzen oder Liegen einzelne oder mehrere Muskelgruppen willkürlich angespannt und dann bewusst entspannt. Die Spannungsunterschiede sollen deutlich spürbar sein.

Echte Stressbewältigung funktioniert nur, wenn neben der Muskelentspannung auch ein Zustand der inneren Gelassenheit und Ausgeglichenheit entsteht. Dies setzt einiges Üben voraus!

Die PMR eignet sich sehr gut für eine bessere Entspannung Ihrer Kunden, wenn diese sehr abgehetzt und gestresst zu Ihnen in die Kosmetikbehandlung kommen. Bieten Sie dann z. B. vor der Gesichtsmassage eine Entspannungsübung an – Ihre Kundin kann hiernach die kosmetische Behandlung besser genießen und sie wirkt auch intensiver!

Anspannen und Entspannen

Das Üben des „Anspannens und Lösens" einzelner Muskelgruppen erfolgt in zwei Phasen:

- In der **Anspannungsphase** lenken Sie die Aufmerksamkeit auf die anzuspannende Muskulatur, sie wird spürbar angespannt. Halten Sie die Spannung etwa 10 Sekunden und atmen Sie dabei gleichmäßig weiter. Der restliche Körper sollte entspannt bleiben. Nehmen Sie das Gefühl der Anspannung bewusst wahr. Stellen Sie sich dabei die Frage: „Wie hart ist meine Muskulatur, wie fühlt sich die Spannung an?"

▶ In der **Entspannungsphase** lassen Sie alle Spannung mit der Ausatmung „aus der Muskulatur herausströmen". Lassen Sie nach der Anspannung die Muskulatur bewusst los und spüren Sie nach. Stellen Sie sich dabei die Frage: „Welchen Unterschied spüre ich im Vergleich zur Anspannung?" Die Entspannungsphase dauert etwa 20 – 30 Sekunden und wird begleitet von einer ruhigen Atmung. Lösen Sie mit jeder Ausatmung immer mehr die Restspannung der Muskulatur.

Anschließend wiederholen Sie noch einmal Anspannung und Entspannung.

Im Folgenden wird hier eine Kurzform der PMR vorgestellt, mit der sieben Muskelgruppen bearbeitet werden.

> Üben Sie erst an sich selbst, später mit Mitschülerinnen. Wenn Sie die Technik kennen, besser noch selbst gut beherrschen, dann wird es Ihnen auch leichter fallen, eine Kundin überzeugend und wirkungsvoll anzuleiten.

1 Rechte Hand, Unterarm und Oberarm
Ballen Sie die rechte Hand zur Faust, winkeln Sie den Unterarm an und drücken Sie ihn in die Unterlage. Oder: Faust ballen, ganzen Arm gestreckt gegen die Unterlage pressen. – Lösen und Nachspüren.

2 Linke Hand, Unterarm und Oberarm
Vorgehensweise siehe unter Punkt 1, jedoch linker Arm.

3 Rechtes Bein
Sie ziehen die Zehen Richtung Kopf an und drücken das (gestreckte) Bein gegen die Unterlage. – Lösen und Nachspüren.

4 Linkes Bein
Vorgehensweise siehe unter Punkt 3, jedoch linkes Bein.

5 Schultern, Rumpf
Sie ziehen die Schulterblätter nach hinten unten, spannen den Bauch an und kneifen das Gesäß zusammen. – Lösen und Nachspüren.

6 Hals, Nacken
Ziehen Sie das Kinn in Richtung Brust und drücken Sie den Hinterkopf leicht gegen die Unterlage. – Lösen und Nachspüren.

7 Gesicht
Sie legen die Stirn in Falten, rümpfen die Nase, kneifen die Augen zusammen, beißen die Zähne und pressen die Lippen aufeinander. – Lösen und Nachspüren. Die Zunge ist nun nicht mehr an den Gaumen gepresst, sondern liegt locker im Mund.

Manchmal hilft zum Entspannen schon eine „Kurzfassung" der PMR, bei der Sie Ihre Kundin nur Arme, Hals und Nacken (➜ Punkt 1, 2 und 6) gemeinsam anspannen lassen und anschließend ein- oder zweimal das Gesicht (➜ Punkt 7).

Oder probieren Sie diese Version:

Wie in Punkt 6 beschrieben Hals und Nacken anspannen und lösen, danach Punkt 7, Gesicht. Allerdings diesmal in einzelnen Schritten: Stirn anspannen – lösen, Nase rümpfen – lösen usw. Diese Übung hilft, das Gesicht zu entspannen und Falten zu glätten.

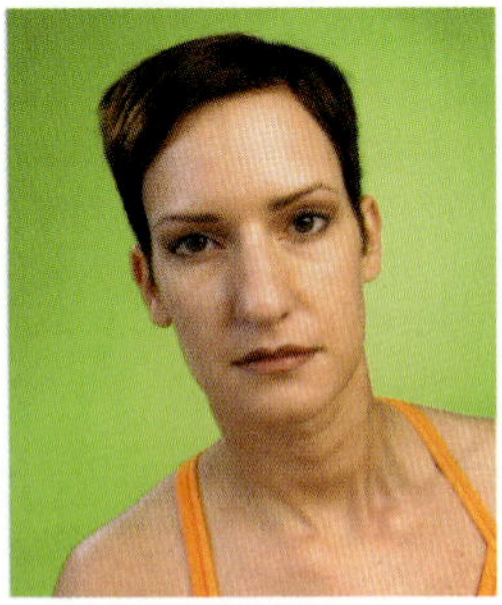

Abb. 4.3: Angespanntes Gesicht

Diese kurzen Entspannungsmaßnahmen sind auch gut im Sitzen möglich.

Nach dieser kurzen Entspannung verwöhnen Sie Ihre Kundin z. B. mit einer Gesichtsmassage oder einer Packung/Maske.

> **Ziel der PMR ist es, Spannungszustände der Muskulatur aufzuspüren und diese selbst durch bewusstes Entspannen zu beheben.**

4.2 Autogenes Training

autogen = selbstentstehend, selbstformend

Das autogene Training (AT) ist ein ganzheitliches Verfahren, das die **Einheit von Körper und Seele** fördert. Sie entspannen durch die **positive willentliche Beeinflussung des vegetativen Nervensystems auf autosuggestivem**, d. h. selbstbeeinflussendem **Wege**.

> *Haben Sie schon mal beobachtet, dass negative Einreden tatsächlich negative geistige und körperliche Auswirkungen auf den Organismus haben?*

Nutzen Sie die Kraft des positiven Denkens!

Tatsächlich führen Versagensbefürchtungen und negative Einstellungen zu körperlichen Veränderungen wie Muskelverspannung, Blutdruckanstieg, Gereiztheit, Schweißausbruch usw.

Mit positiver suggestiver Vorstellung können Sie über **das vegetative Nervensystem** das Muskel- und Kreislaufsystem **günstig beeinflussen.** Muskeln können entspannt oder ein erhöhter Blutdruck gesenkt werden. Durch gedankliche Vorwegnahme können Sie körperlich nachweisbare Zustandsveränderungen bewirken.

Im AT werden Ihnen Ihre suggestiven Fähigkeiten bewusst, Sie lernen diese zu trainieren und hilfreich anzuwenden. Sie üben mithilfe verschiedener Formeln die Aufmerksamkeit auf das Erleben von Entspannungsempfindungen wie Schwere, Wärme, Ruhe, ruhigem gleichmäßigem Puls, Kühle auf der Stirn usw. zu konzentrieren. Der Erfolg hängt davon ab, wie weit es Ihnen gelingt, entspannungsfördernde innere „Bilder" zu vergegenwärtigen und Ihre Aufmerksamkeit dabei zu halten. Durch regelmäßiges Üben werden diese Entspannungsmechanismen so „eingraviert", dass die Entspannungsreaktion schließlich automatisch erfolgt.

AT erlernen Sie bei erfahrenen Kursleitern in Kursen mit sechs bis zehn Sitzungen bei vielen Bildungseinrichtungen und Volkshochschulen. Regelmäßiges Üben, vor allem in den ersten Wochen mehrmals am Tag, befähigt Sie die erlernten Entspannungsreaktionen nach großer Anspannung und vor schwierigen Situationen (Prüfung) einzusetzen. Bei entsprechender Übung werden Sie auch während aktueller Belastungssituationen erfolgreich entspannen können.

> **Autogenes Training ist die positive willentliche Beeinflussung des vegetativen Nervensystems auf autosuggestivem Weg. Durch Konzentration auf bestimmte Körperbereiche oder Funktionen lassen sich körperliche Zustände beeinflussen.**

4.3 Weitere Methoden der Entspannung

Im Folgenden werden weitere Methoden der Entspannung aufgeführt. Raumgreifende Bewegungsübungen zum Harmonisieren von Körper und Geist, wie sie bei Tai-chi, Qi-Gong oder Yoga vorkommen, sind eher für die Freizeit (von Kosmetikerin und Kundin) geeignet, da im Institut die räumlichen Voraussetzungen oft nicht gegeben sind. Zudem können manche Übungen erst mit viel Erfahrung und gut geschulter Anleitung korrekt ausgeführt werden.

Andere entspannungsfördernde Maßnahmen können Sie aber unkompliziert und schnell in Ihren Institutsablauf einfügen oder – je nach Institutsphilosophie (➔ Band A, LF 1, Kapitel 5.1 und LF 9, Kapitel 8.1) – generell etablieren.

Aromatherapie

die „Behandlung mit Duftstoffen" – ist ein Bereich der Naturmedizin, in dem ätherische Öle zur Verbesserung der körperlichen und geistigen Gesundheit und zur Wiederherstellung des körperlichen und seelischen Gleichgewichts eingesetzt werden.

Ätherische Öle werden **inhaliert** oder z. B. während einer **Massage** in die Haut eingearbeitet bzw. mit warmen oder kalten **Kompressen** (➔ LF 11, Kapitel 2) auf die Haut aufgelegt. Weiter können ätherische Öle als Zusatz für **Bäder** Verwendung finden oder sie werden mithilfe von Duftlampen oder elektrischen Verdunstern zur **Beduftung** der Raumluft verdunstet.

Die **Wirkung ätherischer Öle** beruht auf verschiedenen Mechanismen:

Anwendungs-möglichkeiten

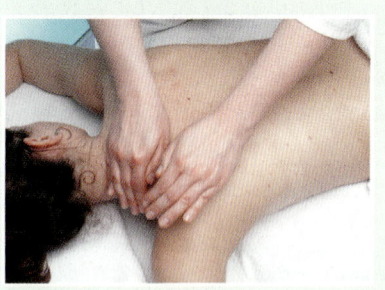

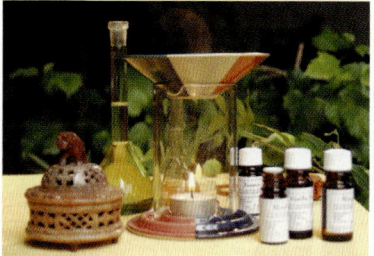

Abb. 4.4 a – c: Anwendungsbeispiele ätherischer Öle

- Ätherische Öle werden über die **Nasenschleimhaut** aufgenommen und stimulieren den Geruchssinn. Ihre chemischen Bestandteile wirken über Nervenimpulse des Riechnervs an das Gehirn anregend oder dämpfend auf das vegetative Nervensystem.
- Die ätherischen Öle werden von der **Haut** aufgenommen. Hier wirken sie – ähnlich wie ein Medikament – auf die biochemischen Prozesse im Körper, allerdings langsamer und mit weniger Nebenwirkungen.

Ätherische Öle beeinflussen körperliche und psychische Funktionen, wobei z. B. der Lymph- oder Blutkreislauf stimuliert werden kann.

> **Ätherische Öle werden unterschiedlich schnell aufgenommen, dies kann 20 Minuten oder mehrere Stunden dauern. Eine ausreichende Einwirkzeit und die richtige Wahl der Anwendungsart (z. B. Inhalation, Massage usw.) sind also für eine gute Wirkung wichtig.**

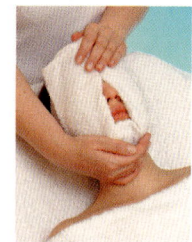

In der Naturkosmetik werden Kunden individuell mit ätherischen Ölen und Essenzen behandelt. Bei der Zusammenstellung der Behandlung muss die Kosmetikerin genau wissen, welche Wirkung die einzelnen ätherischen Öle auf Körper und Psyche besitzen. So gibt es beruhigende, anregende, ausgleichende, entzündungshemmende, schmerzstillende, *keratolytisch* (Hornhaut lösend) wirkende, durchblutungsfördernde, hautreizende, stimmungsaufhellende Öle usw. Einige Öle wie Lavendel können als *Adaptogene* fungieren (*Adaption* lat. = Anpassung[svermögen]), d. h. sie wirken so, wie der Körper es zu diesem Zeitpunkt benötigt.

Adaptogene
Adaption

Insbesondere ist es wichtig, zu wissen, welche Öle miteinander sinnvoll kombiniert werden können, um deren Wirkung noch zu verstärken.

Ätherische Öle werden im Gegensatz zu anderen Ölen aus ganz verschiedenen Pflanzenteilen, wie Wurzeln, Hölzern, Blättern, Blüten, Früchten und Beeren aromatischer Pflanzen gewonnen. Hinweise zu Qualitätsunterschieden von ätherischen Ölen entnehmen Sie bitte dem Kapitel Massage, Hinweise zu deren Gewinnung und Herstellung bitte dem Glossar.

Anwendungshinweise

Ätherische Öle sind hoch konzentrierte Substanzen, die vorsichtig und richtig angewendet werden müssen. Beachten Sie bitte folgende wichtige Hinweise zur Anwendung:

- Ätherische Öle beim Auftragen auf die Haut mit einem neutralen Trägeröl verdünnen (z. B. Jojoba-, Traubenkern-, Sonnenblumen- oder Mandelöl).
- Erfragen Sie vor der Behandlung mit ätherischen Ölen, ob bei der Kundin Allergien bekannt sind. Auch bei empfindlicher Haut können ätherische Öle Irritationen auslösen.
- Generell können ätherische Öle von Zitrusfrüchten im Sonnenlicht fototoxische Hautreaktionen hervorrufen.
- Ältere Haut ist dünner und empfindlicher, deshalb die Dosierung halbieren.
- Einnahme ist meist bei Erkältungssymptomen nach Absprache mit einem Arzt möglich.
- In Schwangerschaft und Stillzeit nur nach ärztlicher Absprache und dann nur stark verdünnte Blüten- bzw. Fruchtöle verwenden.
- Bei Hauterkrankungen (z. B. Neurodermitis) ist Rücksprache mit dem behandelnden Arzt zu empfehlen.
- Bei hohem Blutdruck keine stark anregenden Öle verwenden (z. B. Rosmarinöl).
- Bei ernsthaften Erkrankungen ersetzen ätherische Öle keine medizinische Behandlung!

Folgenden ätherischen Ölen wird eine entspannungsfördernde, beruhigende, nervenstärkende oder stimmungsaufhellende Wirkung zugeschrieben:
Ylang Ylang, Römische Kamille, Orange, *Petitgrain* (Bitterorange), Zitronenmelisse, Lavendel, Majoran, Geranium, Patschuli, Rose, *Vetiver* und einige mehr.

Mehr Informationen zu ätherischen Ölen und zur Aromatherapie finden Sie in spezieller Fachliteratur oder entsprechenden Schulungen (z. B. unter der Internetadresse www.aromatherapie.at), Fachbuchempfehlung: Claudia Steiner, Aromakosmetik, Hippokrates Verlag).

Die Beduftung des Behandlungsraumes mit ätherischen Düften, nach den Bedürfnissen Ihrer Kundin bzw. von der Kundin selbst ausgewählt, kann eine kostenlose Serviceleistung darstellen. – Bieten Sie jedoch Aromatherapie-Behandlungen an, so können Sie diese als Zusatzleistung berechnen.

EXKURS: Geruchssinn

Der menschliche Geruchssinn ist viel besser entwickelt als der Geschmackssinn (➔ Band A, LF 10, Kapitel 4.2), es können mehrere tausend Gerüche unterschieden werden. – Denken Sie an die Vielzahl von Parfüms, Cremes oder Lebensmitteln, die Sie nur anhand deren Duft wiedererkennen können. Diese Fähigkeit kann gezielt geschult werden (z. B. Parfümeure), nimmt aber mit zunehmendem Alter ab.

Die **Riechschleimhaut** befindet sich weit oben in der Nasenhöhle. Sie unterscheidet sich von der übrigen Nasenschleimhaut durch ihre Sinneszellen (Riechsinneszellen). Dringen mit der eingeatmeten Luft Geruchsreize in die Nase ein, so lösen sie sich im Nasenschleim. Die Geruchsstoffe **regen** die haarartigen Endungen der **Rezeptoren** der Riechsinneszellen **an** und erzeugen so einen **Nervenimpuls.** Dieser Nervenreiz wird über den Riechnerv an das Gehirn weitergeleitet. Im Gehirn werden die Signale verarbeitet und bewertet, es entstehen die entsprechenden Sinneseindrücke (in deren Folge körperliche und psychische Reaktionen stattfinden).

In der Riechschleimhaut liegen zwischen den Riechsinneszellen „Spüldrüsen". Das Sekret dieser Schleimdrüsen wird über Ausführungsgänge abgegeben und sorgt für das Lösen und Entfernen von Riechstoffen. Nun können wieder neue Gerüche wahrgenommen werden.

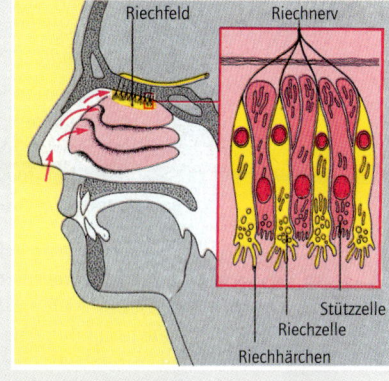

Abb.: Bau der Geruchsorgane

Gerüche liefern einen wichtigen Beitrag zur Wahrnehmung des Geschmacks unserer Speisen und Getränke, sie warnen aber auch vor Gefahren wie z. B. verdorbenen Lebensmitteln oder Rauch und giftigen Gasen.

Der Geruchssinn ist eng verknüpft mit dem vegetativen Nervensystem (nicht bewusst steuerbares NERVENSYSTEM ➔ Grundlagen-Lexikon, Band A), deshalb können schlechte Gerüche Übelkeit und Erbrechen auslösen. Unliebsame Gerüche führen zur Ablehnung bestimmter Speisen oder gar von Menschen – „Den kann ich nicht riechen!" – während angenehme Düfte uns stimulieren.

In der Aromatherapie wird der Duft bestimmter ätherischer Öle gezielt eingesetzt, um direkte Auswirkungen auf Stimmung und Emotionen zu bewirken (z. B. durch das Ausschütten des Glückshormons Endorphin), Schmerzen zu lindern, Geist und Körper zu entspannen, Körperfunktionen zu aktivieren oder die Konzentration zu fördern.

Ayurveda ist eine traditionelle indische **ganzheitliche Heilmethode,** die die Balance von Körper, Geist und Seele wiederherstellt. *Ayurvedische* Ärzte behandeln nach dieser alten Heilkunde kombiniert mit moderner Wissenschaft in speziellen Gesundheitszentren oder *ayurvedischen* Kliniken. Die ayurvedische Behandlung umfasst die gesamte Lebensweise eines Menschen. Dabei spielen Ernährung, Atemübungen, *Yoga*, Heilpflanzenbehandlung, Meditation und Entgiftung eine wichtige Rolle bei der Gesunderhaltung von Körper, Geist und Seele.

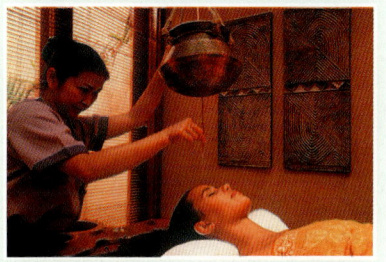

Ayurveda = Wissen um das Leben

Abb. 4.5: Shirodara (Stirnölguss)

Die *ayurvedisch* geschulte Kosmetikerin kann in Wellness-Einrichtungen und Kosmetikinstituten eine Vielzahl von Anwendungen zur Entspannung und zum Wohl von Körper und Geist anbieten, z. B. Stirn-Öl-Guss oder diverse Massagen (z. B. Körper-Öl-Massage ➔ LF 6, Kapitel 5).

Bei manchen *ayurvedischen* Behandlungen werden entsprechende Körper-, Atem- und Bewegungsübungen vorgeschaltet, um die entspannende oder entgiftende Wirkung der Behandlung zu intensivieren. Informationen und Schulen unter Deutsche Gesellschaft für Ayurveda ➜ www.ayurveda.de.

Musik/Lesen meditativer Texte: Meditative Musik in gedämpfter Lautstärke kann eine tiefe Entspannung fördern und eventuelle Nebengeräusche überdecken. Geeignet sind hierfür Musikkompositionen mit Geräuschen aus der Natur (Wellenschlag, Vogelstimmen usw.), langsame klassische Musik sowie eine Vielzahl spezieller Meditations-Musiken aus dem Fachhandel.

Haben Sie eine angenehme Stimme? – Dann fragen Sie Ihre Kunden, ob sie gerne zur Entspannung einen meditativen, entspannungsfördernden Text vorgelesen haben möchten. Dies bietet sich vor allem zu Beginn von einer Packung/Maske als Serviceleistung an. Geeignete Literatur hierzu finden Sie im Buchfachhandel (z. B. ➜ Else Müller, Du spürst unter deinen Füßen das Gras, Fischer Verlag).

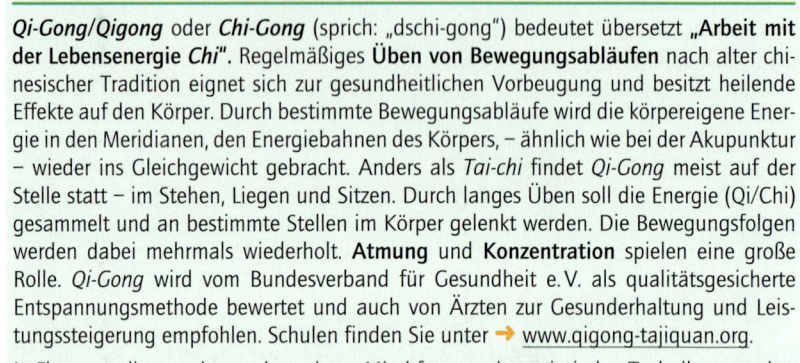

Qi-Gong/Qigong oder *Chi-Gong* (sprich: „dschi-gong") bedeutet übersetzt **„Arbeit mit der Lebensenergie *Chi*".** Regelmäßiges **Üben von Bewegungsabläufen** nach alter chinesischer Tradition eignet sich zur gesundheitlichen Vorbeugung und besitzt heilende Effekte auf den Körper. Durch bestimmte Bewegungsabläufe wird die körpereigene Energie in den Meridianen, den Energiebahnen des Körpers, – ähnlich wie bei der Akupunktur – wieder ins Gleichgewicht gebracht. Anders als *Tai-chi* findet *Qi-Gong* meist auf der Stelle statt – im Stehen, Liegen und Sitzen. Durch langes Üben soll die Energie (Qi/Chi) gesammelt und an bestimmte Stellen im Körper gelenkt werden. Die Bewegungsfolgen werden dabei mehrmals wiederholt. **Atmung** und **Konzentration** spielen eine große Rolle. *Qi-Gong* wird vom Bundesverband für Gesundheit e. V. als qualitätsgesicherte Entspannungsmethode bewertet und auch von Ärzten zur Gesunderhaltung und Leistungssteigerung empfohlen. Schulen finden Sie unter ➜ www.qigong-tajiquan.org.

In Fitnessstudios werden auch moderne Mischformen alter asiatischer Techniken angeboten. Hierzu zählen z. B. *Chi-Yoga, Body-Enerchi, sen Fi, Chi-Ball, Tae Bo*.

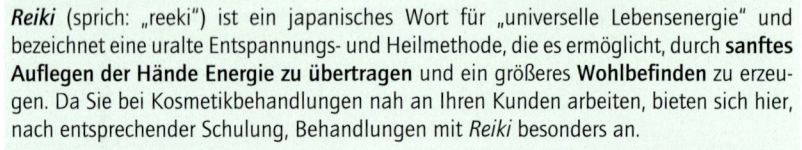

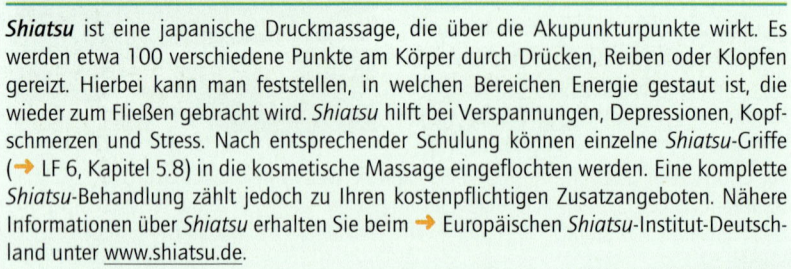

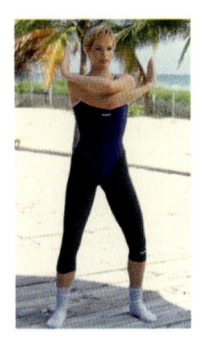

Abb. 4.6: Qi-Gong-Übung

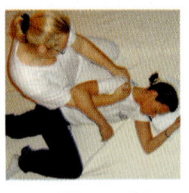

Reiki (sprich: „reeki") ist ein japanisches Wort für „universelle Lebensenergie" und bezeichnet eine uralte Entspannungs- und Heilmethode, die es ermöglicht, durch **sanftes Auflegen der Hände Energie zu übertragen** und ein größeres **Wohlbefinden** zu erzeugen. Da Sie bei Kosmetikbehandlungen nah an Ihren Kunden arbeiten, bieten sich hier, nach entsprechender Schulung, Behandlungen mit *Reiki* besonders an.

Reiki wirkt auf der körperlichen Ebene schmerzlindernd, durchblutungsfördernd, entgiftend und entschlackend, auf der emotionalen Ebene entspannend und ausgleichend und auf der mentalen Ebene befreit es vom Alltagsstress und erhöht die Lernfähigkeit.

Reiki aktiviert die Selbstheilungskräfte und verhilft zu allgemeinem Wohlbefinden. Es lässt sich gut mit anderen Heilmethoden kombinieren und unterstützt Entspannungs- und Meditationsformen wie *Yoga*, autogenes Training, *Tai-chi* usw. *Reiki* ist durch entsprechende Kurse erlernbar und kann ein Zusatzangebot Ihrer Behandlung darstellen. Informationen und Schulen unter ➜ www.reiki.de.

Shiatsu ist eine japanische Druckmassage, die über die Akupunkturpunkte wirkt. Es werden etwa 100 verschiedene Punkte am Körper durch Drücken, Reiben oder Klopfen gereizt. Hierbei kann man feststellen, in welchen Bereichen Energie gestaut ist, die wieder zum Fließen gebracht wird. *Shiatsu* hilft bei Verspannungen, Depressionen, Kopfschmerzen und Stress. Nach entsprechender Schulung können einzelne *Shiatsu*-Griffe (➜ LF 6, Kapitel 5.8) in die kosmetische Massage eingeflochten werden. Eine komplette *Shiatsu*-Behandlung zählt jedoch zu Ihren kostenpflichtigen Zusatzangeboten. Nähere Informationen über *Shiatsu* erhalten Sie beim ➜ Europäischen *Shiatsu*-Institut-Deutschland unter www.shiatsu.de.

Abb. 4.7: Shiatsu

Tai-chi (sprich: „tai dschi") beruht auf den Prinzipien der chinesischen Medizin und aktiviert durch gezielte langsame und fließende Bewegungen den Fluss der körpereigenen Energie – chinesisch *Chi*. Die Bewegungen sind aus der alten chinesischen Kampfkunst abgeleitet, deshalb auch **„chinesisches Schattenboxen"** genannt. Gleichzeitig werden **Konzentration, Atmung** und **Entspannung** geschult. In **zeitlupenartig langsamen, meditativen Bewegungsfolgen** sollen innere Verspannungen sowie körperliche und geistige Blockaden gelöst werden. *Tai-chi* stärkt bei aufrechter, natürlich entspannter Haltung die körpereigene Energie, die Durchblutung und die Organfunktion. Körper, Geist und Psyche werden widerstandsfähiger gegen Krankheiten und Belastungen aller Art.

Tai-chi kann zu Ihrer eigenen Entspannung beitragen – Ihre asiatische Ruhe und Gelassenheit kommt dann auch Ihren Kunden zugute. Schulen finden Sie bei www.tai-chi-verband.de.

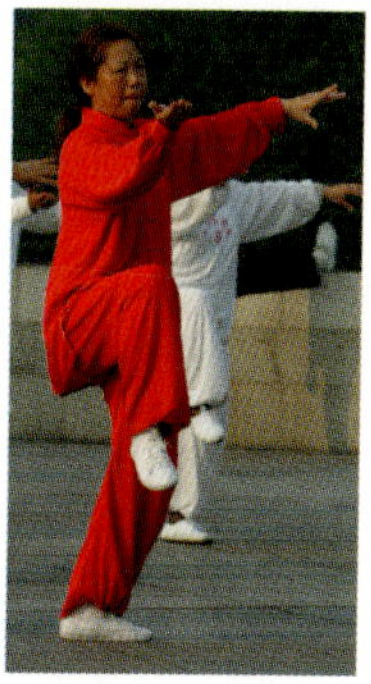

Abb. 4.8: Chinesin beim Tai-chi

Wärmeanwendungen wie Bäder, Sauna (trockene Wärme oder Hitze), Dampfbad (feuchte Wärme), Tiefenwärme mit elektrischen Geräten, heißen Wickeln oder *Hot Stones* (Auflegen heißer Steine) usw. fördern die Muskelentspannung.

Informieren Sie sich hierzu bitte in den Kapiteln → Massage (LF 6, Kapitel 5) und → Kosmetische Spezialbehandlungen (LF 11, Kapitel 1 und 2) in diesem Band.

Yoga ist eine mehrere tausend Jahre alte Methode aus dem indischen Kulturkreis zur Selbsterfahrung und Selbstverwirklichung. *Yoga* bedeutet so viel wie „Vereinigung von Körper, Geist und Seele". Durch Körper- und Atemübungen soll der Körper beherrscht und der Geist befreit werden. Über bestimmte Körperstellungen (*Asanas*) erfolgen **Dehnung, Anregung und Kräftigung** verschiedener Körperbereiche wie Wirbelsäule, Muskeln, und Gelenke. **Atemübungen** (*Pranayama*) wirken sich zusätzlich positiv auf das gesamte Atmungssystem, die Herz-Kreislauf-Tätigkeit und letztlich auf die gesamten Körperfunktionen aus. Die regelmäßige Durchführung von *Yoga*übungen fördert die Beweglichkeit, verbessert Verdauungstätigkeit und Stoffwechsel, die Koordination von Körper und Geist und entspannt.

spirituell

Yoga kann über die Entspannung hinaus auch zur *spirituellen* (lat., geistigen) Entwicklung genutzt werden und verändert die Ausstrahlung eines Menschen positiv. Die bei uns bekannteste Form des *Hatha-Yoga* beschäftigt sich überwiegend mit Körperübungen. Auch die relativ populären „Fünf Tibeter" sind Übungen aus dem *Yoga*. *Yoga*-Übungen werden z. B. zur Intensivierung der Wirkung ayurvedischer Körpermassagen vorgeschaltet. Eine Zusatzausbildung ist hierzu erforderlich.

Mehr Informationen und Schulen in Ihrer Nähe erhalten Sie beim Berufsverband der *Yoga*lehrenden BDY, www.yoga.de.

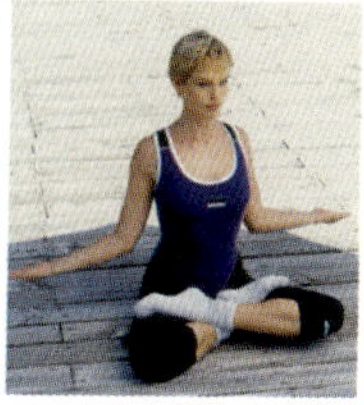

Abb. 4.9: Yoga-Übung

---

1. Welche körperlichen und seelischen Auswirkungen hat Entspannung?
2. Welche Behandlungen können Sie als Kosmetiker zur Entspannung Ihrer Kunden vorschlagen?
3. Zu welchem Zeitpunkt während einer Kosmetikbehandlung ist es sinnvoll, Entspannungsübungen anzubieten und durchzuführen?
4. Worin liegt die entspannende Wirkung der progressiven Muskelentspannung?
5. Erläutern Sie die Grundzüge von Autogenem Training in Ihren eigenen Worten.

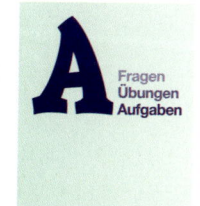

A Fragen Übungen Aufgaben

Haltung und Entspannung – Teil des LF 10

5 Atmung und Atemübungen

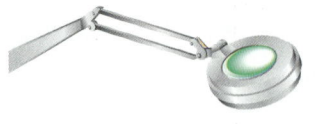

Ihre Ausbildung geht dem Ende zu, viele Klausuren und Prüfungen haben Sie bereits gemeistert. Immer wieder waren Sie furchtbar aufgeregt und angespannt. Heute ist jedoch ein besonders spannender Tag, denn Sie sind auf dem Weg zu Ihrem ersten Vorstellungsgespräch. Kleidung und Make-up sind für diesen Anlass sorgfältig gewählt, aber trotz guter Vorbereitung des Gesprächs sind Sie sehr nervös. Wenn Sie nur nicht solches Herzklopfen hätten! Wie kann man sich nur selbst beruhigen?

> Beobachten Sie Ihre Atmung. Welche Körperbereiche sind an der Atemarbeit beteiligt?

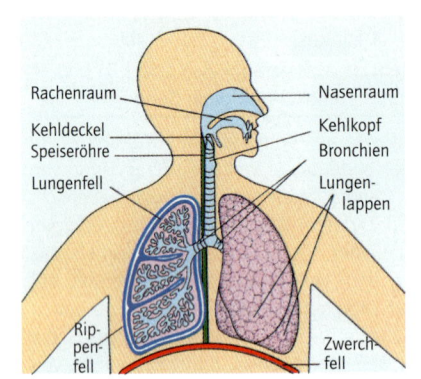

Abb. 5.1: Atemwege und Aufbau der Lunge

Unter den ansonsten willentlich kaum beeinflussbaren Körpervorgängen nimmt die Atmung eine Sonderstellung ein. Einerseits läuft sie unbewusst und automatisch ab, andererseits ist sie bewusst steuerbar. Die **Atmung** gilt deshalb auch als „**Brücke zwischen Körper und Geist**".

Wir atmen nicht allein mit der Lunge, sondern auch mit Nase, Mund, Rachen, Kehlkopf, Brust- und Bauchmuskeln und dem Zwerchfell. Zusammen mit dem sie steuernden Nervensystem, dem Blutkreislauf, dem Herzen und den Blutgefäßen versorgt die Atmung den Körper bis in die letzte Zelle mit Sauerstoff und entfernt das im Stoffwechsel entstandene Kohlendioxyd.

Wichtigster Atemmuskel ist das **Zwerchfell,** das den Herz- und Lungenraum vom Bauchraum trennt. Es zieht sich rhythmisch und im Wechselspiel mit den Bauchmuskeln zusammen und erzeugt so ein Vakuum, in das die Lunge sich ausdehnen kann. Das Einatmen erfolgt als Reflex, der im Brustkorb entstandene Unterdruck zieht frische Luft in die Lunge.

Unter Stress verkrampfen sich Zwerchfell und Bauchmuskeln, dies verkürzt den Lungenraum, man wird kurzatmig.

An einer **natürlichen Vollatmung** (→ Kapitel 5.2) sind Brust- und Bauchmuskeln beteiligt, die Ausdehnung der Bauchhöhle ist auch in den Flanken und am unteren Rücken zu spüren. Lesen Sie zur besseren Kenntnis über den Ablauf des Atemvorgangs in → Band A, Grundlagen-Lexikon unter Atemorgane und Atmung.

> **Übung 39** Atmung im Ruhezustand, Tiefenatmung
>
> Setzen Sie sich in aufrechter Haltung (→ Kapitel 2, Übung 3) auf einen Stuhl und lassen Sie Ihren Atem frei fließen. Schauen Sie nun auf eine Uhr und zählen Sie die Anzahl Ihrer Atemzüge pro Minute.
>
> Im Ruhezustand atmen wir 13- bis 15-mal pro Minute, wobei wir mit jedem Atemzug etwa 500 ml Luft aufnehmen. Die Atmung ist in entspanntem Zustand eher langsam und rhythmisch. Unter Stress atmen wir flach und schnell, die Luftaufnahme reduziert sich auf 200 ml.

▸ **Atmung geschieht automatisch, unwillkürlich.** Trotzdem „beschäftigt" Sie uns oft. Beispiele hierfür sind Redensarten wie: „Mir stockt der Atem", „Es verschlägt einem den Atem", „Mir bleibt die Luft weg". Angeber können sich „aufblasen"; nach überstandenem Schreck muss man erst einmal „tief durchatmen". Ich kann endlich wieder „frei atmen", wenn eine Belastung von mir genommen ist. „Halte mal die Luft an", sagen wir zornigen Mitmenschen.

▸ **Atmung ist Spiegel unserer Befindlichkeit.**
Die Steigerung der Atemfrequenz (Häufigkeit der Atemzüge pro Minute) ist ein Zeichen für körperliche Belastung und aktuelles seelisches Befinden. Bei Stress, Angst, aber auch durch ungünstige Haltung verspannt sich die Atemmuskulatur, es kommt zu Fehlatmung mit verstärkter Brust- und verminderter Bauchatmung. Der Atem wird flacher und unser Körper bekommt nicht mehr so viel Sauerstoff. Langfristig kann dies zu Konzentrationsstörung, Kreislaufproblemen und Verspannung führen.

▸ Indem wir willentlich unsere Atmung beeinflussen, können wir sie ruhig und gleichmäßig werden lassen und damit unser Befinden verbessern. Atemübungen ermöglichen es, unsere Aufmerksamkeit von außen (Stress, Hektik, ...) nach innen zu leiten und so ruhiger und gelassener zu werden.
Eine ruhige, tiefe Atmung ist daher ein wichtiges Hilfsmittel zur Entspannung!

5.1 Die „richtige" Atmung

> **Übung 40** Wahrnehmung der Atmung
>
> Sitzen Sie in Ihrer Lieblingshaltung auf einen Stuhl, schließen die Augen und beobachten Ihre übliche Atmung in dieser Position.
>
> Setzen Sie sich nun aufrecht hin (→ Übung 3) und beobachten Sie jetzt Ihren Atem. Stellen Sie einen Unterschied fest?

Eine „richtige" Atmung ist das koordinierte Zusammenspiel aller Atemmuskeln in jeder Situation. Machen Sie sich Ihre Atmung bewusst durch das Ausprobieren der drei Teil-Atmungstypen, wobei durch die Nase ein- und ausgeatmet wird:

A Bei der **Schlüsselbein- oder Brustatmung** werden die Schultern angehoben und der Bauch strafft sich. Die Bauchorgane stoßen gegen das Zwerchfell, das wegen seines angespannten Zustandes seinerseits gegen die Lungen drückt. Dabei können sich weder Lunge noch Brustkorb genügend ausdehnen. Bei diesem Atemtyp werden sowohl die Stimme als auch zusätzliche Muskeln und Nerven im Nackenbereich aktiviert (Achtung, fördert Nackenverspannung!). Die Menge des eigentlichen Gasaustausches ist eher gering.

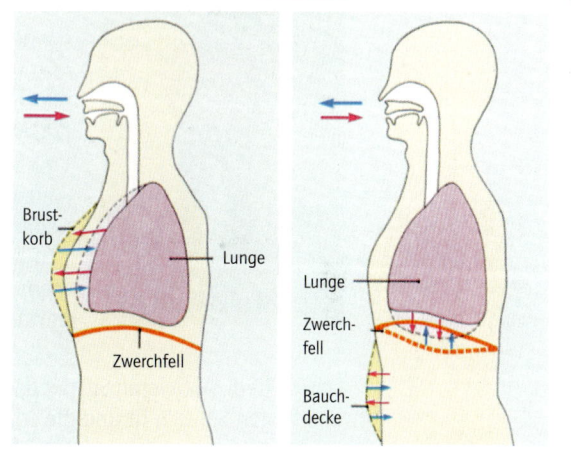

Abb. 5.2 a und b: Brust- und Bauchatmung

B Bei der **Flanken- oder Rippenatmung** wird eine größere Ausdehnung des Brustraumes erzielt, der Bauch wird während der Einatmung aktiv eingezogen. Eine gesunde Zwerchfellkontraktion wird durch die falsche Bauchbewegung verhindert.

C Bei der **Bauchatmung** senkt sich der Zwerchfellmuskel während der Einatmung in den Bauchraum und schiebt die Bauchdecke nach vorn und die unteren Rippen nach außen und oben. Dadurch werden auch die Bauchorgane in günstiger Weise massiert. Ohne Anstrengung werden die unteren Lungenbereiche mit Luft gefüllt. Bei reiner Bauchatmung werden allerdings die oberen Lungenbereiche zu wenig durchlüftet.

Ziel der „richtigen" Atmung ist eine gesunde Vollatmung. Hiervon kann man dann sprechen, wenn die Zwerchfellarbeit (Bauchatmung) gemeinsam mit der Rippen- und Brustatmung gut abgestimmt abläuft.

Je besser die Reaktionsfähigkeit und der Krafteinsatz von Atemmuskeln und Atemapparat, desto besser kann die erforderliche Luftmenge für die jeweilige Situation beschafft werden. Die erforderliche Menge an Luftumsatz hängt, wie in der Tabelle dargestellt, von der jeweiligen Tätigkeit eines Menschen ab.

Tätigkeit	Luftumsatz pro Minute in Litern
in Ruhe	8
Wandern	16
Bergwandern	23
Joggen	57

Haltung und Atmung hängen eng miteinander zusammen. Eine aufrechte Haltung erleichtert effektives Atmen – und umgekehrt! „Richtige" Atmung verbessert die Sauerstoffzufuhr, entspannt reflektorisch die Muskulatur, fördert innere Ruhe und trägt zur Entsäuerung des Körpers bei (→ Band A, Grundlagen-Lexikon SÄURE-BASEN-HAUSHALT).

5.2 Atemübungen

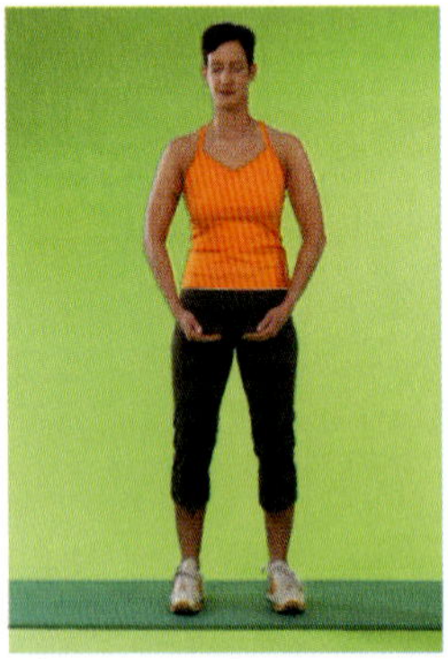

Wir können richtiges Atmen üben und uns Atmung als Mittel zur Entspannung bewusst machen. Nutzen Sie Atemübungen als Alternative zu oder in Kombination mit den in Kapitel 4 aufgeführten entspannenden Körperübungen. Erfrischen Sie sich so in kurzen Pausen bzw. zwischen den Behandlungsterminen.

Wenn Stress und Hektik eine Beschleunigung und Abflachung des Atems verursachen und sich dies negativ auf Ihr Wohlbefinden und Leistungsvermögen auswirkt, hilft bewusstes Atmen, den Alltag mit mehr Konzentration, Energie und Lebensfreude zu bewältigen.

Abb. 5.3: Durchatmen

Einfache Übungen bringen Sie zurück zu Ihrem natürlichen Atem. Aktivieren Sie mit den folgenden Atemübungen Ihre „Lebensgeister" und fühlen Sie sich fit und gleichzeitig entspannt!

Üben Sie in einer ruhigen Atmosphäre, wenn möglich bei geöffnetem Fenster oder nach kurzem Lüften und lockern Sie bei Bedarf den Gürtel/Hosenbund usw.

Atemübungen haben eine tief greifende Wirkung auf den gesamten Organismus, sie beeinflussen Blutdruck, Herzfrequenz, Muskelspannung, Nervensystem, Lymphsystem und stärken damit das gesamte Ausscheidungssystem. Wegen dieser umfassenden Auswirkungen sollten Atemübungen für Kunden nur atemtherapeutisch geschulten Menschen vorbehalten bleiben.

Nutzen Sie Ihren Atem für Ihre eigene Entspannung oder Erfrischung und gewähren Sie Kunden, die abgehetzt oder nach Luft ringend bei Ihnen eintreffen, Zeit, wieder Atem zu schöpfen – vielleicht bei einer Tasse Tee o. Ä.

> Achten Sie besonders bei Kunden mit Asthma und Herzkrankheiten auf frisch gelüftete Räume! Und: Einige der folgenden Übungen erfordern „Lautäußerungen". Führen Sie diese nur durch, wenn Sie über gut abgeschlossene Räume verfügen oder (mit Ihrer Kundin) alleine sind, damit andere Kunden sich nicht gestört fühlen!

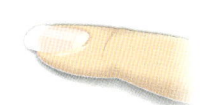

Übung 41 Wahrnehmung der Bauch- bzw. Zwerchfellatmung

Sitzen oder stehen Sie in aufrechter Haltung, die Hände um den Nabel gelegt und atmen Sie tief ein und aus. Mit dem nächsten Ausatmen sprechen Sie die so genannten Explosiv-Laute „k", „p", „t" kurz hintereinander. Die Bewegung, die dabei im Bauchraum zu spüren ist, kommt vom Zwerchfell.

Übung 42 Erfrischung durch Tiefenatmung

Stehen, sitzen oder liegen Sie bequem, eine Hand auf dem Bauch, die andere auf der Brust abgelegt. Atmen Sie ein- bis zweimal tief ein und wieder aus. Beim nächsten Luftholen atmen Sie zunächst durch die Nase tief in den Bauch, sodass die Bauchdecke sich deutlich hebt. Verwenden Sie dafür jedoch nicht alle Luft, sondern atmen Sie beim weiteren Einatmen nun in die Rippen, sodass sie zur Seite auseinander gehen. Im letzten Einatemschritt atmen Sie nun in Brust- und Schlüsselbeine, sodass diese sich heben und der Hals quasi kürzer wird, die Rippen bleiben dabei „gespreizt". Halten Sie die Luft kurz an und atmen Sie dann wieder ganz langsam durch die Nase aus. Lassen Sie dabei die Luft genau in umgekehrter Reihenfolge entweichen: erst aus Brust- und Schlüsselbein, dann aus den Rippen und zuletzt aus dem Bauch. Halten Sie wiederum inne, bevor Sie die Übung von neuem beginnen und etwa 15-mal wiederholen.

> Das Ausatmen sollte generell mindestens doppelt so lange dauern wie das Einatmen, wobei zwischen den Atemzügen eine kurze Atempause liegt.

Übung 43 Atem-Fantasiereise

Sie liegen bequem auf dem Rücken, schließen die Augen und atmen ruhig in den Bauch. Konzentrieren Sie sich nur auf Ihren Atemrhythmus. Lassen Sie die Luft in sich hineinströmen und spüren Sie, wie der Atem durch Ihren Körper fließt und der Körper zur Ruhe kommt. Lenken Sie nun bei jedem Atemzug die Aufmerksamkeit nacheinander auf die verschiedenen Körperteile und lockern Sie dabei die jeweiligen Muskelpartien. Hilfreich ist es, sich fantasievoll vorzustellen, wie die eingeatmete Luft „an den Muskeln vorbei streicht" und eventuell vorhandene Verspannungen beseitigt. Beginnen Sie bei den Füßen und „wandern" Sie dann Atemzug für Atemzug weiter nach oben, also zu Waden, Oberschenkel, Gesäß, Rücken, Bauch usw. Das Tempo ist dabei jedem selbst überlassen. Als Faustregel gilt: am Anfang für jedes Körperteil etwa drei Ein- und Ausatmungen. Dabei breitet sich eine angenehme Wärme und Schwere aus, im Geiste bleiben Sie jedoch ganz wach und konzentriert. Zum Ende der Übung strecken und räkeln Sie den ganzen Körper kräftig. Variante: Sie können sich den Atem auch in einer Farbe, als goldenes Licht oder als einströmende Energie vorstellen.

> **Übung 44** Atemübung mit *Suggestiv*wirkung
>
> Führen Sie obige Atem-Fantasiereise durch. Nachdem Sie hierdurch ganz entspannt haben, folgt nun eine Übungserweiterung:
>
> Sie sagen sich im Geiste rhythmisch folgende Worte: „Ich bin ein glücklicher, positiver und gesunder Mensch." Als „Grundqualitäten" bleiben diese drei Worte immer am Beginn Ihres Suggestivtextes (lat., beeinflussend). Sie können ihn aber nach Ihrem persönlichem Bedarf mit eigenen Worten ergänzen, z. B. durch ruhig, fröhlich, freundlich, erfolgreich, schlank usw. Erweitern Sie Ihren Text aber nur langsam, und um nicht mehr als ein Wort pro Tag. Diese Suggestivübung in vollkommener Entspannung ist mit den Worten „erfolgreich" und „schlank" vor allem begleitend zu einer Cellulitebehandlung (➔ LF 11, Kapitel 4) geeignet. Sie kann auch auf autosuggestivem Wege eine Gewichtsreduktion unterstützen (➔ Band A, LF 10, Kapitel 11.3).

> **Übung 45** Wechselatmung *(Pranayama)* – „Königin der Atemtechnik"
>
> Sie sitzen bequem, der Rücken ist aufrecht und die Schultern sind locker. Spreizen Sie jetzt Daumen und kleinen Finger der rechten Hand. Verschließen Sie mit dem Daumen das rechte Nasenloch und atmen Sie links ein. Schließen Sie nun mit dem kleinen Finger das linke Nasenloch und atmen Sie rechts aus. Atmen Sie nun rechts ein, verschließen Sie dann hier mit dem Daumen und atmen Sie links aus. Nun wieder links einatmen usw. Wiederholen Sie diese Zyklen über 2 bis 15 Minuten. Atmen Sie bewusst, langsam und kaum hörbar. Diese Übung harmonisiert den Körper.

> **Übung 46** Mit Atmung zur Ruhe kommen
>
> Die Übungsdauer sollte fünf Minuten oder länger dauern und kann an jedem Ort durchgeführt werden. Sie ist ideal bei Einschlafstörungen und zugleich eine Konzentrationsübung. Vor oder nach jeder schwierigen Situation im Alltag können Sie damit schnell wieder Ihre Mitte finden.
>
> Sie sitzen oder liegen in bequemer Haltung und schließen die Augen. Lockern Sie bewusst Schultern, Nacken, Gesicht und Arme. Richten Sie Ihre Gedanken nach innen und beobachten Sie Ihren Atem bewusst. Beeinflussen Sie den Atem nicht! Geben Sie sich ihm ganz hin und überlassen Sie Ihrem Zwerchfell die Arbeit. Beobachten Sie während der gesamten Übung Ihren Atem und beeinflussen Sie ihn nicht willentlich.

Führen Sie die Atemübungen nicht durch bzw. brechen Sie die Atemübung ab, wenn: Sie unter massiver seelischer Belastung stehen, das Gefühl haben, nicht mehr genug Luft zu bekommen, sich *Hyperventilation* einstellt (ein Gefühl des Vibrierens und Kribbelns, hohe Atemfrequenz, Angst- oder Panikgefühle) oder wenn unangenehme Bilder in Ihnen aufsteigen.

Ansonsten Gilt: Entdecken Sie die Kraft des Atems! Eine Vielzahl an entspannenden, erfrischenden oder meditativen Atemübungen finden Sie in weiterführender Literatur oder bei speziellen Kursen.

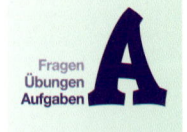

Fragen Übungen Aufgaben

1. Wie kommt eine natürliche Vollatmung zustande?
2. Welche Folgen kann eine „schlechte" Atmung nach sich ziehen?
3. Welche positiven Auswirkungen haben Atemübungen auf den Organismus?
4. Beschreiben Sie die Durchführung einer entspannenden Atemübung in eigenen Worten.

Kosmetische Spezialbehandlungen

„Schön sein und sich schön fühlen sind die Hauptmotivationen für Ihre Kundschaft, Ihre Dienstleistung in Anspruch zu nehmen." – Dies können Sie auch zum Eingang von LF 6 in diesem Band lesen.

Tatsächlich steuern die **vielen unterschiedlichen kosmetischen Spezialbehandlungen** viel dazu bei, Ihren Kunden zu einem schönen Äußeren und zu einem „Schönsein-Gefühl" zu verhelfen. Dies sollte neben einer fachlich kompetenten Dienstleistung und einem entsprechenden Verdienst stets Ihre Motivation sein.

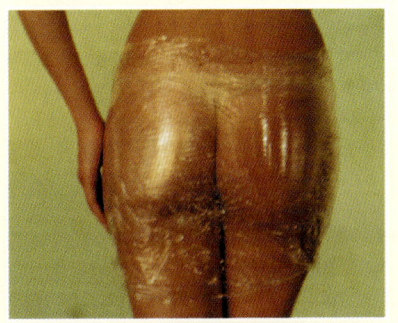

Die **Nachfrage** nach kosmetischen Spezialbehandlungen wird seit Jahren größer und somit auch das **Angebot** an Methoden und Behandlungen, Techniken und Geräten. Es gibt immer mehr und immer neuere kosmetische Spezialbehandlungen, nur wenige bestehen lange Zeit auf dem Markt.

Für Sie heißt das: Regelmäßiges Informieren und regelmäßige Fort- und Weiterbildungsmaßnahmen sowie die Bereitschaft zu **(berufs-)lebenslangem Lernen** sind gefragt. Das sind die Voraussetzungen, um im Beruf zu bestehen, *up-to-date* zu sein und mitreden zu können und als Kosmetikinstitut attraktiv zu bleiben.

Der Rahmenlehrplan für Ihren Beruf listet die in den folgenden Kapiteln behandelten kosmetischen Spezialbehandlungen als repräsentative Auswahl auf. Wir haben Erweiterungen vorgenommen, wo uns diese sinnvoll erschienen, z. B. bez. Lasersysteme im Kapitel Kosmetische Bestrahlungen.

Dennoch stellen die hier behandelten Themen nur einen Teilbereich der vielen kosmetischen Spezialbehandlungen dar. Erlernen Sie die verschiedenen Anwendungen in Fachseminaren oder nehmen Sie an den Schulungen von Herstellern verschiedener Produkte und Geräte teil.

Lassen Sie Ihren Kunden die Vorteile Ihres Berufes zugute kommen: individuelle **und** spezielle Beratung und Behandlung.

Kosmetische Spezialbehandlungen
1. Kosmetische Bestrahlungen
   Exkurs: Licht heilt – moderne dermatologische Fototherapie
2. Kosmetische Wasserbehandlungen
   Exkurs: Saunaanwendung
3. Kosmetische Haarentfernung
4. Kosmetische Cellulitebehandlungen
5. Manuelle Lymphdrainage

1 Kosmetische Bestrahlungen

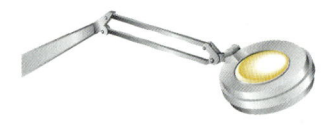

„50 Jahre intensiven Nachdenkens haben mich der Antwort auf die Frage, was Lichtquanten sind, nicht näher gebracht. Natürlich bildet sich heute jeder Wicht ein, er wisse die Antwort. Doch da täuscht er sich." (Albert Einstein)

Selbst den hellsten Köpfen dieses Planeten ist die physikalische Beschreibung des Phänomens „Licht" nur unzureichend gelungen. Umso bewusster merken wir, wie die ständige Änderung des Lichteinflusses bedingt durch Jahres- und Tageszeit uns selbst, unser Gemüt und unsere Aktivität beeinflusst.

Zu den kosmetischen Bestrahlungen gehören Behandlungsmethoden mit **Licht**. Licht ist ein kleiner Teil der im Prinzip aus Wellen bestehenden ELEKTROMAGNETISCHEN STRAHLUNG (→ Band A, Grundlagen-Lexikon), die uns umgibt. Licht gehört wie das Wasser unmittelbar zum Leben.

> **Licht steigert das allgemeine Wohlbefinden und reguliert zahlreiche Stoffwechselvorgänge.**

Die optische Strahlung, aber auch ein Teil der nicht sichtbaren UV-Strahlung beeinflussen über den Hormonhaushalt und die innere Uhr aller Lebewesen, welche tages-, wochen- und jahreszeitliche Rhythmen empfinden, unser Wohlbefinden.

Seit langem ist bekannt, dass 85 % aller Sinneswahrnehmungen optischen Ursprungs sind. Licht ist der Mittler auf der Strecke Sehobjekt-Auge-Gehirn und für diese Leistungen benötigt der Mensch bis zu 25 % seines gesamten Energiehaushaltes. Wegen der visuellen Wahrnehmung war insbesondere der sichtbare Bereich des Lichtes für den Menschen seit jeher von besonderer Bedeutung. Es wird deshalb in diesem Kapitel auch auf Lichtwahrnehmung und die verschiedenen Farben des Lichtes intensiv eingegangen (→ Farblichttherapie, Kapitel 1.3).

Seit der Entdeckung der **unsichtbaren UV-Strahlung** durch Ritter im Jahre 1803 beschäftigten sich viele Generationen von Physikern, Chemikern, Medizinern und Technikern mit der Erzeugung, Untersuchung und Anwendung der energiereichen optischen unsichtbaren Strahlung, die immer noch für therapeutische Zwecke in der Medizin genutzt wird.

> **Beispiel**
>
> Für die medizinische Behandlung der Neugeborenengelbsucht *(Hyperbilirubinämie)* wurden z. B. spezielle Geräte und Verfahren entwickelt, wobei durch intensive Bestrahlung der Neugeborenenhaut durch **blaues Licht** diese Photonenenergie ausreicht die überschüssigen Blutbestandteilchen (Hämoglobinmoleküle) zu zersetzen.

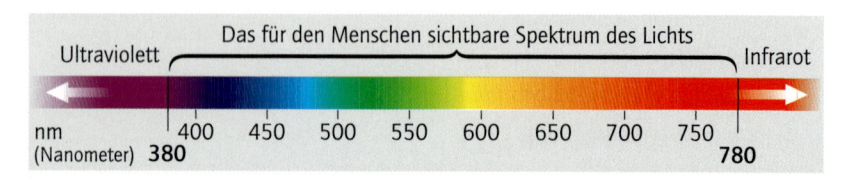

Abb. 1.1: Lichtspektrum

In der Abbildung ist das Lichtspektrum vom unsichtbaren Ultraviolettlicht (UV) über das sichtbare Licht bis in Wellenlängenbereiche der wieder unsichtbaren, sehr langwelligen Infrarotstrahlung (IR) unterteilt.

Weiterhin ist interessant, dass die Wellenlänge des Lichtes und die mögliche Eindringtiefe des Lichtes in die Haut zusammenhängen. Wie in → Abb. 1.2 dargestellt, dringt langwelliges sichtbares Licht (= kurzwelliges Infrarotlicht) bis in die unteren Hautschichten vor. Diese Erfahrung haben diejenigen schon gemacht, die mit Muskelverspannungen beim Orthopäden vor einer Rotlichtlampe gesessen haben. Die Strahlung mit Wellenlängen zwischen 800 und 1400 nm kann am tiefsten in die Haut eindringen. Diese Wellenbereiche werden daher als das **optische Fenster der Haut** bezeichnet.

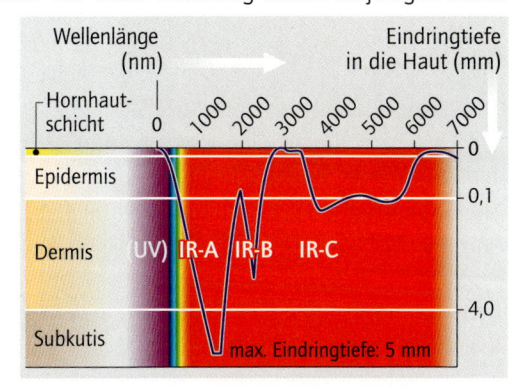

Infrarotstrahlung = Wärmestrahlung

Abb. 1.2: Eindringtiefe von Licht in die Haut

Die Kenntnis der optischen Eigenschaften der Haut ist unentbehrlich für das Verständnis und den Einsatz der verschiedenen Bestrahlungsbehandlungen.

1.1 Tiefenwärmeanwendungen mit Licht

Die **Wärmestrahlung einer Infrarotlampe** kommt bei Tiefenwärmeanwendungen zum Einsatz. Die Wärme (Infrarotstrahlung) dringt tief in die Haut ein und führt so zu einer Temperaturerhöhung im bestrahlten Areal. Diese Erfahrung haben diejenigen schon gemacht, die mit Muskelverspannungen beim Orthopäden vor einer Rotlichtlampe gesessen haben.

Tiefenwärme kann mittels Rotlichtlampen oder durch die Auflage von beheizten Bandagen eine lokale Erwärmung von Problemzonen wie Bauch, Hüfte, Po und Oberschenkel erzeugen.

Die Temperaturerhöhung im Gewebe bewirkt eine lokale Hautdurchblutungs-Steigerung und darüber hinaus die Anregung des Stoffwechsels, die auch den vielbeworbenen Abbau von Fettzellen fördert (→ Cellulitebehandlungen, Kapitel 5). Die Durchwärmung der Haut fördert das Schwitzen, das seinerseits für Wasserausscheidung und „Entschlackung" sorgt (→ Kosmetische Wasserbehandlungen, Kapitel 2), mildert die Schmerzempfindung und fördert die Entspannung der tiefer liegenden Muskulatur.

Infrarotstrahlung kann bei zu hoher Dosierung Verbrennungen verursachen! Die Hersteller- und Geräteangaben zu z. B. Behandlungsdauer und Mindestabstand müssen daher genauestens beachtet werden.

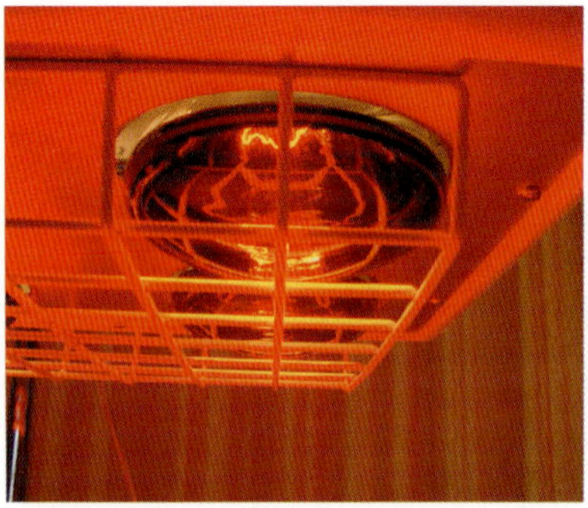

Im Kosmetikinstitut kann ein mobiler, auf einem Stativ stehender **Infrarotstrahler** Anwendung finden. Die Lampe besteht aus mehreren Strahlungsquellen und ist höhenverstellbar. Die Strahlungsquellen sind insgesamt oder auch einzeln einstellbar für eine Ganz- oder Teilkörperbehandlung. Eine Schutzbrille muss von der Kundin während der Anwendung getragen werden.

Abb. 1.3: Infrarotstrahler

Infrarotlicht kann auch bei manchen Lupenleuchten zugeschaltet werden, um eine kosmetische Behandlungsanwendung mit Wärme zu unterstützen.

Alternativ kann auch eine **Infrarot-Wärmekabine** (einer Saunakabine ähnlich) Anwendung finden. Die Infrarotbestrahlung wird teilweise mit Farblichtleuchten kombiniert.

Tiefenwärmeanwendungen finden sich in der Kosmetik als

- Vorbereitungsbehandlung auf Massagen,
- zum gezielten Einschleusen von Wirkstoffen in die oberen Hautschichten (so genannte *Thermophorese*),
- als Cellulitebehandlung (→ Kapitel 4)
- als „Warmhalter" bei Teil- oder Ganzkörpermasken und -packungen und
- als entspannungs- und entschlackungsfördernde Mitbehandlung.

Thermophorese
=
Einschleusung von Wirkstoffen mithilfe von Wärme

Nicht angewendet werden sollte eine Tiefenwärmebehandlung bei akuten Entzündungen, bei Kenntnis von Durchblutungsstörungen und Thrombosen. Die anregende Wirkung der Wärme könnte hier zu Verschlechterungen führen. Bei Reizempfindungsstörungen sollte jede Wärmebehandlung mit großer Vorsicht angewendet werden und die Bestrahlungs- oder die Bandagenabgabewärme während der Behandlung mehrmals auf der Kundenhaut kontrolliert werden.

1.2 UV-Lichtanwendungen

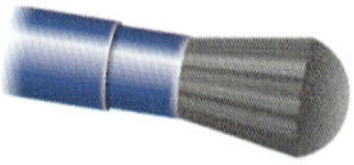

Unter UV-Licht werden die Wellenlängen unterhalb von 400 nm verstanden. Dabei ist das kurzwelligere UV-B-Licht energiereicher als das im etwas langwelligeren Bereich des UV-Spektrums liegende UV-A-Licht.

Der Unterschied zwischen UVA- und UVB-Strahlung liegt in ihrer energetischen Wirkung:

- **UVB-Strahlen** sind energiereicher als UVA-Strahlen, sie bewirken bei uns in der Sonne liegend den so genannten Sonnenbrand. Beim Sonnenbrand kommt es zur Zerstörung der in der Epidermis liegenden Keratinozyten, die Zellen blasen sich auf wie ein Ballon und können sogar zerplatzen.
- **UVA-Licht** hingegen dringt tiefer in die Haut ein als UVB-Licht und führt nur in sehr hohen Dosen zu einem Absterben der Keratinozyten. Es dringt aber bis zu den Zellen der mittleren und tiefen Dermis und kann dort Kollagen- und Elastinfasern schädigen und so die Elastizität der Haut verändern. Außerdem kann es die Freisetzung von Radikalen fördern, was insgesamt den Alterungsprozess der Haut beschleunigt (→ Band A, LF 2, Kapitel 3.5).

Dermatologische Fototherapie

EXKURS: Licht heilt – moderne dermatologische Fototherapie

Hauterkrankungen und die damit verbundenen Entzündungszellen befinden sich in den oberen Hautschichten (*Epidermis, Dermis*). Um eine Hauterkrankung durch Licht heilen zu können, muss das Licht also in der Lage sein

a) die Hornschicht zu durchdringen und bis in die *Epidermis* und/oder *Dermis* vorzudringen.

b) Es muss energiereich genug sein, die in diesen Zellschichten liegenden Entzündungszellen anzugreifen und zu zerstören.

> Warum kann Licht eine Hauterkrankung in die Abheilung führen?

Das kurzwellige, unsichtbare ultraviolette Licht (UVA und UVB) dringt in die *Epidermis* und *Dermis*. Es bewirkt das Absterben von Entzündungszellen (in der Regel T-Lymphozyten), d. h., bei diesen Zellen wird ein so genannter „natürlicher Zelltod" *(Apoptose)* eingeleitet. Dabei sind UVB-Strahlen energiereicher als UVA-Strahlen. Die Entzündung als körpereigener Prozess, der eine Reaktion auf eine Schädigung darstellt, geht deutlich zurück.

Apoptose

Die gängigen dermatologischen Fototherapien werden somit wie folgt unterschieden:

UVB-Bestrahlung

Schon lange wird UV-Licht zur Behandlung von verschiedenen Hauterkrankungen eingesetzt. Bisher geschah dies in Bestrahlungskabinen, mit denen aber immer die gesamte Körperoberfläche bestrahlt wurde.

Die UVB-Bestrahlung wurde bis in die Neunzigerjahre als **Breitspektrum-UVB-Bestrahlung** durchgeführt. Dabei gelangen alle Strahlen in dem Spektrum zwischen 280 und 320 nm auf die Haut und die Sonnenbrandgefahr aufgrund der kurzwelligen, aggressiven UVB-Strahlen unter 305 nm ist besonders stark.

Seit 5 bis 10 Jahren hat sich jedoch die **311-nm-Schmalspektrum-UVB-Bestrahlung** bei psoriatischen Herden als die effektive Bestrahlungsform herauskristallisiert. Es konnte in den letzten Jahren nachgewiesen werden, dass Wellenlängen zwischen 245 und 290 nm keine positiven Effekte auf die Psoriasis hervorriefen, während sie nur starke Nebenwirkungseffekte besaßen: Sonnenbrand. Zusammen mit der Tatsache, dass Wellenlängen, die unter 296 nm liegen, eine Schuppenflechte nicht zur Abheilung bringen, führte dies zur Entwicklung von Strahlungsquellen mit einem Strahlenoptimum im Bereich von 311 nm. Die Britische als auch die Amerikanische Dermatologische Gesellschaft stufen diese Schmalspektrum-Therapie als die am einfachsten durchzuführende und gleichzeitig als die sicherste Form zur Behandlung einer milden bis moderaten Psoriasis (→ Band A, Kapitel Dermatologie) ein.

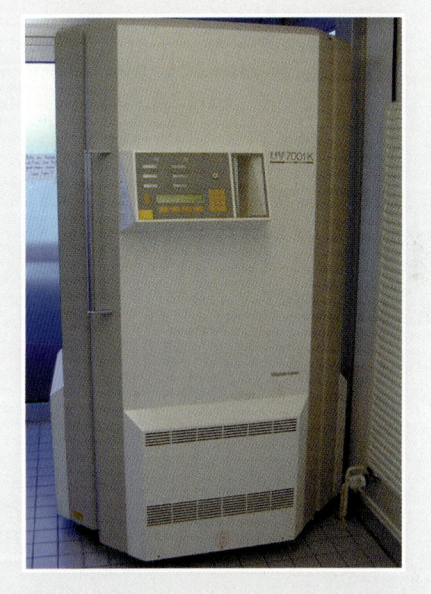

Abb.: Bestrahlungskabine

Bei einem **langwelligeren UVB-Spektrum zwischen 300 und 320 nm** können sowohl die Epidermis als auch die Dermis erreicht werden. So werden von diesem UVB-Licht nicht nur Keratinozyten, sondern auch die in der oberen Dermis anzutreffenden Entzündungszellen direkt vom UVB-Licht beeinflusst. Nach der UVB-Bestrahlung findet man eine starke *Apoptose* der sich in der Haut befindlichen Entzündungszellen.

Zu den heute möglichen UVB-Bestrahlungen zählen (zusätzlich nach einem durchgeführten Salzbad) die **Mono-UVB-312-nm-Ganzkörpertherapie** und als Optimum die Möglichkeit einer gezielten **UVB-Bestrahlung mittels 308 nm** *Excimer-Laser* **(psorilas®)**. Beim Letzteren *monochromatisch* kann durch Lasertechnik ein *monochromatisch*es, d. h. einwelliges Licht mit 308 nm, appliziert werden, welches direkt punktgenau auf die erkrankte Haut aufgetragen wird.

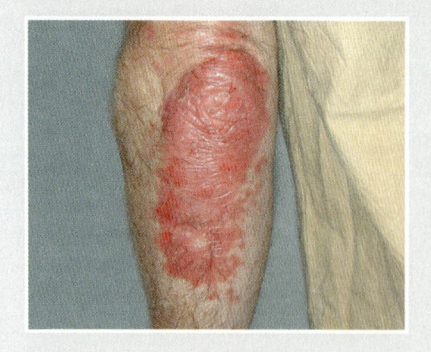

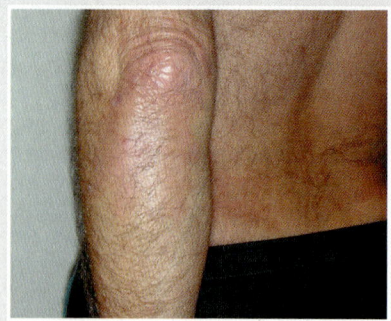

Abb.: Psoriasis vor und nach Laser-Therapie

Dermatologen, die in Deutschland bereits über eine *Excimer*-Laserlichttechnik zur Behandlung von Schuppenflechte oder Weißfleckenkrankheit verfügen, sind im Internet unter www.psorilas.com zusammengefasst.

UVB-Bestrahlung mit Sole-Therapie

Die dermatologische Fototherapie ist eine der ältesten Therapieformen, die wir kennen. So wird berichtet, dass der griechische Arzt Hippokrates (460 – 370 v. Chr.) schon Patienten mit Licht- und Salzbädern therapiert hat. Gemäß der Erkenntnis, dass 2000 Jahre nicht irren können, werden heute noch Tausende von Patienten mit Schuppenflechte jedes Jahr am Toten Meer in Israel oder Jordanien behandelt (Klimatherapie ➜ Heliotherapie, Kapitel 1.2.1).

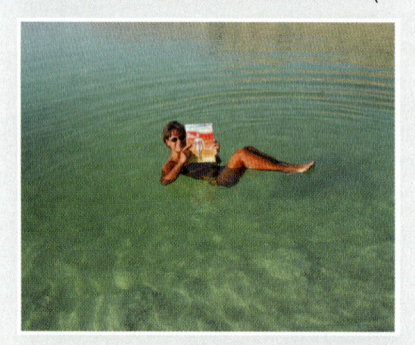

Bei der UVB-Fototherapie nach stattgefundenem Salzbad (daher auch **Balneo-Fototherapie** genannt ➜ Kapitel 2) folgt die Bestrahlung entweder bei der Naturtherapie im Toten Meer mit Natursonne oder anschließend mit UVB Bestrahlungslampen, welche in der Regel ein Schmalspektrum (311 nm) enthalten.

Abb.: Badende im Toten Meer

Da das Tote Meer 400 m unter dem Meeresspiegel liegt und das ganze Jahr von einer natürlichen Helium-Brom-Dunstglocke überzogen ist, werden am Toten Meer ebenfalls die kurzwelligen UVB-Strahlen herausgefiltert, sodass bei dieser Natursole-Behandlung von einer ähnlichen Bestrahlung wie bei kurzwelligen UVB-Lampen ausgegangen werden kann.

Das Salz bei einer Starksole von über 20 % Sole bewirkt ein Aufquellen der Keratinozyten und die Verbesserungsmöglichkeit des Lichtes, tiefer und intensiver in die Haut einzudringen und die Entzündungszellen zu erreichen.

Ein 4-wöchentlicher Aufenthalt am Toten Meer in einer entsprechenden Kur- und Rehabilitationseinheit (zu finden z. B. unter www.dmz-klinik.de) reicht in der Regel bei 70 – 80 %, eine fast vollständige Rückbildung ihrer Hauterkrankung zu erzielen. Auch bleiben die Patienten bis zu dem Wiederausbruch ihrer genetisch festgelegten Hauterkrankung für 6 – 12 Monate weitgehend erscheinungsfrei und können wieder normal am gesellschaftlichen Leben teilnehmen.

UVA-Therapie mit Fotosensibilisator (PUVA)

UVA-Licht dringt tiefer in die Haut ein als UVB-Licht und führt in sehr hohen Dosen zu einem Absterben von Entzündungszellen der mittleren und tiefen Dermis, ohne wesentlich die oberen Zellschichten zu schädigen. Während UVB-Licht alleine, also ohne Hilfsmittel angewendet, einen therapeutischen Effekt haben kann, ist UVA-Licht alleine angewendet in der Regel therapeutisch zu schwach.

> **UVA-Licht muss eine unterstützende Hilfe durch einen so genannten „Fotosensibilisator" erhalten.**

Dieser Fotosensibilisator ist eine natürliche Substanz, ein *Furocumarin*, welches an sich harmlos ist und erst nach dem Kontakt mit UVA-Licht zu entzündungsartigen Reaktionen führt und die UVA-Wirkung dahin gehend verstärkt, dass die umliegenden Zellen (auch die Entzündungszellen) in den Zelltod geführt werden.

Furocumarin

Beispiel

Furocumarine sind in der Natur vorkommende Stoffe, die z. B. in der Pflanze Herkulesstaude anzutreffen sind. Diejenigen, die im Juli im Garten gearbeitet haben und anschließend streifenförmige Verbrennungen abends oder am nächsten Tag entdecken, sind mit lichtsensibilisierenden Naturstoffen von Pflanzen in Kontakt gekommen. Diese Stoffe sind an sich harmlos, können die Epidermis durchdringen und erzeugen dann ihre schädliche (toxische) Wirkung bei der Absorption von UVA-Strahlen.

Dem natürlichen Vorbild abgeschaut werden fotosensibilisierende Substanzen therapeutisch angewendet. In der Regel baden die Patienten in einem Bad mit *Methoxypsoralen* und werden dann anschließend mit einer definierten UVA-Dosis bestrahlt. Nach ca. 30–40 Behandlungen ist eine Psoriasis vollständig abgeheilt.

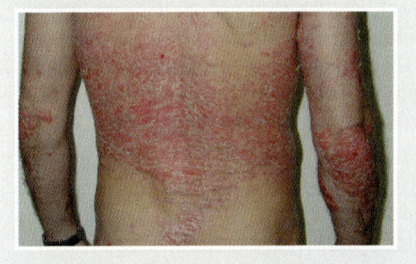

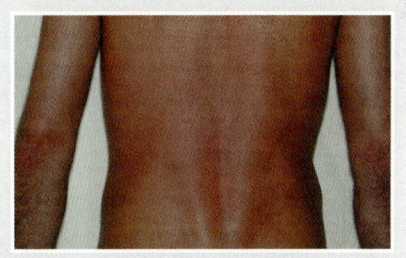

Abb.:
Psoriasis-Behandlung (PUVA) vorher – nachher

> **Eine PUVA-Therapie gehört nur in die Hände von erfahrenen Hautärzten, da bei einer Überdosierung massive Verbrennungen, bei Ganzkörperbehandlung sogar Todesfolgen möglich sind.**

Bei der Bade-PUVA-Therapie wird ein 15- bis 20-minütiges Bad in der *Psoralen*-Lösung (3,7 mg/l – 8-MOP-Lösung) genommen und anschließend bestrahlt. *Psoralene* binden sich an die DNA von Keratinozyten. Nach UVA-Bestrahlung wird durch die Bildung von zwei Doppelbindungen des Psoralenmoleküls mit der DNA die heilende Wirkung in Gang gesetzt.

Die Vorteile der Bade-PUVA liegen darin, dass die Verteilung des *Psoralens* über die Hautoberfläche rasch und gleichmäßig erfolgt und die Psoralenwerte im Blutplasma vernachlässigbar gering sind.

Für kleinflächige Formen besteht ebenfalls die Möglichkeit, die fotosensibilisierende Substanz mittels einer Creme aufzutragen.

DNA (engl.) = DNS (dt.) = *Desoxyribonukleinsäure*, Erbsubstanz; NUKLEINSÄUREN → Band A, Grundlagen-Lexikon

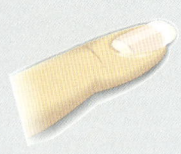

Die gesetzlichen Krankenkassen zahlen nur die Therapie mit der Einnahme von fotosensibilisierenden Substanzen (Meladinine®-Tabletten). Bei diesem Verfahren ist die Haut jedoch über acht Stunden lichtsensibilisiert, sodass die Patienten zum Schutz ihres Augenhintergrundes bei entsprechender Lichtsensibilisierung acht Stunden mit einer entsprechenden Lichtschutzbrille herumlaufen, Auto fahren oder arbeiten müssen. Aus diesem Grund ist dieses Verfahren eigentlich nur eingeschränkt praktikabel.

UVA-Hochdosis-Therapie

Da UVA-Licht ohne die Verwendung eines Fotosensibilisators nicht stark genug ist, kann über die Verwendung von ganz bestimmten Röhren mit Filtertechnik (Hochdosis-UVA1-Geräte) eine hohe Dosis langwelliges UVA-Licht auf die Haut geführt werden.

Diese so genannte *High-Dose-UVA1*-Therapie ermöglicht es, binnen 30 Minuten so viel langwelliges UVA-Licht in Wellenlängen zwischen 340 und 400 nm auf die Haut zu applizieren, wie ein Patient in acht Stunden Aufenthalt am Toten Meer erhält. (Dabei sei darauf hingewiesen, dass die kurzwelligen UVA-Strahlen vollständig durch modernste Filtertechniken eliminiert werden.)

Neurodermitis

Diese Therapie eignet sich weniger zur Behandlung der *Psoriasis vulgaris* als insbesondere zur **Behandlung der *Neurodermitis*** (→ Band A, LF 2 Kapitel 4.6.1). Bereits nach der dritten Behandlung ist der quälende Juckreiz vollständig verschwunden.

Ferner können Bindegewebserkrankungen wie *Kollagenosen* aufgrund des tieferen Eindringens des langwelligen UVA-Lichtes erfolgreich therapiert werden. In ca. 70 Kliniken und Spezialpraxen im Bundesgebiet sind UVA1-Geräte vorhanden.

Abschließend ist festzuhalten, dass eine **heilende Wirkung sowohl von UVA- als auch von UVB-Licht** für die meisten entzündlichen Hauterkrankungen besteht und durch die richtige Auswahl der entsprechenden Bestrahlungsgeräte hier eine Abheilung oder Linderung bei Minimierung der Lichtnebenwirkungen erzielt werden kann.

Aber: UV-Licht besitzt nicht nur die positive Eigenschaft, bestimmte Hautkrankheiten abheilen zu lassen, sondern auch die negativen Eigenschaften von vorzeitiger Hautalterung oder der Erzeugung von DNS-Schäden. UV-Licht sollte daher so gezielt wie nur möglich eingesetzt werden.

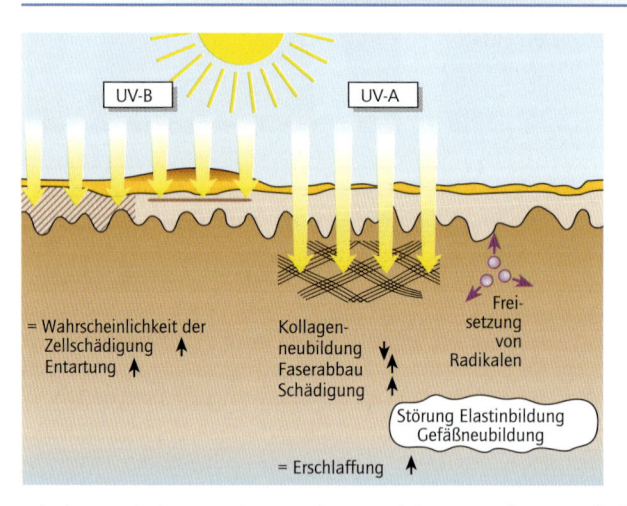

Abb. 1.4: Einwirkung von UV-Licht auf die Haut

Die kosmetischen Varianten der UV-Lichtanwendungen sind das Solarium und die kosmetische Heliotherapie.

1.2.1 Naturlicht-/Heliotherapie

Die Heliotherapie ist die so genannte Natursonnentherapie, welche z. B. am Meer oder im Hochgebirge durchgeführt wird. Die Therapie beruht auf dem Grundsatz, dass bestimmte Klimafaktoren, wie z. B. Sonnenstrahlung, Reize darstellen, die körpereigene Regulationsmechanismen in Gang setzen.

Bei der Sonnenbestrahlung treffen Wellenlängen des gesamten Lichtspektrums auf die Haut:

- unsichtbare Wärmestrahlen (IR),
- farbiges, sichtbares Licht und
- unsichtbare ultraviolette Strahlen (UV).

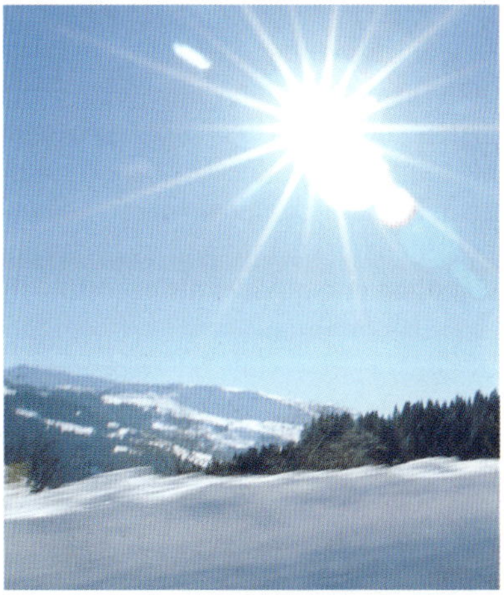

Abb. 1.5: Sonnenstrahlung

Je nachdem, wie lichtempfindlich die Haut ist, darf sich der Patient so lange in der Natursonne aufhalten, bis eine leichte Rötung einsetzt (**Minimale Erythemdosis MED** → Band B, Anhang A.1 zu LF 7).

Die auf die Haut gelangte UVA- und UVB-Strahlung führt bei leichten Hauterkrankungen zu einer entsprechenden Regeneration, die z. B. bei einer leichten Neurodermitis mit unterstützender Fettsalbentherapie ausreicht, um eine weitgehende Abheilung zu erzielen. Auch werden z. T. Verbesserungen des Hautbildes bei Akne erzielt.

Für Hauterkrankungen wie die *Psoriasis* ist eine Natursonnentherapie jedoch nicht ausreichend. Dafür wird sie therapeutisch bei Erkrankungen wie Depressionen, Knochenerweichung und *Osteoporose* oder bei bestehenden Atemwegserkrankungen eingesetzt.

Sonnenlicht regt Körperfunktionen an. Es bewirkt die Bildung von Vitamin D, welches die Kalziumaufnahme aus dem Darm und den Einbau in die Knochensubstanz erhöht und u. a. für Zellwachstum und Differenzierung von Epithelzellen der Haut und ihrer Anhangsgebilde wichtig ist. Kosmetische Heliotherapie mit entsprechenden speziellen **Vollspektrumlampen** wirkt – in richtiger Dosis angewendet – stimmungsaufhellend und entspannend.

Helios (griech.) = Sonne

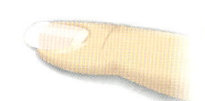

> Kosmetische Heliobehandlung wird gerne in Verbindung mit Produkten, die Mineralien aus dem Toten Meer oder Meersalz enthalten, angewendet. Es sind dabei die in → Kapitel 2.6 genannten Wirkungen von Salzwasser und Licht auf die Haut zu beachten!

1.2.2 Solarium

Schon die alten Römer bezeichneten ihre Sonnenterrassen als Solarium. Heute werden darunter **Geräte zur künstlichen UV-Bestrahlung** verstanden, so genannte Bräunungsgeräte. Kernstücke solcher Solarien sind Lampen, die ultraviolette Strahlung erzeugen (UV-Lampen) und so u. a. die Bräunung der Haut bewirken (➜ Band A, LF 2, Kapitel 3.3 und ➜ Band B, Anhang A.1 zu LF 7).

Es gibt Ganzkörper- und Teilkörpergeräte sowie Niederdruck- oder Hochdrucklampen. Die am meisten verbreiteten Bräunungsgeräte sind so genannte „Sandwichliegen", bei denen der Körper gleichzeitig von allen Seiten mit Niederdrucklampen bestrahlt wird. Im Gesichtsbereich sind meistens mehrere mit Filterscheiben versehene Hochdrucklampen, die so genannten Gesichtsbräuner, eingebaut. Ganzkörper-Hochdruckgeräte gibt es als flache Liege, bei der die Bestrahlung häufig nur von oben erfolgt, oder als liegestuhlartige Geräte zur allseitigen Bestrahlung.

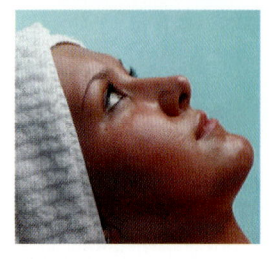

Abb. 1.6: Gebräunte Haut

Die Klassifizierung der zugelassenen Solarien und Heimsonnen für nichtmedizinische Geräte ist gesetzlich geregelt. Unter anderem werden Grenzwerte der erythemwirksamen Gesamtbestrahlungsstärke (E_{er}) und der Verteilung zwischen UV-A- und UV-B-Strahlung festgelegt. Nach dem 22.07.2007 hergestellte Sonnenbänke dürfen eine maximal erlaubte E_{er} von 0,3 Watt pro Quadratmeter Körperoberfläche (W/m^2) aufweisen, was der Bestrahlungsstärke der Sonne (am Äquator zur Mittagszeit) entspricht.

Frühere übliche Emissionsstärken	UV-B (W/m^2)	UV-A (W/m^2)
Körperbereich (Niederdrucklampen)	1.5 – 3.5	200 – 350
Gesichtsbräuner und Hochdruckgeräte (Hochdrucklampen)	0.2 – 4.0	250 – 550

Unter der Leitung des **Bundesamtes für Strahlenschutz (BfS)** wurde im Jahr 2002 ein **„runder Tisch" (RTS)** eingerichtet, an dem neben verschiedenen Institutionen die SSK (Strahlenschutzkommission), die Deutsche Krebshilfe e. V. und die Arbeitsgemeinschaft Dermatologische Prävention e.V. teilnahmen. Die Teilnehmer erarbeiteten Richtlinien, die dem Verbraucher bei dem Besuch von Solarien mehr Schutz vor den Risiken der künstlichen UV-Strahlung und Kriterien für ein freiwilliges Zertifizierungsverfahren bieten. Die Zukunft des Verfahrens ist seit dem Inkrafttreten des Gesetzes zum Schutz vor nichtionisierender Strahlung bei der Anwendung am Menschen (NiSG) offen, denn das NiSG regelt seit 4. August 2009 die Nutzung von Solarien für den Betreiber und den Kunden.

Die wichtigsten Eckpunkte des Gesetzes sind:
- kosmetische UV-Bestrahlung ist Minderjährigen nicht gestattet,
- Betreiber sind für die Einhaltung des Nutzungsverbotes verantwortlich (hohe Geldbußen drohen bei Verstoß).

Eine Rechtsverordnung auf Grundlage des freiwilligen Zertifizierungsverfahrens für Solarien nach den Kriterien des BfS wird von dem Bundesministerium für Umwelt, Naturschutz und Reaktorsicherheit (BMU) erarbeitet.

Informationen zum aktuellen Stand erhalten Sie unter der Adresse: www.bfs.de

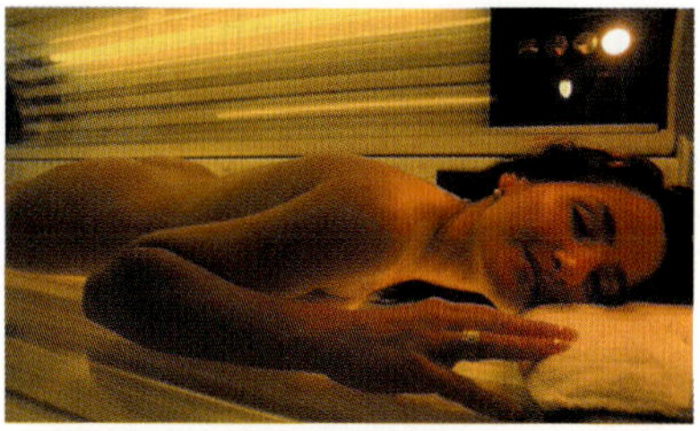

Im Solarium werden hauptsächlich UV-A- (98–99%) und weniger UV-B-Strahlung (5%) sowie sichtbares Licht und Wärmestrahlung erzeugt. Beim Vergleich der Wellenlängen mit der Sonne zeigt sich, dass im UV-B-Bereich die hochsommerliche Mittagssonne dem Solarium gleichgesetzt werden kann, während im UV-A-Bereich die Bestrahlungsintensität im Solarium bis zu sechs Mal stärker, bei Gesichtsbräunern sogar bis zu zehn Mal stärker als die Sonne sein kann.

Abb. 1.7: Solarium

- Mit dieser Verschiebung oder Konzentration auf die UV-A-Bestrahlung wird die **Sofortpigmentierung** in der Haut ausgelöst. Hierbei verschiebt sich vorhandenes Melanin aus tief in der Haut liegenden Zellen in höher gelegene Zellen und nimmt dort seine dunklere Farbe an, die dann an der Oberfläche sichtbar wird.
- Durch die UV-B-Strahlung wird die **Spätpigmentierung** verursacht, die erst 48 Stunden nach der Bestrahlung erfolgt. Diese Bräunung ist länger anhaltend und nimmt während mehrerer Tage zu.

Da im Solarium hauptsächlich UV-A-Strahlung wirksam wird, ist eine Vorbräunung unter der künstlichen Sonne zwar schnell möglich, bedeutet jedoch keinen Aufbau des Hautschutzes vor der natürlichen Sonne.

Die tief in die Haut eindringenden UV-A-Strahlen werden für **vorzeitige Hautalterung und Faltenbildung** verantwortlich gemacht (extrinsische Hautalterung → Band A, LF 2, Kapitel 3.5), deshalb ist auch die Benutzung des Solariums „im Rahmen zu halten", d.h., es gilt nach wie vor die Empfehlung, **im Jahr maximal 30 Sonnenbäder** zu nehmen, Solarium und natürliche Sonne zusammengezählt.

Die gute Nachpflege ist auch nach der künstlichen Besonnung sehr wichtig: Ihre Haut braucht viel Feuchtigkeit, da jede Bestrahlung die Haut auch leicht austrocknet.

Tipps für den Solariumsbesuch
- Nicht mehr als einen Besuch in der Woche.
- Vor dem Sonnenbad erst abschminken, Parfüm, Rasierwasser und „Bräunungsbeschleuniger" meiden damit es zu keinen allergischen Reaktionen kommt.
- Unbedingt eine Schutzbrille tragen, um die Augen vor der UV-Strahlung zu schützen.
- Überschreiten Sie Ihre individuelle Bestrahlungszeit nicht.
- Pflegen Sie Ihre Haut gut nach. Sie braucht viel Feuchtigkeit, da jede Bestrahlung die Haut auch leicht austrocknet.
- Verzichten Sie auf den ganzjährigen Solariumsbesuch und gönnen Sie Ihrer Haut eine „Bestrahlungspause".

Personen mit besonders heller Haut (dermatologischer Hauttyp 1 → Band A, LF 2, Kapitel 2.2, Tab. 2.2) und Kinder sollten wegen ihrer besonderen Empfindlichkeit Solarien generell meiden, ebenso Personen, die eine Hautkrankheit, viele Muttermale oder Sommersprossen aufweisen und/oder bereits in der Kindheit viele Sonnenbrände hatten. Weitere Risikogruppen sind Personen, in deren Familien Hautkrebs (*Melanome*) aufgetreten sind oder die Medikamente einnehmen, die als fotoaktiv gelten.

Weitere Informationen zum sicheren Sonnen mit Solarien können Sie in einschlägiger Fachliteratur und in den Ihnen zugänglichen Medien nachlesen.

1.3 Farblichtbehandlungen

Die für eine kosmetische Farblichtbehandlung eingesetzten Wellenlängen sind die des sichtbaren Lichtes (Violett 380 nm bis 780 nm Rot). Die Bestrahlung erfolgt mit *monochromem* Licht gezielt auf verschiedene Hautareale (wie z. B. die Stirn) oder auf von Irritationen betroffene Hautstellen (z. B. nach kosmetischer Ausreinigung) entweder mit einer farbigen Glühlampe oder beim Durchtritt von Licht durch Farbfilter.

*monochrom =
Licht einer
Wellenlänge*

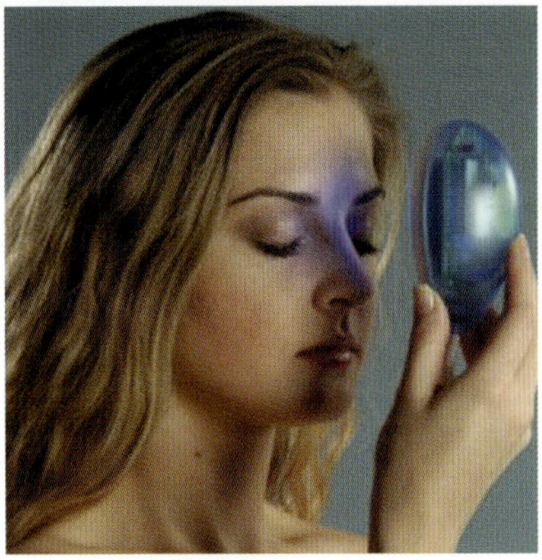

Hierbei wird von dem Grundsatz ausgegangen, dass Licht unterschiedlicher Wellenlängen unterschiedliche Wirkungen auf Haut und Körper, aber auch auf die Stimmungslage hat und somit Stress gezielt abbauen sowie Energieblockaden lösen kann.

Colortherapie

Abb. 1.8:
Beispiel einer
Bestrahlung mit einem
Biostimulationsgerät

Die der Behandlung zugrunde liegende **Farblicht- oder *Color*therapie** schreibt die Wirkungen, die von unterschiedlichem Farblicht auf Erkrankungen wie chronische Entzündungen, Allergien und Depressionen ausgehen, der ähnlichen Größe von Zellstrukturen im Nanometerbereich zu, die Resonanzphänomene auslösen. Die Methode gilt als wissenschaftlich umstritten.

Die Farbgestaltung von Räumlichkeiten, Gegenständen oder Kleidung hat eine psychologische Wirkung auf den Menschen.

1.3.1 Farbwahrnehmung

*Was ist Farbe
und wie
nehmen wir sie
wahr?*

Farben bestimmen unser Leben in einem weitaus höheren Maß, als wir annehmen. Obwohl Sie oftmals nicht bewusst wahrgenommen werden, haben Sie einen großen Einfluss auf das Empfinden.

Eigentlich gibt es in der physikalischen Welt keine Farben.

Die Farbe ist eine reine Interpretation unseres Gehirns bei der Wahrnehmung von elektromagnetischer Strahlung der Wellenlängen 380 bis 780 nm.

In dieser Wellenlänge wird die Strahlung auch sichtbares Licht genannt (→ Abb. 1.1). Man kann sich das folgendermaßen vorstellen: Der von einer Lichtquelle (z. B. einer Lampe) abgegebene Lichtstrahl fällt auf einen Gegenstand (z. B. eine gelbe Wand). Hierbei wird die Wand einen Teil der Strahlen *absorbieren* (verschlucken) und nur einen bestimmten Anteil der Strahlung *reflektieren* (zurückwerfen). Dieser Anteil der Strahlung hat nur eine bestimmte Wellenlänge und erscheint hierdurch gelb.

*absorbieren
reflektieren*

Der Vorgang der Wahrnehmung findet im AUGE (→ Band A, Grundlagen-Lexikon) und die Verarbeitung im Gehirn statt. Im Auge befinden sich unterschiedliche lichtempfindliche Wahrnehmungszellen. Es werden Stäbchen und Zapfen unterschieden.

- Die **Stäbchen** sind für das Sehen bei Nacht zuständig. Sie reagieren sehr empfindlich auf Licht, zeigen aber keine spezifische Reaktion auf verschiedene Wellenlängen. Deshalb kann bei Nacht oder bei geringer Helligkeit keine Farbwahrnehmung erfolgen. Nachts sind bekanntlich alle Katzen grau …

▶ Tagsüber ist das anders. Bei ausreichender Helligkeit kommen die **Zapfen** ins Spiel. Sie sind zwar unempfindlicher als die Stäbchen, existieren aber in drei verschiedenen Varianten, die jeweils für unterschiedliche Wellenbereiche zuständig sind. Es gibt eine Sorte Zapfen für kurzwelliges, eine Sorte für mittelwelliges und eine Sorte für langwelliges Licht. Das von den Zapfen registrierte Licht wird als Nervenimpuls an das Gehirn weitergeleitet. Erst hier wird es durch die Weiterverarbeitung des Signals der Wellenlänge einer Farbe zugeordnet. Kurzwelliges Licht wird als Blau, mittelwelliges als Grün und langwelliges als Rot interpretiert. Auch Mischfarben sind möglich. So ergibt z. B. eine Mischung aus mittel- und langwelligem Licht Gelb.

> Werden alle Wellenlängen von einem Gegenstand verschluckt, so erscheint er schwarz, wohingegen ein Gegenstand, der alle Wellenlängen reflektiert, als weiß erscheint.

1.3.2 Farbmischgesetze

Das Mischen von Farben unterliegt unterschiedlichen Gesetzen. Die Mischfarben entstehen aber immer aus drei Grundfarben.

Im **zwölfteiligen Farbenkreis** nach Johannes Itten, der z. B. für die Farbtypberatung im Bereich der dekorativen Kosmetik gelehrt wird (➔ Band B, LF 12, Kapitel 3.2), entstehen Mischfarben erster Ordnung, wenn jeweils zwei Grundfarben zu gleichen Teilen gemischt werden, und es entstehen Mischfarben zweiter Ordnung aus den Grundfarben gemischt mit den Farben erster Ordnung.

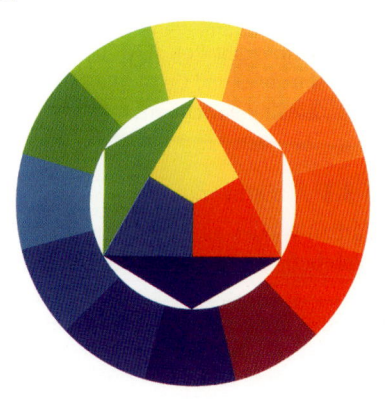

Abb. 1.9: Zwölfteiliger Farbenkreis nach Johannes Itten

Je nachdem, ob Sie es mit farbigem Licht oder mit Farbsubstanzen zu tun haben, gelten dann wiederum die additive und die subtraktive Farbmischung.

Die additive Farbmischung

Wenn Sie mit farbigem Licht arbeiten, gilt das Gesetz der additiven Farbmischung. Entsprechend den drei Zapfentypen der menschlichen Netzhaut beruht sie auf den drei Grundfarben Rot, Grün und Blau. Durch Mischen entstehen hellere Farbtöne. Aus einer Mischung von Rot mit Grün entsteht Gelb, aus Grün und Blau entsteht Cyan (Türkis), und Blau gemischt mit Rot ergibt Magenta (Pink).

Kommen alle drei Farben in voller Intensität und gleichen Anteilen zusammen, ergänzen sie sich zu Weiß.

> **Bei der additiven Farbmischung wird von den drei Grundfarben Rot, Grün und Blau ausgegangen.**

Sie ist das Prinzip, nach dem das Farbfernsehen und die Farbdarstellung am Computerbildschirm funktionieren. Es wird manchmal auch als physikalisches Farbmodell bezeichnet.

Die subtraktive Farbmischung

Beim Arbeiten mit Farben in Farbfotografie und Farbendruck, aber auch mit Farbsubstanzen (wie z. B. in der dekorativen Kosmetik ➔ Band B, LF 12), haben Sie es mit dem Gesetz der subtraktiven Farbmischung zu tun.

Farbsubstanzen absorbieren bestimmte Wellenlängen des weißen Lichts, während sie andere Wellenlängen reflektieren. Eine Farbsubstanz, die kurzwelliges Licht absorbiert (Blau), reflektiert lang- und mittelwelliges Licht und wird von uns deshalb als Gelb empfunden. Absorbiert eine Farbsubstanz mittelwelliges Licht (Grün), dann reflektiert sie kurz- und langwelliges Licht und wir sehen Cyan (Türkis). Wird von einer Farbsubstanz langwelliges Licht (Rot) absorbiert und kurz- und mittelwelliges reflektiert, dann sehen wir Magenta (Pink).

Bei der subtraktiven Farbmischung wird von den drei Grundfarben Gelb, Cyan und Magenta ausgegangen.

Gemischte Farbsubstanzen absorbieren mehrere Wellenlängen des Lichts und reflektieren Mischtöne, die dunkler als diese drei Grundfarben sind. Die Leuchtkraft der Farben nimmt beim Mischen ab, weshalb diese Art der Farbmischung subtraktive Farbmischung genannt wird.

Beispiel
Aus einer Mischung von Cyan und Magenta entsteht Blau. Magenta gemischt mit Gelb ergibt Rot. Aus Gelb gemischt mit Cyan entsteht Grün. Mischt man Cyan, Magenta und Gelb in voller Intensität und in gleichen Anteilen zusammen, dann erhält man Schwarz, d. h., es wird kein Licht mehr reflektiert.

1.3.3 Farbwirkungen

Farben wirken auf vielfältige Weise. Sie haben einen großen Einfluss auf unser Wohlbefinden und unser Lebensgefühl.

Farben sind Schwingungen, die von unserem Organismus aufgenommen werden und sowohl auf den Körper als auch auf die Psyche wirken.

Für die Tatsache, dass Farben als Energiestrahlung vom menschlichen Körper deutlich wahrgenommen werden, erbrachte der **Begründer der rationalen Lichttherapie, Professor Nils Finsen,** den wissenschaftlichen Beweis. Für seine Forschungsarbeit über Licht und Farben erhielt er 1903 den Nobelpreis für Medizin. Er konnte nachweisen, dass Farben selbstständige Kräfte sind und ihre Wirkung nichts mit Suggestion zu tun hat. Seine Versuche zeigten eindeutig, dass Farbschwingungen, die auf den menschlichen Körper treffen, diesen zu deutlichen Reaktionen veranlassen.

Farben ziehen die **Aufmerksamkeit** auf sich. Sie lösen beim Betrachter Gefühle und Assoziationen aus. Diese Wirkungen entstehen aus Erfahrungen, die verinnerlicht wurden – Erfahrungen, die nicht unbedingt persönlicher Art sein müssen, sondern die auch aufgrund jahrhundertealter Überlieferungen innerhalb eines Kulturkreises lebendig sind.

Farben haben auch einen **Symbolcharakter.** Zwischen den einzelnen Kulturkreisen gibt es Unterschiede in der Symbolzuordnung von Farben, die durch die unterschiedlichen Lebensweisen bedingt sind.

Jede Farbe übt auf den Betrachter einen bestimmten **Reiz** aus, der charakteristisch für diese Farbe ist. Dies wird von einzelnen Menschen unterschiedlich empfunden, aufgrund ihrer unterschiedlichen Natur und aufgrund der Tatsache, dass zu

Welche Farben mit Symbolcharakter kennen Sie?

einer Farbbezeichnung viele verschiedene Farbtöne gehören. Es gibt eben nicht „das Blau", sondern viele verschiedene Blautöne. Ebenso ist es mit allen anderen Farben. Und der Eindruck eines Farbtons kann sich durch die farbige Umgebung beträchtlich verändern. Deshalb haben die Eigenschaften, die einer bestimmten Farbe zugeordnet werden, auch eine gewisse Bandbreite mit positiven als auch negativen Aspekten.

In der Tabelle sind einige Assoziationen zu einzelnen Farben zusammengestellt, die in der Literatur ziemlich übereinstimmend für die Farben genannt werden, sowie deren Anwendungsbereiche in der kosmetischen Farblichtbehandlung.

Rot ist die Farbe des Feuers.
Sie erregt Aufmerksamkeit, steht für Vitalität und Energie, Liebe und Leidenschaft.
Sie kann jedoch auch aggressiv und aufwühlend wirken, da sie auch Wut, Zorn und Brutalität verkörpert.
Als Farblichtbehandlung regt ROT die Durchblutung und den Stoffwechsel an und wird daher auf der schlecht durchbluteten, atrophischen oder trockenen Haut, aber auch bei *Cellulite* eingesetzt.

Orange ist die Farbe der untergehenden Sonne.
Sie ist die Symbolfarbe für Optimismus und Lebensfreude. Sie signalisiert Aufgeschlossenheit, Kontaktfreude und Jugendlichkeit, Gesundheit und Selbstvertrauen.
Sie kann aber auch Leichtlebigkeit, Aufdringlichkeit und Ausschweifung vermitteln.
Als Farblichtbehandlung fördert ORANGE den Abbau von Stoffwechselendprodukten und unterstützt die Zellerneuerung. Daher kommt es als Bestrahlung z. B. nach erfolgter Lymphdrainage zum Einsatz und ist geeignet bei atrophischer Haut, unreiner Haut, Akne und *Cellulite*.

Gelb ist die Farbe der Sonne.
Sie vermittelt Licht, Heiterkeit und Freude. Sie steht auch für Wissen, Weisheit, Vernunft und Logik.
Schmutzige Gelbtöne dagegen vermitteln negative Assoziationen wie Täuschung, Rachsucht, Pessimismus, Egoismus, Geiz und Neid.
Als kosmetische Bestrahlung soll GELB den Gasaustausch über die Kapillaren fördern und wird zur Sensibilisierung von Tastsinn und Temperaturempfinden der Haut eingesetzt und ist geeignet bei Mischhaut und athrophischer Haut.

Grün ist die Farbe der Wiesen und Wälder.
Sie ist eine beruhigende Farbe. Sie steht für Großzügigkeit, Sicherheit, Harmonie, Hoffnung, Erneuerung des Lebens.
Sie kann aber auch Gefühle wie Neid, Gleichgültigkeit, Stagnation und Müdigkeit vermitteln. GRÜN wirkt als Bestrahlung auf die Haut ausgleichend auf Drüsenfunktionen und harmonisierend. Sie ist geeignet bei Mischhaut und *Seborrhoe*.

Cyan ist die Farbe des Meers an einem sonnigen Tag.
Sie vermittelt Wachheit, Bewusstheit, Klarheit, geistige Offenheit und Freiheit.
Cyan kann aber auch sehr kühl und distanziert wirken und ein Gefühl von Leere vermitteln.
Die Bestrahlung mit TÜRKIS soll die Versorgung der Keimschicht der Epidermis fördern und damit die Zellerneuerung der Haut. Außerdem soll eine Anregung der Lymphzirkulation erfolgen, daher geeignet bei trockener Haut.

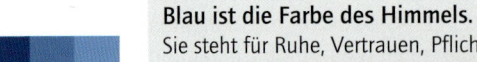

Blau ist die Farbe des Himmels.
Sie steht für Ruhe, Vertrauen, Pflichttreue, Schönheit, Sehnsucht.
Sie kann aber auch Traumtänzerei, Nachlässigkeit oder Melancholie vermitteln.
Als Farblichtbehandlung wirkt BLAU beruhigend und hornschichtaufbauend und kann daher gut nach hautabtragenden Behandlungen eingesetzt werden. Geeignet bei Akne, sensibler und fettender Haut.

Violett ist eine würdevolle Farbe.
Sie ist die Farbe der Inspiration, der Mystik, Magie und der Kunst. Sie ist eine außergewöhnliche, extravagante Farbe, die auch mit Frömmigkeit, Buße und Opferbereitschaft in Verbindung gebracht wird.
Sie kann aber auch stolz und arrogant oder unmoralisch wirken.
VIOLETT soll die Hornschicht stärken und damit die Schutzwirkungen der Haut. Die Bestrahlung wirkt dämpfend und entspannend und ist geeignet für sensible Haut.

Magenta ist eine sanfte Farbe.
In der Natur erleben wir sie hauptsächlich als Farbe von Blüten. Sie steht für Idealismus, Dankbarkeit, Engagement, Ordnung und Mitgefühl.
Sie hat aber auch etwas von Snobismus, Arroganz und Dominanz.
Die Bestrahlung mit PINK wirkt auf die Haut und ihre vielfältigen Funktionen ausgleichend. Sie ist für alle kosmetischen Hauttypen geeignet.

Weiß, Grau und Schwarz wird nicht bestrahlt.

Weiß ist die Farbe von Eis und Schnee.
Sie ist ein Symbol der Reinheit, Klarheit, Erhabenheit und Unschuld.
Sie gilt aber auch als Zeichen der Unnahbarkeit, Empfindsamkeit und kühler Reserviertheit.
Als helle Farbe vermittelt sie Weite, aber auch Leere.

Grau ist die Farbe des wolkenverhangenen Himmels an einem trüben Tag.
Sie ist die Farbe vollkommener Neutralität, Vorsicht, Zurückhaltung und Kompromissbereitschaft.
Sie ist eine unauffällige Farbe, die auch mit Langeweile, Eintönigkeit, Unsicherheit und Lebensangst in Verbindung gebracht wird.
Als kalte Farbe vermittelt sie Distanz und schafft eine unpersönliche und rein sachliche Atmosphäre.

Schwarz ist die Farbe der Dunkelheit bzw. Lichtlosigkeit.
Sie drückt Trauer, Unergründlichkeit, Unabänderlichkeit und das Furchterregende und Geheimnisumwitterte aus.
Schwarz ist aber auch Ausdruck von Würde und Ansehen und hat einen besonders feierlichen Charakter.
Als dunkle, kalte Farbe vermittelt sie Schwere und kann bedrückend und einengend wirken.

Jede Farbe hat ihre eigene Qualität und damit ihre eigenen Assoziationen und Wirkungen, die für die meisten Menschen Gültigkeit haben. Das Wissen um diese Wirkungen können Sie bei der Bestrahlung, aber auch bei der Gestaltung (Raum, Dekoration, Make-up, Kleidung, Typ usw.) berücksichtigen, um Zielgruppen anzusprechen und die zu vermittelnde Botschaft leichter zu transportieren.

Kosmetische Bestrahlungen

Geräte für Farblichtbehandlungen werden für das Kosmetikinstitut als **Farblichtstrahler oder Halogenleuchten** (das farbige Licht wird dann über einen Spiegel geleitet und kommt ohne Wärmewirkung am Körper an) für Teil- oder Ganzkörperbehandlungen (ähnlich dem Infrarotstrahler) angeboten. Sie können aber auch als farbige Scheiben auf eine Lupenleuchte (z. B. zur Hautdiagnose) aufgesetzt werden.

Die Farblichtbestrahlung wird im Kosmetikinstitut unterstützend zu anderen wohltuenden Behandlungen angewandt bzw. in den Behandlungsablauf integriert. Auch im Behandlungsbereich der kosmetischen Wasserbehandlungen (→ Kapitel 2) finden sich Methoden und Geräte mit Farblichteinsätzen (z. B. *Whirlpool*, Badewanne, Dusche, Dampfbad).

Abb. 1.10: Farblichtstrahler

Den richtigen Einsatz der Farben können Ihnen Herstellerschulungen, mitgelieferte schriftliche Unterlagen sowie Fachseminare vermitteln.

1.4 Laseranwendungen (und Lasertherapien)

Bei dem Begriff **Laser** handelt es sich um ein Akronym. Es steht für *Light Amplifikation by Stimulated Emission of Radiation*. Übersetzt werden kann dies mit „Lichtverstärkung durch angeregte Strahlungsaussendung". Der von **Albert Einstein** erstmalig beschriebene Vorgang konnte 1960 von **Theodore Maiman** in Form eines Rubinlasers realisiert werden.

Akronym = Kurzwort aus den Anfangsbuchstaben

Jeder Laser ist aus drei Grundelementen aufgebaut:

▸ Die Aufgabe der **Pumpquelle** ist es, Energie für das Lasermedium zu liefern. Dies kann in Form einer Blitzlampe sein, aber auch die Zuführung von elektrischer oder chemischer Energie ist möglich.
▸ Durch diese Energie werden die Moleküle des **Lasermediums** (z. B. Argon) in einen angeregten Zustand versetzt, das heißt, Elektronen werden auf höhere Energiebahnen gehoben. Da dieser Zustand instabil ist, fallen diese Elektronen wieder auf ihre alte Bahn zurück und geben die dabei frei werdende Energie in Form von Licht ab. Die Lichtwelle stimuliert nun weitere Elektronen dazu, auf energieärmere Bahnen zu fallen, und es wird sehr viel Licht frei.
▸ Dieses Licht wird nun durch den **Resonator**, der aus mehreren Spiegeln besteht, mehrfach durch das Lasermedium geleitet und tritt schließlich durch einen Auskopplungsspiegel aus dem Lasermedium aus.

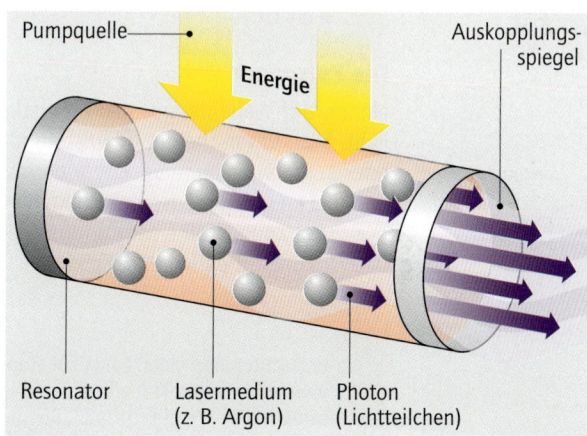

Abb. 1.11: Schematischer Aufbau eines Lasers

Die **Eigenschaften von Laserstrahlung** sind

Monochromasie ▸ *Monochromasie*, d. h., die Strahlung besteht aus exakt einer einzigen Wellenlänge,
Divergenz ▸ geringe *Divergenz* (der Strahlengang ist nahezu parallel und es gibt kaum Streuung) und
Kohärenz ▸ *Kohärenz*, also eine zeitliche und räumliche Kopplung der Lichtwellen.

Die **Eigenschaft eines Lasers** wird im Wesentlichen von drei Parametern bestimmt:

Die Wellenlänge

Um die Wirkung eines Lasers auf die Haut zu verstehen, muss man die **optischen Eigenschaften der Haut** betrachten:

Trifft Licht auf die Haut, so wird ein Teil der Strahlung an der Oberfläche reflektiert. Der Anteil der Strahlung, der ins Gewebe gelangt, unterliegt sowohl Absorptionsstrahlung wird vom Gewebe aufgenommen) als auch Streuprozessen. Letztere können je nach Wellenlänge bis zu 60 % der Gesamtstrahlung ausmachen. Es kommt nur ein geringer Anteil der Strahlung im Zielgewebe an.

Die unterschiedliche Wirkung von Laserstrahlung basiert auf der unterschiedlich starken Absorption von Hautstrukturen. Die drei Haupthautstrukturen sind hierbei Melanin, Blut und Wasser.

> **B**eispiele
>
> Soll ein rotes **Blutgefäß entfernt** werden, so muss ein Laser eingesetzt werden, dessen Licht bevorzugt von Blut absorbiert wird. Hierdurch wird dann erreicht, dass es zu einer selektiven (ausgewählten) Erhitzung und Verödung des Blutgefäßes kommt, ohne dass hierbei Gewebe in der Umgebung zerstört wird.
> Ist das Ziel einer Behandlung die **Entfernung von Altersflecken** auf dem Handrücken, so muss ein Laser eingesetzt werden, dessen Licht bevorzugt von bräunlichem Pigment aufgenommen wird. So kann das Pigment selektiv zerstört werden.
> Bei einer Operation mit dem Laser ist es wichtig, dass die Energie des Laserstrahls von allen Zellen gleichermaßen aufgenommen wird. Dies geschieht mit einem Laserstrahl im Infrarotbereich, der bevorzugt von Wasser absorbiert wird. Da alle Zellen Wasser enthalten, wird somit ein gleichmäßiger Schnitt durch das Gewebe möglich.

Die Pulsdauer

Neben der Wellenlänge ist die **Pulsdauer** eine wichtige Eigenschaft von Laserlicht. Man unterscheidet gepulste und kontinuierliche Laser. Der kontinuierliche
continuous wave oder auch **cw-Laser** (engl. *continuous wave*) sendet kontinuierlich eine Strahlung aus. Bei gepulsten Lasern hingegen werden nur Lichtblitze (Pulse) abgegeben. Die Pulse können eine sehr unterschiedliche Dauer haben und sich hierdurch in der Wirkung erheblich unterscheiden.

> **B**eispiel
>
> Betrachtet man einen **Laser zur Haarentfernung** und einen **Laser zur Entfernung von bräunlichen Hautflecken,** so ist das Absorptionsmaximum für beide Strukturen gleich. Vergleicht man die Strukturen, so stellt man fest, dass es sich beim Haar um eine sehr viel größere Struktur als beim Hautpigment handelt. Dieser
> *Fotothermolyse* Unterschied kann durch das Prinzip der **selektiven** *Fotothermolyse* ausgenutzt werden. So ist bei der Haarentfernung ein sehr langer Laserblitz am effektivsten, während für die Entfernung von Pigmenten mit sehr kurzen Laserblitzen die besten Ergebnisse erzielt werden.

Kosmetische Bestrahlungen

Die Leistung

Die Leistung eines Lasers gibt die Stärke des Laserstrahls an. Diese wird in Watt (W) angegeben. Der Wert gibt letztendlich an, wie viele Photonen vom Laser losgeschickt werden.

Lasersysteme senden stark gebündeltes, energiereiches, sichtbares Licht aus. Beim Auftreffen auf Gewebe wandelt sich diese Lichtenergie in Wärmeenergie um. Damit sind sowohl Punktbehandlungen als auch Flächenbehandlungen möglich.

> **Beispiel**
> Während der CO_2-Laser bei 1-2 Watt nur oberflächige Schichten der Epidermis verdampfen kann, zerschneidet er bei 10 Watt in Millisekunden alle Hautschichten bis in das subkutane Fettgewebe.

1.4.1 Einsatzmöglichkeiten verschiedener Lasersysteme

Mit den in der Dermatologie eingesetzten Lasern lassen sich je nach Eigenschaft des Lasers unterschiedliche Aufgaben lösen. Bei der ersten Gruppe handelt es sich um gewebeabtragende, also **operative Laser.** Hierfür werden der Erbium-YAG- und der CO_2-Laser eingesetzt.

Die Wellenlänge des **Erbium-YAG-Lasers** von 2 940 nm liegt genau im Absorptionsmaximum von Wasser. Aus diesem Grund ist mit dem Erbium-YAG-Laser eine sehr schonende, nahezu *athermische* (hitzelose) **Gewebeabtragung** möglich.

athermisch

> **Das getroffene Gewebe wird verdampft, ohne dass hierbei das verbleibende Gewebe durch Hitze geschädigt wird. (Eine Blutstillung durch Koagulation von eröffneten Gefäßen ist mit diesem Laser nicht möglich.)**

Er eignet sich damit besonders gut zur Entfernung von kleinen, oberflächlich gelegenen, gutartigen Hautveränderungen (→ Band A, Kapitel 4.9.1). Auch zur Faltenbehandlung, insbesondere gegen oberflächliche Knitterfältchen im Mund- und Augenbereich, kann er eingesetzt werden.

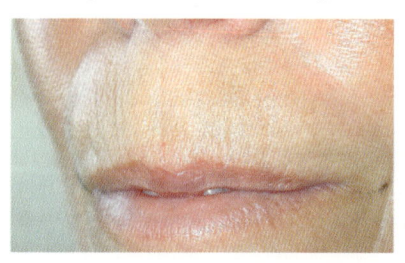

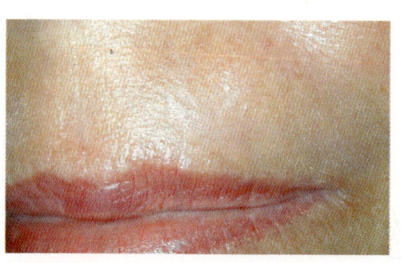

Abb. 1.12 a und b: Faltenbehandlung mit dem Laser vorher und nachher

Der dermatologische **CO_2-Laser** mit seiner 10 600 nm-Wellenlänge kann sowohl als cw-Laser (Dauerstrich) als auch gepulst verwendet werden. Als cw-Laser wird er wie ein Lichtskalpell benutzt. Sein großer Vorteil liegt in der Hitzeentstehung. Hierdurch kommt es zu einem sofortigen Verschluss der Blutgefäße, wodurch ein blutarmes und präzises Operieren möglich ist. Der Nachteil der Methode liegt in einer etwas verzögerten Wundheilung, da durch die entstehende Hitze auch umgebendes Gewebe beschädigt wird. In der Dermatologie wird dieser Laser zur Entfernung von Dorn- oder Feigwarzen verwendet. Im gepulsten Modus wird der CO_2-Laser ähnlich wie der Erbium-YAG-Laser auch zur Behandlung von Falten eingesetzt. Durch die entstehende Hitze erfolgt zusätzlich ein *Collagenshrinking* (Kontraktion und Neubildung von Bindegewebskollagen). Allerdings wird dieser

Collagenshrinking

zusätzliche Straffungseffekt durch eine höhere Rate an Nebenwirkungen, eine deutlich längere Abheilungszeit, anhaltende Rötung und mögliche Narbenbildung erkauft.

Skin Rejuvenation = Hautverjüngung durch Hautglätten

Neu seit Frühjahr 2007 ist in Deutschland die Lasertechnik der **fraktionierten Fotothermolyse**: Hierbei schießen Erbium- oder CO_2-Laser auf einer Fläche von 1 qcm bis zu 600 „Löcher" bis in die mittlere Dermis. Durch die folgende Geweberegeneration, die Neusynthese von kollagenen Fasern und den Abbau von Pigmenten, wird dieses Verfahren der nicht ablativen *Skin Rejuvenation* zur Faltenreduktion und Straffung sowie bei kleinen Narben (Akne, Windpocken) und bei Melasma erfolgreich angewendet. Umgangssprachlich wird dieses Verfahren auch „Fraxeln" genannt.

> Sowohl CO_2- als auch Erbium-YAG-Laser sind operative Laser der Klasse 4 (→ Kapitel 1.4.2) und dürfen nur von Ärzten angewandt werden.

Als **Enthaarungslaser** werden unterschiedliche Lasersysteme eingesetzt. Ihnen gemeinsam ist eine **lange Pulsdauer** von 0,5 bis 50 ms und eine **Wellenlänge im Rot- bzw. nahen Infrarotbereich**. Dies reicht vom Rubinlaser (694 nm) über Alexandritlaser (755 nm), Diodenlaser (800/810 nm) bis zum Neodym-YAG-Laser (mit 1 064 nm). Neben Lasern werden auch Blitzlampen (**IPL-Geräte** → Fotoepilation, Kapitel 3.7.2) eingesetzt, deren Frequenzen mit vorgeschalteten Filtern auf Wellenlängen zwischen 600 und 1 200 nm begrenzt werden. Das macht das Arbeiten mit der Blitzlampe variabel, aber kompliziert und es erfordert mehr Erfahrung und Einarbeitungszeit als das Arbeiten mit dem Laser.

> Die enthaarende Wirkung der Lichtsysteme basiert auf einer selektiven Erhitzung des Anteils des Haares, das in der Haut steckt. Durch die Verbrennung dieses Anteils kommt es zu einer Zerstörung des kompletten Haarorgans.

Hierbei gilt es zu beachten:
- Die Haut sollte möglichst hell,
- das Haar möglichst dunkel sein. (Es ist z. B. nicht möglich, weiße Haare mit einem Lichtsystem zu entfernen.)
- Bei jeder Behandlung tritt durch die entstehende Hitze eine Reizung der Haut auf. Aus diesem Grund muss eine effektive Kühlung der Haut vor, während und nach der Behandlung erfolgen.
- Da nicht nur das Haar, sondern auch das Hautpigment getroffen wird, muss über mögliche Nebenwirkungen wie Hypo- oder Hyperpigmentierungen vorher aufgeklärt werden.
- Bei dunklen Hauttypen ist eine Behandlung besser abzulehnen, da die Gefahr der Verbrennung speziell bei den Blitzlampen sehr hoch ist.

Als **Pigmentlaser** zur Entfernung von Pigmenten werden ähnliche Wellenlängen und Laser eingesetzt wie für die Enthaarung (Alexandrit, Rubin, Neodym-YAG). Allerdings ist die **Dauer der Laserpulse deutlich kürzer**. Möglich ist die Entfernung von Schmutzeinsprengungen, Permanent-Make-up (→ Band B, Exkurs in LF 12, Kapitel 4.4), Profi- oder Laientätowierungen, aber auch von übermäßigem körpereigenem Pigment, wie z. B. bei **Altersflecken** (→ Band A, LF 2, Kapitel 4.9.1).

Kosmetische Bestrahlungen

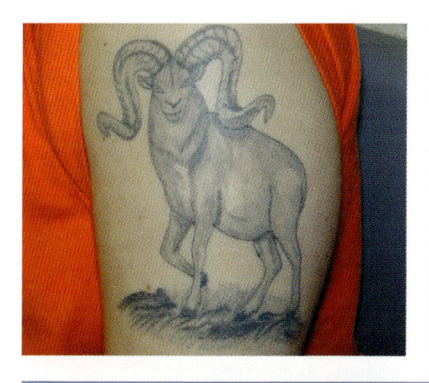

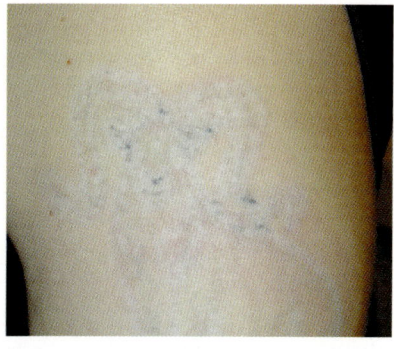

Abb. 1.13 a und b: Laserbehandlung Tattoo (vorher und nach den ersten drei Sitzungen)

Durch die Behandlung kommt es zur Krustenbildung, die Abheilung kann bis zu zwei Wochen dauern.

Die Anzahl der erforderlichen Sitzungen ist unterschiedlich. Im Einzelfall können aber bis zu 20 Sitzungen und ein Zeitraum von bis zwei Jahren erforderlich sein. Laientätowierungen können aber auch nach drei Sitzungen bereits verschwunden sein.

Beispiele

Der Unterschied in den **Tätowierungen** liegt zum einen in der Pigmentdichte (sie ist bei professionellen Tätowierungen deutlich höher als bei Laientätowierungen) und zum anderen in der Zusammensetzung der eingebrachten Farbe. Hierzu ist anzumerken, dass keine Deklarationspflicht für Tätowierfarbe besteht und somit jeder Tätowierer seine Farbe selbst zusammenmischen darf. Auch für problematische Verbindungen wie die Metallsalze von Quecksilber, Cadmium oder Chrom gibt es keine Verwendungseinschränkungen. Damit wird verständlich, dass ein Ansprechen auf die Entfernung mit dem Laser recht unterschiedlich ausfallen kann und im Einzelfall sogar unmöglich ist.

Eine Besonderheit gibt es bei der Entfernung von *Permanent-Make-up*. Da hierbei insbesondere Titan- und Eisenoxide als Farbstoffe verwendet werden, kann es bei der Behandlung mit dem Laser zu einem Farbumschlag von Rot nach Grün oder Schwarz kommen.

Auch eine Pigmententfernungsbehandlung der Augenbrauenregion ist schwierig, da hier nicht nur das schwarze *Permanent-Make-up*, sondern auch die schwarzen Haare getroffen werden und daraus ein Haarverlust resultieren kann.

Bei den **Gefäßlasern** handelt es sich um Laser, die für die Behandlung von störenden Äderchen im Gesichts- oder Beinbereich (z. B. Teleangiektasien, Besenreiser) oder Gefäßformationen wie **Feuermale** konzipiert sind.

Feuermale = scharf begrenzte, unregelmäßig geformte, meist angeborene hell- bis blaurote Hautfärbung, die durch erweiterte Blutgefäße der Haut bedingt ist; sie wird in der Regel als ästhetisch störend empfunden, ist aber nicht pathologisch

Besenreiser = rot-violett gefärbte, sichtbare, kleinste venöse Gefäße oder Gefäßgeflechte an den Beinen, die nicht aktiv an der Blutversorgung beteiligt sind. Ursächlich ist in erster Linie Veranlagung mit Bindegewebsschwäche, und in zweiter Linie eine Erkrankung des Beinvenensystems mit erhöhtem Gefäßdruck

Da die Gefäßwand selbst keine Zielstrukturen besitzt, wird das im Gefäß befindliche Blut dafür genutzt. Im ersten Schritt wird das Blut im Gefäß durch den Laser erhitzt und im zweiten Schritt das Gefäß durch die entstandene Hitze zerstört.

Der hierfür am meisten verwandte Laser ist der **gepulste Farbstofflaser**. Er emittiert bei 585 nm Wellenlänge und einer Pulsdauer zwischen 300 und 450 μsec. Der Nachteil bei der Behandlung mit dem Farbstofflaser ist das Auftreten von so genannter *purpurischer Makuläe,* einer intensiven Blaufärbung der Haut, die erst nach 12 bis 14 Tagen wieder verschwindet.

purpurischer Makuläe

Alternativ kann daher ein Argon- oder Neodym-, YAG-, besser jedoch ein KTP-Laser (= Kaliumtitanylphosphat-Laser) oder eine Blitzlampe benutzt werden.

Beispiel

Eine **Behandlung von Besenreisern** bewirkt nicht, wie vielfach angenommen, dass zwangsläufig neue, notwendige Blutwege entstehen: Die optimale Therapie ist die *Sklerosierung* (Verhärtung, Vernarbung) mit z. B. dem Lösungsmittel *Polidocanol*. Das eingespritzte Mittel führt über eine Entzündung der Venenwände zu einer Verklebung und in Folge durch Abbau und Resorption zu einem Verschwinden der behandelten Besenreiser. In wenigen Fällen können kleinste hellrote Gefäße mittels Laser behandelt werden – ein optimaler Laser für die Besenreisertherapie existiert jedoch bislang nicht!

Die neuste **UV-Laser**generation ist der *Excimer-Laser,* der UV-Licht der Wellenlänge 308 nm emittiert. Mit ihm ist es erstmalig möglich, Hauterkrankungen wie die Schuppenflechte oder *Vitiligo* (→ Band A, LF 2, Kapitel 4.8.3) gezielt mit UV-Licht zu bestrahlen. Beim *Excimer*-Laser handelt es sich um einen Xenon-Chloridgaslaser, der eigentlich für die Computerchipindustrie entwickelt wurde. Erst später wurde er in der Medizin eingesetzt.

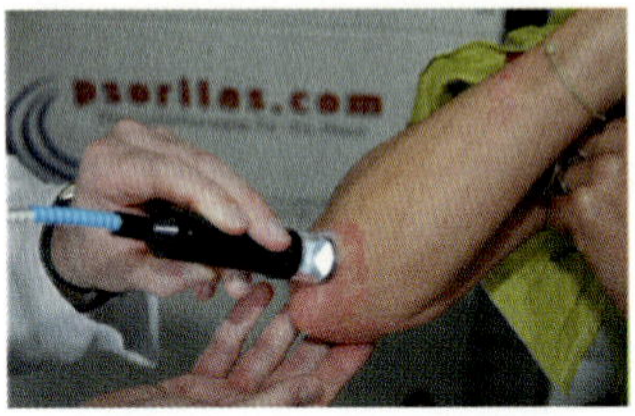

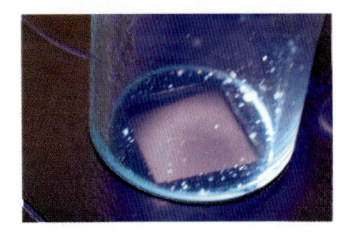

Vitiligo
Abb. 1.14:
Lasertherapie

Mit diesem Lasersystem ist es erstmalig möglich, ausschließlich erkrankte Haut mit UV-Licht zu bestrahlen (psorilas®-Therapie). Durch diese selektive Bestrahlung wird deutlich UV-Licht eingespart. Ein erkranktes Hautareal heilt mit nur der halben bisher nötigen Lichtdosis ab.

Abb. 1.15:
Laserbehandlungsfeld

Bei der Auswahl des Behandlers sollte auf die Qualifikation geachtet werden. Für die Lasertherapie der Haut ist der **Facharzt für Dermatologie** der kompetenteste Ansprechpartner (z. B. zu finden unter www.ddl.de). Auch auf die zur Auswahl stehenden Geräte sollte geachtet werden.

Da jedes Gerät nur eine Wellenlänge und eine Pulsdauer besitzt, kann mit einem Gerät auch nur ein Problem gut behandelt werden.

1.4.2 Umgang mit dem Laser

Laser sind hoch spezialisierte Geräte und starke Strahlungsquellen. Daher ist der Umgang mit Lasern an Vorsichtsmaßnahmen und Sicherheitsvorschriften gebunden.

> **Eine gründliche Herstellerschulung, die auch über Vorsichtsmaßnahmen und Unfallverhütung informiert, sollte unbedingt vor der Anwendung besucht werden. Eine Schutzbrille muss bei der Anwendung immer getragen werden.**

Laser werden basierend auf zulässigen Strahlungsgrenzwerten entsprechend ihres Gefahrenpotenzials (von den Geräteherstellern festgelegt) in Laserklassen eingeteilt. Dabei wird in die Klassen 1, 2, 3 A, 3 B und 4 unterschieden. Medizinische Laser gehören meist der Klasse 4 an (Hochenergielaser), im Kosmetikinstitut nutzbare Laser meist den Klassen 1 oder 2 (Niedrigenergielaser, Softlaser).

Beispiel
Für die Anwendung im Kosmetikinstitut wird z. B. ein batteriebetriebener Handlaserstab eingesetzt. Dieser Niedrigenergielaser arbeitet mit Rotlicht in einer Wellenlänge von 650 nm und wird z. T. unter der Bezeichnung „**Softlaser**" in der Kosmetikbranche angeboten.
Er wird zur Behandlung von unreiner Haut, Falten, zur Regenerationsanregung des Hautgewebes, zur Stimulation von Energiepunkten und zur Entspannung eingesetzt.

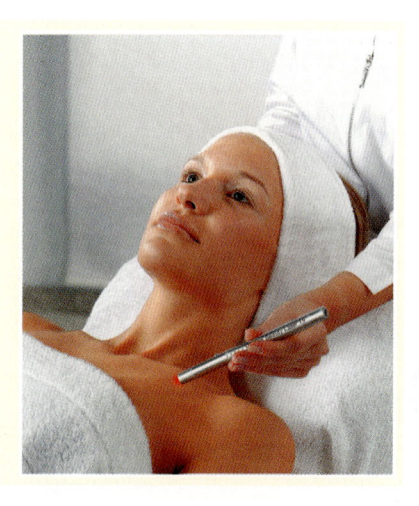

Abb. 1.16: Niedrigenergielaseranwendung

Für Laseranwendungen gelten (entsprechend der Laserklasse/Gefahrenklasse) folgende Sicherheitsmaßnahmen:
- erkennbarer, deutlich abgegrenzter Laserbereich, in dem sich nur Personen, die entsprechende Schutzmaßnahmen einhalten, aufhalten dürfen,
- Kenntnisse des richtigen Gebrauchs und Umgangs mit dem Laser sind vorhanden/ wurden erworben,
- geltende Unfallverhütungsvorschriften (UVV) sind bekannt und werden eingehalten,
- Kunde (Patient) und Behandler tragen Laserschutzbrillen und verhindern so mögliche Augen- und/oder Netzhautschädigungen.

Die für die Arbeit mit Lasern geltenden Unfallverhütungsvorschriften sollten Sie in den Ihnen zugänglichen Medien, z. B. bei der Bundesanstalt für Arbeitsschutz und Arbeitsmedizin (www.baua.de) nachschlagen.

1.4.3 Kontraindikationen und Nebenwirkungen

Jede Behandlung mit Wirkung hat auch Nebenwirkungen. Diese können im Fall einer Laserbehandlung/-therapie auch gravierend sein! Aus diesem Grund müssen Sie vor einer Behandlung immer ein **ausführliches Beratungsgespräch** mit dem Kunden führen. Hierbei sollten Sie es nicht versäumen, über ein **realistisch erzielbares Ergebnis der Behandlung** sowie **mögliche Nebenwirkungen** zu sprechen. Besonders hervorzuheben sind auch die nötigen Vor- und Nachbehandlungen sowie vom Kunden einzuhaltende Verhaltensmaßnahmen nach der Behandlung. (Für die Lasertherapie beim Arzt gilt für den Patienten dasselbe.)

Mögliche **Nebenwirkungen** bei Laserbehandlungen sind:

Hypopigmentierung
Hyperpigmentierung

- (überschießende) Narbenbildung,
- Pigmentstörungen, wobei es je nach Lasertyp sowohl zur *Hypopigmentierung* (zu wenig Pigment) als auch zur *Hyperpigmentierung* (zu viel an Pigment) kommen kann.

> Sie sollten grundsätzlich eine Fotodokumentation der Behandlungsareale anfertigen, um einen objektiven Verlauf der Behandlung dokumentieren zu können.

Verschiedene Arten von Bestrahlungen sind in der Kosmetik vielfältig anwendbar. Dabei wird die Abgrenzungslinie zu medizinisch oder therapeutisch wirkenden Berufsgruppen manchmal undeutlich. Dennoch ist sie unbedingt einzuhalten!

Neben den Überlegungen, ob sich die ein- oder andere kosmetische Bestrahlungsmethode als Ergänzung oder Komplettierung der an Ihrem Institut angebotenen kosmetischen Behandlungen rechnet, sollten Sie sich **vor** einer Neuanschaffung gründlichst informieren.

> *Welche Behandlungen dürfen Sie als Kosmetiker ausführen? Welche möglichen bei einer Behandlung auftretenden Schäden sind durch Ihre Betriebshaftpflichtversicherung abgedeckt?*

Kontraindikationen

Die Kontraindikationen zur Durchführung einer Laserbehandlung richten sich immer nach der Art des vorzunehmenden Lasereingriffs und des zu verwendenden Lasers:

- Die Anwendung eines UVB-Excimer-Lasers zur Enthaarung ist bei einem gebräunt aus dem Urlaub kommenden Patienten nicht gefährlich, während die Behandlung mit einem IPL-Gerät (→ Kapitel 3.7.2) bei gleichem Patienten zu Blasenbildung und Pigmentstörungen, im schlimmsten Fall zu Narbenbildung führen kann.
- Bestehen entzündliche Veränderungen im Gesicht, wie z. B. *Herpes simplex* oder *Impetigo contagiosa*, kann dort, wegen Gefahr der Ausbreitung, selbstverständlich bis zur Abheilung nicht mit ablativen Lasern gelasert werden, während feine Äderchen im Wangenbereich durchaus mittels KTP-Laser behandelt werden könnten.

Die Kontraindikationen für eine Laserbehandlung sind Laser-spezifisch.

Kosmetische Bestrahlungen

A Fragen Übungen Aufgaben

1. Zeichnen Sie das sichtbare Lichtspektrum mit bunten Farben und beschriften Sie es mit den Wellenlängen. Erweitern Sie es anschließend um den unsichtbaren UV- und Infrarotbereich.
2. Was wird unter dem „optischen Fenster der Haut" verstanden?
3. Beschreiben Sie die Wirkungen von Infrarotlicht auf die Haut.
4. Welche kosmetischen Einsatzmöglichkeiten gibt es für Infrarotlicht?
5. Nennen Sie die Wirkungen von UV-A- und UV-B-Licht auf die Haut.
6. Weshalb kann UV-Licht heilen?
    a) Warum brauchen dermatologische UV-A-Lichtanwendungen einen „Fotosensibilisator"?
    b) Was wird darunter verstanden? Nennen Sie ein Beispiel für eine Fotosensibilisierung.
7. Aus welchen Strahlenbereichen setzt sich das Sonnenlicht zusammen?
8. Welche Wirkungen hat Sonnenlicht auf den menschlichen Körper?
9. Warum schützt ein Solarium nicht vor Sonnenbrand?
10. Geben Sie Tipps zum richtigen Umgang mit dem Solarium.
11. Wie unterscheidet sich der Sehvorgang am Tag und in der Nacht? Wie nehmen wir Farben wahr?
12. Nennen Sie fünf verschiedenen Farben.
    a) Beschreiben Sie die ihnen zugesprochenen Wirkungen und Assoziationen.
    b) Nennen Sie deren kosmetische Einsatzmöglichkeiten.
13. Zeichnen Sie den schematischen Aufbau eines Lasers.
14. Nennen Sie fünf verschiedene Lasersysteme mit Wellenlänge, Pulszeit und Verwendungsmöglichkeiten (Indikationen).
15. Beschreiben Sie die Wirkung eines Enthaarungslasers. Welche Haare werden hierbei besser, welche schlechter und welche gar nicht entfernt?

Kosmetische Spezialbehandlungen – LF 11

2 Kosmetische Wasserbehandlungen

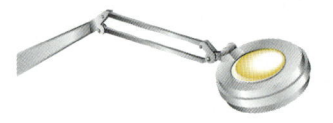

Sabine hat heute ihren lang ersehnten Wellnesstag in einer Therme mit angeschlossenem Kosmetikinstitut. Das Institut wirbt mit vielfältigen Behandlungen. Man wird dort u.a. gepeelt, bedampft und massiert und kann „schwerelos in völliger Ruhe auf dem Wasser schweben", wie der Prospekt verspricht. Sabine ist schon ganz gespannt. Wasser – dabei denkt sie an ihre morgendliche Dusche, an ihre regelmäßigen Bahnen im heimischen Schwimmbad und daran, dass sie heute schon wieder einmal zu wenig Mineralwasser getrunken hat. Wasser reinigt oder erfrischt sie. – Ob es ihr heute auch andere Empfindungen vermitteln kann?

Unter dem Begriff der **„kosmetischen Hydrotherapie"** versteht man verschiedene kosmetische Behandlungen, die eines gemeinsam haben: Sie verwenden WASSER und seine unvergleichlichen Eigenschaften (➔ Band A, Grundlagen-Lexikon).

Wasser ist eine Flüssigkeit, Eis oder Dampf, je nach Umgebungstemperatur. Wasser reinigt die Gesichts- und Körperhaut, es ist Hauptinhaltsstoff vieler Kosmetika (➔ Band B, LF 7) und Hauptbestandteil unseres Körpers (➔ Band A, LF 10, Kapitel 7). Stehendes Wasser trägt, fließendes Wasser regt an oder beruhigt, streichelt und entspannt.

Die kosmetischen Wasserbehandlungen werden daher in einem Kosmetikinstitut nicht zufällig unter dem Begriff *Wellness*behandlungen angeboten.

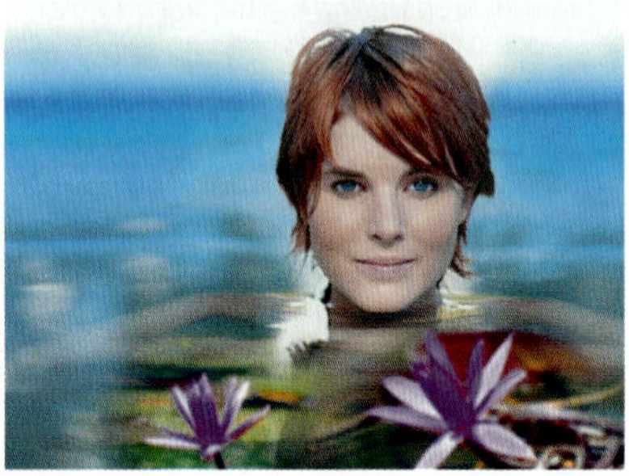

Hydrotherapie

Abb. 2.1: Erlebnis „kosmetische Wasserbehandlung"

Die erlebnisreichen und wohltuenden Wasserbehandlungen der Kosmetik haben sich aus den lang bekannten und praktizierten **Wassertherapie, (lat. Hydrotherapie)** entwickelt. Dies sind Anwendungen mit unterschiedlich temperiertem Wasser, die über Temperaturreize (kaltes, lauwarmes, warmes, heißes Wasser), Druck- oder Empfindungsreize (Wasserstrahlen massieren, fließendes Wasser erzeugt einen „Wassermantel") körpereigene Reaktionen anregen. Da diese von der Körperoberfläche ausgehen, gehören sie zu den **Reiztherapien,** wie auch die Massagen (➔ LF 6).

Für alle kosmetischen Hydrobehandlungen ist die Beachtung von einzuhaltenden **Hygienevorschriften und Sicherheitsvorschriften** beim Umgang mit Einrichtungen und Geräten oberstes Gebot (allgemeiner Hygieneplan ➔ Band A und B, LF 2).

Auch eine entsprechende **Raumausstattung,** harmonisch in Farbgestaltung und Dekoration, eine praktische und ansprechende **Einrichtung** mit für den Kunden klar erkennbarer Gliederung nach Funktionsbereichen (Umkleidebereich, Behandlungsbereich, Ruhebereich usw.) trägt zum Behandlungserfolg bei. Lassen Sie sich bei der Gestaltung Ihrer Räume inspirieren und/oder fachkundig beraten.

Ihre hygienisch einwandfreie, aber ansprechende **Arbeitskleidung** und **persönliche Erscheinung** sollten ebenso zum Erlebnis Wasserbehandlung im Kosmetikinstitut passen.

> **Wassertemperaturen**
> **Eis** – feste und kälteste Form des Wassers, unter 0 °Celsius
> **kaltes Wasser** – unter Hauttemperatur, Anwendung zwischen 15 und 25 °Celsius
> **lauwarmes Wasser** – Hauttemperatur, zwischen 34 und 36 °Celsius
> **warmes Wasser** – über Hauttemperatur, zwischen 37 und 42 °Celsius
> **heißes Wasser** – zwischen 42 und 50 °Celsius
> **Wasserdampf** – sichtbarer Nassdampf ab 50 °Celsius

Die Reaktionen des Körpers auf verschieden temperiertes Wasser sind Steigerung oder Verminderung der Durchblutung (Erwärmung oder Kühlung) und Kreislaufanpassung bzw. Umstellung der Regulationsmechanismen des Herz-Kreislauf-Systems. Die Wirkungen erstrecken sich auch auf Nervensystem, Stoffwechsel und Hormonfunktionen, was zu Anregung und Kräftigung oder zu Entspannung und letztlich zu Wohlbefinden und einer Stärkung der Abwehrkräfte führen kann.

Selbstverständlich sollte die genaue Befragung (**Anamneseerhebung** → Band B, LF 2) sein, **bevor** Sie einem Ihrer Kunden eine spezielle Wasserbehandlung empfehlen. Auch ist die Ausarbeitung eines „Wellnessplans" oder das Angebot eines Abonnements für Wasserbehandlungen zu erörtern.

Während der Behandlung ist es ratsam, immer wieder nach dem Kunden zu sehen, die Reaktionen von Haut und Körper zu prüfen und den Kunden oder die Kundin nach seinem/ihrem Befinden zu fragen.

> Die aus der Hydrotherapie abgeleiteten kosmetischen Wasserbehandlungen dienen keinem therapeutischen Zweck, aber der Erfahrung und Erhaltung des Wohlbefindens beim gesunden Menschen. Sie sollten nur auf gesunder Haut durchgeführt werden.

Tab. 2.2: Hydrotherapie und daraus abgeleitete kosmetische Behandlungen

Hydrotherapiebehandlung	kosmetische Behandlung
Bäder, Bädertherapie (*Balneotherapie*) Bäder (Wasser, Torf-, Moor-, Schlamm- oder Schlickaufschwemmungen) sind als Teil- oder Vollbad möglich, die Zusätze haben bestimmte Wirkungen; für die **Bädertherapie** stammt das Wasser aus natürlichen Heilquellen und ist auch in Form von Inhalationen und/oder Trinkkuren wichtiger Bestandteil einer **Kneipp-Kur**; **Stangerbad** ist ein so genanntes hydroelektrisches Vollbad, bei dem Gleichstrom in das Wasser eingeleitet wird (Reiztherapiebehandlung).	**Kosmetische Bäder** (→ Band B, Anhang LF 7) **Kosmetische Schlammbäder** **Meerwasserbäder** *Floating*
Inhalationen und Dampfbäder Das Einatmen von Dämpfen, Gasen oder von feinsten in Luft zerstäubten festen oder flüssigen Teilchen; hydrotherapeutisch ist die Inhalation von Aerosolen (→ Band B, LF 7) von Bedeutung; sie dienen zur Vorbeugung oder um bei Erkrankungen der oberen Atemwege Sekrete zu lösen und Schleim zu verflüssigen; Dampfbäder befeuchten und reinigen zusätzlich die Haut und sind die „Entschlackung" (→ Band A, LF 10, Kapitel 14) unterstützende Behandlung.	**Duftlampen** (→ LF 10) **Bedampfen** (→ Band B, LF 3) **Dampfbäder**

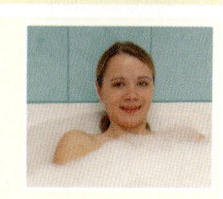

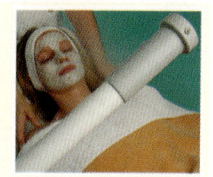

Kosmetische Spezialbehandlungen – LF 11

kosmetische Behandlung	Hydrotherapiebehandlung
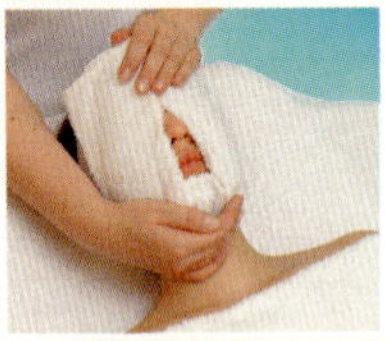 **Kosmetische Wickel** *Wrapping* **Kompressen Schlammpackungen Masken und Packungen** (→ Band B, LF 7)	**Wickel und Auflagen** Auch als Umschläge bezeichnet; umwickelte oder aufgelegte Einhüllungen eines Körperteils mit wirksubstanzgetränktem Tuch; können eiskalt, kalt, warm oder heiß sein; dienen der Erwärmung oder Kühlung, Lösung von Krämpfen, Muskelentspannung, Fiebersenkung; wirken gegen lokale Entzündungen oder Schmerzen; Breiumschläge sind umwickelte pflanzliche (Moor) oder mineralische (Schlamm) Stoffe zur lokalisierten Wärmezufuhr.
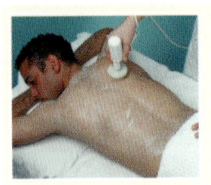 *Peeling* (→ Band B, LF 3)	**Abreibung** Reibende oder klatschende Massage, die auf einem mit kaltem Wasser angefeuchteten Leinentuch ausgeführt wird; der Temperaturreiz wird hier durch den mechanischen Reiz der Massage verstärkt; danach wird mit einem Handtuch trockengerieben, bis eine leichte Hautrötung einsetzt; dient als Ganzkörperabreibung der Abhärtung.
Herbal Stamp-Massage (→ LF 6)	Mit fast heißem Wasser von innen getränkte und fest zusammengerollte Frottee- oder Leinentücher (**„Heiße Rolle"**) werden in schnellen Bewegungen über eine Körperregion gerollt (Anwendung bei Leber- und Gallestörungen, Muskel- und Gelenkbeschwerden); zum Schluss der Behandlung wird die Rolle mit einer Hand aufgerollt und als → Kompresse auf dem Körperteil belassen.
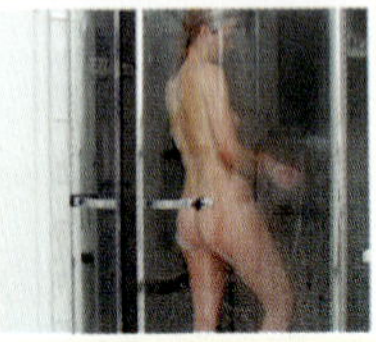 **Kosmetisches Duschen Sprayanwendungen**	**Guss** Wasserstrahlreizung der Haut durch Wärme (Heißguss), Kälte oder Druck; Bestandteil der **Kneipp-Kur**; der Wasserstrahl wird (bei den Extremitäten beginnend) dem Herzen zugeführt; es kommt zu Hautrötung und Wärmegefühl; wird nach Anwendungsgebieten unterschieden (Nackenguss, Rückenguss usw.). **Wechselguss** beginnt stets mit warmem Wasser und endet mit kaltem; **Blitzguss** fügt dem Temperaturreiz auch den mechanischen Reiz zu (Wassermassage).
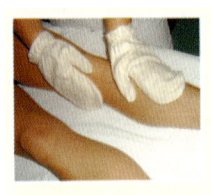 **Kosmetisches Baden Besondere Massagearten, z. B.** *Garshan*-**Massage** (→ LF 6)	**Waschung** Abwaschen des ganzen Körpers oder von Körperteilen mit Wasser (mit/ohne Hilfsmittel wie Waschlappen und mit/ohne zugesetzte Mittel); dient der Reinigung, Belebung, Beruhigung, Kühlung (Fiebersenkung), Körperwahrnehmung, Entspannung; **belebend** wirken Waschungen mit kühlerem Wasser, entgegen der Haarwuchsrichtung in der Reihenfolge Körperstamm und danach Extremitäten; trocken gerieben wird mit einem rauen Handtuch; **beruhigend** wirken Waschungen mit mindestens handwarmem Wasser in Haarwuchsrichtung und anschließendem Abtrocknen mit einem weichen Tuch.

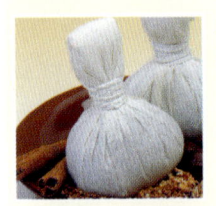

Hydrotherapiebehandlung	kosmetische Behandlung
Wassertreten langsames Waten in kaltem Wasser, wobei bis zu den Knien eingetaucht wird; Bestandteil der Kneipp-Kur	**kühlendes Fußbad** (→ LF 8)
Wechselbäder Abwechselndes Eintauchen (für jeweils 3 – 5 Minuten) einzelner Körperteile in warmes und kaltes Wasser; begonnen wird warm und beendet wird kalt, danach wird geruht; hier wird der physikalische Wärme-/Kältereiz der Haut zur Umstellung der Regulationsvorgänge im Körper genutzt, Durchblutungsförderung und Herz-Kreislauf-Training sind die erwünschten Wirkungen. Das Saunen stellt eine Heißluft-Kaltwasser-Wechselbehandlung dar.	**Saunen** (→ Band A, LF 1, Exkurs Kapitel 2), **Wechselduschen**
Hydromassagen sind als Unterwassermassagen (als Teil- oder Ganzkörpermassage mit der Bürste im Wasser durchführbar), passiv als Unterwassermassagebad (engl. *Whirlpool*) oder aktiv unter fachgerechter Anleitung als Unterwassergymnastik (im Rahmen einer Bewegungstherapie) bekannt.	**Massagedusche,** *Whirlpool*

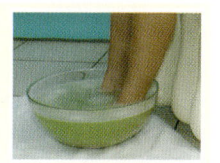

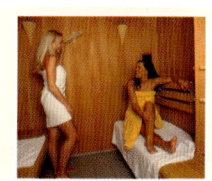

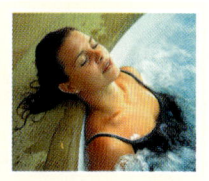

Manche der in der Tabelle genannten kosmetischen Behandlungen sind bereits im → Lehrwerk erklärt oder werden hier folgend dargestellt.

Generell empfiehlt sich die Verwendung von Reinstwasser (lat. *aqua pur*) oder weichem Wasser, dem Keime und/oder die Kalk- und Magnesiumsalze mittels Ionenaustauscher ganz oder teilweise entzogen wurden (→ Band B, LF 7).

aqua pur

Die Wirkungen der kosmetischen Wasserbehandlungen werden aufgrund physikalischer Effekte von Druck, Reibung, Wärme und Kälte (und der jeweils verwendeten Zusätze) erzeugt.

2.1 Wärme und Kälte

Schon seit langem findet die Anwendung von Kälte und Wärme – nicht ausschließlich, aber speziell mit dem Temperaturvermittler Wasser – in der kosmetischen Behandlung ihren Platz.

So begünstigt **Wärmeeinwirkung** die Stoffwechsellage (über die Erweiterung der Gefäße der Haut), die Blutabgabe aus inneren Organen wie Milz und Leber und verstärkt die Durchblutung. Auch werden über die Rezeptoren und Nervenendigungen der Haut vermittelte Wärmegefühl-, Entspannungs-, Ermüdungs- und Entkrampfungssignale empfangen und umgesetzt (***Parasympathikus***, vegetatives NERVENSYSTEM und ZNS → Band A, Grundlagen-Lexikon). Wärmeanwendungen sind ermüdend, wenn sie zu lange oder mit z. B. zu warmem Wasser erfolgen. Warmwasseranwendungen lassen die Hornschicht quellen und steigern damit die Resorption und Wirkung eines kosmetischen Produktes deutlich, schädigen aber auch den Hydrolipid-Mantel der Haut (→ Band A und B, LF 2).

Parasympathikus

reflektorisch
Sympathikus

Kälte kann dagegen die „Lebensgeister wecken", aber auch die nervliche Erregbarkeit steigern. Zuerst werden Blutgefäße bei **Kälteeinwirkung** verengt und das Blut wird in tiefer liegende Gefäße geleitet, was einen Wärmeverlust des Körpers vermeiden soll. Kältereize werden über die Rezeptoren und Nervenendigungen in der Haut reflektorisch vermittelt und lösen sympathisch gesteuerte und damit anregende Wirkungen und Empfindungen aus (**Sympathikus** → Band A, Grundlagen-Lexikon VEGETATIVES NERVENSYSTEM). Die Folge ist gesteigerte nervliche Erregbarkeit, denn der Körper wird in „Alarmbereitschaft" versetzt.

Kälte regt den Stoffwechsel an. Über nervöse Regulationszentren (Temperaturzentrum im Gehirn) kommt es in Folge zu einer Gegensteuerreaktion, nämlich zur einer Gefäßerweiterung der oberflächlichen Gefäße, zu Blutdruck-Steigerung und damit zu einer intensiveren Durchblutung von Haut und Gewebe. Die **Wechselbehandlungen** (→ Wechselbäder) haben in den Wirkungen von Kaltwasser- oder Eisanwendungen ihren Ursprung.

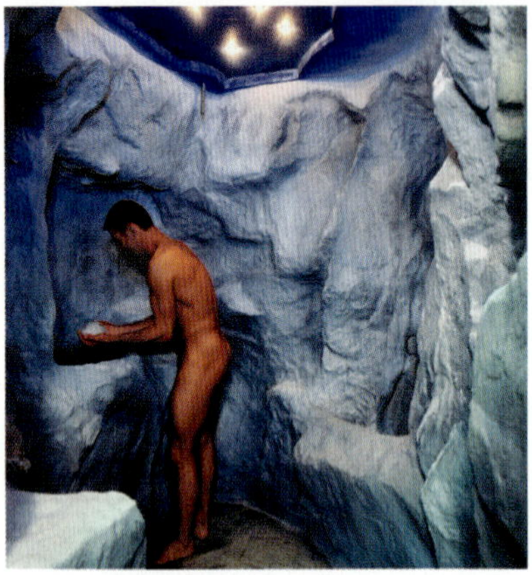

Es gibt bereits historische und danach immer weiter entwickelte **Kaltwasserkuren,** die dafür stehen, blutverdünnende Enzyme und Hormone (u. a. auch die Geschlechtshormone Testosteron und Östrogen) freizusetzen, die Schilddrüse anzuregen und für die vermehrte Produktion von weißen Blutkörperchen zu sorgen. Therapeutisch werden moderne Kaltwasserkuren gegen Leiden wie z. B. Asthma eingesetzt. Sie regen die Blutzirkulation, Stoffwechselfunktionen und das Immunsystem an und vertreiben chronische Müdigkeit.

Abb. 2.3: Eishöhle

Kosmetisch wird kaltes Wasser entsprechend **zur Belebung und Straffung** (Tonus und Turgor verbessernd → Band B, LF 2, Kapitel 2.2), aber auch nach erwärmender Behandlung zur Erhaltung der Wärme und zur „Abhärtung" eingesetzt. Die zum Einsatz kommenden Wassertemperaturen liegen zwischen 15 und 20 °Celsius.

> **B**eispiel **für eine Kaltwasserbehandlung**
> Die „Kaltwasserkur für zu Hause" wird im Zeitraum von jeweils zwei Wochen mit abstufend kälter werdendem Wasser (20°, 18°, 15° Celsius) durchgeführt. Dabei ist täglich jeweils nacheinander stehender, dann sitzender und zuletzt liegender Position (stehend und sitzend jeweils fünf Minuten, liegend ab 5 Minuten) und sich täglich um eine Minute verlängernder Liegeposition, bis ein 15-minütiges Liegen im Wasser möglich ist, zu verweilen.

> Probieren Sie die „Kur" vorher einmal selbst aus. Sie erfordert neben ein bisschen Disziplin auch Überwindung, aber Ihr Körper wird es Ihnen danken!

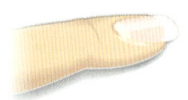

Generell wird

- auf irritierter oder geröteter Haut nur Kälte angewendet, um die Haut zu beruhigen (auch: Masken und Packungen → Band B, LF 7, Kapitel 3.2). **Kälte wirkt poren- und gefäßverengend**, wodurch der Stoffwechsel kurzzeitig verlangsamt und die Spannkraft der Haut gestärkt wird. Kälte wird häufig als Abschluss einer kosmetischen Behandlung angewandt.

◗ schlecht durchblutete Haut wird daher häufig mit **abwechselnder Wärme und Kälte** behandelt, um die Durchblutung zu aktivieren. Bei regelmäßiger Anwendung wird der Stoffwechsel angeregt, wodurch kosmetische Produkte leichter von der Haut aufgenommen werden können. Muskulatur und Gewebe werden gefestigt.

Für die Behandlung mit Wärme und Kälte bietet der Fachhandel spezielle Geräte an, mit deren Hilfe der Haut Kälte, Wärme oder abwechselnd beides zugeführt werden kann. Das kann z. B. auch in der Gesichtsbehandlung mit erwärmten oder gekühlten Metallkugeln erfolgen.

EXKURS: Saunaanwendung

Die wohl berühmteste **Ganzkörper-Wechselbehandlung** ist das Saunen, das heute auch in einigen Kosmetikinstituten möglich ist. Es sollte dann unter der Aufsicht einer Person mit entsprechender Ausbildung z. B. zum medizinischen Bademeister durchgeführt werden.

Die Saunabehandlung ist eine Heißluftbehandlung bei Temperaturen zwischen 70 und 100 Grad Celsius, im Wechsel mit einer anschließenden Kaltwasserbehandlung im teilweise extremen Temperaturbereich von 3 Grad Celsius. Diese Kreislauf-, Schweißabsonderungs- und Stoffwechselanregung ist beim Gesunden gleichzeitig „Entschlackung", Gefäßtraining und Abhärtung.

Regelmäßiges Saunen trainiert das Immunsystem und kann vor Erkrankungen und Erkältungssymptomen schützen.

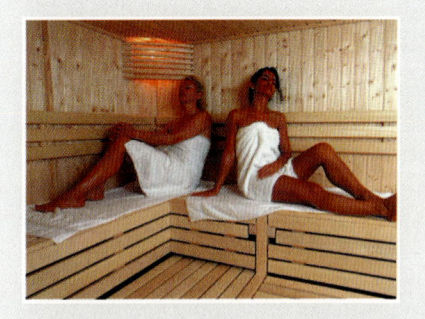

Zu empfehlen ist:
◗ vorherige Körperreinigung (z. B. Duschen) mit gründlichem Abtrocknen
◗ 2–3 Schwitzgänge, je nach Temperatur und individueller körperlicher Empfindung zwischen 5 und 20 Minuten
◗ im Wechsel dazu kurze Abkühlungsphasen unter der Kaltdusche oder als Kaltguss, im Tauchbad oder in der Eishöhle

◗ anschließende Ruhephase, bis sich der Puls normalisiert hat (in der Regel nach 5 bis 10 Minuten)
◗ abschließende Nachruhe von ca. 30 Minuten, Ausgleichen des Flüssigkeitshaushaltes durch ausreichendes Trinken (von Wasser oder mineralstoff- aber nicht zuckerhaltigen Getränken → Band A, LF 10, Kapitel 7.3) und hauttypgerechter reichhaltiger Körperpflege.

Die Saunabehandlung ist nicht förderlich bei entzündeten, geröteten Hautzuständen (z. B. *Psoriasis, Couperose, Rosazea*), bei bereits bestehenden Atemwegs- oder Erkältungskrankheiten, bei Bluthochdruck, Kreislauf- oder Herzschwäche und bei Krampfadern.

Dagegen zu empfehlen ist sie bei niedrigem Blutdruck, kalten Füßen und Cellulite (→ Kapitel 4).

Verschiedene Wirkstoffe, wie z. B. ätherische Öle verschiedener Duftrichtungen (→ LF 6, Kapitel 5.1 und LF 10, Kapitel 4), können in Form eines Aufgusses auf heiße Steine gegeben, verdampft und der Luft in regelmäßigen Abständen zugesetzt werden.

2.2 Kosmetisches Baden und Duschen

Die Anwendungen des kosmetischen Badens und Duschens sind unerschöpflich. Hier werden nur einige in Prinzip und Wirkung dargestellt.

A Kosmetische Bäder

Für ein kosmetisches Vollbad brauchen Sie eine Badewanne in einer möglichst separaten Kabine im Institut.

> Es besteht für das Kosmetikinstitut mittlerweile eine enorme Auswahl an geeigneten Badewannen. Es gibt sie mit Massagedüsen (➔ *Whirlpool*), Farblichtbestrahlung (➔ Kapitel 1), Multifunktionsbadewannen mit höhenverstellbaren und in die Wanne bis zum Boden ablassbaren Matten (so können *Peeling*, Massage und Bad auf derselben Behandlungsfläche stattfinden) usw. Diese eröffnen Möglichkeiten auch für kleinere Institute, da kein Badezimmer gebaut werden muss.
>
> Verschaffen Sie sich einen Überblick auf Fachmessen, bei namhaften Herstellern und in den Ihnen zugänglichen Medien. Die Anschaffung einer solchen Wanne kann sehr kostenintensiv sein, überlegen Sie genau, ob diese Investition zu Ihrem Institutskonzept (➔ Band A, LF 1, Kapitel 4.6) passt!

Whirlpool

Der Kunde sollte etwas Zeit mitbringen, denn die Behandlung kann vorbereitende Maßnahmen wie (zu entfernendes) Körperpeeling, (zu entfernende) Körpermaske, Duschen oder nachbereitende Behandlungen wie Massagen, Ruhephasen usw. einschließen. Sie sollten die Gesamtbehandlung des kosmetischen Bades, die als **Well**-**ness**erlebnis alle Sinne ansprechen soll, organisatorisch gut vorbereiten (Einlassen des Wassers und Zugabe von Badezusatz, Raumdekoration z. B. mit angezündeten Kerzen und verteilten Blütenblättern, Einlegen entsprechender Begleitmusik oder -klänge usw.).

hydrostatische Wirkung

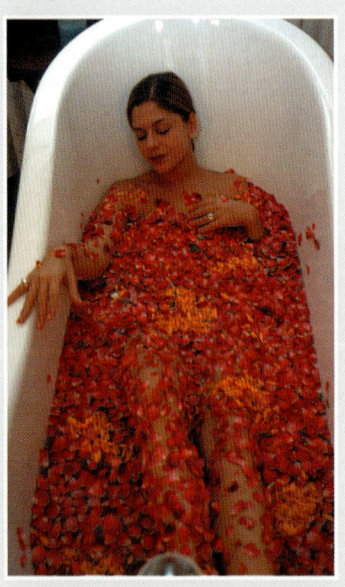

Die beim Eintauchen des ganzen Körpers in Wasser zu erspürende **hydrostatische Wirkung** ist als Druck von Außen, der die „normalen" Körperfunktionen beeinflusst, zu bezeichnen:

- die Durchblutung in den *peripheren* (in der Haut liegenden) Gefäßen wird verstärkt und die Nierenfunktion angeregt, das entlastet das Herz,
- die Atmung wird erleichtert,
- die Ausschüttung einiger Hormone wird verändert,
- die Muskeln werden gelockert,
- es entsteht Entlastung für Wirbelsäule und Gelenke, da sie nur ein Zehntel des Körpergewichtes im Wasser tragen müssen,
- es kommt zu einer Anregung des Kreislaufs bei allgemeiner Druckentlastung im Körperinneren.

Abb. 2.4: Blütenbad

Außerdem kommt es zu einem **Inhalationseffekt** durch aufsteigende Dämpfe (➔ Kapitel 2.4), die bei entsprechenden Badezusätzen (z. B. ätherische Öle) direkt über die Nasenschleimhaut aufgenommen werden können und z. B. für Entspannung sorgen (➔ LF 10, Kapitel 4).

Dabei muss u. U. zuvor ein nach genauer Anleitung anzusetzender *Sud* (heißes Wasser über Pflanzenteile geben, ziehen lassen und Pflanzenbestandteile abfiltern) hergestellt werden. Rezepte und Anleitungen finden Sie in Fachliteratur und Fachzeitschriften oder bei verschiedenen Naturkosmetikanbietern, z. B. auch im Internet unter www.natur-kosmetik.de.

> Wählen Sie einen geeigneten Badezusatz nach Ihrem Beurteilungsvermögen und Fachverständnis und zusammen mit dem Kunden aus.

Die Aufnahme (*Penetration*) der dem Badewasser zugesetzten Wirkstoffe erfolgt vermehrt durch die Haut und kann diese pflegen und deren Stoffwechsel harmonisieren. Sie sorgt aber auch für das Aufquellen der Hornschicht und kann die Haut „auslaugen". Verschiedene Badezusätze (z. B. Kräuter, Salze, ätherische Öle usw.) wirken demnach gewollt unterschiedlich (➔ Band B, Anhang E.3 zu LF 7). Die **Temperatur** des Bades (Warm- und Kaltbäder ➔ Kapitel 2.1) wirkt zusätzlich unterschiedlich.

> **Der Einsatz von Substanzen, die richtige Vorbereitung der Bäder inklusive der richtigen Temperaturen und die Einhaltung der empfohlenen Verweildauern sind genauestens zu beachten.**

Beispiele
Ein **Erfrischungsbad** kann ein Kalt-, Lauwarm- oder Warmbad sein und/ oder sollte unter Herstellung und Zugabe von belebenden Zusätzen wie Zitrusessenzen oder -ölen, Rosmarinzweigen oder -öl, Basilikumblättern oder -öl erfolgen. Die Verweildauer in einem erfrischenden Bad sollte generell kürzer sein, z. B. nicht länger als 10 Minuten.
Beim **Aromabad** ist zu beachten, dass dem ätherischen Öl ein Emulgator (➔ Band B, LF 7, Kapitel 3.2 oder ➔ Band A, Grundlagen-Lexikon, EMULSION) zugegeben wird, der für die Verteilung des Öles im Wasser sorgt. Auf natürlicher Basis sind hier Sahne oder Milch zu empfehlen, die (meist im Gegensatz zu handelsüblichen Emulgatoren) keine chemischen Rückstände enthalten. Das ätherische Öl darf je nach Essenz und gewünschter Wirkung immer nur tropfenweise dem Emulgator zugesetzt und verrührt ins Badewasser gegeben werden.
Ein **Entspannungsbad** sollte ein Warmwasserbad sein, mit entsprechend beruhigenden und entspannenden Badezusätzen. Eine entspannende Wirkung wird mit eher 20-minütiger Badedauer erzielt.

Sorgen Sie, je nach Wassertemperatur, für eine Verweildauer zwischen 10 und 20 Minuten. In dieser Zeit sollten Sie mehrmals kurz und diskret nach dem Kunden sehen und ihn/sie ggf. über das Befinden befragen.

Die Wanne ist nach dem Ablassen des Wassers zu sprühdesinfizieren und gründlich von allen Rückständen zu reinigen.

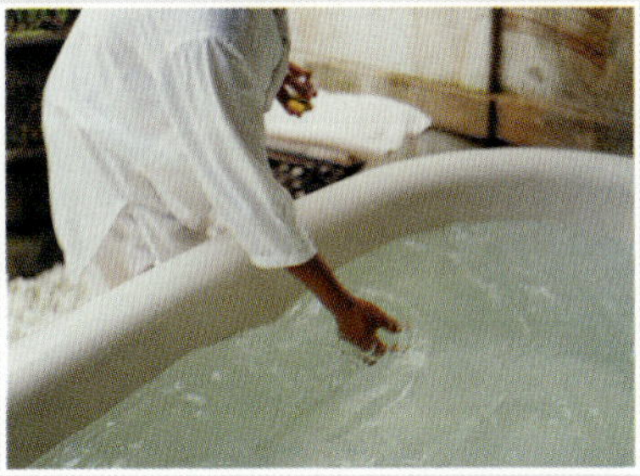

Abb. 2.5: Einlassen von Badewasser

Kosmetische Bäder sind auch als Teilkörperanwendungen sehr beliebt und können dann in jedem Kosmetikinstitut ausgeführt werden. Beschrieben finden Sie **Teilbäder** in Form des Fußbades in ➔ LF 8 und in Form eines Handbades in ➔ LF 4. Aber auch Bein- und Armbäder sind vor- oder manchmal auch nach einer entsprechenden kosmetischen Behandlung durchführbar.

Beispiel: Ein Teilbad für zu Hause

Eine besondere Stellung kommt dem **Gesichtsbad** zu. Mit diesem können Hautzustände unkompliziert und direkt beeinflusst werden. Zum Beispiel kann nach wärmenden Gesichtsbehandlungen wie Inhalationsbädern oder Masken die Wärmeabstrahlung aus der Haut etwas gemindert werden, indem sich bei der Anwendung eines anschließenden Kaltgesichtsbades die Poren schließen und die Hautgefäße verengen. Hierzu tauchen Sie das Gesicht in eine mit kaltem Wasser gefüllte Schüssel ein, indem Sie die Luft anhalten. Die Augen können geschlossen oder auch geöffnet werden.

Kalte Gesichtsbäder wirken erfrischend, die Gesichtshaut wirkt straffer und die zuvor aufgenommenen Wirkstoffe werden regelrecht „eingeschlossen". Warme Gesichtsbäder werden hingegen nicht angewendet.

Wie unterscheiden sich medizinische Bäder von kosmetischen?

Medizinische Bäder kommen zur therapeutischen Anwendung bei Rehabilitation und Kur. Sie werden z. B. im Rahmen einer medizinisch verordneten Bädertherapie verabreicht und umfassen die Anwendungen auch von Elektro-, Licht- und Strahlenbädern.

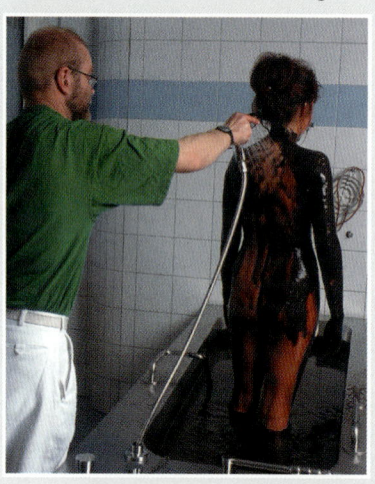

Der Beruf des **staatlich geprüften Masseurs und medizinischen Bademeisters** erfordert eine bundeseinheitlich geregelte, gründliche Ausbildung, die in der Regel nach zweieinhalb Jahren mit Zertifikat abgeschlossen wird. Der Unterricht erfolgt an staatlich anerkannten/staatlichen Berufsfachschulen. Nach entsprechenden Prüfungen in Theorie und Praxis darf die Bezeichnung „staatlich anerkannter Masseur und medizinischer Bademeister" verwendet werden. Die Bezeichnung ist gesetzlich geschützt und steht für einen Beruf, der für die Anwendung physikalischer Therapien bei Patienten und Kunden zuständig ist.

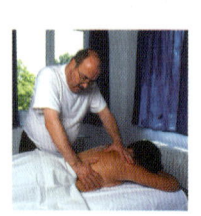

Abb. 2.6 a und b: Tätigkeiten eines Masseurs und medizinischen Bademeisters

Hierzu gehören medizinisch verordneten Massagen und Bäder, aber auch physikalisch-therapeutische Befundtechniken, Elektro-, Licht- und Strahlentherapie sowie Hydro-, Balneo-, Thermo- und Inhalationstherapien.

Medizinische Bademeister/-innen sind Fachleute für die therapeutische und pflegerische Betreuung von Patienten und Kunden, denen sie z. B. Moorbäder, Solbäder, Saunabäder, Heilpackungen usw. verabreichen.

Sie arbeiten in Krankenhäusern, Massagepraxen, Gesundheitszentren und Rehabilitationskliniken, aber auch in Altenheimen, bei Pflegediensten sowie in Bädern und *Wellness*-Einrichtungen. Sie erstellen Therapieprogramme oder gehen nach dem verordneten ärztlichen Therapieplan vor, dokumentieren den Behandlungsverlauf (in Karteikarten) und erledigen die Abrechnung mit den Krankenkassen.

Kosmetische Bäder dienen ausschließlich der Entspannung, Erholung und Gesunderhaltung und werden nicht an Patienten, sondern an gesunden Kunden vorgenommen.

B Kosmetisches Duschen

Beim Duschen treffen mehrere Wasserstrahlen sanft bis druckvoll auf die Haut. Die betroffenen Hautareale mit den in der Haut liegenden Nervenendigungen und Rezeptoren reagieren auf diesen **mechanischen Reiz**. Dabei spielen die Temperatur und die Druckintensität des auftreffenden Wassers eine große Rolle. Das Wasser rinnt am Körper herab und sorgt für eine leichte hautreinigende und massierende Wirkung. Warmwasserduschen werden als angenehm und entspannend empfunden, Kaltwasserduschen als erfrischend und belebend.

In einem Kosmetikinstitut dient eine Duschkabine der Vorreinigung des Körpers, dem Abwaschen von Körperpeeling und Körperpackungen, der Abkühlung nach einem Saunagang und der gezielten kosmetischen Anwendung als Warm- oder Heißdusche, Wechseldusche, Massagedusche oder Erlebnisdusche (➔ Kapitel 1).

Je nach Zweck ist die Duschdauer und Wassertemperatur unterschiedlich, verschiedene Duschmittel (➔ Band B, Anhang E.4 zu LF 7) kommen (hautzustandsgerecht) zum Einsatz.

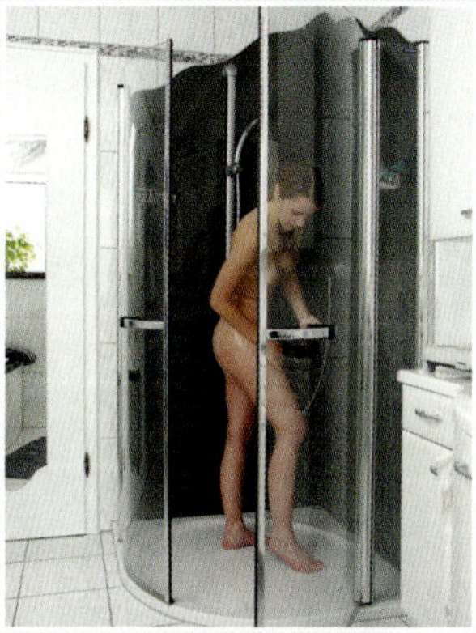

Abb. 2.7: Duschende

Tab. 2.8 Verschiedene Duscharten im Vergleich

Duschart	Wassertemperatur	Dauer	Duschmittel	Wirkung
Körper-reinigung	warm	2–3 min	ja	Hautreinigung, Hautglättung
Abwaschen von z. B. Packungen	warm	5–8 min	nein	Abwaschen von Resten, Hautglättung
Abkühlen	lauwarm bis kalt	2–3 min	nein	Vermeidung von Nachschwitzen, Erfrischung
Warm- oder Heiß-duschen	warm bis heiß	ca. 10 min	nein	Erwärmung, Entspannung
Wechsel-duschen	warm – kalt – warm – kalt	jeweils 3 min, max. 10 min	nein	Durchblutungs- und Stoffwechsel-anregung
Massage-duschen	lauwarm	10–15 min	nein, aber möglich	Durchblutungs- und Stoffwechsel-anregung, „Entschlackung", Entkrampfung
Erlebnis-dusche	variabel, je nach „Erlebnis"	bis 10 min	möglich	wohltuend entspannend oder belebend

Massageduschen haben mehrere verschieden angeordnete und unterschiedlich einstellbare Massagedüsen, die fachgerecht in die Duschkabinenwände eingesetzt werden müssen. Sie sorgen für eine dosierte Verteilung des Wassers auf dem Körper und für die gewünschte Massagewirkung.

Whirlpool

Die erwähnte Massagedusche kann intensiviert passiv auch hautwarm als Unterwassermassagebad (engl. *Whirlpool*) stattfinden.

> Ein **Whirlpool** ist ein Sprudelbad, das eine belebende Massagewirkung besitzt. Dies wird mit Luftdüsen erreicht, die gleichmäßig in der Einlasswanne verteilt Luft ins Badewasser blasen und das Gewebe sanft massieren. Die entspannende Schwerelosigkeit entlastet Muskeln und Gelenke und regt die Durchblutung an. Muskel- und Rückenbeschwerden werden gelindert, nervöse Zustände und Schlafprobleme können gemildert werden.
>
> Die Einfüllung sollte – wie bei jedem anderen Bad – regelmäßig gewechselt und nach hygienischen Anforderungen behandelt werden.
>
> *Whirlpools* gibt es in Schwimmbädern, Thermalbädern, manchmal sogar im eigenen Bad, in Sauna- und *Wellness*oasen. Zum Teil können *whirlpool*geeignete Badezusätze angewandt werden, auch eine Kombination mit seitlich eingelassenen Farblichtleuchten ist möglich.

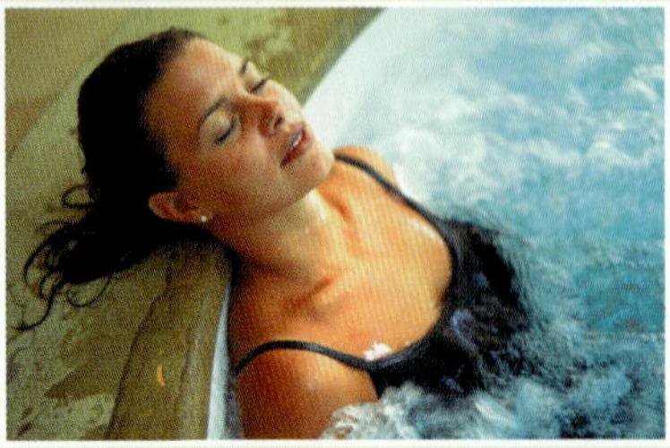

Abb. 2.9: Im Whirlpool

to whirl, engl. = (ver)wirbeln

Für kosmetisches Duschen sollte im Institut eine zeitgemäße **Duschkabine**, ein entsprechender **Wasserdruck** aus den Leitungen und eine konstante und genaue **Temperaturregelvorrichtung** vorhanden sein. Außerdem sollte die Duschkabine/der Duschraum möglichst von mehreren Behandlungsräumen aus gut zu erreichen sein und einen hygienisch einwandfreien, rutschfesten Bodenbelag besitzen. Eine angeschlossene Toilette ist von Vorteil.

Legen Sie immer ausreichend frische Handtücher und Duschmittel zurecht. Außerdem schätzen Kundinnen auch Duschhauben, Haaraufsteckspangen oder Reifen usw., um ihre Haare vor dem Nasswerden schützen zu können.

2.3 Sprayanwendungen

Tonisierung

Das Aufsprühen kühler Flüssigkeiten erfolgt zur *Tonisierung* (Straffung), Wiederherstellung des pH-Wertes und zur Erfrischung und Desinfektion der Haut. Es kann aber auch zum Feuchthalten von *Peelings* und Packungen und als leichteste Art der Hautpflege eingesetzt werden.

Abb. 2.10 a und b: Vakuum-Saugpumpe und Zubehör

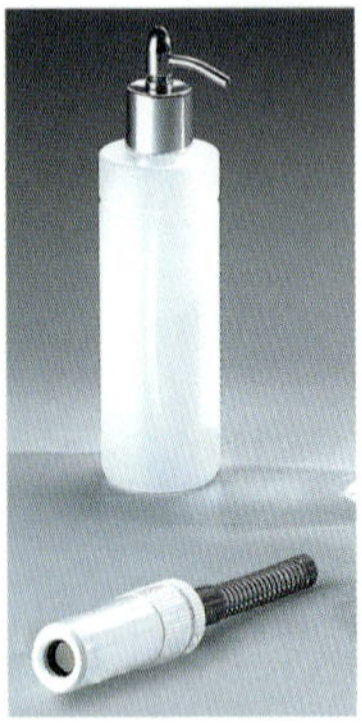

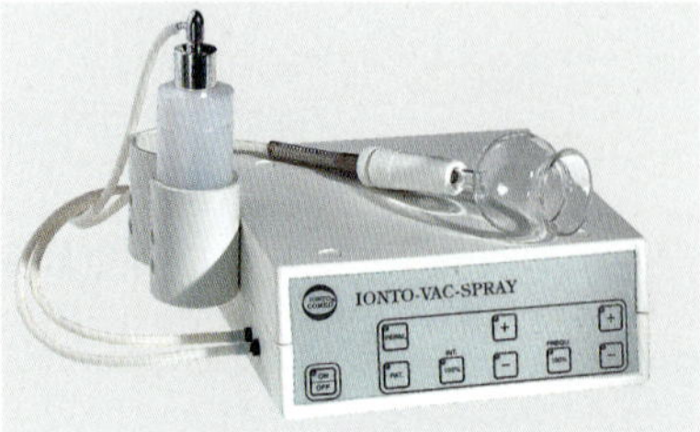

Manuelle Zerstäuber (in kleiner Packungsgröße auch gut für die Handtasche) und elektrisch betriebene Zerstäuber im Institut garantieren eine feine Verteilung der Flüssigkeit in der Luft (→ Band B, LF 3, Kapitel 5.4, Sprühfunktion der Vakuum-Saugpumpe).

Auf die Haut auftreffend stellen die Tröpfchen einen leichten Kältereiz dar, der die Haaraufrichtemuskeln (Einzahl lat. *M. arrector pili*) reflektorisch *kontrahiert* (zusammenziehen) und damit die Haare aufrichtet und die Fläche der Epidermis verkleinert, um so weiterem Wärmeverlust vorzubeugen.

Auf der Haut liegend bilden die Tröpfchen einen Flüssigkeitsfilm, der der Hautoberfläche Wärme entzieht (Entstehung von Verdunstungskälte ➜ Band B, LF 3, Kapitel 6.2). In Folge ziehen sich die Hautblutgefäße zusammen und es kommt zu einer kurzzeitigen Minderdurchblutung, der eine Normalisierung der Durchblutung folgt.

> **Aus den genannten Gründen wirken Sprayanwendungen kühlend, erfrischend, straffend, belebend und stoffwechselanregend.**

(Teil-)Körpersprayanwendungen können auf der Behandlungsliege erfolgen. Die Sprayzusätze oder -mittel sind z. B. *Aloe vera* oder Orangenöl. Sie kühlen und können leichte Anschwellungen des Gewebes beruhigen. Sie eignen sich daher auch als Anwendung während einer Cellulitebehandlung (➜ Kapitel 4). Thermalwasserbesprühungen (➜ Kapitel 2.6) können zusätzlich den Feuchtigkeitshaushalt der Haut positiv unterstützen und je nach Zusatz hautpflegend wirken.

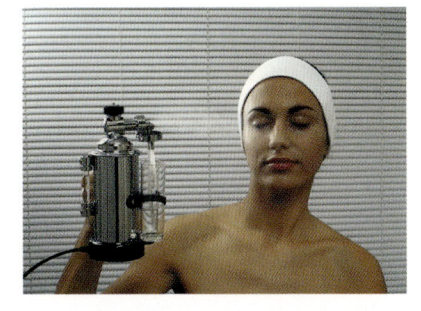

Abb. 2.11: Gesichtsbesprühung mit elektrischem Zerstäuber

> *An welchen Körperpartien könnte die Besprühung angenehm empfunden werden?*

Für die verwendeten elektrischen Zerstäuber gelten die Allgemeinen Regeln zum Umgang mit Strom und Stromgeräten (➜ Band B, LF 2, Exkurs in Kapitel 1.5) und die in den Bedienungsanleitungen zu findenden, entsprechenden Hygiene- und Pflegeempfehlungen.

2.4 Dampfanwendungen

Für ein Dampfbad wird Wasser erhitzt und in den AGGREGATZUSTAND gasförmig überführt (➜ Band A, Grundlagen-Lexikon). Die Wassermoleküle liegen dann angeheftet an Schwebeteilchen oder an Moleküle der Wirkstoffe, die der Lösung zuvor zugegeben wurden (z. B. ätherische Öle), feinst verteilt in der Luft als Nebel oder auch sichtbarer Nassdampf vor. Das Einatmen (lat. *Inhalation*) von feuchter, warmer Luft befeuchtet und erwärmt die Atemwege und sorgt für deren **stärkere Durchblutung**. Die so besser aufgenommenen Wirkstoffe vermitteln Anregung oder Beruhigung.

Inhalation

Dampf wirkt **schleimlösend** und beugt z. B. Nebenhöhlenentzündungen vor. Dampf lässt außerdem die obere Hautschicht aufquellen und sorgt für eine **Erweiterung der Poren**. Er bewirkt auch hier eine bessere Aufnahme von Wirkstoffen in die Haut und sorgt für eine **Verflüssigung des *Sebums*** (Hauttalg ➜ Band B, LF 3, Kapitel 3).

Die in der Kosmetik verwendeten Geräte sorgen für eine feine Verteilung der Wassertröpfchen. Beim Auftreffen auf die Haut wechselt der Dampf wieder zurück in den Aggregatzustand flüssig und entzieht der Haut Wärme. Dieser flüssige Oberflächenfilm ruft auch wieder Verdunstungskälte hervor und kühlt. Daher werden die für das Bedampfen nötigen hohen Wassertemperaturen als angenehm empfunden.

Kosmetische Spezialbehandlungen – LF 11

- Dampf wird kosmetisch als (Inhalations-)Bedampfung des Gesichtes vor der kosmetischen Ausreinigung, während eines *Peelings* oder einer Maske (→ Band B, LF 3 bzw. LF 7) angewendet.
- Eine Dampfbehandlung aktiviert die Schweißdrüsen und trägt so zur Aktivierung des Hautstoffwechsels, der Blut- und Lymphzirkulation und zur „Entschlackung" (→ Band A, LF 10, Kapitel 14) bei.
- Es kommt zur Turgorverbesserung (– nicht nur der Gesichtshaut) und zur Schleimhautreinigung (der oberen Atemwege).
- Bei der Ganzkörperbehandlung kommt die Komponente des Schwitzens weit mehr zum Tragen. Der durch die Haut abgegebene Schweiß und eine angeregte Nierenfunktion sorgen für eine „Entwässerung" des Körpers.

Von verschiedenen Anbietern werden platzsparende Einkabinen-Dampf-Ganzkörpergeräte angeboten. Sie sind leicht erlernbar zu bedienen, wecken meist Interesse bei ihren Kunden und bieten Möglichkeiten, die Dampfanwendung mit anderen kosmetischen Behandlungen zu kombinieren, z. B. mit Farblicht und dessen Wirkungen (→ Kapitel 1.3).

Das **Dampfbad** war und ist als Schwitzkur zur „Entschlackung" und Reinigung beliebt (nachzulesen in → Band A, LF 1, Exkurs in Kapitel 2). Es regt zuerst die (Haut-)Durchblutung an, die Gefäßerweiterung sorgt für eine verstärkte Freisetzung von Stoffwechselendprodukten und deren Aufnahme in die Gefäßsysteme Blut und Lymphe. Danach sorgt die durch den oberflächlichen Wärmeentzug und die reflektorische Regulation ausgelöste Gefäßverengung für einen schnellen Abtransport von venösem Blut und Lymphflüssigkeit. Der flüssige Film auf der Haut sorgt zusätzlich für eine leicht hautreinigende Wirkung. Unterstützend kann ein *Peeling* aufgetragen werden (z. B. Meersalz → Kapitel 2.6).

Die Konzepte des orientalischen *Rasul* und des arabischen *Hammam* (türkisches Dampfbad) schließen Dampfbäder in ihre Behandlungsabfolgen mit ein:

Hammam (arab., warmes Bad) – auf einer gleichnamigen beheizten Liege oder einem Steintisch wird der Badegast geseift, gepeelt, gewaschen und massiert. Danach genießt er ein Dampfbad.
Rasul – hier erhalten Badegäste **Rasul**-Schlämme (spezielle Heilerde) auf die Haut aufgetragen und genießen damit das Dampfbad. Danach wird ausgiebig geduscht.

Abb. 2.12: Dampfbad

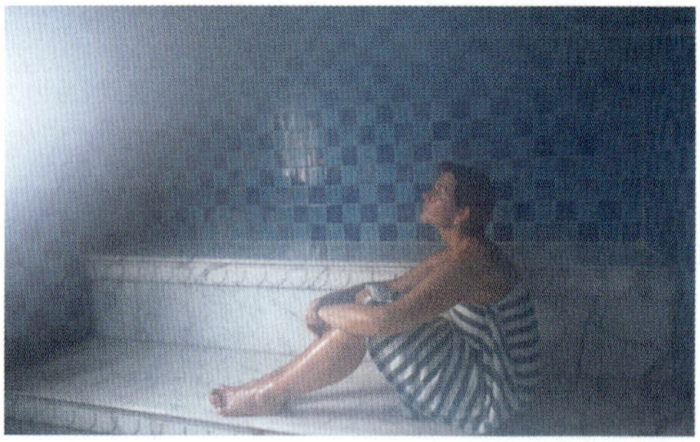

Dampfbäder sollten in drei bis vier Gängen zu jeweils 10 bis 15 Minuten durchgeführt werden. Sie finden sich in Saunawelten, Thermalbädern angeschlossen, in Fitnessbereichen, Schwimmbädern und in Kosmetikbereichen von großen Hotels und „*Wellness*tempeln".

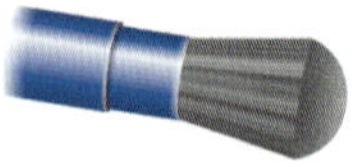

Menschen mit venös bedingten Stauungen, Kreislauf- und Gefäßschwäche und mit bereits vorhandenen Hautrötungen und Hautausschlägen sollten Sie von einer Bedampfung lieber abraten.

In diesen Fällen eignen sich kosmetische (Teil-)Wickel und Auflagen besser, um gezielt Wohlbefinden zu vermitteln.

2.5 Kosmetische Wickel und Auflagen

Den Wirkungen der hydrotherapeutischen Wickel und Auflagen ähnlich lassen sich kosmetische Wickel- und *Wrapping*-Behandlungen, Kompressen und Packungen anbieten.

A **Wickel und *Body-Wrapping*** (engl., [auf-]wickeln)

Body-Wrapping

Bei einer kosmetischen Wickelbehandlung werden auf die möglichst zuvor gereinigte Körperhaut (oder auf Teilbereiche derer) hautzustandsgerecht Öle, Cremes und/oder Konzentrate aufgetragen und mit einer Bandage oder mit elastischer Folie umwickelt. Auch können die Bandagen selbst zuvor mit den oben genannten kosmetischen Mitteln getränkt oder eingestrichen werden.

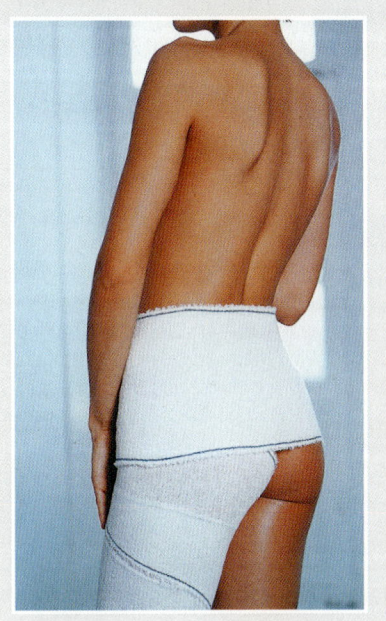

Bei der Wickelbehandlung kommt es zu einem Luftabschluss und zum Aufquellen der Oberhaut (***okklusive Wirkung*** ➔ Band B, LF 7, Kapitel 3.2). Die Wirkstoffaufnahme der Haut wird gesteigert.

okklusive Wirkung

Der zusätzlich durch das Wickelmaterial entstehende, von außen kommende Druck ***(Kompression)*** ist eine Intensivierung des hydrostatischen Druckes, der beim ➔ Baden entsteht, und sorgt für einen erhöhten Strömungsdruck in den Gefäßsystemen, speziell in den Venen und Lymphgefäßen. Da beide mit rückflussverhindernden Klappen ausgestattet sind (➔ LF 6, Kapitel 2.4 oder ➔ Band A, Grundlagen-Lexikon, BLUTGEFÄSSE) ist eine leichte, stoffabtransportierende (entschlackende) Wirkung vorhanden. Mit entsprechenden zusätzlichen Drainagewirkungen durch z. B. Massageanwendungen (manuell oder apparativ ➔ LF 6) kann der Abtransport gesteigert werden.

Kompression

Abb. 2.13: Wickelanwendung

Daher sind Wickelbehandlungen oder das ausschließlich mit einer elastischen Folie durchgeführte *Body-Wrapping* auch beliebte **Cellulitebehandlungen** (➔ Kapitel 4).

> **Die Wickeltechnik ist speziell zu erlernen, denn es darf zu keinen Abschnürungen oder Minderdurchblutungen des eingewickelten Körperbereiches kommen.**

Gewickelt wird **immer im Stehen** und **immer von der Peripherie zum Herzen hin**, also z. B. für eine Beinbehandlung vom Knöchel des zuerst rechten und danach linken Beines bis zum Ende des Oberschenkels und erst danach folgend Hüfte, Gesäß und Bauch. Für den Oberkörper gelten entsprechende Regeln. Erst danach legt sich die Kundin auf eine (beim normalen Wickel) mit Folie abgedeckte Behandlungsliege.

Alternativ oder zusätzlich zum Wickel wird in thermische Decken gehüllt.
Beides fördert das Schwitzen und damit die Entwässerung und „Entschlackung" des Körpers. Neben einer verbesserten Wirkstoffaufnahme ist das Behandlungsziel Umfangreduktion und Gewichtsverlust. Daher werden kosmetische Wickel oft auch als **Schlankwickelbehandlungen** bezeichnet.

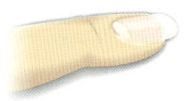

Ganzkörperwickelanwendungen sollten experimentierfreudigen Kunden angeboten werden, denen das Einwickeln nicht unangenehm ist und die für die Dauer der Behandlung ruhig liegen können. Dies sind in der Regel zwischen 20 und 40 Minuten.

Kunden, die unter Platzangst leiden oder Zeichen labiler Gefäßsysteme zeigen (z. B. Krampfadern, Flüssigkeitsansammlungen), sollten besser nicht eingewickelt werden oder nur Teilwickel-Anwendungen von z. B. Hüften **oder** Beinen erhalten.

Ein spezieller Fall sind so genannte **Kälte- oder Eiswickelanwendungen.** Die hier verwendeten in kaltem Wasser getränkten Wickel mit speziellen kosmetischen Wirkstoffen sorgen für eine Abkühlung der Haut trotz *okklusiver* Wirkung des Wickels. Die im Folgenden reflektorisch auftretende Durchblutungssteigerung ist mit einem sanften Gefäßtraining vergleichbar. Es werden keine wärmenden Zusatz- oder Folgebehandlungen durchgeführt. Das gewollt selbstständige „Aufwärmen" des Körpers geht mit einem leicht gesteigerten Kalorienverbrauch einher. Diese Wickelart ist eine beliebte Cellulitebehandlung.

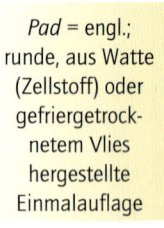

B Kompressen

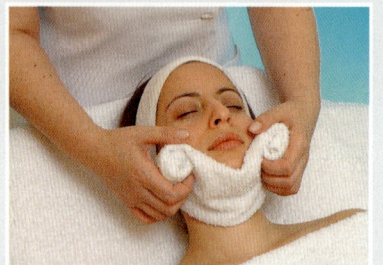

Abb. 2.14: Kompresse (Gesicht)

Pad = engl.; runde, aus Watte (Zellstoff) oder gefriergetrocknetem Vlies hergestellte Einmalauflage

Kompressen sind mit Wasser oder Lotionen (mit oder ohne Zusatz von ätherischen Ölen, Kräuterextrakten) befeuchtete Tücher oder Pads, die auf die Haut aufgelegt werden. Unterschiedliche Wassertemperaturen vermitteln unter der Kompresse die in → Kapitel 2.1, Wärme und Kälte, beschriebenen Körperreaktionen.

Die Befeuchtung der Hautoberfläche weicht die Hornschicht auf und unterstützt die Verflüssigung des Sebums oder steigert die Schweißabsonderung.

> **Kompressen haben lokale Wirkung auf die von ihnen bedeckten Körperbereiche.**

Es werden verschiedene Kompressen unterschieden:

- **Kalte Kompresse** – sie kühlt, lindert Entzündungen und Rötungen, wirkt abschwellend und entspannend, sie muss häufig gewechselt werden, um auf der Haut kühlen zu können. Ein Beispiel einer beliebten kühlenden Kompresse ist die Augenbrille (→ Band B, LF 7, Kapitel 3.3).
- **Anregungskompresse** – sie wird kalt aufgelegt, aber nicht mehr gewechselt und verbleibt auf der Körperpartie, bis diese beginnt warm zu werden.
- **Warme Kompresse** – sie wird warm aufgelegt und in regelmäßigen Zeitabständen gewechselt oder ausgewaschen, sie ist die am häufigsten angewandte Kompressenart und wird vor der kosmetischen Ausreinigung aufgelegt, hält auf die Haut aufgetragene *Peelings* und Masken feucht oder dient deren Aufweichung und Entfernung (→ Band B, LF 3, Kapitel 3 und → Band B, LF 7, Kapitel 4).
- **Dampfkompresse** – sie wird als Teilkörperbehandlung so heiß wie möglich aufgelegt und immer wieder erneuert, die Behandlung sollte 15 Minuten nicht überschreiten.

Die Aufbereitung der Kompressen im Kompressenwärmer, das Auflegen und die Abnahme sind für das Gesicht in → Band B, Lernfelder 3 und 7, beschrieben.

Für die Körperbehandlungen ist die Aufbereitung der Kompressen etwas aufwändiger. Aber auch sie müssen gut befeuchtet und entsprechend temperiert auf die zu behandelnden Körperpartien aufgelegt werden. Eine schützende Unterlage, auf der der Kunde liegt (z. B. eine Folie), kann Ihr Inventar vor unnötiger Verunreinigung bewahren.

> Wärmeträger = in Packs vorhandene hitzespeichernde Substanzen (meist ein Gel), die im Wasserbad erhitzt werden

- Rückenkompressen werden entsprechend aufgelegt, wenn sich der Kunde in Bauchlage befindet, was leichtes Austauschen, aber auch ein zusätzliches Warmhalten ermöglicht. Wärmeträger werden über die Kompresse gelegt und halten die Wärme für ca. 15 Minuten.
- Kompressen im Lendenwirbelbereich werden als besonders angenehm empfunden.
- Die Technik der Kräuterstempelmassage (*Herbal-Stamp*-Massage → LF 6, Kapitel 5.3) kann zu Beginn in ihrer Wirkung als Dampfkompressenbehandlung angesehen werden. (Die anschließende Massage nutzt das durch Erwärmung und Stempeldruck auf dem Körper ausgetretene Sesamöl als Massage- und Hautpflegemittel.)

C Schlammbäder und -packungen

Moor, Schlamm und Schlick werden im Rahmen von Wärmebehandlungen für Packungen und Bäder gegen rheumatische Erkrankungen und Erkrankungen des Bewegungsapparates verwendet. Ihnen ist gemeinsam, dass sie aus **Peloiden** bestehen. Das sind feinkörnige Stoffe organischen oder mineralischen Ursprungs, die durch geologische oder biologische Vorgänge auf der Erde entstanden sind.

Peloide

Schlamm (außer Moorschlamm) ist ein Gemisch aus fein verteilten Feststoff anorganischen, mineralischen Ursprungs und wenig Wasser. Er wird aus natürlichen Quellen gewonnen und frisch verarbeitet. Ein therapeutisches Schlammbad ist ein Ganz- oder Teilkörperbad mit verdünntem oder eingedicktem Schlamm (engl. *Mud*). Es regt den Stoffwechsel an und sorgt für eine vollständige Durchwärmung.

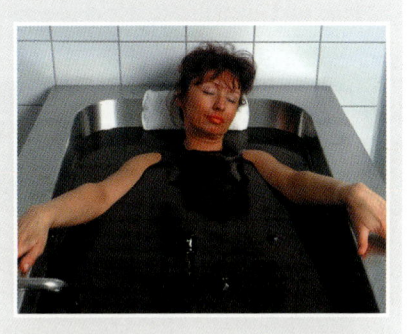

Mud

Abb. 2.15: Schlammbad

Fango = Mineralschlamm aus heißen Quellen vulkanischen Ursprungs (z. B. Insel Ischia oder aus der Eifel). Er wird mit etwas Wasser als dickbreiige Masse aufgetragen und aufgrund seiner lang andauernden tief reichenden Wärmewirkung eingesetzt.

Ein **kosmetisches Schlammbad** erfordert entsprechende Vorbereitung und Ausstattung. Das Schlammbad, das meist zur verbesserten Lagerung und Haltbarkeit in getrockneter, pulverisierter Form vorliegt, muss entsprechend den Herstellerangaben (Dosis, Temperatur, Quellzeit) angerührt oder ins Badewasser eingerührt werden. Der Kunde sollte nach vorheriger kurzer Körperreinigung (Duschen) langsam in das Bad einsteigen.

Die Badedauer sollte 20 Minuten nicht überschreiten. Danach ist die Kreislaufbelastung zu hoch. Gründliches Abduschen bei höchstens hautwarmem Wasser sorgt für einen guten „Wärmeeinschluss" in unteren Hautschichten. Danach sollten Sie Ihrem Kunden eine Ruhephase gönnen. Dabei ist darauf zu achten, dass der Kunde entspannt und warm zugedeckt liegen kann.

Für **kosmetische Schlammpackungen** ist keine Badewanne erforderlich und es entfallen die nach einem Bad üblichen Reinigungsarbeiten. Jedoch sollten Sie entsprechende Schutzmaßnahmen ergreifen, um Ihr Inventar und Ihre Textilien vor Verunreinigung und unschönen Flecken, die Schlammpackungen darauf hinterlassen können, zu schützen. Am günstigsten arbeiten Sie mit einer Folien(teil)abdeckung Ihrer Behandlungsliege oder mit einem Folienanzug, der an Schultern und Taille entsprechend gebunden werden kann und locker anliegt.

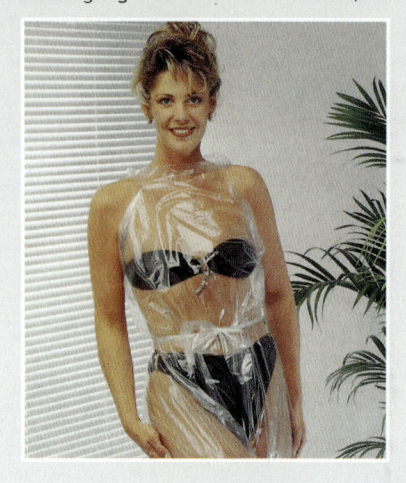

Abb. 2.16: Beispiel für Folienanzug

Nach entsprechendem Anrühren oder Ansetzen der Packung und der bequemen Lagerung des Kunden (sitzend oder liegend) werden Schlammpackungen breiig/dickflüssig auf die entsprechende Hautpartie mit einem Spatel, breiten Pinsel oder den Händen aufgetragen. Die Fangopackungen z. B. trocknen im Verlauf der Einwirkzeit oberflächlich etwas ab, andere bleiben feucht.

Im Gegensatz zu Schlammbädern wirken Schlammpackungen viel weniger lange durchwärmend, sondern eher kühlend, reizlindernd, entquellend und auch leicht fettmindernd.

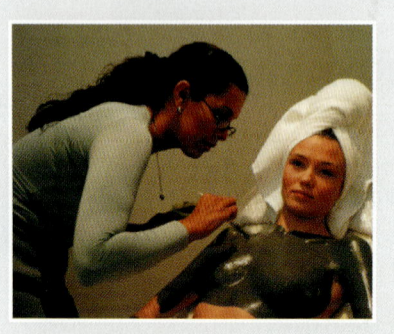

Abb. 2.17 a und b: Schlammpackung Busenbehandlung

Erst mit einsetzender Gegenregulation des Körpers auf Wärmeverlust fördern Schlammpackungen Durchblutung und Hautstoffwechsel und die Aufnahme von einzelnen Bestandteilen (Wirkstoffen) in die Haut. Unterschreiten Sie daher nicht die empfohlenen Einwirkzeiten. Da die meisten Schlammpackungen als eher kühl empfunden werden, sollte die Kundin/der Kunde zusätzlich in eine Decke gewickelt werden.

Schlammpackungen können als Teilkörperbehandlung allen, als Ganzköperbehandlung jedoch nur kreislaufstabilen Kunden empfohlen werden.

Sie eignen sich aufgrund Ihrer Inhaltsstoffe entsprechend gut für die großporige und/oder unreine, gerötete und gereizte Haut.

Beispiele für kosmetische Schlammpackungen sind Meeresschlamm und Schlammpackungen mit Algenextrakten, Tonerde, Heilerde, Kieselgur, Lehm usw. (→ Band B, LF 7 und Glossar).

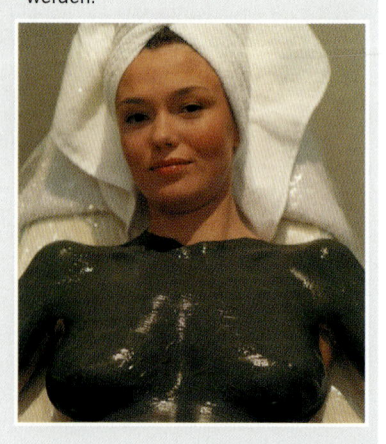

2.6 Salz- und Thermalwasseranwendungen

Salzwasser enthält in Wasser gelöste Mineralsalze. Unter Salzwasser wird Meerwasser, Salzlake (Sole) oder Thermalwasser verstanden.

> **Meerwasser** = nach natürlichem Vorbild zusammengesetzte oder aus Meerwassersalzen stammende Mineralien, gelöst in enthärtetem Wasser, gilt im kosmetischen Sinn als Meerwasser.
> **Thermalwasser** = aus natürlichen Quellen stammendes, kaltes oder warmes bis heißes Wasser, in dem Mineralien und Spurenelemente in verschiedener Konzentration und Zusammensetzung gelöst sind.
> **Solbad** = Kochsalzwasserbad (NaCl) mit einem Salzgehalt von 15 bis 60 Gramm pro Liter Wasser; Meerwasser entspricht einer Sole mit einem Salzgehalt von ca. 35 Gramm gelöste Salze pro Liter Wasser (Ausnahme: ➜ Totes Meer)

Es wird dabei, je nach Salzkonzentration, in verschiedene Lösungen von Salz in Wasser unterschieden:

- **hypotonische Salzlösung** – geringe Salzkonzentration; sie lässt die Haut Wasser aufnehmen *(Hydratation)*; ein Zuviel kann die Haut aufquellen, die „Ziegelmauerstruktur" der Hornzellschicht lockern und die natürliche Barrierefunktion der Haut gefährden (➜ Band A, LF 2 Kapitel 1.5); hypotonisches Wasser hat eine geringere Tragfähigkeit; *Hydratation*
- **isotonische Salzlösung** – sie entspricht dem osmotischen Druck der in der Oberhaut befindlichen Substanzen (oder auch der osmotischen Zusammensetzung von Körperflüssigkeit bei isotonischen Getränken); sie entwässert daher die Haut nicht, es findet kaum Quellung, aber auch kaum Stoffaustausch mit der Umgebung statt; isotonisches Wasser hat eine bessere Tragfähigkeit;
- **hypertonische Salzlösung** – eine hohe Konzentration von Salzen im Wasser bewirkt eine höhere osmotische Wirkung auf die Haut und entwässert (*Dehydratation*, zu sehen an „schrumpeligen" Fingerspitzen); sie beschleunigt den Abschuppungsprozess der obersten Hautschicht und erhöht gleichzeitig die UV-Strahlendurchlässigkeit der Haut; hypertonisches Wasser trägt das Gewicht des Körpers sehr gut durch seine höhere DICHTE (➜ Band A, Grundlagen-Lexikon). *Dehydratation*

> **Hypotonische Lösungen** haben einen geringeren osmotischen Druck als das Blutplasma;
> **isotonische Lösungen** entsprechen im osmotischen Druck dem des Blutplasma;
> **hypertonische Lösungen** haben einen höheren osmotischen Druck als das Blutplasma.

hypo = unter;
iso = gleich;
hyper = über

Das **Solbad** als Beispiel einer hypertonischen Salzlösung (z. B. Starksole mit über 200 g/l Salzkonzentration) wird therapeutisch z. B. bei der so genannten **Balneo-Fototherapie,** einer kombinierten Bade- und Lichttherapie (➜ Kapitel 1) ausgenutzt, um Patienten mit atopischem Ekzem oder Psoriasis zu behandeln. Das Salz bewirkt ein Aufquellen der Keratinozyten und die Verbesserungsmöglichkeit des Lichtes, tiefer und intensiver in die Haut einzudringen. Kosmetisch wird das Solbad (auch als „Basisches Bad") zur gewünschten Entwässerung und im Rahmen eines Entschlackungsprogramms (*Detoxprogramm* ➜ Band A, LF 10, Kapitel 14.2) eingesetzt. *Detoxprogramm*

Als kosmetische Salz- und Thermalwasseranwendungen können die folgenden als die bekanntesten und wichtigsten beschrieben werden.

Kosmetische Spezialbehandlungen – LF 11

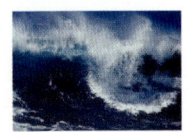

Thalassa

A Meerwasser

Die Anwendungen der so genannten Thalasso-Produkte verwerten **Meerwasser und/oder Meeresprodukte** wie Algen oder Seetang direkt oder deren Inhaltsstoffe als Extrakte. (*Thalassa* griech., das Meer) Sie werden in Badezusatz, Packung, Maske, *Peeling* und vielen weiteren kosmetischen Produkten verarbeitet.

▶ **Meerwasser** enthält Salz (überwiegend Natrium-, weniger Kalium- und Magnesiumchlorid) und die Elemente KALZIUM, PHOSPHOR, FLUOR, JOD (➔ Band A, Grundlagen-Lexikon). Diese Mineralien und Spurenelemente können über die Haut aufgenommen werden. Ein in kosmetische Produkte eingearbeitetes Meerwasserkonzentrat hat osmotische Wirkung auf den Hautstoffwechsel und regt diesen an (nutzt das Konzentrationsgefälle der gelösten Teilchen aus).

▶ **Meerwasserbäder** sind speziell aufbereitete Vollbäder im Temperaturbereich von 32 bis 35 Grad Celsius.

Abb. 2.18: Meersalz auf der Haut

▶ **Meersalz** wird durch Verdunstung aus Meerestiefenwasserkonzentrat gewonnen. Es wird zur Massage und als Peelingsubstanz eingesetzt. Als Salzkörnchen hilft es, die oberste Hautschicht etwas abzuschuppen und somit intensiv zu reinigen (➔ Band B, LF 3). Durch das

hygroskopisch

Wasser anziehende *(hygroskopische)* Salzkonzentrat auf der Haut findet unter Ausnutzung des Konzentrationsgefälles von Hautoberfläche und Hautschichten ein leichter Wasserentzug mit gleichzeitiger Mineralstoffanreicherung der oberen Hautschichten statt.

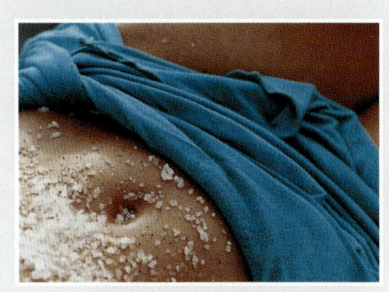

▶ **Meeresalgen** sind artenreiche niedere Pflanzen des Meeresgrundes. Durch speziell entwickelte Verfahren werden deren wertvolle Bestandteile wie VITAMINE (B, B_1, B_{12}, C und D), AMINOSÄUREN, JOD und EISEN kosmetisch nutzbar und freigesetzt. Die kleinsten Algenarten gehören zu den als **Phytoplankton** bezeichneten Organismen. Es sind frei im Wasser schwebende oder umhertreibende „Teilchen", die zur FOTOSYNTHESE (➔ Band A, Grundlagen-Lexikon) befähigt sind. Auch die Bestandteile von Grün-, Kiesel- und Blaualgen werden für die „Meeres-Kosmetik" nutzbar gemacht.

▶ **Meerschlamm** (-sediment und -schlick) enthält 10-mal soviel Mineralstoffe und Spurenelemente wie Meerwasser. Schlamm wird dann als **Schlick** bezeichnet, wenn der abgelagerte, fein verteilte Feststoff einen hohen Anteil an organischem Material (z. B. Plankton, Muschelschalenbestandteile usw.) und Wasser aufweist.

Die vielseitige kosmetische Anwendung der Thalasso-Produkte und der darin enthaltenen Extrakte dient der Erhöhung des Hautstoffwechsels, fördert die Durchblutung und hilft „Schlackenstoffe" zu transportieren.

> **Meerwasseranwendungen und Produkte mit diesen sind nicht unbedingt geeignet für Kunden mit empfindlicher oder trockener Haut. Die osmotische Wirkung der enthaltenen Mineral- und Spurenelemente könnte zu einer unnötigen Reizung oder Austrocknung führen.**

Daher werden „Meeres-Kosmetikserien" oft Feuchtigkeit spendende und Feuchtigkeit bewahrende Komponenten, wie z. B. *Aloe vera* und *Panthenol* sowie pflegende Öle zugesetzt.

Die **Thalasso-Therapie** beinhaltet neben speziellen kosmetischen Produkten Meerwasserbäder, Algen- oder Seetangpackungen, Hydromassagen sowie Sonne und Bewegung. Sie dient der Behandlung von Gelenk- und Rheumaerkrankungen und wirkt Stress, Kreislaufproblemen, Übergewicht, Cellulite und Schlafstörungen entgegen.

Seetang = große Algen

Einen spezifischen Fall stellt die Anwendung von Salzwasser und daraus gewonnenen Extrakten aus dem **Toten Meer** dar: Das Tote Meer ist ein seit Jahrhunderten vom offenen Meer getrenntes Salzgewässer im Landesinneren. Es weißt einen außergewöhnlich hohen **Salzgehalt von ca. 280 g/l** auf. Seinem Wasser werden durch unterirdische Quellen ständig wertvolle Mineralstoffe und Spurenelemente zugeführt. Der im Wasser gelöste Anteil von Kalium- und Magnesiumsalzen ist höher, während der Anteil von Natriumsalz geringer ausfällt. Zusätzlich ist der Bromanteil erhöht. Aus diesen Gründen eignen sich Anwendungen und Produkte mit Inhaltsstoffen des Toten Meeres z. B. zur Behandlung von zu Schuppenflechte oder Ekzemen neigender Haut (→ Kapitel 1).

B Floating

Ein Wassererlebnis im Salzwassertank bietet das *Floating* oder das Schwebebad.

Floating engl. = fließen, schweben, gleiten

Hier kann in einem zwischen 25 und 40 cm tiefen, mit ca. 35 Grad warmen, mit Salzwasser gefüllten, flachen Ganzkörper-Behälter bei Ruhe oder entspannender Musik aus Unterwasserlautsprechern und dunklem Raum oder gedämpftem Licht völlig entspannt werden. Die Sole ist nach Zugabe von Bittersalz (Magnesiumsulfat) und anderen Mineralsalzen so tragfähig, dass ohne Bewegung schwerelos an der Wasseroberfläche verweilt wird.

Der Kunde liegt dabei auf dem Rücken, der Kopf eventuell auf einem schwimmenden Kissen. Die Verwendung von Ohrstöpseln ist zu empfehlen, wenn kein oder wenig Wasser in den Gehörgang eintreten soll.

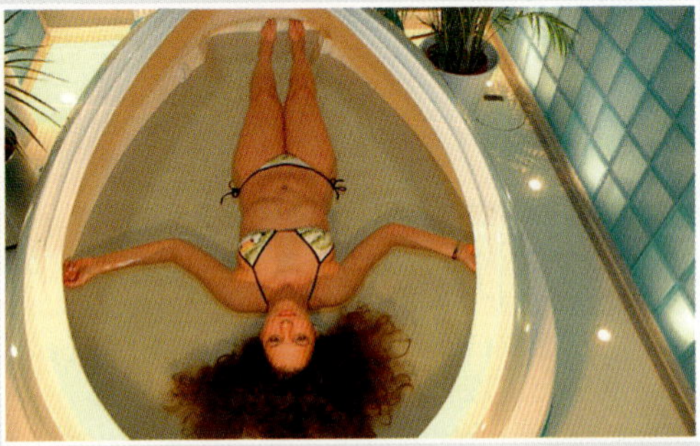

Durch die wenigen Sinnesreize von Ohr und Augen und dem Umgebensein der ganzen Körperhaut von Wasser entsteht völlige Entspannung. Die Anwendung des *Floatings* eignet sich daher für alle Entspannung suchende Kunden.

Abb. 2.19: Im Floating-Tank

Die Anwendung dauert **ca. eine Stunde**. Das hautwarme Wasser sollte immer frisch aufbereitet und das Behältnis nach Herstellerangaben zweckgebunden verwendet, gereinigt und regelmäßig gewartet werden.

C Thermalwasser

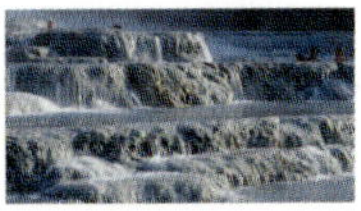

Thermalwasser unterscheidet sich in seiner Zusammensetzung und Konzentration von Meerwasser: Die in diesem Wasser gelösten Elemente sind nicht in der Hauptsache Natriumchlorid wie beim Meerwasser, sondern z. B. Kalzium, Eisen, Flour, Schwefel, Lithium, Caesium, Kieselsäure, Mangan, Magnesium und z. B. Spuren von Kobalt, Zink und Kupfer. Sie stammen aus Gesteinsschichten des Erdinneren, welche das Wasser beim Versickern durchläuft. Die Zusammensetzung (Kombination) der gelösten Mineralien ist damit im Wesentlichen von der Region abhängig.

> **Wie kommen die Mineralien ins Thermalwasser und wie wird es warm?**
>
> Thermalwasser erwärmt sich im Inneren der Erde aufgrund der relativen Nähe zum Erdkern (mit immer weiteren ca. 30 Metern Tiefe um 1 Grad Celsius). Thermalwasser ist hypo- oder isotonisch, wirkt daher hautfeuchtigkeitsregulierend und entzieht der Haut im Gegensatz zu Meerwasser weit weniger Feuchtigkeit.
>
> Schon die Römer nutzten das in unterschiedlichen Temperaturen an der Erdoberfläche austretende Thermalwasser und entwickelten die durch sie geprägte Bäderkultur (→ Band A, LF 1, Exkurs in Kapitel 2). Thermalwasser wird entweder erhitzt oder in seiner natürlichen Temperatur und Zusammensetzung früher wie heute in vielen Thermalbädern zu rein entspannenden oder auch zu therapeutischen Zwecken genutzt.
>
> Generell wirkt Thermalwasser **positiv bei Schmerzen, Stoffwechselstörungen, Kreislaufbeschwerden oder Atemwegserkrankungen.** Es wird auch richtig dosiert als Heilwasser-Trinkkur verabreicht.
>
> Thermalwasser findet (kosmetische) Anwendung zur Entspannung (Baden). Starkes Bewegen (Schwimmen) in Thermalwasser belastet den Kreislauf. Die Badezeit sollte auf jeweils **20 Minuten** begrenzt bleiben. Kurzes warmes Abduschen und eine anschließende Ruhephase unterstützen die entspannende Wirkung.
>
> Auch als **Wirkstoff in kosmetischen Mitteln** zur Pflege der Haut findet sich Thermalwasserextrakt. Dabei können die eingearbeiteten Inhaltsstoffe lebende Hautzellen optimal versorgen, den Feuchtigkeitshaushalt der Haut positiv unterstützen und den Hautstoffwechsel anregen. Nicht umsonst entdeckten namhafte Kosmetikhersteller, wie sinnvoll sich Thermalwasser in Pflegeserien nutzen lässt.
>
> Informieren Sie sich über entsprechende Kosmetik in den Ihnen zugänglichen Medien. Viele sensible Hautzustände kommen mit Thermalwasser und einem Extra-Feuchtigkeitsschub gut zurecht!

2.7 Wasser und Wellness

Sanum per aquam – gesund durch Wasser – dieser lateinische Ausspruch der alten Römer hat als Konzept Gültigkeit nicht nur für heilkundliche Anwendungsbereiche, sondern auch für den Körperpflegebereich, *Wellness*bereich und insbesondere für die Kosmetik.

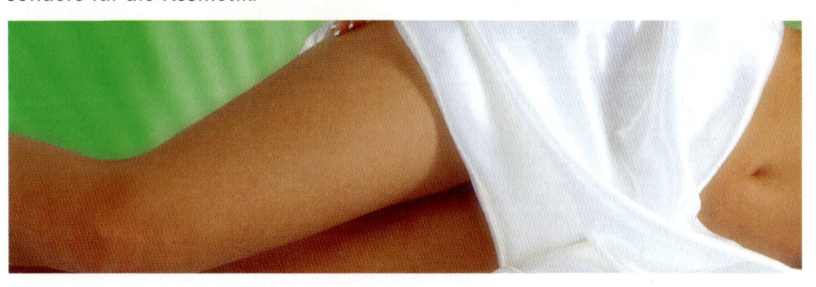

Abb. 2.20: Wellness erleben

Lassen Sie Ihre Kunden die Vorteile des Wassers erleben, indem Sie einige Behandlungen der „kosmetischen Hydrotherapie" gezielt in Ihrem Institut anbieten und/oder etablieren. Erlernen Sie die verschiedenen Anwendungen in Fachseminaren oder nehmen Sie an den Schulungen von Herstellern verschiedener Produkte und Geräte teil. Auch ist es möglich, sich zum Wellnessmanager oder Wellnessberater weiterzubilden.

Kosmetische Wasserbehandlungen

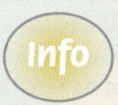

> **Info** — **Wellnessmanager/Wellnesstrainer/Wellnessberater**
> (engl. *Wellnesscoach*)
>
> Sie haben vielseitige Betätigungsfelder. Sie leiten oder unterstützen z. B. den Wellnessbereich eines Fitnessstudios, einer Freizeitanlage oder eines Hotels. Da sie als Manager auch Marketing und PR-Strategien (*Public Relations*, engl. Öffentlichkeitsarbeit) erlernen und beherrschen, haben sie oft Aufgaben im Projekt- und Qualitätsmanagement inne. Tätigkeiten am Empfang mit Terminvergabe, Beratung und Verkauf machen aber den Hauptteil der Tätigkeit aus.
>
> Die Bezeichnungen sind nicht gesetzlich geschützt und damit sind auch die Ausbildungsinhalte und die dafür zu zahlenden Gebühren nicht einheitlich geregelt. 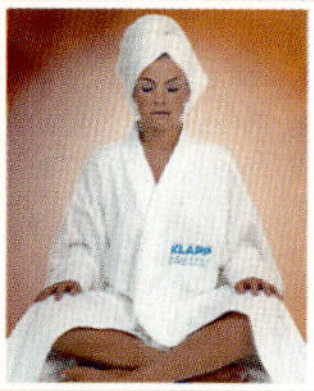
>
> Gerne wird ein bereits erfolgter Abschluss als Ernährungsberater, eine Trainerlizenz oder eine kaufmännische Ausbildung gesehen.
>
> Informieren Sie sich z. B. im Internet unter: www.wellnessverband.de

Bei intensivierten Anstrengungen, kosmetische Wasseranwendungen fest in Ihrem Institutskonzept verankern zu wollen, sollten Sie über die Möglichkeit der **Umgestaltung Ihres Institutes zu einem *Day spa*** nachdenken.

Setzen Sie sich dann intensiv mit den Anforderungen dafür auseinander. Ein *Day spa* (engl., gleichbedeutend mit „Tagesschönheitsfarm für Wasseranwendungen") kann auch viele weitere kosmetische (Ganzkörper-)Spezialbehandlungen anbieten, die sich miteinander als Tages-Wohlfühlerlebnisse für Ihre Kunden gut kombinieren lassen.

spa = Abkürzung für sanum per aquam

Hierfür sind in erster Linie eine **spezielle Ausstattung und spezielle Räumlichkeiten** von Nöten. Saunakabine, *Floating*-Tank oder eine beheizbare Keramik-Massagebank zum Beispiel, erfordern ggf. Umbauarbeiten oder das Verlegen von Wasserzu- und -ableitungen, die mit erheblichen geldlichen Investitionen verbunden sind. Ein *Day spa*-Konzept ist dafür im Vorfeld zu erarbeiten und die räumlichen Anpassungen sollten dessen konsequente Umsetzung zum Ziel haben.

In zweiter Linie wird schon wegen der meist verlängerten Öffnungszeiten **mehr und speziell ausgebildetes oder geschultes Personal** gebraucht. Einige kosmetische Wasseranwendungen sind aufwändig in der Vorbereitung und in der Durchführung so spezialisiert, dass eine gute Einsatzplanung des zur Verfügung stehenden Personals sinnvoll ist. – Dies beginnt bereits bei der Terminvergabe!

Eine klare Gliederung nach Umkleidebereich, Behandlungsbereich und Ruhebereich, als auch für die Kunden klar erkennbare **Funktionsbereiche des Day *spa*** ist von Vorteil.

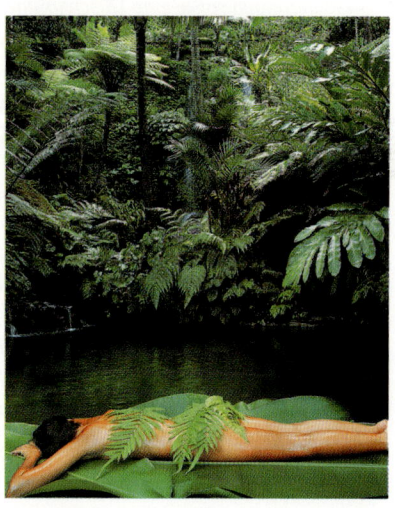

Abb. 2.21: Sanum per aquam

Zur Umsetzung eines *Wellness*-Konzeptes gehört auch der **Bereich Ernährung**. Schon wegen der verlängerten Aufenthaltsdauer des Kunden im Institut ist dessen Verpflegung zu organisieren. Hierfür sind neben einem *Wellness*-gerechten Verpflegungskonzept auch lebensmittelrechtliche Auflagen und Vorschriften zu beachten und zu erfüllen.

> Viele Kosmetikfirmen bieten Behandlungs- und Einrichtungskonzepte für Day Spa's an. Eine längere Verweildauer des Kunden im Institut erfordert nicht nur eine ganze Reihe räumlicher-, konzeptioneller- und preistechnischer Anpassungen, sondern auch handfeste Investitionen und personalbetreffende Expansionen. Ziehen Sie dann lieber gleich einen Experten zu Rate, der Sie bei einer vorherigen Marktanalyse und bei Ihrem neuen Instituts- und Marketingkonzept (Schritte zur Institutsgründung → Band A, LF 1, Kapitel 4.6) unterstützen kann.

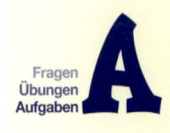

Fragen Übungen Aufgaben A

1. Beschreiben Sie die Wirkungen von Wärme und Kälte auf den Körper.
2. Was macht Wasser so einzigartig und was sind seine besonderen Eigenschaften?
3. In welchen Behandlungsbereichen der Kosmetik können Wasseranwendungen sinnvoll genutzt werden? Nennen Sie Beispiele.
4. Was unterscheidet die kosmetischen Wasserbehandlungen von der Hydrotherapie?
5. Was ist der Unterschied in Anwendung und Wirkungsweise eines Warm- und eines Kaltbades?
6. Nennen Sie ein kosmetisches Vollbad Ihrer Wahl.
   a) Beschreiben Sie die dafür nötigen Vorbereitungen und die Zusammensetzung des dafür nötigen Badezusatzes.
   b) Welche Wirkungen erwarten Sie von diesem Bad?
   c) Welchen Kunden raten Sie zu einem solchen Bad?
7. Beschreiben Sie verschiedene kosmetische Duschanwendungen. Welche Anforderungen sollte eine Duschkabine im Institut möglichst erfüllen?
8. Was ist der Unterschied zwischen einer Kompressen- und einer Wickelbehandlung?
9. Was versteht man unter Schlämmen? Welche werden kosmetisch genutzt?
10. Weshalb eignen sich Saunaanwendungen und Dampfbäder zur „Entschlackung"?
11. Welche kosmetischen Salzwasseranwendungen sind Ihnen bekannt? Beschreiben Sie deren Unterschiede.
12. Nennen Sie den hauptsächlichen Unterschied in der Wirkung zwischen Meerwasser- und Thermalwasseranwendungen.
13. Was bedeutet der kosmetische Begriff „Day spa"? Recherchieren Sie in den Ihnen zugänglichen Medien die Unterschiede zwischen einem herkömmlichen Kosmetikinstitut und einem Day spa.
14. Welche „kosmetischen Hydrotherapieanwendungen" können Sie einer Kundin empfehlen, die etwas gegen ihre Cellulite (→ Kapitel 4) an Oberschenkeln und Po tun lassen möchte? Begründen Sie Ihre Vorschläge.

3 Kosmetische Haarentfernung

Katie führt heute eine Wachsenthaarung im Gesicht durch. Großzügig trägt sie mit dem Spatel das heiße Wachs um den Mund der Kundin auf. Soll sie auch die Haare, die in den Nasenlöchern der Kundin wachsen, einbeziehen? Aber Katie kann sich nicht vorstellen, dass sich die Haare aus den Nasenlöchern mit den Vliesstreifen so wirklich gut entfernen lassen werden. Sie beschließt doch lieber darauf zu verzichten und nach der Behandlung ihre Chefin darüber zu befragen.

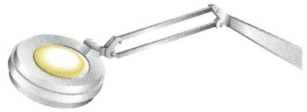

Diente die Körperbehaarung zu Urzeiten dem Schutz der Haut vor Sonne und Kälte, wurde sie im Verlauf der Evolution des Menschen weitestgehend auf Kopf- und Schambehaarung reduziert.

Trotzdem gibt es noch viele Menschen, die eine stärkere Körperbehaarung aufweisen und darunter sehr leiden. Stark behaarte Männerrücken und wuchernde Bein- und Achselbehaarung bei Frauen entsprechen nicht mehr dem heutigen Schönheitsideal, das „so haarfrei wie möglich" lautet. Auch durch hormonelles Ungleichgewicht entstandener vermehrter Haarwuchs, bei Frauen an atypischen Stellen wie Brust, Bauch und im Gesicht (Damenbart) usw., ist selten erwünscht.

Seit Jahrtausenden gehört es z. B. in islamischen Ländern für Frauen zur Tradition, jegliche Körperhaare zu entfernen. Hierzu wird meist eine Art „Zuckerwachs" oder ein Faden, mit dem über den Körper gerollt die Haare ausgerissen werden, verwendet.

Auch in vielen anderen Ländern gehört es schon lange ganz selbstverständlich zur Körperhygiene, die Haare unter den Achseln zu entfernen, um so Schweißgeruch zu minimieren. Ebenso wird die Schambehaarung aus Reinlichkeitsgründen kurz gehalten, teilweise oder ganz entfernt.

Für manche Berufe ist es sogar Voraussetzung, dass die Körperhaare gründlich entfernt werden, z. B. bei Models.

Der Kunde und speziell die Kundin suchen deshalb nach Möglichkeiten, die lästige Körperbehaarung ganzjährig und nicht nur zur „Bikinizeit" loszuwerden.

> Das bietet Ihnen als Kosmetikerin eine große Chance, über die zusätzliche Werbung und Dienstleistung der Haarentfernung neue Kunden zu finden und die vorhandenen Kunden zu binden.

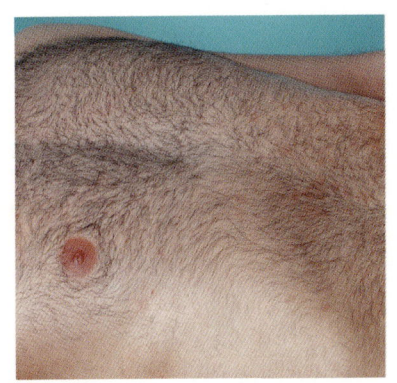

Abb. 3.1: Brustbehaarung beim Mann

Immer führte die bestehende Nachfrage zur Weiterentwicklung von Enthaarungsmethoden, sodass heute viele unterschiedliche Verfahren nebeneinander existieren.

3.1 Haarentfernungsmethoden

Die häufigsten Haarentfernungsmethoden im Kosmetikinstitut werden manuell mit Wachs oder Pinzette oder apparativ durchgeführt. Sie unterscheiden dabei grundsätzlich (und auch in ihren Bezeichnungen) zwei Verfahren:

Eine **Epilation** (dauerhafte Haarentfernung) findet nur dann statt, wenn
- die Blutversorgung der Haarpapille (→ Kapitel 3.2) unterbrochen und diese verödet wird,
- die Haarwachstumszellen (lat. *germinative* Zellen) in der Haarzwiebel und in der äußeren Wurzelscheide zerstört werden,
- der Haarfollikel mit der äußeren Wurzelscheide zusammen zerstört wird.

germinative

Epilation = dauerhafte Haarentfernung;

Eine dauerhafte Haarentfernung wird apparativ vorgenommen. Mit den Verfahren der Elektro- oder Fotoepilation (→ Kapitel 3.7) kann eine Zerstörung der Haarwachstumszellen in der Haarzwiebel und in der äußeren Wurzelscheide erreicht werden.

Depilation = vorübergehende Haarentfernung;

Eine Depilation ist eine vorübergehende, oberflächliche und nicht dauerhafte Haarentfernung, bei der die Haarwurzel nicht zerstört wird.

lat. *pilus* =* das Haar

Die **Depilation** umfasst Verfahren wie das Zupfen (mit der Pinzette, mithilfe von Wachs oder Epiliergerät), das Rasieren, die Anwendung chemischer Enthaarungsmittel und das Schneiden.

Die Verfahren der Depilation dürfen von der Kosmetikerin nach ihrer Ausbildung durchgeführt werden, die Epilationsverfahren nur nach entsprechender Aus- und Weiterbildung.

Tabelle 3.2: Vor- und Nachteile verschiedener Haarentfernungsmethoden

Technik	Vorteile	Nachteile
Rasieren	schnell und effektiv durchführbar, sofort sichtbarer Erfolg, schmerzfrei, Flächenenthaarung möglich	kann vor allem im Gesicht bei Frauen hautreizend wirken, schneller Nachwuchs, Materialaufwand
Zupfen	kein Materialaufwand, lang anhaltende Wirkung, übliche Anwendung im Kosmetikinstitut, sofort sichtbarer Erfolg für Augenbrauenkorrektur geeignet	zeitintensiv, nur für einzelne Haare geeignet, schmerzhaft, kann zu Rötung/Schwellung der oberen Augenlider und des Oberlippenbereichs führen (besonders bei sensibler Haut), Flächenenthaarung nicht möglich
Wachsenthaarung	lang anhaltendes Ergebnis, Peelingfunktion, gut geeignet auch bei stark verhornter Haut, Flächenenthaarung möglich, zusätzliche Dienstleistung im Kosmetikinstitut	schmerzhaft, Materialaufwand, je nach zu behandelnder Stelle zeitaufwändig (z. B. Beine), gerötete Hautreaktion möglich

Kosmetische Haarentfernung

Technik	Vorteile	Nachteile
Chemische Enthaarungsmittel *(Depilatorien)*	schmerzfrei, sofort sichtbarer Erfolg, schnell und effektiv anwendbar, Flächenenthaarung möglich	Inhaltsstoffe können zu allergischen Reaktionen bzw. Hautreizungen führen, Materialaufwand
Schneiden	Alternative bei sehr empfindlicher Haut, kein Materialaufwand, schmerzfrei	Flächenenthaarung nicht möglich, nicht lang anhaltend
Epilation (Elektroepilation, Fotoepilation)	bei Erfolg bleibt das weitere Haarwachstum aus, zusätzliche Dienstleistung im Institut	z. T. schmerzhaft, Flächenenthaarung nur begrenzt möglich, kostenintensiv (Anschaffung und Behandlung), zeitintensiv, Narbenbildung möglich

Beraten Sie Ihre Kunden fachlich kompetent zu den verschiedenen Methoden (→ Kapitel 3.3), da die Dauer der haarfreien Zeit ebenso unterschiedlich ist wie die Techniken und der Zeitaufwand. Lehnen Sie bei Kontraindikationen (→ Kapitel 3.3) eine Enthaarung ab.

3.2 Das Haar

Anatomie und Physiologie des Haares können Sie in → Band A, LF 2 Kapitel 1.4.1 auch noch einmal nachlesen. Das Haar gehört zu den Hautanhangsgebilden, wie z. B. die Fingernägel. Es ragt teilweise über die Hautoberfläche hinaus. Besonders das Kopfhaar dient neben seinen Aufgaben auch noch als Kommunikationsmittel und Schönheitsmerkmal.

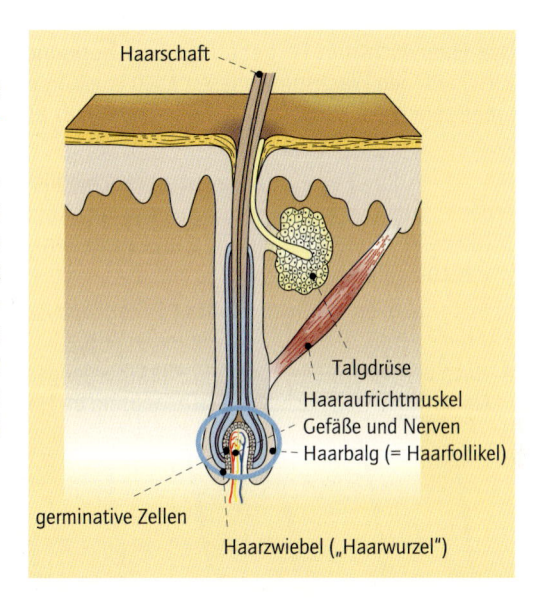

Abb. 3.3: Aufbau eines Haares

3.2.1 Die Aufgaben des Haares

Das Haar dient allgemein der Wärmeisolierung des Körpers oder der Wärmeabgabe durch die Vergrößerung der Verdunstungsfläche für den Schweiß, der Reibungsminderung und als Berührungssensor.

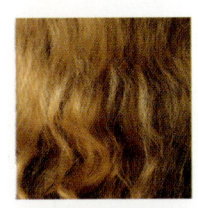

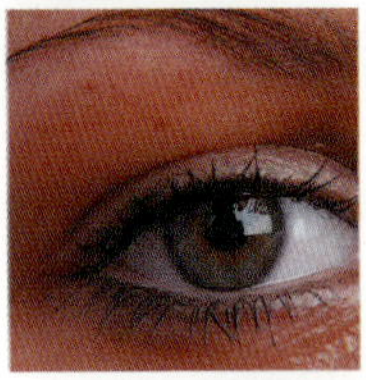

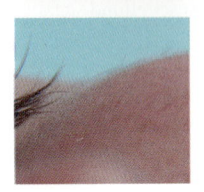

Das **Langhaar (Terminalhaar** → Band A, LF 2, Kapitel 1.4.) ist dicker und kräftiger als das Wollhaar. Als Kopfhaar schützt es den Kopf vor Wärme, Kälte und bedingt vor UV-Strahlung. Es dient gleichzeitig als Schmuck und Berührungssensor sowie als vorhandenes und veränderbares „Material" für Typdarstellung und/oder Typveränderung (→ Band B, LF 12, Infoboxen in Kapitel 4.5). Zum Langhaar gehören auch die Barthaare, die Haare unter den Achselhöhlen und im Genitalbereich.

Die Wimpern und Augenbrauenhaare (sowie Nasen- und Ohrenhaare) werden zusätzlich als **Borstenhaare** bezeichnet, da sie keinen Haaraufrichtemuskel haben, und schützen z. B. den Augapfel vor Schweiß und Fremdkörpern. Speziell die Wimpern- und Augenbrauenhaare spielen in der dekorativen Kosmetik (→ Band B, LF 12, Kapitel 4.3) als Gestaltungsobjekte eine große Rolle.

Die feine Körper- und Gesichtsbehaarung wird als **Wollhaar** (Vellushaar) bezeichnet. Sie dient überwiegend als Berührungssensor. Die menschliche Körperbehaarung besteht aus ca. 60 – 80 Haarfollikeln auf einem cm^2.

Unbehaarte Körperstellen sind die Lippen, Fußsohlen und Handinnenflächen.

Obwohl der Körper nicht mehr überall eine dichte Behaarung zeigt, erfüllen die noch verbliebenen Haare wichtige Funktionen.

Haare gehören zu den Hautanhangsgebilden und sind eng mit den Hautfunktionen verbunden.

3.2.2 Haarwachstum

Das im Haarbalg liegende Ende des Haares ist die **Haarwurzel,** die zu einer zwiebelartigen Verdickung **(Haarzwiebel)** geformt ist. Von dort geht das Wachstum des Haares durch die fortlaufende Teilung der **germinativen Zellen** *(Keratinozyten)* aus.

germinal = den Keim betreffend

Das Haarwachstum ist **genetisch und hormonell** bedingt, dabei variieren die verschiedenen Wachstumsphasen auch von Körperregion zu Körperregion, sodass unterschiedliche Wachstumslängen innerhalb einer behaarten Stelle zu sehen sind.

Phase = Abschnitt innerhalb einer stetigen Entwicklung

Die Lebensdauer eines Haares ist unterschiedlich lang. In der Regel dauert der Lebenszyklus des Haares je nach Lage am Körper (→ Tabelle 3.28 in Kapitel 3.7.2) ca. 4 Wochen bis ein Jahr. In diesem Zeitraum durchläuft es verschiedene **Wachstumsphasen:**

- In der **aktiven Wachstumsphase** *(Anagenphase)* ist das Haar noch eng mit der Papille verbunden und wird von ihr ernährt.
- Nach der Wachstumsphase folgt die **Übergangsphase** *(Katagenphase),* in der das Haar nicht mehr wächst und sich langsam im Haarfollikel nach oben schiebt.
- Es schließt sich eine **Ruhephase** *(Telogenphase)* an. Die Haarwurzel wird nun nur noch im Follikel festgehalten und das Haar fällt entweder von selbst aus oder durch mechanische Beanspruchung wie Bürsten, Kämmen oder Waschen.

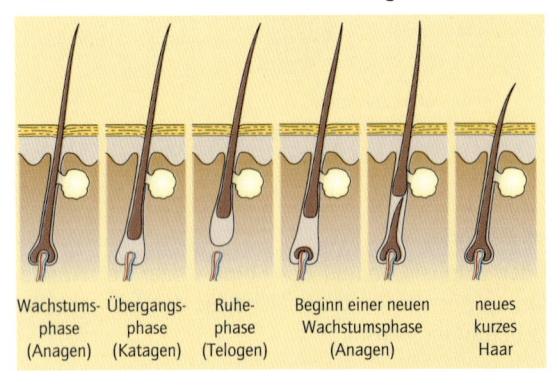

Abb. 3.4: Wachstumsphasen

Wachstums- phase (Anagen) | Übergangs- phase (Katagen) | Ruhe- phase (Telogen) | Beginn einer neuen Wachstumsphase (Anagen) | neues kurzes Haar

Kosmetische Haarentfernung

> Was glauben Sie, in welcher Phase die Depilation am wenigsten schmerzhaft ist?

Das Haar fällt aus und macht Platz für ein Neues, das aus demselben Haarfollikel bereits anfängt zu wachsen.

> Für die Kosmetikerin sind die einzelnen Wachstumsphasen der Haare nicht zu erkennen. Erklären Sie deshalb Ihrer Kundin vorher, dass die Haare nach der Entfernung stellenweise rascher oder längere Zeit nicht nachwachsen.

Die Haarwuchsrichtung und der Austrittswinkel der Behaarung ist vorgegeben. Die Haarwuchsrichtung ergibt sich aus der jeweiligen Schräglage des Haarfollikels in der Haut. Sie bildet am Körper bestimmte Muster (➜ Abb. 3.5).

Die Haarwuchsrichtung spielt eine entscheidende Rolle bei der Anwendung der Enthaarungsmethoden. Wird die jeweilige Methode gegen die Haarwuchsrichtung durchgeführt, kann es zu der Haarfollikel bzw. zu Entzündungen und Haarwachstumsstörungen (➜ Kapitel 3.2.3) kommen.

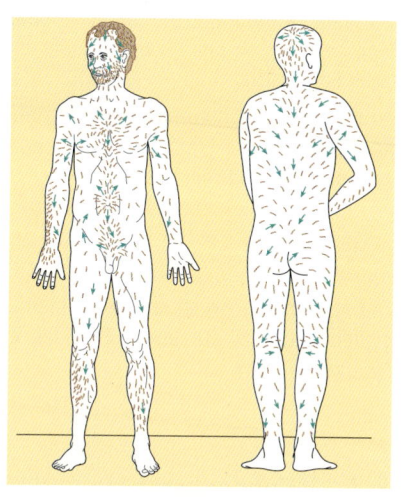

Abb. 3.5: Haarwuchsrichtung am Körper

Für die manuelle Enthaarung ist es günstig, wenn der **Austrittswinkel** des Haares nicht zu flach verläuft:

- Je größer der Austrittswinkel des Haares aus der Hautoberfläche ist, desto steiler steht das Haar ab.
- Je flacher oder gar waagerechter der Haarfollikel in der Haut liegt, umso eher besteht die Gefahr, dass ein Haar einwächst. Das kann z. B. auch als Folge einer Krankheit (wie bei Diabetes mellitus) oder genetisch bedingt sein. Es kommt dann zu Haarwachstumsstörungen.

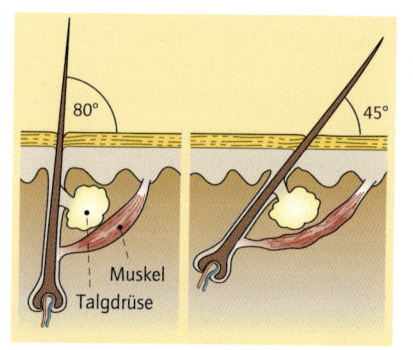

Abb. 3.6: verschiedene Austrittswinkel des Haares

3.2.3 Haarwachstumsstörungen

Als Kosmetikerin haben Sie es häufig mit Haarwachstumsstörungen, z. B. mit **eingewachsenen Haaren,** zu tun.

> Wie kommt es zu einem eingewachsenem Haar?

Das oberflächlich eingewachsene Haar kommt besonders häufig in der Bartbehaarung, dem Unterschenkelbereich, der Achselhöhle und in der Bikinizone vor, wo das Haar besonders kräftig und oft gekräuselt ist. Wird es über einen längeren Zeitraum ständig wieder ausgerissen, gezupft, rasiert oder nicht fachgerecht epiliert (➜ Kapitel 3.7.1), kommt es aufgrund des dann geschädigten Haarfollikels zu einer Wachstumsstörung des Haares.

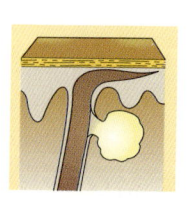

Abb. 3.7 a: Tiefer eingewachsenes Haar

Abb. 3.7 b: Eingewachsenes Haar mit Talgdrüsenentzündung

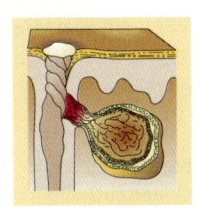

Das Haar wächst dann entweder flach unter den oberflächlichen Hornschüppchen entlang oder etwas tiefer, oder es kräuselt/staut sich nach innen in den Haarfollikel zurück.

Wächst das Haar im Inneren des Haarfollikels weiter oder drückt gegen epidermales Gewebe neben dem Haarausführungsgang, kommt es, oft verbunden mit dem Eindringen von Bakterien, zur Bildung einer entzündeten Pustel. Breitet sich die Entzündung über den Haarfollikel in das tiefere Gewebe aus, entstehen „unter der Haut" weitere Entzündungen (➔ Band B, LF 3, Kapitel 4). Treten Entzündungen durch eingewachsene Haare gehäuft an einer Hautstelle auf, spricht man auch von einer **Follikulitis**.

Follikulitis = *Folliculus pili*, Entzündung des Haarfollikels

Zu den Haarwachstumsstörungen gehört auch die hormonell bedingte Überbehaarung, wie der **Hirsutismus** (➔ Band A, LF 2, Kapitel 4), der eine vermehrte und/oder ein männliches Muster der Behaarung der Frau, z. B. als „Damenbart", erkennen lässt. Er kann aufgrund eines Östrogenmangels z. B. in der Menopause auftreten und über die Regulation des Hormonhaushaltes vom Arzt behandelt werden.

Die **Hypertrichose** ist eine allgemeine Überbehaarung am ganzen Körper oder örtlich begrenzt auf einen Teil des Körpers, z. B. bei einem Tierfellnävus (lat. *Naevus pilosus*).

3.3 Kundenberatung und Vorbereitungen für eine Depilation

Die **Enthaarung im Gesicht** findet in der Regel im Rahmen einer Gesichtsbehandlung statt (➔ Band B), sie kann aber auch als extra Dienstleistung kostenpflichtig gebucht werden. Die Enthaarung wird durchgeführt zur Korrektur der Augenbrauen, zur Entfernung des „Damenbarts" über der Oberlippe, im Kinnbereich und unter dem Kinnrand sowie auf den Wangen.

Die **Körperenthaarung** umfasst die Vorder- und Rückseiten der Beine inklusive der Knie und die Bikinizone, den Fußrücken (z. T. bis zu den Zehen), den Rücken, die Arme, Oberarme und Schultern (Vorder- und Rückseite), die Achselhöhlen sowie in der Regel bei Männern den Bauch/Brustbereich.

> **Bikinizone** = umgangssprachliche Bezeichnung für oberes Oberschenkelende, Leistenbeuge und Oberschenkel-Innenseite (der V-Form einer Bikinihose folgend)

> Vor der Enthaarung muss eine Anamnese durchgeführt werden, wenn diese nicht schon vorhanden ist. Das gilt für die Gesichts- und Körperenthaarung.

Erfragt werden dann auch **Allergien** gegenüber Wirkstoffen, die im Wachs, in den *Depilatorien* oder in den Vor- bzw. Nachbehandlungsprodukten enthalten sein können.

Die Daten dafür werden manuell in die bereits vorhandene (oder neu angelegte) Kundenkarteikarte bzw. elektronisch im Computer eingetragen.

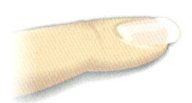

> Beachten Sie aus **Datenschutzgründen,** dass die Karteikarte oder die elektronischen Informationen über Ihre Kunden nicht für fremde Personen zugänglich sind.

Die Eintragungen umfassen zusätzlich Angaben über die zu behandelnden Hautareale, die Haarstärke, die Methode und die Dauer der jeweiligen Behandlung (kurzfristige und langfristige Enthaarung, regelmäßige Durchführung).

Nach der hautzustandsgerechten Reinigung kann die Enthaarung erfolgen.

Falls im Gesicht eine kosmetische Ausreinigung an die Enthaarung angeschlossen werden soll, beide Anwendungen aber für die Kundin zu schmerzhaft sind, sollte nur eine der beiden Anwendungen durchgeführt werden.

Auch wenn aufgrund gründlichen kosmetischen Ausreinigung die Gefahr einer Schmierinfektion (➜ Band A, LF 2, Kapitel 5.2) besteht, ist eine Enthaarung nicht möglich, dann kann die Gesichtsenthaarung an einem Extratermin durchgeführt werden.

> Reagieren Sie flexibel, wenn Ihre Kundin z. B. nach dem Bedampfen doch noch den „Damenbart" entfernt haben möchte. Trocknen Sie dann die Haut gut ab und beginnen Sie mit der Enthaarung.

Wählen Sie die richtige Enthaarungsmethode (➜ Kapitel 3.1, Tabelle 3.2) nach dem Hautzustand (z. B. sensibel, stark verhornt) des zu behandelnden Areals, dem Angebot Ihres Instituts, nach der Größe der Fläche, an der die Enthaarung erfolgen soll, nach verfügbarem Material und Zeit sowie nach dem Kundenwunsch und Budget. Lehnen Sie die Enthaarungsbehandlung ab, wenn folgende Kontraindikationen vorhanden sind.

Kontraindikationen für eine Depilation
- *Follikulitis,* Haarfollikelentzündungen mit Eiterbildung — *Follikulitis*
- *Herpes simplex* — *Herpes simples*
- bei sensibler Haut; wegen der starken mechanischen Reizung führt die Anwendung der Enthaarung zu Schwellung und Rötung
- an frischer Narbenumgebung; wegen der Gefahr des Wiederaufreißens der Narbe oder Wucherung durch die Manipulation
- Hautanomalien wie Muttermale, *Naevi* usw., die bluten könnten — *Naevi*
- nach der kosmetischen Ausreinigung bzw. auf offenen Wunden; wegen der Schmerzhaftigkeit und Infektionsgefahr
- bei bekannten Allergien gegen Inhaltsstoffe
- Thrombosen
- Krampfadern
- chronische oder akute Entzündungen in den Beinen bzw. an den zu behandelnden Stellen
- Schwellungen oder Ödeme

3.3.1 Vorbereitung des Arbeitsplatzes

Die Produkte zur Vor- und Nachbehandlung der Depilation sollten ebenso bereitstehen wie die folgenden Instrumente und Materialien bereitliegen: der Spatel (aus Holz oder Metall), eine Pinzette, eine Blutlanzette oder ein Skalpell (bereits sterilisiert oder als Einmalmaterial, womit z. B. ein sehr kurzes oder eingewachsenes Härchen noch entfernt werden kann), Kosmetiktücher und Alkohol zur Desinfektion sowie Einmalhandschuhe.

Decken Sie ein großes Vlieslaken über den Stoffbezug der Behandlungsliege, damit diese nicht verschmutzt wird. Wechseln Sie die Auflage aus hygienischen Gründen nach jeder Kundin.

Tragen Sie bequeme, luftige Arbeitskleidung, in der Sie sich gut bewegen können. Achten Sie besonders bei einer bevorstehenden Körperenthaarung auf eine angenehm warme Raumtemperatur und legen Sie ein Badetuch oder eine dünne Decke bereit, falls die nicht zu behandelnden Stellen zugedeckt werden sollen (z. B. Oberkörper oder Beine).

Die Einstellung der Behandlungsliege nehmen Sie erst dann vor, wenn Ihre Kundin Platz genommen hat. Die Behandlungsliege wird dann zu einer flachen Liege eingestellt (ähnlich einer Massageliege), manuell oder elektronisch, sodass die Kundin sich für eine Körperenthaarung auch ausgestreckt auf den Bauch oder Rücken legen kann.

In der Höhe wird die Liege dann Ihrer Körpergröße individuell angepasst.

Der ideale Höhenabstand zu Ihrer Arbeitshaltung ist dann erreicht , wenn die Liege etwas höher als Ihre Hüften eingestellt und rundherum für Sie frei zugänglich ist.

Alle anderen Höheneinstellungen führen zwangsläufig zu einer Krümmung Ihres Rückens (bei zu niedriger Einstellung) oder einer Verkrampfung der Rückenmuskulatur, vor allem der Schultern (bei zu hoher Einstellung).

Liegt Ihre Kundin in der richtigen Höhe, achten Sie darauf, dass eine Nackenrolle oder ein kleines Kissen zur Verfügung steht (richtige Lagerung des Kunden → LF 6 und LF 10). Nicht bei allen Behandlungsliegen kann das Kopfteil in eine für die Kundin angenehme Höhe verstellt werden.

3.3.2 Vorbereitung der Kundin/des Kunden

Der zu enthaarende Hautbereich wird mit einem Tuch trockengerieben, sodass keine Schweißreste auf der Haut verbleiben. Auch vorhandene Präparatereste wie Deocreme oder Puder unter den Achselhöhlen müssen dann evtl. mit einem feuchten Tuch entfernt werden.

Kontrollieren Sie die zu enthaarende Hautpartie auf eingewachsene Haare oder Pusteln, welche die Haarausführungsgänge verschließen.

Behandeln Sie diese zuerst wie folgt:
- Waschen und desinfizieren Sie Ihre Hände.
- Legen Sie Handschuhe an, desinfizieren Sie die vorhandenen Pusteln mit Alkohol und öffnen Sie sie vorsichtig mit einer Blutlanzette.
- Entfernen Sie Eiter und Talg (→ Band B, LF 3, Kapitel 5.2.3) und desinfizieren Sie anschließend die geöffnete Stelle.
- Entfernen Sie auch eingewachsene Haare, indem Sie die den Haarausführungsgang überlagernde Hornschüppchen mit einer frischen oder desinfizierten Blutlanzette entfernen und das Haar aufrichten und auszupfen.
- Anschließend desinfizieren Sie die behandelte Stelle, geben die Handschuhe in den Müll, desinfizieren und waschen Ihre Hände.

Eine übliche Technik der Enthaarung im Kosmetikinstitut erfolgt mit Wachs mit oder ohne Vliesstreifen.

3.4 Technik der Wachsenthaarung

Schalten Sie den Wachswärmer (Patronen- oder Topfwärmer) ein. Das Aufwärmen des Wachses kann mit verschiedenen Geräten durchgeführt werden:

- In der **Mikrowelle** kann das Wachs (spezielles Wachs, geeignet für die Mikrowelle) für kurze Zeit erhitzt werden. Es ist dann sofort gebrauchsfertig und ermöglicht so einen flexiblen Einsatz in der Behandlung.
- Der **Wachswärmer** in Topfform enthält einen Einsatz für fertig gefüllte Metalldosen mit Wachs oder für Wachs in Perlen oder Scheibenform. Das Gerät bietet mit geringem Stromverbrauch die Möglichkeit, das Wachs ganztags zur Verfügung zu haben. Ein Regler ermöglicht mit einer Skala von 1–10 verschieden schnelle Aufwärm- und Warmhaltezeiten. Gleiches gilt für den **Wachspatronenwärmer**.

Die Produkte zur Vor- und Nachbehandlung (➜ Produktkunde Wachsenthaarung) sollten ebenso bereitstehen wie die in ➜ Kapitel 3.3.1 genannten Instrumente und Materialien bereitliegen. Wenn Sie fertige Wachsstreifen verwenden, sollten diese für kleinere Hautbereiche von Ihnen schon fertig zugeschnitten sein (z. B. für die Augenbrauen).

Als **Hilfsmittel** benötigen Sie außerdem:

- Vliesstreifen bestehend aus Zellstoff in verschiedenen Längen oder als Rolle zum Zuschneiden
- bei der Verwendung von Wachs im Topf: Spatel aus Holz zur Einmalanwendung oder Metallspatel mit Holzgriff zur Mehrfachanwendung in verschiedenen Größen und Spatel in Löffelform zum besseren Auftragen des Wachses in Körperrundungen wie z. B. der Achselhöhle
- Wenn Sie ein wasserlösliches Wachs verwenden: feuchte Kompressentücher im Kompressenwärmer vorbereiten oder eine Waschschüssel befüllen und Tücher bereitlegen. Für öllösliches Wachs ein entsprechendes Öl verwenden.
- Außerdem sollten Alkohol und Wattepads bereitstehen, falls es nach dem Abreißen des Wachses zu einer kleinen Punktblutung kommt.

> **Bitten Sie die Kundin, die Körperhaut vor dem Enthaarungstermin nicht mit einer Körperlotion oder Körperöl einzureiben, da sich Fett am Haar anlagern und das Anhaften des Wachses verhindern kann.**

Sparen Sie beim Entwachsen die, wie in ➜ Kapitel 3.3.2 beschrieben, vorbehandelten Hautstellen aus, damit es nicht zu einer unnötigen mechanischen, schmerzhaften Reizung und im Nachhinein zu einer Entzündung durch Schmierinfektion kommt.

Da die Behandlung mit **Wachs** gleichzeitig eine **milde Peelingfunktion** ausübt, indem die toten Hornschüppchen mit dem Wachsabriss entfernt werden, muss vorher kein Peeling durchgeführt werden. Das Haar bricht etwa in der Mitte des Haarfollikels ab, sodass nach ca. 1–2 Wochen (oder spätestens 4 Wochen) stellenweise wieder Haare zu sehen sind.

Nehmen Sie mit dem Spatel etwas Wachs aus dem Gefäß heraus und streifen Sie die nicht zu verwendende Seite des Spatels am Gefäßrand oder dem Drahtbügel über dem Gefäß ab.

Prüfen Sie vor dem Auftragen die Wachstemperatur mit einem kleinen Klecks auf Ihrer Hand. Sollte das Wachs zu heiß sein, kann es zu Verbrennungen der Gesichtshaut kommen, wenn z. B. der Thermostatregler des Gerätes defekt sein sollte.

Abb. 3.8: Wachspatronen

Ist die Wachsdose oder -patrone nicht mehr ganz voll, genügt auch eine geringere Aufwärmtemperatur. Beachten Sie dann beim Auftragen, dass das Wachs nicht zu heiß ist.

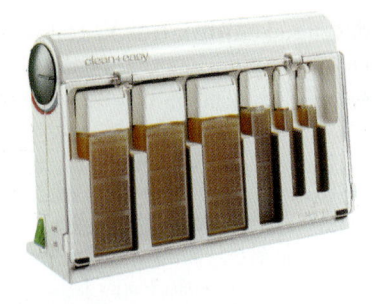

Das Auftragen des Wachses erfolgt immer in der Wuchsrichtung des Haares (Ausnahme Zuckerwachs!), damit es nicht zu einem unangenehmen „Ziepen" bzw. einer unnötigen Reizung der Haarwurzel während des Auftragens für die Kundin kommt.

Der Wachsauftrag erfolgt in einer dünnen, durchgehenden Lage, bei größeren Hautarealen in mehreren Streifen nebeneinander. Dann muss der Spatel am Wachstopf eingehängt oder die Patrone in den Halter zurückgestellt werden.

Der Vliesstreifen muss schnell aufgelegt werden, kühlt das Wachs ab, klebt der Streifen nicht mehr. Er muss in Wuchsrichtung mit der einen Hand festgehalten und mit der anderen, flach aufgelegten Hand, mehrmals festgestrichen werden, damit sich das Wachs mit dem Vliesstreifen verbindet.

Das Abziehen erfolgt gegen die Wuchsrichtung (Ausnahme Zuckerwachs!), mit schneller und kräftiger Zugbewegung.

Da die Haut in Zugrichtung mehr nachgibt, sollte zur Erleichterung des Abziehens und Minderung der Schmerzempfindung für die Kundin die betreffende Hautpartie von Ihnen zwischen zwei Fingern (z. B. bei Oberlippenbart) oder mit der ganzen Hand (z. B. bei Oberschenkelinnenseite) gegen die Zugrichtung fest gespannt werden.

Auch kann das betreffende Körperteil von der Kundin angespannt werden, sodass sich die Haut strafft (z. B. Beine). Spannen Sie vor allem auch vorhandene Hautfalten vor dem Abziehen.

Legen Sie direkt nach dem Abziehen entweder die Fingerspitzen oder die flache Hand auf den behandelten Körperteil, sodass die Kundin sofort einen neuen Reiz verspürt. Das mindert etwas die Schmerzempfindung, vor allem bei schmerzempfindlichen Kundinnen.

Je nach Dichte der Behaarung kann ein Vliesstreifen zwei- bis dreimal zum Abziehen verwendet werden. Dann ist die Wachsschicht auf dem Streifen zu dick und das Wachs mit den Haaren haftet nicht mehr.

Sollten Sie Wachs auf die Hände bekommen, entfernen Sie dieses mit einem Öltuch oder – je nach Sorte – mit einem feuchtem Tuch.

Kontrollieren Sie in jedem Fall noch einmal mit der Lupenleuchte, ob Sie alle „störenden" Haare entfernt haben. Besonders bei älteren Frauen sind diese oft schon ohne farbige Pigmente vorhanden und teilweise mit bloßem Auge nicht gut zu sehen. Arbeiten Sie dann entsprechend mit erneutem Wachsauftrag oder Pinzette nach. Auch besonders senkrecht stehende, kräftige Haare wiederstehen z. T. der Wachsanwendung und müssen dann noch mit der Pinzette entfernt werden.

> Je nach Empfindlichkeit der Haut und der behandelten Stelle beachten Sie unbedingt den Grad der erfolgenden Reaktion direkt nach der Wachsentfernung. Ist die Haut stark gerötet und schwillt innerhalb der nächsten Minuten an, beenden Sie die Wachsanwendung.

Auf den folgenden Seiten finden Sie Anlage- und Abreißtechniken beschrieben, die Ihnen das Entwachsen an verschiedenen Körperregionen erleichtern.

Achten Sie bei der Vorbereitung besonders darauf:

Schneiden Sie für die verschiedenen Hautareale die passenden Vliesstreifen vorher zurecht, sonst ist das Auflegen der Streifen zu umständlich und unpraktisch.

A im Gesicht

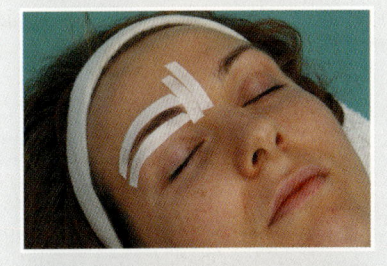

Die Augenbrauenform kann mithilfe von Warmwachs korrigiert werden. Tragen Sie dazu das Wachs mit der Spatelspitze nur auf die gewünschte Korrekturform auf und legen Sie dann die vorgeschnittenen Streifen an. Achtung: Reißen Sie kein „Loch" in die Augenbraue! (Augenbrauenkorrektur mit Wachs → Band B, LF 12, Kapitel 4.3)

Abb. 3.9: Anlagetechnik Augenbrauen

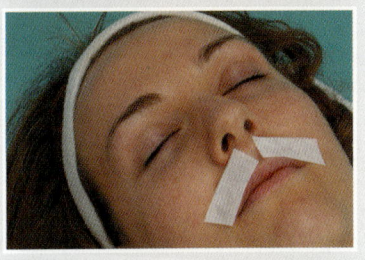

Achten Sie darauf, dass kein Wachs auf die Oberlippe, die Mundwinkel oder Nasenlöcher gelangt. Die Entfernung ist schwierig und für die Kundin sehr unangenehm oder schmerzhaft.

Da im Gesicht häufig auch ein Wechsel in der Wuchsrichtung der Haare vorkommt, bearbeiten Sie immer nur kleine Hautpartien.

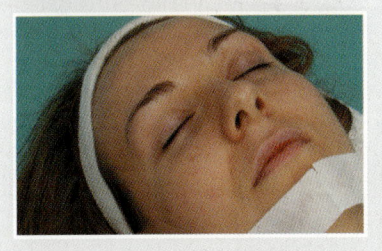

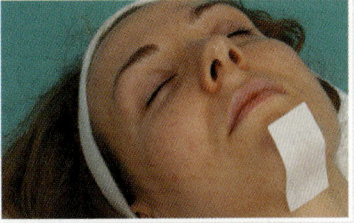

Abb. 3.10: Vliesstreifen über der Oberlippe

Abb. 3.11 a und b: Anlagetechnik am und unter dem Kinn

Zeigt der Hals schon Faltenbildung (bzw. einen erschlafften Hautzustand), bitten Sie Ihre Kundin, den Kopf nach hinten zu strecken, sodass die Haut sich spannt. Das Auftragen und Abziehen erfolgt dann leichter und Haare, die innerhalb der Falten liegen, werden ebenso entfernt.

Abb. 3.12: Wuchsrichtung Achselhöhle

B unter der Achselhöhle 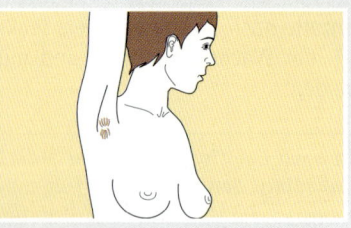
Bitten Sie Ihre Kundin, den Arm unter den Kopf zu legen, sodass die Achselhöhle geöffnet und die Haut gespannt ist. Die Kundin sollte dann den Kopf zur Seite drehen, damit z. B. beim Abziehen des Vliesstreifens oder des Wachses der Kopf nicht getroffen wird. Zeigen die Haare verschiedene Wachstumsrichtungen, können auch kleinere bzw. kürzere Streifen geschnitten und angelegt werden.

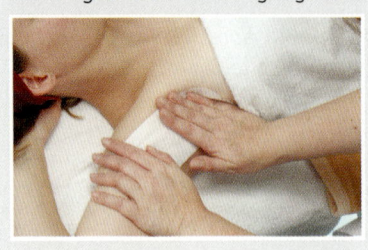

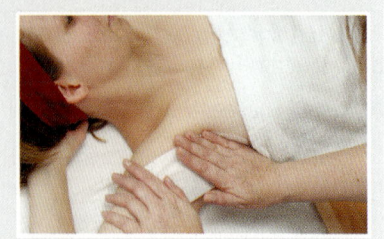

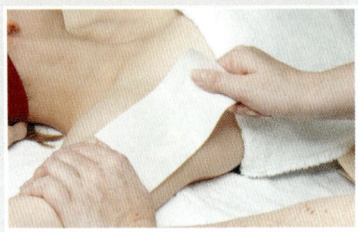

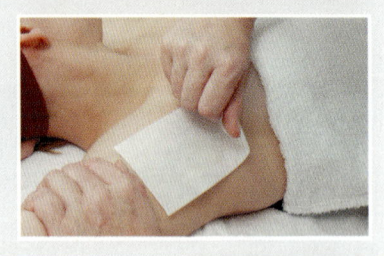

Abb. 3.13 a – d: Anlegen des Vliesstreifens und verschiedene Abzugstechniken

C Bikinizone
Zur Entfernung der Haare in der Bikinizone bitten Sie Ihre Kundin, das zu behandelnde Bein einzuknicken und den Fuß in Höhe des Knies des anderen Beins anzulegen. Dadurch öffnet sich die Hautfalte zwischen Oberschenkel und Leiste, die Haut wird so gespannt. Schützen Sie die Unterwäsche der Kundin mit einem eingelegten Papiertuch oder einem kleinen Handtuch.

> Manche Hersteller bieten zu diesem Zweck spezielle Einmal-Slips aus Vlies für die Kundin an, die nach der Anwendung entsorgt werden.

Tragen Sie dann das Wachs zuerst auf die Oberseite des Schenkels innen auf und spannen Sie während des Abziehens die Haut mit der anderen Hand. Da sich in der Regel hier verschiedene Haarwuchsrichtungen befinden, legen Sie entsprechend das Wachs auf. Lassen Sie ihre Kundin selbst sehen, ob ihr die entsprechende Form gefällt. Entfernen Sie Wachsreste und fahren Sie mit der Behandlung fort.

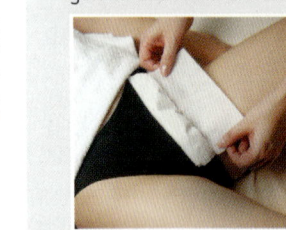

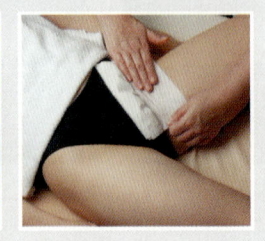

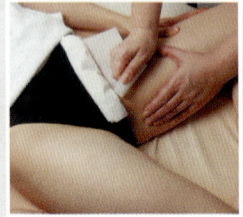

Abb. 3.14 a – c: Anlegen des Vliesstreifens, feststreifen, spannen und abziehen

Manche Kundinnen zeigen auch Behaarung unter dem Bauchnabel, entfernen Sie diese nach dem gleichen System.

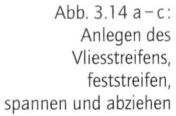

D Beine

Die Beine werden auf der Vorder- und Rückseite (einschließlich Knie- und Fußgelenke) enthaart. Für die Rückseite legt sich die Kundin auf den Bauch. Tragen Sie das Wachs in mehreren, nebeneinander liegenden Schichten ca. 5 cm breit auf.

Auf den Oberschenkeln ist die Haut weicher. Spannen Sie diese deshalb vor dem Abziehen (auch die Hautfalte zwischen Oberschenkel und Gesäß) fest an. Stellen Sie das Bein der Kundin auf, sodass sich die Haut über dem Knie auf der Vorderseite spannt. So lässt sich das Wachs leichter Auftragen und Abziehen.

Teilweise kann auch eine Behaarung auf dem Fußrücken bis zu den Zehen vorhanden sein. Enthaaren Sie diese auf Wunsch der Kundin auch. Besonders an dem Unterschenkel bzw. Schienbein ist das Haar sehr kräftig. Tragen Sie das Wachs hier dicker auf, sodass die Haare ganz bedeckt sind. Das erspart häufiges Nacharbeiten.

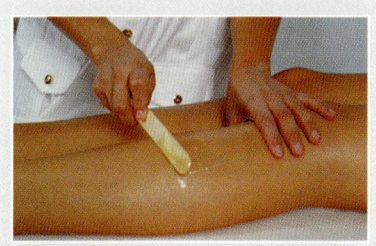

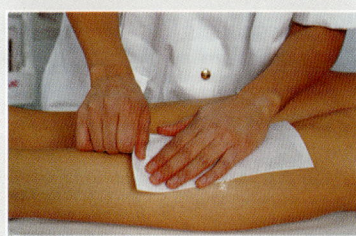

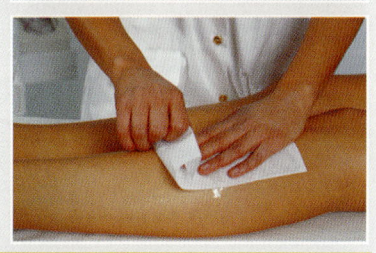

Abb. 3.15 a – c: Beinenthaarung

E Rücken, Bauch, Brust, Schultern und Arme

Sie werden mit der gleichen Technik enthaart wie die Beine.

In der Regel werden beim ersten Abziehen nicht immer gleich alle Haare entfernt.

Wiederholen Sie den Vorgang deshalb noch ein- bis zweimal.

Bauch und Brust werden häufig auch bei Männern enthaart, z. B. wenn das für den Beruf erforderlich ist (Fotomodell usw.). Sparen Sie dann den Bereich der Brustwarzen aus.

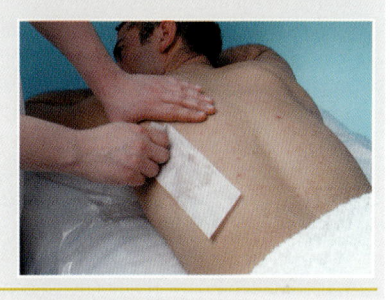

Abb. 3.16: Abziehen bei der Rückenenthaarung

Nachbehandlung

Reinigen Sie die betreffende Stelle von Wachsresten mit Wasser oder Öl und entfernen Sie eventuell übrig gebliebene Haare mit der Pinzette. Legen Sie dann ein kühles Kompressentuch oder einen kleinen Eispack (umwickelt mit einem Papiertuch, **Hygiene!**) kurz auf die behandelte Stelle, wenn diese besonders gerötet ist. Tragen Sie anschließend ein Gel oder eine Lotion auf (→ Produktkunde Wachsenthaarung). Führen Sie dies auch durch, wenn vom Rücken- in die Bauchlage gewechselt wird (oder umgekehrt) – sonst „klebt" der Kunde fest.

Desinfizieren Sie anschließend den Spatel und reinigen Sie ihn gründlich von Wachsrückständen oder geben Sie das Einmalmaterial in den Müll.

> Einige Tage nach dem Entwachsen kann die Kundin/der Kunde zu Hause hautzustandsgerecht am Körper regelmäßig ein Peeling durchführen. So können die Haarausführungsgänge („Poren") von überlagernden Hautschüppchen befreit und eingewachsene Haare und Entzündungen/Pusteln teilweise vermieden werden.

Bei den Wachspatronen muss der Rollaufsatz nach der Anwendung abgenommen und das Wachs mit einem Ölreiniger entfernt werden. Eine vorherige Desinfektion ist nötig, wenn es bei der Anwendung zu kleineren Blutungen gekommen ist.

Mit der Behandlung werden vorübergehend alle sichtbaren Haare entfernt, spätestens nach 4 Wochen muss die Behandlung wiederholt werden. Dann sind die Haare entsprechend nachgewachsen bzw. neue Haare im Wachstumsrhythmus dazugekommen.

Produktkunde Wachsenthaarung

Informationen über die Produkte, Geräte und Materialien erhalten Sie über den Fachhandel in Form von Katalogen, Videos oder praktischen Schulungen der Hersteller oder Vertreiber. Auch Fachmessen und Fachzeitungen liefern Informationen.

Wachsprodukte
Für die verschiedenen Wachssorten im Kosmetikhandel werden unterschiedliche Bezeichnungen verwendet, in diesem Kapitel wie folgt:

- **Heißwachs** ermöglicht die Anwendung ohne Vliesstreifen, es wird direkt in kleinen Portionen mit dem Spatel auf die Haut aufgetragen und abgezogen. In der Masse bleiben die Haare hängen. Es wird für die Kabinenbehandlung in Perlen- oder runder Scheibenform angeboten. Es bleiben kaum Rückstände auf der Haut, das Wachs wird wie ein Film abgezogen.

- **Warmwachs** ist für die Anwendung mit Vliesstreifen geeignet, die auf das aufgetragene Wachs gelegt und festgestrichen werden. Der Abriss enthält dann das Wachs und darin eingebettet die Haare. Die auf der Haut manchmal verbleibenden Reste werden mit Öl entfernt. Es wird in Metalldosen verschiedener Größen oder als Patronen angeboten.
  Inhaltsstoffe: Die Wachsmasse setzt sich zusammen aus unterschiedlichen Mischungen von Wachs (z. B. Bienenwachs), Gummi, Filmbildnern (z. B. GLYCERYL HYDROGENATED ROSINATE), Glukose, Fettkörpern oder pflegenden Ölen, wie Olivenöl, und Harz (z. B. Kolophonium, ein Harz, das aus bestimmten Koniferenarten extrahiert wurde und heute naturidentisch oder synthetisch hergestellt wird).

- **Wasserlösliches Wachs** wird genauso angewandt wie Warmwachs, es unterscheidet sich aber in den Inhaltsstoffen: Nicht enthalten sind Harze, das Wachs (z. B. Bienenwachs) haftet an den Haaren durch den Zusatz von Honig.

Produkte zur Nachbehandlung

- **Gel oder Lotion nach der Enthaarung:** Das Produkt dient der Beruhigung und Kühlung der strapazierten Haut. Es wird in der Regel in Flaschen mit oder ohne Spender angeboten.
  Inhaltsstoffe: Auf der Basis von Wasser und Alkohol (zur Kühlung und Desinfektion) werden zusätzlich adstringierende (zusammenziehende) Wirkstoffe, z. B. Hamamelis und beruhigende Wirkstoffe, z. B. Azulen hinzugefügt.

- **Ölreiniger:** Zur Entfernung von öllöslichen Wachsresten, durch adsorptive Reinigung (*adsorptiv* = Bindung gelöster Stoffe → Band B, LF 3, Kapitel 3.3)
  Inhaltsstoffe: Mineralöle, pflanzliche Öle zur gleichzeitigen Pflege, antiseptische Substanzen, z. B. Hamamelis

adsorptiv

Kosmetische Haarentfernung

Von den Herstellern werden Behandlungspakete (→ Band B, LF 7, Kapitel 1) günstig angeboten, die eine komplette Ausstattung mit Warmwachsgerät und Zubehör enthalten.

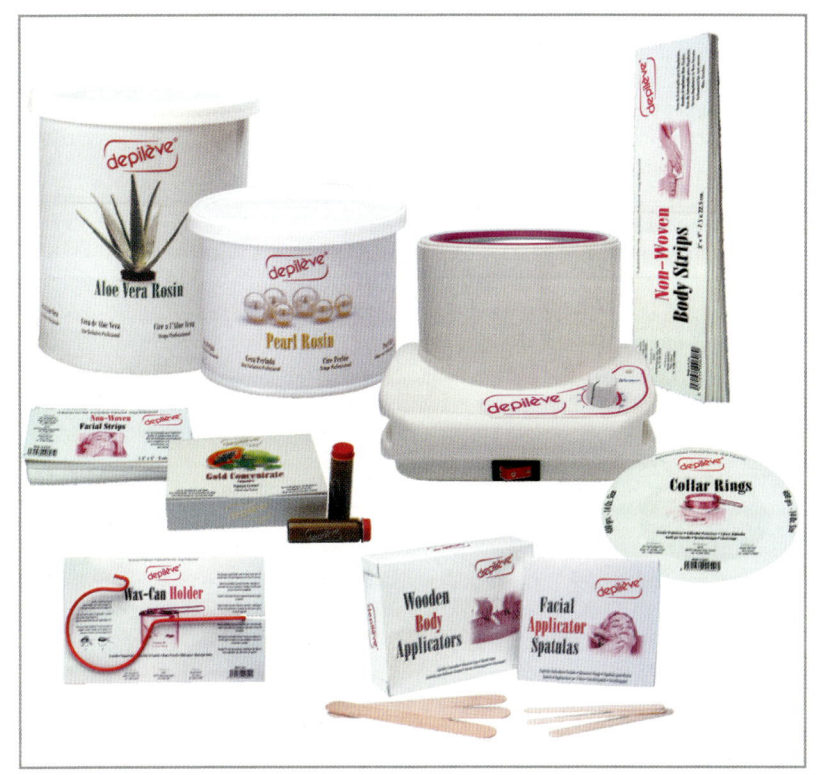

Abb. 3.17:
Wachs Kit
1 Wachswärmer
1 Dose Wachs
1 Pre-Base Gel 200 ml
1 Milk Cleanser 200 ml
1 Oil Cleanser 200 ml
1 Soothing Cream 200 ml
1 Citri Clean 250 ml
3 Ampullen 10 ml Gold Konzentrat
25 Körperspatel
25 Gesichtsspatel
50 Körpervlies
50 Gesichtsvlies
10 Schutzringe
1 Halter für Wachstopf

3.5   Weitere Depilationsmethoden

A   Zuckerpaste

Eine besondere Form der kosmetischen Depilation ist die so genannte „*Body-Sugaring*-Methode" (ALEXANDRIA Professional *Body-Sugaring*™-METHODE), bei der mithilfe einer Zuckerpaste das Haar entfernt wird. Im Gegensatz zu der üblichen Wachsmethode wird die Zuckerpaste **gegen die natürliche Wuchsrichtung** des Haares aufgetragen und **mit der Wuchsrichtung abgezogen**.

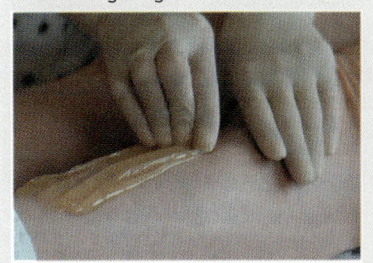

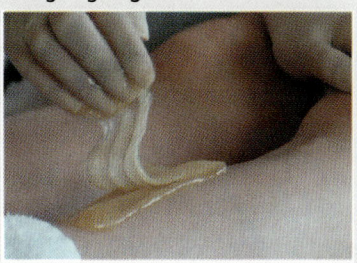

Abb. 3.18 a – c:
Auftragen der Zuckerpaste

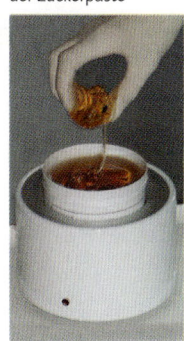

357

B Auszupfen

Die **manuelle Depilation** mit der Pinzette dient der Entfernung von Augenbrauenhaaren und teilweise auch von borstigen Gesichtshaaren. Das Auszupfen mit der Pinzette lässt das Haar tief im Follikel, aber oberhalb der Haarwurzel abbrechen. Es ist deshalb erst nach einigen Wochen wieder zu sehen.

Als „apparatives Zupfen" kann die **Pinzettendepilation** bezeichnet werden. Sie wird mit einer an einem Kabel befestigten Pinzette (Pinzettenelektrode) durchgeführt. Das vorher besonders kurz geschnittene, angefeuchtete Haar wird mit der Pinzette gegriffen, ohne die Hautoberfläche zu berühren. Dann fließt nach dem Einschalten hochfrequenter Strom über den Haarschaft.

> **Bei eingeschaltetem Strom darf der nicht isolierte Pinzettenkopf keinesfalls die Hautoberfläche berühren, denn es besteht Verbrennungsgefahr.**

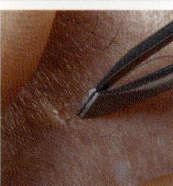

Abb. 3.19 a und b: Zupfen mit der Pinzette

Das Haar kann anschließend mit der Pinzettenelektrode leicht und mit kaum spürbarem Widerstand herausgezogen werden.

Der **elektrische Depilierer** dient überwiegend der Entfernung von Körperhaaren. Er funktioniert im Prinzip wie das mechanische Zupfen mit der Pinzette, nur mithilfe von rotierenden Scheibchen. Das Ergebnis ist kurzfristig, wie beim Zupfen auch. Durch die Anordnung der zupfenden Elemente nebeneinander können größere Hautareale wie die Beine schnell enthaart werden. Die Bezeichnung „Epilierer" vermittelt dem Kunden eine dauerhafte Haarentfernung, die mit dieser Anwendung nicht möglich ist.

Auch das Zupfen der Körperhaare durch **Kaltwachsstreifen** ist für die Kundin zu Hause möglich. Diese werden in den Händen erwärmt und dann auf die Haut gelegt und abgezogen.

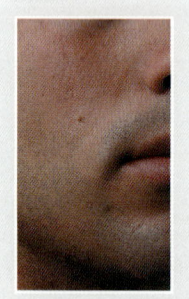

C Rasur

Die Rasur der Körperhaare hält individuell, aber nur kurzzeitig an, da das Haar kurz über der Hautoberfläche (also an seiner „dicksten" Stelle) abgeschnitten wird und entsprechend schnell wieder nachwächst. Die Rasur kann trocken mit dem Elektrorasierer oder nass mit Rasierklinge/Rasiermesser und Rasiermittel erfolgen.

Das **Rasiermittel der Nassrasur** soll das Barthaar befeuchten, weich machen und die Haut vor der mechanischen Reizung durch die Klinge schützen. Es kann entweder fertig aufgetragen oder bei Rasierseife mit einem Rasierpinsel aufgeschäumt werden.

Abb. 3.20: Männergesicht mit Barthaaren

- **Rasiercreme oder -gel** enthält zur Glättung der Haut Paraffinöl oder Lanolinderivate, Cethylalkohol, Silicone (Schmierstoffe) und Feuchthaltemittel wie Glycerol, Seifen, z. B. Tea-Stearate, usw.
- Der **Rasierschaum** ist eine O/W-Emulsion, die beim Austritt aus der Düse des Aerosolbehälters durch die Abgabe eines Treibgases einen Schaum bildet. Er enthält außerdem Konservierungsmittel, Parfüm, Wirkstoffe gegen Reizung, z. B. Azulen, rückfettende Substanzen (z. B. Kokosöl) oder mineralische Öle.
- **Rasierseife** enthält Natrium- und Kaliumstearate und -laurate, Feuchthaltemittel, Silicone, nichtionische Tenside, Parfüm, Konservierungsstoffe usw.

> Durch den Verzicht auf Treibgas sollten Rasiercreme und Rasierseife zu den bevorzugten Rasiermitteln zählen.

3.6 Chemische Mittel

Eine Depilation kann z. T. mit den entsprechenden Mitteln und Geräten von den Kunden auch zu Hause selbst durchgeführt werden. Diese vorübergehende Enthaarung ist auch möglich durch chemische Enthaarungsmittel. Das Haar wird im Follikel knapp unterhalb der Epidermis gelöst und ist deshalb bereits nach einigen Tagen wieder zu sehen. Die Behandlung mit *Depilatorien* wird nicht im Kosmetikinstitut durchgeführt.

Depilatorien

A Enthaarungscreme

Die Enthaarungscreme soll das Haarkeratin angreifen, aber das Keratin der Epidermis unversehrt lassen. Durch das Reduktionsmittel *Thioglycolsäure* (INCI = THIOGLYCOLIC ACID) wird die Stabilität des Haares zerstört, sodass das Haar zerfällt und mit der Creme nach der Einwirkzeit von ca. 10 Minuten mit einem Spatel oder Ähnlichem abgestreift werden kann. Besonders an empfindlichen Stellen des Körpers, z. B. unter der Achselhöhle, können die Inhaltsstoffe aufgrund des hohen pH-Wertes der *Thioglycolsäure* zu Hautreizungen führen. Der Inhaltsstoff ist eingeschränkt zugelassen und muss mit Warnhinweisen versehen sein.

Chemische Enthaarungsmittel sollten nicht auf bereits irritierter, entzündeter Haut oder nach einem Sonnenbrand angewandt werden.

Zur Wiederherstellung des pH-Wertes kann anschließend ein alkoholfreies Gesichtswasser aufgetragen werden.

Chemische Enthaarungsmittel werden in Tuben oder als Schaum angeboten.
Das Ergebnis hält unterschiedlich lange, aber ca. zwischen drei und sieben Tagen.

Inhaltsstoffe: Enthaarungscremes enthalten Hautpflegestoffe, Feuchthaltemittel und Wachse (z. B. Glycerin, Fettalkohole), Reduktionsmittel, Neutralisierungsmittel und pH-Einstellungsmittel, Chelatbildner, Viskositätsregler (z. B. Calciumcarbonat) usw.

B Bleichcreme

Ein weiteres chemisches Enthaarungsmittel ist die Bleichcreme für Körperhaare, die mithilfe von Wasserstoffperoxid (➔ Band B, Glossar) einen allmählichen Abbau des Haarkeratins verursacht.

Inhaltsstoffe: Hautpflegestoffe, Emulgatoren, Wasserstoffperoxid, Peroxidstabilisatoren, pH-Einstellungsmittel, Wasser

C Haarwuchs hemmende Mittel

Als „Haarwuchs hemmend" werden in der Kosmetik Mittel bezeichnet, die durch ihre Wirkstoffe (z. B. Hamamelisextrakt) bedingt zu einem Zusammenziehen der Haarausführungsgänge führen und den Haarwuchs „erschweren" oder verlangsamen können.

Die Inhaltsstoffe dieser Mittel können zu Hautirritationen bzw. allergischen Reaktionen führen. Besonders im Bereich sehr empfindlicher Hautpartien, z. B. über der Oberlippe oder in den Achselhöhlen, sind solche Reaktionen unangenehm und z. T. auch schmerzhaft. Deshalb sollte die Verträglichkeit der anzuwendenden *Depilatorien* vorher in der Ellenbeuge der Kundin oder des Kunden getestet werden.

3.7 Methoden der dauerhaften Haarentfernung

Um den Haarwuchs zu minimieren oder dauerhaft zu entfernen, gibt es nur drei Möglichkeiten:

- Die bewährte **Elektroepilation,** bei der eine Sonde (dünne Nadel) in den Haarfollikel eingebracht wird. Mit Strom wird die Wurzel verödet. Diese Methode ist ideal für kleinere Areale oder einzelne Haare. Die Behandlung ist bei fachgerechter Anwendung wenig schmerzhaft und bei zielsicherer Anwendung effektiv.
- **Fotoepilation** in Form von **Laser** (*Light Amplification by Stimulated Emission of Radiation* = Lichtverstärkung durch stimulierte Emission von Strahlung), bei der *kohärentes* Licht (Licht einer Wellenlänge) verwendet wird, und
- **Fotoepilation** in Form von **IPL** (*Intense Pulsed Light* = intensiv gepulstes Licht), bei der hochenergetisches Breitspektrumlicht verwendet wird.

3.7.1 Elektroepilation

Die Kosmetikerin hat neben der kurzfristigen Haarentfernung auch die Möglichkeit, apparative elektrische Verfahren zur dauerhaften Haarentfernung (Epilation) im Kosmetikinstitut kostenpflichtig durchzuführen.

Sie kann sich dann nach entsprechender Ausbildung als **Elektrologistin** bezeichnen.

Der Beruf der **Elektrologistin** ist eine Zusatzausbildung für jeden Ungelernten, aber auch für Kosmetiker/-innen, Arzthelfer/-innen, Heilpraktiker und Krankenschwestern. Die Ausbildung sollte qualitativ hochwertig sein und von jemandem durchgeführt werden, der sich fachlich und professionell darauf spezialisiert hat.

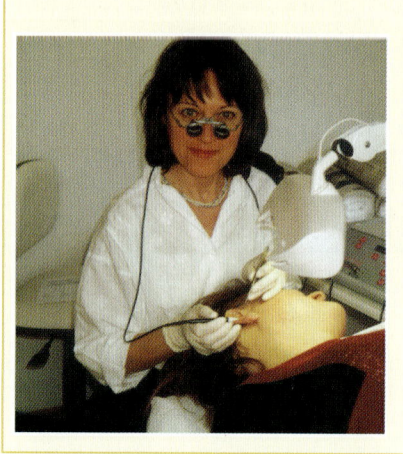

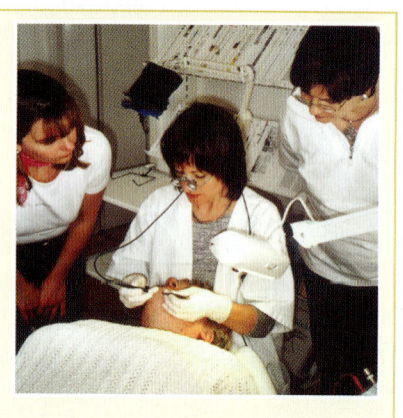

Unter folgender Adresse können Sie Informationen zu Ausbildungsmöglichkeiten erhalten:

Fachverband Elektrologie e.V.
Frau Iris Gminski
Belzigerstr. 46 · 10823 Berlin
Tel. +49(0)30 78709033
www.fachverband-elektrologie.de

Die Elektroepilation sollte nur mit den entsprechenden Geräten, die für die Kosmetikerin im Fachhandel angeboten werden, durchgeführt werden. Dazu muss immer eine intensive und professionelle Schulung und Weiterbildung in Theorie und Praxis erfolgen.

Die Elektroepilation kann mit verschiedenen apparativen Methoden durchgeführt werden. Nach der Art des angewandten Stroms unterscheiden Sie die in → Tab. 3.22 genannten Behandlungsverfahren:

Kosmetische Haarentfernung

Tab. 3.22: Verschiedene Methoden der Elektroepilation

Behandlungsmethode	Stromform	
Elektrolyse	Gleichstrom	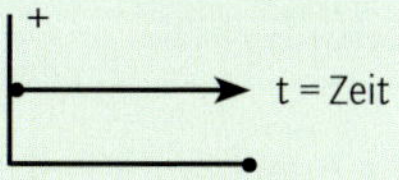 t = Zeit
Thermolyse oder *„Flash"*	hochfrequenter Wechselstrom, auch als Impuls (einschalten – abschalten – einschalten) möglich	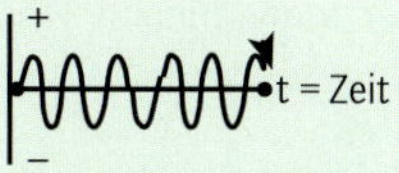 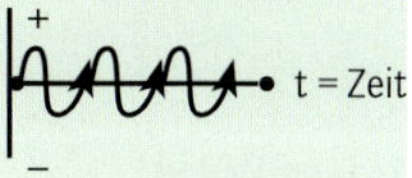 t = Zeit / t = Zeit
Blend-Methode	Gleichstrom und hochfrequenter Wechselstrom	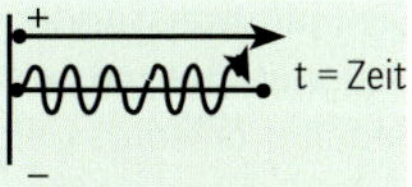 t = Zeit
Impuls-Blend-Methode	Kombination aus Gleichstrom und Hochfrequenzstrom, der zusätzlich zerhackt in Intervalle gepulst wird	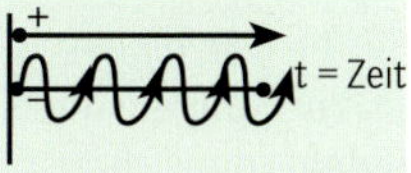 t = Zeit

- Bei der **Elektrolyse** wird Gleichstrom in den Haarfollikel eingeleitet. Durch den Gleichstrom entwickelt sich im Haarfollikel eine Lauge (→ Band A, Grundlagen-Lexikon, BASEN), welche die Wachstumszellen des Haares zerstört.

Elektrolyse

- Die **Thermolyse** führt durch das Einleiten von hochfrequentem Strom über die Epilationssonde zu einer Wärmentwicklung im Haarfollikel. Das führt zu einer **Koagulation** (Verkochung/Eiweißgerinnung) der Haarpapille und der Wachstumszellen. Wird der HF-Strom in extrem kurzen Intervallen unterbrochen, wird dieses Verfahren auch als **Flash** oder **Impuls** bezeichnet.

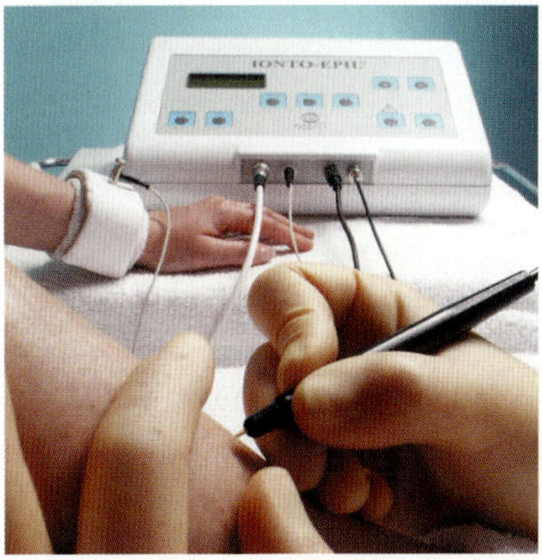

Thermolyse

Koagulation

- Bei der **Blend-Methode** wirken beide Stromarten zusammen im Haarfollikel. Die durch den Gleichstrom bewirkte Lauge wird durch den hochfrequenten Wechselstrom erwärmt und führt so zu einer Zerstörung des Haarfollikels und der Wachstumszellen.

engl. *to blend* = sich (ver)mischen

- Je nach Schmerzempfinden der Kunden kann der HF-Strom der Blend-Methode in Impulsen erfolgen. Die Kombination mit Gleichstrom wird dann als ***Impuls-Blend*-Methode** bezeichnet.

Abb. 3.23: Elektroepilation

Die Elektroepilation ist eine anerkannte Methode zur dauerhaften (permanenten) Haarentfernung. Dazu wird eine feine **Sonde (Nadel)**, die der Haarstärke entspricht und flexibel oder starr ist, in den Haarfollikel eingeführt. Mithilfe des über die Sonde eingeleiteten elektrischen Stroms wird die Haarwurzel mit Haarwachstumszellen und Haarpapille dauerhaft zerstört, sodass keine Haare mehr nachwachsen.
Das sollte möglichst in der anagenen Wachstumsphase des Haares erfolgen.

Kosmetische Spezialbehandlungen – LF 11

Der Behandlungserfolg hängt besonders von der fachgerechten und professionellen Ausführung der Elektroepilation ab. Deshalb sind eine gute Ausbildung, Weiterbildung und individuelle Behandlung der Kunden unbedingt erforderlich.

Die qualifizierte Elektrologistin kann dann aufgrund ihres fachlichen Wissens nach der individuellen Haarsituation entscheiden, welche Sondenstärke und Sondenart eingesetzt wird sowie welche Zeitdauer und Stärke des Stromflusses erforderlich sind.

Die Dauer der Behandlung hängt von der individuellen Schmerzempfindlichkeit Ihrer Kunden und der zu behandelnden Hautpartie ab.

Anwendung

Die **Epilationssonden** werden steril verpackt geliefert und sind zur Einmalanwendung geeignet. Sie müssen nach der Anwendung in einem bruch- und stichfesten Behälter entsorgt werden (→ Band A und B, LF 2, Hygienekapitel).

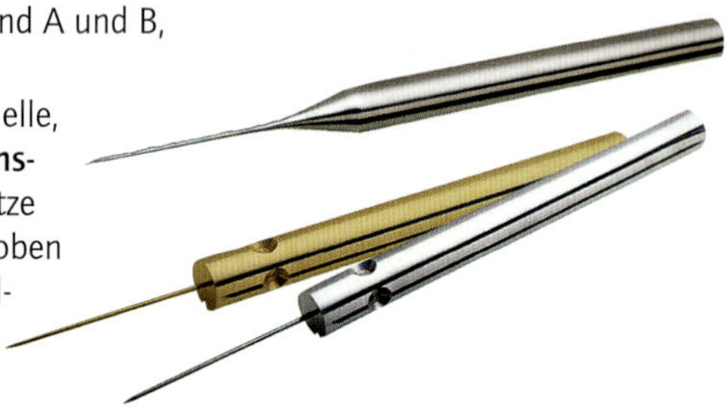

Für die *Thermolyse* gibt es spezielle, **bis zur Spitze isolierte Epilationsnadeln**, die sich erst an der Spitze erwärmen, um die Wärme nach oben steigen zu lassen. Für Nickelallergiker können Epilationssonden aus vergoldetem Edelstahl im Fachhandel bezogen werden, üblicherweise sind sie aus rostfreiem Edelstahl (kann geringen Nickelanteil enthalten). Der Durchschnitt der Nadeln variiert von 0,055 mm bis 0,135 mm.

Abb. 3.24: Verschiedene Epilationssonden

Die Stärke der Sonde wird nach der Haarstärke ausgesucht, sie muss zur Follikelgröße passen und diesen ausfüllen.

Nach der eingegebenen Haarstärke werden Dauer und Intensität der Stromzufuhr im Programm des Gerätes manuell oder automatisch eingestellt. Die Einstellung der Haarstärke oder das Behandlungsareal, z. B. die Achselhöhle, wird vom Hersteller in einer Tabelle empfohlen.

> Halten Sie sich vorerst an die vom Hersteller empfohlenen Einstellungen, um unangenehme Wirkungen zu vermeiden. Erst mit zunehmender Erfahrung sollten Sie die kompletten Einstellungen individuell selbst vornehmen.

Verschiedene Anwendungen (*Elektrolyse/Thermolyse*, Kombination) können eingestellt werden. Das mit einem Kabel verbundene Handstück bildet den Aufsatz für die Epilationssonde. Die Stromzufuhr kann von der Kosmetikerin über einen mit dem Gerät verbundenen Fußschalter ein- und ausgeschaltet werden. Zur Schließung des Stromkreises bei Gleichstrom wird der Kundin eine Gegenelektrode am Handgelenk angelegt oder in die Hand gegeben.

Während der Epilation tragen Sie aus hygienischen Gründen Einmalhandschuhe.

Die zu behandelnde Hautstelle sollte fettfrei und sauber sein. Reinigen Sie deshalb vor allem im Gesicht hautzustandsgerecht ab und führen Sie eine Hautdesinfektion der zu behandelnden Stelle durch. Schalten Sie die Lupenleuchte ein oder setzen Sie eine Lupenbrille auf und betrachten Sie die zu behandelnde Stelle.

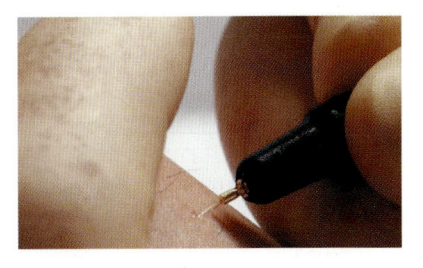

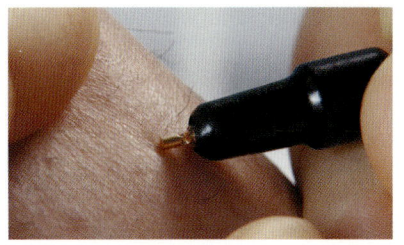

Abb. 3.25 a und b:
Einführen der Sonde
bei Elektroepilation

Führen Sie die Nadel in Haarwuchsrichtung entlang des Haarkanals ein, bis Sie einen leichten Widerstand, den Haarboden, spüren.

Schalten Sie den Strom ein. War die Epilation erfolgreich, lässt sich das Haar anschließend ohne Widerstand mit der Pinzette aus der Haut lösen.

Sollte während der Anwendung eine kleine Blutung vorkommen, müssen Sie die entsprechende Hautstelle anschließend desinfizieren (mit 70%igem Alkohol). Die übrigen Hautstellen können zur Beruhigung mit einer kühlenden Lotion oder einem Gel behandelt werden.

Gefahren einer unsachgemäßen Elektroepilation

Wird die Elektroepilation von Ihnen nicht fachgerecht und sorgfältig durchgeführt, kann es zu Haarwuchsstörungen oder Verbrennungen/Verletzungen von Haut und Gewebe in Form eines Hämatoms (Bluterguss) kommen.

Haarwuchsstörungen entstehen dann, wenn die Sonde falsch oder nicht bis zur Haarwurzel eingeführt wird, sondern den Haarfollikel durchsticht oder verletzt bzw. die Stromintensität zu hoch gewählt wurde. Wird das Gewebe durch den Strom koaguliert, ohne dass die Haarwurzel zerstört ist, kann das nachwachsende Haar nicht mehr durch die Follikelöffnung zur Hautoberfläche gelangen. Es bilden sich tief in der Haut eingewachsene Haare, die häufig zu Entzündungen führen.

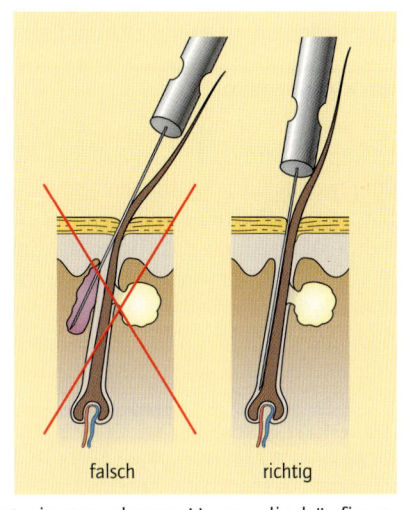

falsch   richtig

Abb. 3.26:
Einführen der
Epilationssonde

Kontraindikationen

Die Elektroepilation sollte nicht durchgeführt werden bei:
- Herzschrittmacher
- Diabetes mellitus (➜ Band A, LF 10, Kapitel 13.1)
- Hautirritationen/Hauterkrankungen
- Hautanomalien wie Naevi
- *Herpes simplex* oder ähnlichen Infektionskrankheiten der Haut

Bei *Hirsutismus* müssen zusätzliche Kontraindikationen beachtet werden, arbeiten Sie dann grundsätzlich mit einem Arzt zusammen.

(Die hier genannten Hauterkrankungen finden Sie im ➜ Band A, LF 2, Kapitel 4, beschrieben.)

3.7.2 Dauerhafte Haarentfernung per Fotoepilation

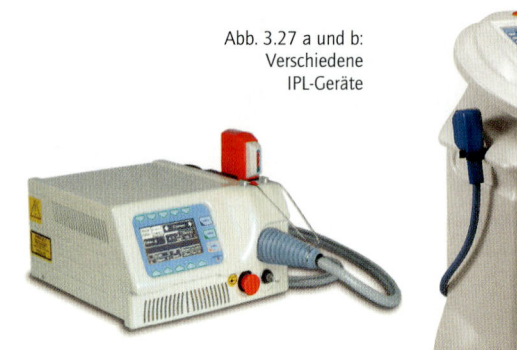

Abb. 3.27 a und b: Verschiedene IPL-Geräte

Aufgrund der hohen Erfolgsquote und der vergleichsweise schmerzfreien Behandlung erfreut sich die „dauerhafte Haarentfernung" per Fotoepilation zunehmend größerer Beliebtheit. Da mit ihr auch größere Hautareale behandelt werden können, finden immer mehr Männer Zugang zu diesem Behandlungsangebot. Bei ihnen stehen Brust, Rücken und Po ganz oben auf der Beliebtheitsskala. Folgerichtig zeigt sich am Markt ein immer größeres Angebot an Geräteherstellern und Anbietern.

Unter **Fotoepilation** werden Verfahren verstanden, die auf hochenergetischem Licht (ELEKTROMAGNETISCHE STRAHLUNG → Band A, Grundlagen-Lexikon) basierend eine dauerhafte Haarentfernung ermöglichen. Dabei wird durch das Handstück eines Gerätes Licht auf die Haut abgegeben.

Wirkungsweise

Die von den Geräten abgegebene Energie in Form von Licht dringt durch die Epidermis, wird dort und speziell im Melanin des Haares absorbiert und in Hitze umgewandelt. Die Matrixzellen sowie die mit dem roten **Blutfarbstoff Hämoglobin angereicherten Kapillaren** (die das wachsende Haar versorgenden kleinen Blutgefäße) bilden das dunkelste Gebiet. Hier wird der Lichtstrahl besonders gut absorbiert. Es wird eine Temperatur von bis zu 70 °C erreicht, wodurch eine *Koagulation* stattfindet, das heißt, die Matrixzellen sowie das Gefäßblut in den Kapillaren gerinnen. Dies hat zur Folge, dass keine Sauerstoff- und Nährstoffzufuhr zum Haarfollikel mehr stattfinden kann. Das Haarwachstum stoppt.

Koagulation

Dauerhaft geschädigt werden nur die Wurzeln, deren Haar sich gerade in der *anagenen* Wachstumsphase befindet.

Es befinden sich zu ein und demselben Zeitpunkt – abhängig von der Körperregion – nur ein Teil der Haare in der *anagenen Wachstumsphase*. Dies ist einer der Gründe, warum mehrere Behandlungen notwendig sind.

Haare in der *katagenen* oder *telogenen* Phase (→ Abb. 3.4) werden zwar geschädigt, da jedoch keine Verbindung zu den Kapillaren besteht, kann hier auch keine Koagulation stattfinden. Weitere Gründe sind die unterschiedliche Farbe und Beschaffenheit von Haut und Haaren.

Grundsätzlich gilt, je dunkler das Haar, umso mehr Melanin enthält es und desto besser spricht die Behandlung an. Je heller das Haar, umso weniger Melanin ist darin enthalten und desto mehr Sitzungen sind nötig.
Weißes Haar kann nicht fotoepilatorisch behandelt werden, da es überhaupt kein Melanin mehr enthält.
Auch Vellushaar spricht nicht auf die Behandlung an.

Tabelle 3.28 — Haarzyklus und Follikeltiefe

Tabelle nach Richards – Meharg

Körperregion	Anteil Haare telogen (ruhen)	Anteil Haare anagen (wachsen)	Wachstumsdauer in telogener Phase	Wachstumsdauer in anagener Phase	Wachstumsrate täglich	Follikel Dichte/cm^2	Follikel Anzahl insgesamt	Tiefe ca. terminale Follikel anagen
Kopfhaut	13 %	85 %	3–4 Monate	2–6 Jahre	0,35 mm	350	1 000 000	3–5 mm
Augenbrauen	90 %	10 %	3 Monate	4–8 Wochen	0,16 mm			2–2,5 mm
Ohren	85 %	15 %	3 Monate	4–8 Wochen			Kopf und Kopfhaut	
Wangen	30–50 %	50–70 %			0,32 mm	880		2–4 mm
Kinn (Bart)	20 %	70 %	10 Wochen	1 Jahr	0,38 mm	500		2–4 mm
Oberlippe (Schnurrbart)	35 %	65 %	6 Wochen	16 Wochen		500		1–2,5 mm
Achsel	70 %	30 %	3 Monate	4 Monate	0,30 mm	65		3,5–4,5 mm
Rumpf	k. A.	k. A.			0,30 mm	70	425 000	2–4,5 mm
Bikinizone	70 %	30 %	3 Monate	4 Monate		70		3,5–5 mm
Arme	80 %	20 %	16 Wochen	13 Wochen	0,30 mm	80	220 000	2–4,5 mm
Beine und Schenkel	80 %	20 %	24 Wochen	16 Wochen	0,21 mm	60	370 000	2,5–4 mm
Rücken	70 %	25 %	20 Wochen	15 Wochen	0,30 mm	60		3–6 mm
Brust	70 %	30 %	18 Wochen	16 Wochen	0,35 mm	60		3–4,5 mm

Es ist möglich, dass bei einer Behandlung die Haarwurzel vorerst nur geschädigt wurde und noch einmal ein dünnes schwaches Haar produziert wird. Bei diesem dünnen Haar ist auch die Melaninkonzentration geringer, woraus resultiert, dass die Temperatur weniger hoch ansteigt. Daher ist es besser, die Einstellung entsprechend hoch zu wählen, um das Haar bei der ersten Behandlung komplett zu schädigen.

Sie müssen davon ausgehen, dass 4–8 Behandlungen im Abstand von 4–12 Wochen je nach Körperregion nötig sind. Im Gesichtsbereich können darüber hinaus weitere Sitzungen notwendig sein, da hier meist eine hormonelle Komponente gegeben ist, die das Haarwachstum immer wieder anregt (→ Band A, LF 2, Kapitel 3.5.1 und 4.7.2).

Durch die Behandlung wird ebenfalls der Zellstoffwechsel gehemmt. Dadurch, dass manche Matrixzellen nicht koaguliert wurden, findet ein erhöhter Kalziumaustausch statt. Dies erschöpft die Zellen, sodass die Bildung neuer Zellen reduziert wird. Hieraus resultiert ein langsameres Wachstum. Aufgrund dessen ist es empfehlenswert, die Behandlungsabstände mit der Zeit etwas zu vergrößern.

> Trotzdem können alle diese Faktoren nicht verallgemeinert werden: Jeder Mensch ist ein Individuum und reagiert ebenso. Geben Sie daher besser vorher keine Prognosen und Garantien ab.

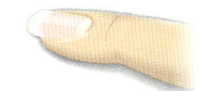

Laser oder IPL?

Der Unterschied zwischen Laser und IPL-Geräten liegt in der Technologie:

Der **Laser** basiert auf elektromagnetischen Lichtemissionen. Photonen werden durch angeordnete Spiegel verstärkt und reflektiert. Das abgegebene Licht ist *monochrom*, d. h., es wird konstant mit einer Wellenlänge gearbeitet. Vorwiegend wird in der Epilation mit dem langgepulsten Alexandrit-Laser bei 755 Nanometer, dem Diodenlaser mit einer Wellenlänge von 810 Nanometer oder dem DD-YAG-Laser mit 1064 Nanometer behandelt. Der Lichtstrahl wird über ein Handstück abgegeben und erreicht jeweils eine kleine Behandlungsfläche von ca. 1,5 cm². (Der Laser wird in ➜ Kapitel 1.4 dieses Lernfeldes erklärt.)

IPL-Geräte arbeiten mit hochenergetischem Licht in einem breiten Wellenlängenspektrum von 400 – 1200 nm.

Bei dieser Art der permanenten Haarentfernung sind die Hersteller in den letzten Jahren dazu übergegangen, das Spektrum nur noch bis zum Wellenlängenbereich um 950 nm zu nutzen. Bei einer Energie über diesen Bereich hinaus, ist die Absorption im Melanin nur noch gering, während die Absorption im Gewebswasser ansteigt und zu unnötiger Hitzeentwicklung führen würde.

Die Abgabe der Energie erfolgt bei IPL-Geräten über ein Handstück, welches einen Lichtimpuls („Lichtblitz") abgibt. Dessen Energie wird in Joule pro cm² gemessen. Die Behandlungsfläche des Handstückes beträgt herstellerbedingt ca. 5 – 8 cm². In dem Handstück befinden sich eine Kurzbogenlampe, Reflektoren, Filter sowie ein Quarzkristall. Durch computergesteuerte Programme ist die Energiedichte variabel einstellbar.

> **IPL-Geräte arbeiten mit weniger Energie, jedoch einem breiteren Spektrum. Die Parameter werden individuell eingestellt.**

Es gibt sehr viele Hersteller von IPL-Geräten und die Entwicklung schreitet rasant voran. Bei den verschiedenen Bezeichnungen IPL², UPL, PPL, CPL, handelt es sich immer um Pulslichtgeräte.

Einen kleinen Unterschied gibt es bei Geräten mit der Bezeichnung **ELOS** (= **E**lektro-**O**ptische **S**ynergie). Hierbei handelt es sich um ein IPL-Gerät, kombiniert mit hochfrequentem Strom (HF-Strom ➜ Band B, LF 6, Kapitel 6.4). Bei dieser Methode wird die Lichtenergie reduziert und die dann fehlende Energie mit HF-Strom ersetzt, um trotzdem die nötige Temperatur in der Haarwurzel zu erreichen. Aufgrund der verringerten optischen Energie (die das Melanin in der Haut weniger stark erhitzt) können mit dieser Methode auch dunklere Hauttypen behandelt werden.

Abb. 3.29: Eindringtiefe von Licht in die Haut

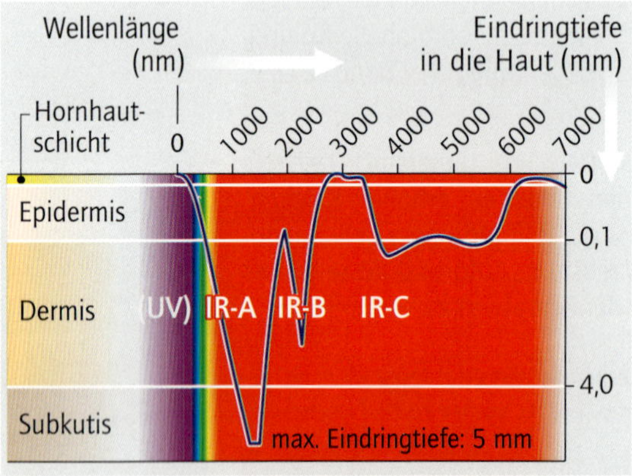

> **Je höher der Wellenlängenbereich, desto größer die Eindringtiefe.**

Mit allen Technologien können grundsätzlich alle Körperregionen behandelt werden, der Bereich um die Augen ist jedoch auszuschließen.

Augenbrauen sind aufgrund der Lichtintensität und der daraus resultierenden Gefahr der Augenschädigung sowie aufgrund der verlaufenden Nervenstränge vorsichtshalber nicht zu behandeln.

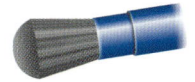

Vorgespräch und Vorbereitung

Einer Behandlung sollte immer ein Beratungsgespräch vorausgehen. Klären Sie den Kunden über die Methode und Ihre Arbeitsweise auf. Erkundigen Sie sich über **bestehende Hautkrankheiten, Allergien – insbesondere Lichtallergie –, hormonelle Unregelmäßigkeiten, Einnahme von Medikamenten, bestehende Schwangerschaft oder ob ein Herzschrittmacher getragen wird.** Bei diesen Kontraindikationen sollten Sie von einer Behandlung abraten bzw. sie mit einem Arzt abklären.

Führen Sie eine Hautanalyse durch (→ Band B, LF 2, Kapitel 2.2). Die dermatologischen Hauttypen mit heller, ungebräunter Haut können mit einem Programm mit höherer Energiedichte behandelt werden. Je dunkler die Haut, umso schwächer muss die Einstellung gewählt werden, da die Haut dann auch mehr Melanin enthält und somit stärker erhitzt wird.

Nävuszellnävi: Die so genannten erhöhten Muttermale, Leberflecken und atypische Hautveränderungen sind bei der Behandlung in jedem Fall abzudecken oder auszusparen, da diese Ausgangspunkt für Melanome (→ Band A, LF 2, Kapitel 4.9.3) sein können. Im Zweifelsfall ist die Unbedenklichkeit von einem Arzt zu bestätigen.

Es ist wichtig, den zu Behandelnden darauf hinzuweisen, dass er sich drei bis vier Wochen vor der Behandlung keinerlei Sonnenexpositionen – auch nicht im Solarium – aussetzen darf und darauf am besten bis zum Abschluss der Behandlung verzichtet.

Aufgrund der vermehrten Pigmentierung in der Haut und der erhöhten Melaninbildung bei weiteren Bestrahlungen würde sonst wegen der vermehrten Absorption der energiereichen Strahlung eine Überreaktion stattfinden. Es kann zu Hautschädigungen wie Verbrennungen und Pigmentstörungen kommen.

Ebenso sollte auf die Anwendung von Selbstbräunungscremes (→ Band B, Anhang A.6 von LF 7) verzichtet werden, da auch diese aufgrund des Einschlusses von Farbpigmenten in die Epidermis die Haut dunkler tönen.

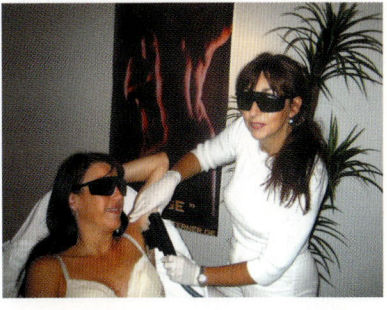

Sind alle Punkte geklärt, ist es ratsam, eine kleine Stelle „Probe zu behandeln". Hier können Sie zum einen sehen, wie der Kunde darauf reagiert, und zum anderen, wie die Behandlung anspricht. Auch haben Sie selbst noch einmal die Kontrolle, dass Sie auch wirklich für diesen Kunden das Programm mit der richtigen Energiedichte gewählt haben.

Abb. 3.30: IPL-Behandlung

Wie bereits erwähnt: Jeder Mensch ist ein Individuum und überhöhte Selbsteinschätzung ist hier fehl am Platz!

Kosmetische Spezialbehandlungen – LF 11

Haben Sie den Kunden ausführlich beraten und aufgeklärt, sollten Sie sich eine **Gesundheits- und Einverständniserklärung** unterschreiben lassen. Hierin sollten alle Beratungspunkte festgehalten und deren Einhaltung als gewährleistet vom Kunden unterschrieben werden.

Es ist empfehlenswert, eine ausführliche Kundenkartei mit Kundenkarten (➜ Band A, Kapitel BWL, LF 1, Kapitel 6.5 oder ➜ Band B, LF 2, Kapitel 2.1, LF 2) zu führen. Auf dieser sollten Sie neben Adresse und Erreichbarkeit folgende Punkte vermerken:

Vorgeschichte, Analyse/Hauttyp, Auffälligkeiten, Behandlungsdatum, Behandlungszone, Behandlungsstärke, Behandlungsdauer bzw. Anzahl der abgegebenen Impulse.

Abb. 3.31: Kundenkartei (Muster)

A	B	C	D	E	F	G	H	I	J	K	L	M	N	O	P	Q	R	S	Sch	T	U	V	W	XY	Z

Name und Vorname: Haarfrei, Sabine
Straße: Blitzstr. 37
PLZ/Wohnort: 60318 Frankfurt
Telefon/E-Mail: 0123456
geboren am: 15.08.1980
Beruf:
Krankheiten:
Ernährung:
Vorgeschichte: bereits eine Vorbehandlung
Analyse/Hauttyp: empfindlicher Hauttyp
Auffälligkeiten:

Behandlungsdatum	Behandlungszone	Behandlungsstärke	Behandlungsdauer bzw. Anzahl der abgegebenen Impulse
01.04.05	Beratungsgespräch		
17.05.05	Bikinizone	Pr. 8	28475–28631

Für die Behandlung benötigen Sie neben Ihrem Behandlungsgerät:
- Reinigungsmittel für die Haut
- Desinfektionsmittel für Geräte
- Einwegrasierer oder Kurzhaarschneider
- Schutzbrille
- Kühlgel (im Kühlschrank aufbewahren)
- Einweghandschuhe
- Holzspatel
- Schale für benutztes Gel
- Kosmetiktücher
- Feuchttücher
- weißer Kajalstift

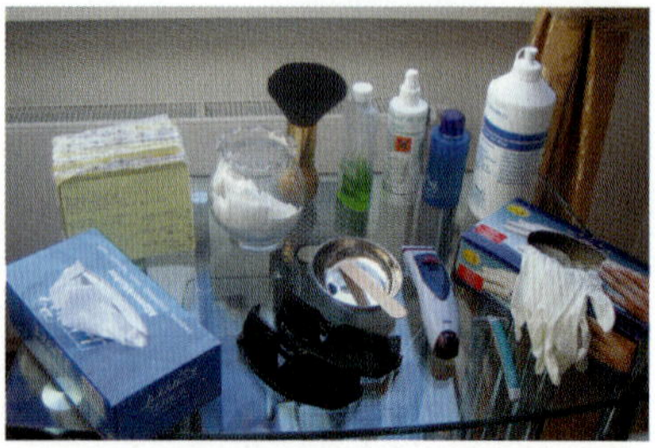

Abb. 3.32: Arbeitsmaterial

Der zu Behandelnde sollte wenn möglich die Haare ein bis zwei Tage vorher rasieren, sodass für Sie ersichtlich ist, wo zu behandeln ist.

> Sind die Haare bei der Behandlung zu lang, geht zum einen wertvolle Energie verloren, zum anderen kann es zu Verbrennungen kommen, da das aufgeheizte Haar dann auf der Haut liegt.

Im Bereich Damenbart ist anzuraten, dass die Kundin die Haare nur kurz schneidet, da es sehr unangenehm ist, wenn diese Stelle rau und stachelig ist. Kommt ein Kunde unrasiert, können Sie die Haare rasieren. Direktes Enthaaren vor der Behandlung reizt die Haut jedoch unnötig.

Die Haare sollten mindestens 4 Wochen nicht entwachst oder gezupft worden sein. Es ist davon auszugehen, dass 5 bis 6 Wochen nach einer Enthaarung mit Wachs alle nachgewachsenen Haare in der *anagenen* Wachstumsphase sind.

Empfehlen Sie dem Kunden, einige Tage vor der Behandlung möglichst viel zu trinken. Wenn ein intakter Flüssigkeitshaushalt der Haut gegeben ist, kann das Licht die Haut besser durchdringen (bessere Absorption).

Behandlungsablauf

Positionieren Sie den zu Behandelnden bequem auf einer Behandlungsliege, die zu behandelnde Hautstelle gut erreichbar. Finden Sie für sich selbst eine angenehme Arbeitsposition stehend oder sitzend. Denken Sie dabei – besonders bei längeren Behandlungen – an Ihren Rücken. Markieren Sie bei größeren Flächen Ihre Behandlungsareale mit weißem Kajalstift. Dadurch wissen Sie genau, wo Sie schon behandelt haben und vermeiden es, Hautstellen doppelt zu behandeln oder zu vergessen. Es ist unbedingt notwendig weißen Kajal zu benutzen, da anders farbige Stifte dunkle Pigmente beinhalten, die wiederum zu einer Verbrennung führen würden.

Nach der Wahl des Programms und der Reinigung der Haut von Deodorant, Make-up usw. mit Reinigungsemulsion wird das gekühlte Kontaktgel aufgetragen.

Die **Inhaltsstoffe des Kühlgels** sind: Wasser, Glycerin, Carbomer, *Sodium Hydroxide* und *Methyldibromoglutaronitrile Phenoxyethanol*.

Es dient zur Kühlung der Haut während der Behandlung und optimiert die Leitung des Lichtes. Tragen Sie es mit dem Holzspatel in einer Dicke von 2–3 mm auf die zu behandelnde Partie auf.

> Zum Schutz des Augenlichtes müssen Sie und alle im Raum anwesenden Personen eine Schutzbrille tragen.

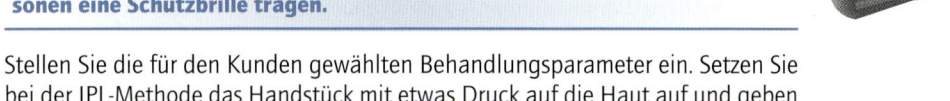

Stellen Sie die für den Kunden gewählten Behandlungsparameter ein. Setzen Sie bei der IPL-Methode das Handstück mit etwas Druck auf die Haut auf und geben Sie den Lichtimpuls ab. Stück für Stück wird die ganze zu enthaarende Fläche mit den Lichtimpulsen behandelt.

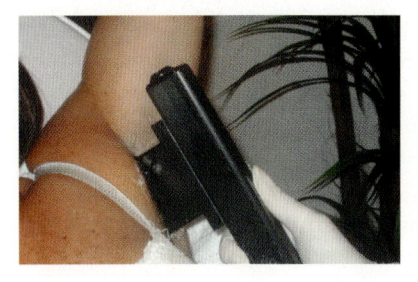

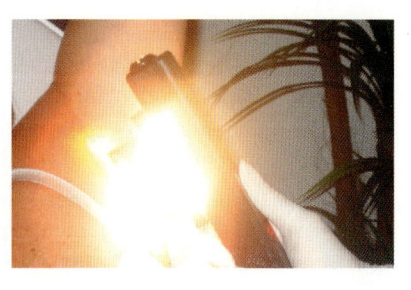

Abb. 3.33 a und b: „Lichtblitz"

Erkundigen Sie sich während der Sitzung bei dem Kunden über sein Befinden. Es sollte nicht mehr als ein erträgliches Ziepen oder Pieksen empfunden werden.

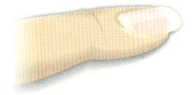

> Wird die Behandlung als sehr unangenehm empfunden, ist dies meist ein Zeichen dafür, dass das Behandlungsprogramm zu stark für den Kunden ist, und Sie sollten eine niedrigere Einstellung wählen.

perifollikuläres Ödem = Wasseransammlung um den Haarschaft herum

Nehmen Sie das benutzte Kontaktgel – das sich nun aufgeheizt hat – zwischendurch immer wieder ab und verwenden Sie neues gekühltes Gel. Wenn Sie fertig sind, entfernen Sie die Gelreste mit Spatel und Kosmetiktuch. Für getrocknete Gelreste eignen sich Feuchttücher. Die feinste und für den Kunden angenehmste Art ist die Reinigung mit einem feuchten Waschlappen.

Häufig kommt es während der Behandlung zur Bildung von kleinen Bläschen. Man nennt diese Reaktion *perifollikuläres Ödem*. Es ist eine positive Reaktion auf die Behandlung, die in der Regel nach 10 – 60 Minuten verschwindet.

- Ist die Haut etwas gerötet, können Sie ein beruhigendes Gel oder Creme auftragen. Hierzu eignen sich Präparate, die kühlende, beruhigende Wirkstoffe enthalten, wie z. B. Aloe vera, Panthenol sowie *Calendula* (Ringelblumenextrakt).
- Empfehlen Sie auf ein heißes Bad oder die Dusche am Behandlungstag zu verzichten. Durch die Bestrahlung wird die Haut bei weiterem Kontakt mit Wärme mit „Brennen" reagieren.

Nach jeder Behandlung müssen Sie das Handstück Ihres Gerätes und – falls verwendet – den Kopf des Kurzhaarschneiders mit Alkohol oder einer speziellen Desinfektionslösung gründlich reinigen. Einweghandschuhe dienen dem eigenen Schutz und werden nach der Behandlung im Restmüll entsorgt. Eine Selbstverständlichkeit ist auch die einmalige Verwendung des Kontaktgels, eines Rasierers sowie des Holzspatels.

Bei der IPL-Methode arbeitet sich das behandelte Haar in den folgenden zwei Wochen durch die Haut hindurch und fällt aus. Weisen Sie den Kunden darauf hin, dass es von Vorteil ist, in dieser ersten Zeit auf durchblutungsfördernde Hautbehandlungen sowie das Rasieren möglichst zu verzichten, um den „Ausfallprozess" nicht zu stören bzw. die Durchblutung nicht anzuregen.

Nebenwirkungen
Bei den Behandlungsmethoden der Fotoepilation kann es bei unsachgemäßer Anwendung zu Verbrennungen sowie Pigmentstörungen – hauptsächlich im Gesichtsbereich – kommen;
- infolge falscher Hautdiagnose und dadurch resultierend falscher Programmwahl,
- in Verbindung mit zuvor sonnenexponierter Haut (Sonne/Solarium),
- bei unzureichender Verwendung von gekühltem Kontaktgel,
- bei zu vielen Impulsen auf eine Hautstelle.

Altersflecken und Sommersprossen sind hohe Melaninkonzentrationen, die auf die Behandlung besonders ansprechen. Sie werden direkt nach der Behandlung dunkler, können verschorfen, fallen dann ab oder verblassen.

Bei **Tätowierungen** kann es zu Schwellungen bis hin zu Blasen, Verkrustungen und Zerstörung kommen. Sie sind von der Behandlung auszusparen.

Weitere Nebenwirkungen der Fotoepilation sind aus den letzten 15 Jahren nicht bekannt, wobei wirkliche Langzeitergebnisse aufgrund der Neuheit der Methoden, die erst in den letzten Jahren ihren Durchbruch erreichten, noch nicht vorliegen.

Ausbildung

Leider gibt es für die dauerhafte Haarentfernung mit dem Laser oder IPL keine allgemein anerkannte praktische Ausbildung. Die Hersteller weisen die Betreiber in die Handhabung der Geräte ein und halten gelegentlich **Workshops**.

Um „dauerhafte Haarentfernung" durchzuführen, müssen Sie nicht Medizin studiert haben, jedoch sollten Sie als Anwender über ein fundiertes Fachwissen über Haut und Haare sowie die Technik der Geräte und deren Handhabung verfügen.

Workshop (engl.) = praktische Anwendung in einer Gruppe

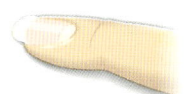

> Im eigenen Interesse ist es ratsam, immer wieder an Workshops teilzunehmen, im Internet regelmäßig nach den neuesten Studien und Erfahrungsberichten zu suchen, um das eigene Wissen zu komplettieren und auf den neuesten Stand in Sachen „dauerhafte Haarentfernung" zu bringen (z. B. www.med1.de oder www.haarerkrankungen.de). Hier noch drei Buchtipps: „Laser- und IPL-Technologie in der Dermatologie und Ästhetischen Medizin" von Raulin, Greve, „Lasertherapie in der Dermatologie" von Landthaler, Hohenleutner und „Photoepilation – Zur Praxis der Haarentfernung mit Licht und Laser" von Gerd Kautz, Kai Rick und Matthias Sandhofer.

A Fragen Übungen Aufgaben

1. Nennen Sie Gründe, weshalb Kunden die Körperbehaarung entfernen lassen.
2. Zeichnen Sie den Haaraufbau und nennen Sie die Aufgaben des Haares.
3. Was ist der Unterschied zwischen einer dauerhaften und einer kurzfristigen Haarentfernung?
    a) Nennen Sie die verschiedenen Enthaarungsmöglichkeiten und sortieren Sie diese in eine Tabelle mit den Spalten „dauerhaft" und „nicht dauerhaft".
    b) Beschreiben Sie in einer weiteren Spalte die einzelnen Verfahren.
4. Beschreiben Sie die verschiedenen Wachssorten und deren Anwendung.
    a) Worin unterscheidet sich das wasserlösliche vom öllöslichen Wachs?
    b) Wann kann es zu einer Verbrennung mit Wachs kommen?
5. Beschreiben Sie die Verfahren der Elektroepilation.
6. Begründen Sie, warum die Stärke der Epilationssonde zur Größe des Haarfollikels passen muss.
7. Warum ist bei der Thermolyse die Epilationssonde bis zur Spitze isoliert?
8. Recherchieren Sie bei drei verschiedenen Herstellern verschiedene Elektroepilationsgeräte und Zubehör.
    a) Welche Funktionen haben diese Geräte?
    b) Was wären die verschiedenen Anschaffungspreise?
    c) Welche Funktionen können manche dieser Geräte zusätzlich ausüben?
9. Erklären Sie den Unterschied zwischen Fotoepilation und Elektroepilation.
10. Nennen Sie das unterscheidende Hauptmerkmal zwischen Laser und IPL-Geräten sowie deren Parameter.
11. Erklären Sie, welche Haare gut, schwierig oder gar nicht zu behandeln sind.
12. Begründen Sie die Verwendung von Kontaktgel und warum Sie es im Kühlschrank aufbewahren müssen.
13. Beschreiben Sie, was nach Abgabe eines Impulses im Haar geschieht.

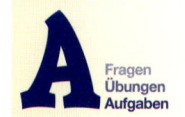

4 Kosmetische Cellulitebehandlungen

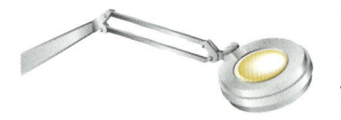

Petra und Susi sind im Schwimmbad. – Wo sonst als im Bikini kommt man ganz automatisch auf das Thema „Figurprobleme" zu sprechen? Petra wiegt bei 1,70 m 66 kg, sie ist zwar nicht ganz mit Ihrer Figur zufrieden, denn sie ist etwas runder, aber sonst ist alles ziemlich prall. Susi wundert sich und ist total unglücklich, denn sie ist zwar sehr schlank und macht viel Sport, aber trotzdem hat sie besonders an den Oberschenkeln diese hässlichen Dellen, das „Cellulitemonster" hat sie erwischt. Beide beschließen sich zu informieren, woher es kommen kann und was man dagegen tun kann.

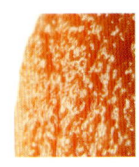

4.1 Was ist Cellulite?

Cellulite, oft auch als Orangenhaut oder irreführend als Zellulitis bezeichnet (→ Band A, LF 2, Kapitel 1.3), ist eine unschöne Hauterscheinung, die überwiegend bei Frauen im Bereich von Bauch, Oberschenkeln, Hüften und Po auftritt. Man geht davon aus, dass ca. 80 % aller Frauen, oft ab einem Alter von 30 Jahren, verstärkt betroffen sind. Weibliche Lebensabschnitte, wie z. B. Pubertät, Schwangerschaft oder Wechseljahre, die alle mit starken Hormonumstellungen verbunden sind, spielen für den Vorschub der Erscheinung meist eine besondere Rolle. Cellulite zeigt sich durch Dellenbildung, die durch aufgeblähte Fettzellen entstehen. Die Haut ähnelt dann einer Orange oder Matratze, daher auch die Ausdrücke **Orangenhaut** oder **Matratzenphänomen**.

Dieses Erscheinungsbild ist durch die Struktur des weiblichen Bindegewebes möglich. Die Stützfasern des **Bindegewebes in der Subkutis** liegen parallel zueinander und ermöglichen so eine Ausdehnung zur Hautoberfläche hin. Die Strukturen von Dermis und Epidermis werden zwar nicht von der Cellulite beeinträchtigt, aber es erscheint oberflächlich besehen so.

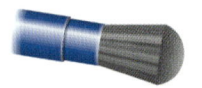

Die weibliche Bindegewebsstruktur der Subkutis ist mit parallelen Stützfasern so gestaltet, dass sie sich z. B. während einer Schwangerschaft sehr stark dehnen kann.

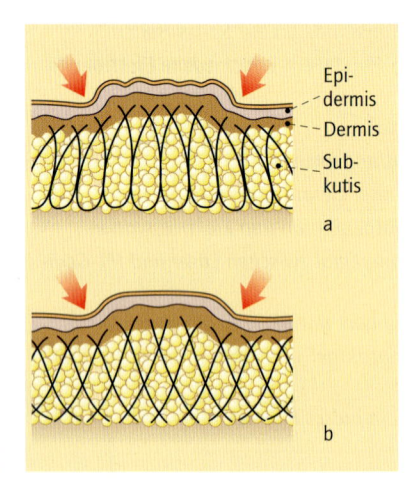

Im Vergleich dazu ist das Bindegewebe des Mannes gitterartig aufgebaut und wenig beweglich. Daher leiden Männer auch nur in sehr seltenen Fällen unter Cellulite.

Die subkutane Fettschicht der Frau bietet doppelt so vielen Fettzellen Platz wie die des Mannes. Das subkutane Fettgewebe ist für unseren Körper wichtig als Speicher für Wasser und Nährstoffe, es hat eine stützende Funktion für das übrige Gewebe, für Organe, Muskulatur und Skelett. Es absorbiert Druck und Stoß von außen und schützt vor Hitze und Kälte (→ Band A, LF 2, Kapitel 1.3).

Abb. 4.1: Fettläppchenstruktur der Subkutis bei Frau (a) und Mann (b)

> **Die weibliche Subkutis kann mehr Fett speichern, um für Notzeiten eine Reserve zu haben.**

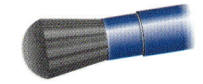

Diese Fähigkeit hat nur der weibliche Körper und sie ist ein Vermächtnis aus der Urzeit des Menschen, in der eine ausreichende Versorgung mit Nahrung noch nicht so gewährleistet war. Besonders gefährdet waren Schwangere, denn sie waren oft auf sich allein gestellt und konnten sich durch die Schwangerschaft nicht uneingeschränkt um Nahrung kümmern. Damit Mutter und Kind aber nicht gesundheitlich gefährdet wurden, hat „Mutter Natur" – sehr ähnlich wie bei Tieren, die einen Winterschlaf halten – den weiblichen Körper so geschaffen, dass er Reserven in Form von Fettdepots einlagert, um darauf zurückgreifen zu können.

Im Bild rechts können Sie Cellulite im ersten Stadium sehen, sichtbar gemacht durch einen „Kneiftest".

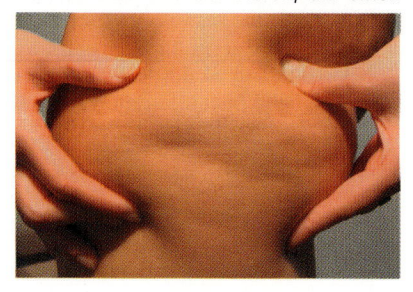

Abb. 4.2: Cellulite

4.2 Ursachen und Auslöser

Über die Ursachen von Cellulite können Sie in vielen Zeitungen, Artikeln und Büchern viele Theorien lesen. Experten beschränken sich aber überwiegend auf sechs Möglichkeiten und unterstützende Faktoren.

A Mangelhafte Funktion des Lymph- und Kreislaufsystems

Das Lymphsystem ist im Vergleich zum Blutkreislauf ein Einbahnstraßensystem und hat keinen eigenen Motor. Daher sind die Muskelpumpe und die pulsierenden Bewegungen benachbarter Blutgefäße der einzige Antrieb. (Ausführlich finden Sie den Aufbau und die Funktion dieser Systeme in ➔ Band A, Grundlagen-Lexikon, kurz in ➔ LF 6, Kapitel 2 oder in ➔ Kapitel 5 beschrieben.)

Beide Systeme beschäftigen sich mit der Entsorgung. Der Blutkreislauf entsorgt die bei der Energiegewinnung (Stoffwechsel) entstehenden Gase, das Lymphsystem entsorgt die festen Schlackenstoffe (Stoffwechselendprodukte wie „verbrannte" Proteine, Fette und Kohlenhydrate).

Und hier beginnt das Celluliteproblem: Nicht abtransportierte „Schlacken" (Stoffwechselendprodukte bzw. Säuren ➔ Band A, LF 10, Kapitel 14) lagern sich in den Fettzellen ab und lassen sie anwachsen oder aufblähen.

> **Wenn eine Cellulite besteht, kann davon ausgegangen werden, dass die Entsorgung des Organismus nicht ausreichend funktioniert, und es gibt zu viele Schlackenstoffe, die nicht abtransportiert werden können.**

Eine Gemeinsamkeit von Lymphsystem und Blutkreislauf, wichtig im Kampf gegen Cellulite, ist, dass man sich ausreichend, also regelmäßig, bewegt. Denn nur dann funktionieren beide Systeme einwandfrei.

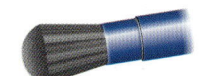

B Weibliche Geschlechtshormone

Das Hormon **Progesteron** (→ Band A, Grundlagen-Lexikon, HORMONE) lockert den engen Zusammenhalt zwischen den Zellen und schafft so die Voraussetzung dafür, dass diese sich füllen und vergrößern können. So wird mehr Platz für Speicherkapazität – Nährstoffreserven – geschaffen. Diese körperliche Veranlagung hat ihren Ursprung in den Urzeiten, in denen die ausreichende Versorgung mit Nahrungsmitteln nicht gewährleistet war (s. o.). Progesteron wird während des weiblichen Menstruationszyklus zum Aufbau der Gebärmutterschleimhaut und vermehrt in der Schwangerschaft freigesetzt. So ist speziell der weibliche Körper in der Lage, Nährstoffreserven (in Form von Fettzellen) anzulegen.

> Ein verändertes Bindegewebe, erschlafft oder schwach, steht in direkter Verbindung zu der Höhe der produzierten weiblichen Hormone. Je mehr weibliche Sexualhormone, desto erschlaffter das Bindegewebe.

Frauen mit eher weiblichen Formen (großer Busen, ausladende Hüften) haben daher häufiger Cellulite als Frauen mit knabenhafter Figur.

Da die Produktion von weiblichen Geschlechtshormonen leider nur bedingt beeinflusst werden kann, sind auch deren Auswirkungen auf den Organismus und die Figur nur schwer zu steuern.

C Konstitution

Cellulite selbst wird zwar nicht vererbt, aber teilweise der Typ des Körperbaus, der Konstitutionstyp und das Fettverteilungsmuster.

Konstitution = körperliche Erscheinung und Verfassung

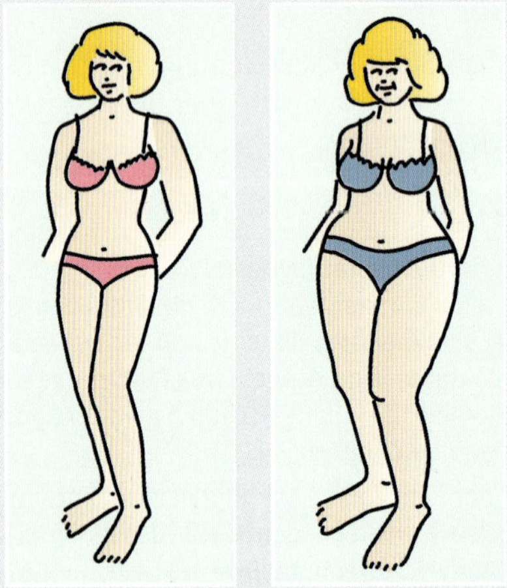

Abb. 4.3 a und b: Grafik sportlicher und vollschlanker Typ

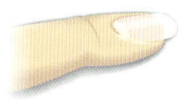

> Ein zu schwaches Bindegewebe begünstigt Cellulite und ist häufigste Ursache der Cellulite.

Bindegewebe „verbindet" Gewebe, wie z. B. Haut und Muskel oder Gefäße, und wirkt so ähnlich wie ein Verband, denn es schützt vor Strukturverlust von innen und vor Druck von außen (→ Band A, Grundlagen-Lexikon, BINDE- UND STÜTZGEWEBE). Im Normalfall sorgt das Bindegewebe dafür, dass die Muskeln immer mit der richtigen Kraft gegen die Lymphgefäße und die Venen pumpen.

Bei einem schwachen Bindegewebe hingegen fehlt dieser natürliche Druck. Der Muskel drückt dann gegen den geringsten Widerstand, nämlich durch die Haut, anstatt gegen die Venen und das Lymphsystem, um so die ableitenden Flüssigkeiten von Ventil zu Ventil durch die Kanäle zu pressen.

> Auch hier ist die „Muskelpumpe", die das Lymphsystem anregt die Schlackenstoffe abzutransportieren, nur wirklich dann im Einsatz, wenn dafür richtige und ausreichende Bewegungen durchgeführt werden.

Bei einem wirklich schwachen Bindegewebe kann man aber so viel Sport machen, wie man möchte, der meiste Muskeldruck wird fast sinnlos und ohne Wirkung auf das Lymphsystem ausgeübt. So verbleiben die Schlackenstoffe in den Zellen und verursachen in Folge die unschönen Dellen.

D Faktor Ernährung

Oft wird behauptet, dass zu viel Essen die Ursache von Orangenhaut ist. Aber da auch sehr viele Frauen mit Idealgewicht oder sogar Untergewicht unter Cellulite leiden, stellt dieser Faktor nicht die alleinige Ursache dar. Trotzdem hat Cellulite auch mit Ernährung zu tun.

> **Es ist nicht unbedingt nur ein Zuviel, sondern es ist vor allem auch das, was wir essen.**

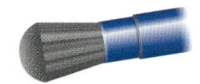

Bei entsprechender **säurelastiger Kost** (→ Band A, Ernährungslehre, speziell Kapitel 14) wird die Menge der anfallenden Schlackenstoffe nicht nur erhöht, sondern auch deren Einlagerung ins Bindegewebe (bzw. die Grundsubstanz), in Muskeln und Gelenke und ins Unterhautfettgewebe begünstigt. Hieraus können neben einer Übersäuerung des Körpers und daraus resultierender gestörter Stoffwechselabläufe die Unterversorgung von Geweben (auch: Haut, Haaren und Nägeln) und verschiedene Folgeerscheinungen entstehen. Eine davon ist Cellulite.

Wichtig ist eine ausgewogene Säure-Basen-Balance des Körpers, die z. B. auch durch **basische Kuren** unterstützt werden kann, die sich aus der inneren Behandlung mit basischen Tees und Wasser und aus der äußerlichen Behandlung von z. B. Bädern zusammensetzt. Weitere Informationen können Sie z. B. im Internet unter www.p.jentschura.de finden.

> **Beschäftigen Sie sich nicht nur mit der Versorgung des Organismus bezüglich richtiger Ernährung, sondern auch mit der richtigen Entsorgung der verbrauchten Nährstoffe. Dann kann Cellulite verbessert oder nachhaltig vermieden werden.**

Leider essen wir immer häufiger **Mastviehfleisch** von Tieren, die nicht selten durch Futterzugaben zu höherem und schnellerem Ertrag gefüttert werden.

Das Fleisch, meist auch mengenmäßig zu viel, landet auf unseren Tellern und in unseren Mägen. Die zusätzlichen Hormone wirken im Körper.

> Ernähren Sie sich ausgewogen! Der Grundumsatz eines Erwachsenen liegt bei 1 600 kcal, die Sie wohl dosiert und richtig zusammengesetzt aus Proteinen, Fetten und Kohlenhydraten beziehen sollten. Fehlen Vitamine, Mineralien und Spurenelemente als Reglerstoffe in der Ernährung, können die Energielieferanten Proteine, Fett und Kohlenhydrate nicht optimal verwertet werden (→ Band A, LF 10, Kapitel 11.5). So schaffen Sie die beste Voraussetzung für das Entstehen von Fettpölsterchen und die oft daraus folgende Cellulite.

Kosmetische Spezialbehandlungen – LF 11

- Auf jeden Fall sollten Sie radikale **Abmagerungskuren vermeiden,** denn Ihr Bindegewebe leidet unter dem Wechsel von Ausdehnen und Zusammenziehen.
- **Vollwertige Ernährung** (→ Band A, LF 10, Kapitel 2) ist wichtig.
- Hirse, Hafer und Kartoffeln, die reich an **Silizium** sind, sollten auf dem Speiseplan stehen. Silizium kann als Spurenelement Eiweiße „verbinden" und eine Straffung des Bindegewebes bewirken.
- Außerdem sollten Sie ausreichend **Kalium** (z. B. in Bananen, Trockenobst) zu sich nehmen, denn dieses Mineral unterstützt den Abtransport von Abbauprodukten aus den Fettzellen.
- Um die Fettverbrennung anzukurbeln braucht der Körper viel **Magnesium** (z. B. in Vollkornprodukten, Nüssen).
- Aus z. B. Kiwi oder Paprika wird Vitamin C zur Energiegewinnung in den Muskeln verwertet und es festigt das Bindegewebe.
- Viel Fisch essen, den der liefert Jod für den Zellstoffwechsel.
- Das z. B. im roten Fleisch enthaltene Eisen unterstützt die Sauerstoffaufnahme, die der Fettverbrennung dient
- Auch Müsli sollte auf dem Speiseplan stehen, denn es enthält Zink, das zusammen mit Vitamin C Eiweißbausteine zu Kollagen- und Elastinfasern verbinden kann.

(Bitte lesen Sie dazu auch das Kapitel 11.5 des → Band A, LF 10.)

E Faktor Bewegung

Eine Ernährung wie oben beschrieben kombiniert mit gezielter Bewegung ist die Grundlage, um Cellulite in den Griff zu bekommen. Erste gute Ergebnisse zeigen sich nach ca. zwei bis vier Monaten. In der Zwischenzeit sollten Sie Ihre Haut mit pflegenden Präparaten verwöhnen.

Die richtige Ernährung und regelmäßige Bewegung, das sind die Grundpfeiler einer Anti-Cellulite-Strategie.

Fatburner

Fatburner, engl.
=
„Fettverbrenner"

Als die besten *Fatburner* gelten Ausdauersportarten wie z. B. *Walking* oder *Nordicwalking*, Radfahren, aber auch *Spinning*, (Aqua-)Aerobic, Schwimmen, *Inlineskaten* und Tanzen. Sie müssen mindestens 45 bis 90 Min. Sport treiben, damit der Körper die Fettdepots in Energie umwandelt. Auch Krafttraining ist wirkungsvoll gegen Cellulite. Durch den Muskelaufbau ist es ein guter „Fettkiller".

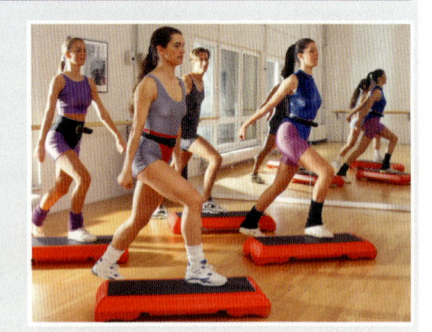

Beispiel **Cellulitetraining im Liegen**

Der so genannte **Hypoxi-Trainer** ist eine Cellulitebehandlung im Liegen. Er ist ein speziell entwickeltes Gerät, das eine Unterdruckkammer, die bis zur Hüfte reicht, mit integrierter Liege, mit einem Fahrradergometer kombiniert. Im Liegen kann so ein Fettverbrennungs-Training stattfinden und parallel eine Aktivierung des Stoffwechsels und des Abtransports von „Schlackenstoffen" durch gezielten Über- und Unterdruck.

F Verstärkungsfaktoren
Als zusätzliche Verstärkungsfaktoren können genannt werden:

- **Zucker und Salz:** Vermehrte Zuckerkonzentration in den Zellen wird durch Wassereinlagerungen und Insulinausschüttung ausgeglichen. Folge: Fettaufbau. Salz bindet Wasser im Körper. Folge: die „Entschlackung" wird erschwert.
- **Rauchen** verengt die Blutgefäße und schränkt die Blutzirkulation ein. Folge: die „Verschlackung" (Übersäuerung des Gewebes).
- **Alkohol:** Die Entgiftungsfunktion der Leber wird beeinträchtigt. Folge: Verlangsamung des Kreislaufsystems und die „Verschlackung" des Organismus.
- **Flüssigkeitsmangel,** Folge: verlangsamter Stoffwechsel.
- **Bewegungsmangel;** Durchblutungs- und Stoffwechselvorgänge werden vermindert und die Muskulatur erschlafft.
- **Stress,** Folge: erhöhte Adrenalinproduktion und Schlackenstoffeinlagerung.

> Vorbeugen ist der beste Schutz, denn alles, was Sie wegen Cellulite vermeiden und gegen Cellulite tun, tut auch Ihrer Gesundheit gut.

> **Nur ein Zusammenspiel von Ernährung, Bewegung und kosmetischen Methoden ist wirklich Erfolg versprechend im Kampf gegen Cellulite.**

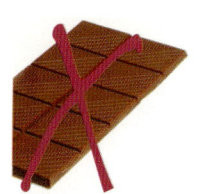

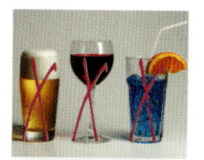

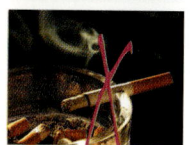

Der Weg dorthin ist nicht kurz und eine Besserung wird nicht von heute auf morgen zu sehen sein. Stehen Sie Ihrer Kundin zur Seite, indem Sie sie fachgerecht beraten und behandeln.

4.3 Kosmetische Behandlungsmöglichkeiten

Cellulitebehandlungen werden in **manuelle und apparative Methoden** unterschieden. Die richtige kosmetische Behandlungsart richtet sich nach dem „Stadium" der Cellulite. Es gibt drei Stadien[1]:

- Das **erste Stadium** lässt sich nur durch den „Kneiftest" feststellen (man schiebt mit Mittelfinger und Daumen die Haut zusammen), dann zeigen sich die unschönen Dellen.
- Das **zweite Stadium** zeigt unter Einwirkung von Druck (z. B. beim Sitzen auf einer harten Unterlage), leichte Unebenheiten, besonders bei intensivem Licht.
- Das **dritte Stadium** der Cellulite ist leider immer gut sichtbar, ob im Sitzen oder Stehen und auch ohne Druckeinwirkung.

Bei allen Stadien gleich wirksam: viel trinken, um den Organismus gut zu spülen, regelmäßige Lymphdrainagen und Saunagänge (auch in Kombination) als effektive Entschlackungsmöglichkeit, Wechselduschen oder Bürstenmassagen, damit die Durchblutung in Schwung kommt.

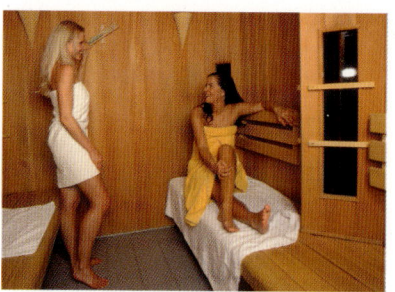

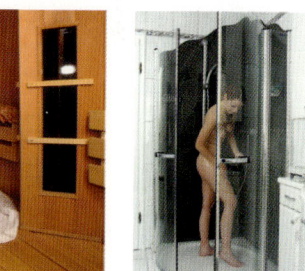

Pannikulose

---

[1] Es gibt noch ein viertes Stadium, das aber schon eine krankhafte Form des Unterhautfettgewebes sein kann, *Pannikulose*, eine nicht entzündliche Erkrankung des Unterhautfettgewebes.

4.3.1 Anti-Cellulitemittel

> **Bei kosmetischen Mitteln werden zwei Hauptgruppen unterschieden: Präparate, die eine Steigerung des Lymphabflusses bewirken sollen, und durchblutungsfördernde Mittel.**

Die Reaktion auf **durchblutungsfördernde Mittel** zeigt sich sehr schnell durch Hautrötung und eintretende Wärme. Die oft verwendeten Inhaltsstoffe wie Gerbsäureanteile oder ätherische Öle reizen die Haut und bewirken einen stärkeren Einstrom von frischem, arteriellem, nährstoffreichem Blut. Die feinen Kapillaren weiten sich und Durchblutung und Stoffwechselvorgänge werden gesteigert. Das Gewebe wird besser versorgt, da mehr Nährstoffe und Sauerstoff aufgenommen werden.

Das beste Durchblutungsergebnis erreichen Sie, wenn Sie die Produkte mit einem Sisal- oder mit einem genoppten Kunststoffhandschuh einmassieren.

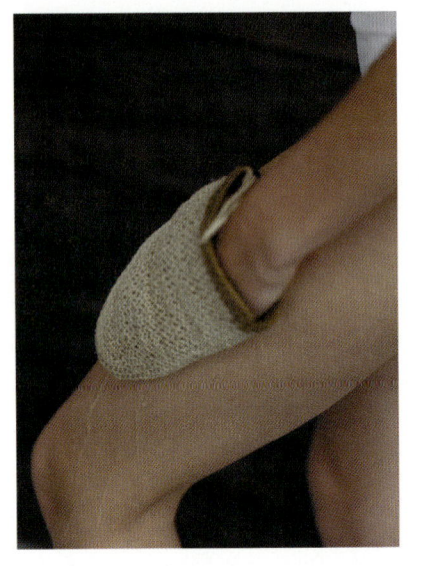

Viele Hersteller bieten diese speziellen Utensilien zu den Cellulitepräparaten und -behandlungen an, so z. B. spezielle **Bürsten, Sisalhandschuhe oder Massageroller** (mit Holz, Kunststoff- oder Metallnoppen).

- Die Massage mit Bürste oder Sisalhandschuh wird oft auf trockener Haut durchgeführt, um einen Doppeleffekt zu erzielen, die Durchblutungssteigerung und eine Peelingfunktion. Mit kreisendem mittlerem Druck wird von den Knien zum Rumpf die Bürste oder der Sisalhandschuh bewegt, nacheinander auf beiden Seiten.
- Mit dem Massageroller gehen Sie fast wie bei der Bürstenmassage vor, aber ohne die kreisenden Bewegungen.

Abb. 4.6: Arbeiten mit dem Sisalhandschuh

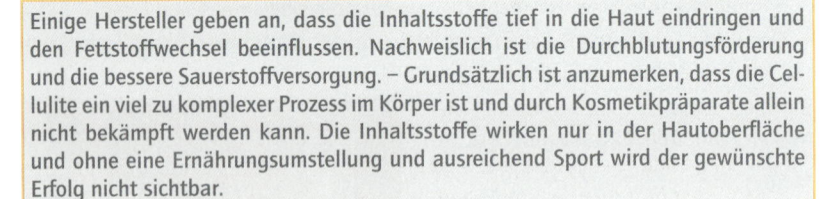

> Einige Hersteller geben an, dass die Inhaltsstoffe tief in die Haut eindringen und den Fettstoffwechsel beeinflussen. Nachweislich ist die Durchblutungsförderung und die bessere Sauerstoffversorgung. – Grundsätzlich ist anzumerken, dass die Cellulite ein viel zu komplexer Prozess im Körper ist und durch Kosmetikpräparate allein nicht bekämpft werden kann. Die Inhaltsstoffe wirken nur in der Hautoberfläche und ohne eine Ernährungsumstellung und ausreichend Sport wird der gewünschte Erfolg nicht sichtbar.

Sanftere Cremes, die eine Hautstoffwechselstimulation bewirken und die Entsorgung über die Gefäße positiv beeinflussen sollen, müssen eingerieben werden. Um die Lymphe zu mobilisieren, wird ein sanftes Ausstreichen mit leichtem Druck empfohlen, über die Leiste in den unteren Bauchraum und vom Po über die Hüfte und die Leiste in den unteren Bauchraum. Dabei nicht kreisen oder stark reiben!

Präparate, die den **Abtransport von Schlackenstoffen über das Lymphsystem** beschleunigen sollen, sind häufig mit Liposomen angereichert, die „gefüllt" mit

Wirkstoffen in die Hautzellen eindringen und eine Depotfettverbrennung aktivieren sollen. Die Lipidbarriere der Epidermis lässt das Eindringen wasserlöslicher Wirkstoffe in nur sehr geringem Umfang zu. Daher werden *Liposome* (griech., Fettkörperchen) eingesetzt, um Wirkstoffe in die Haut einzuschleusen. Die Hülle dieser zellähnlichen Fettkügelchen besteht häufig aus Sojalecithin. Ein Vordringen bis zur Lederhaut ist jedoch bisher nicht bewiesen.

Liposome

> Viele Anti-Cellulitemittel werden in der Werbung mit Fähigkeiten angepriesen, die oft durch unabhängige Testreihen (z. B. Ökotest oder Stiftung Warentest) nicht bestätigt werden konnten. Informieren Sie sich umfassend und gründlich und probieren Sie ein Produkt auch einmal selbst länger aus, bevor sie es Ihren Kunden weiterempfehlen.
>
> Nur Inhaltsstoffe wie ätherische Öle können tatsächlich in der Blutbahn nachgewiesen werden und ihre Wirkungen entfalten (→ LF 10, Kapitel 4). Viele Öle wie z. B. Orange, Grapefruit, Lemongras oder Zimtöl werden schon seit langem zur Cellulitebehandlung verwendet.

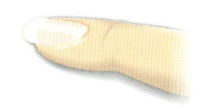

Beispiel: Häufige Inhaltsstoffe in Anti-Celluliteprodukten

Meeresalgen und Mineralsalze fördern Spannkraft und Elastizität und regen den Schlackenabtransport an;

Koffein und Carnetin sollen eine Entwässerung bewirken und die Fettzelleneinlagerung vermindern, außerdem regen Sie die Blutzirkulation an und stimulieren den Zellstoffwechsel;

Mate und Granatapfelextrakt sowie Algenextrakte sollen die durch Östrogene entstehenden Fettpölsterchen vermeiden;

Mäusedorn tonisiert die Venen;

Tigergras aktiviert den Kollagenaufbau;

Efeuextrakt wird als Cellulitebadezusatz verwendet, es aktiviert die Lymphe und fördert den Schlackenabtransport (das Badewasser sollte aber nicht heißer als 37 Grad C sein, um einen Hitzestau im Gewebe zu vermeiden → Kapitel 2);

Zimtöl ist zur Aktivierung der Blutzirkulation in Cremes enthalten – durch die Erwärmung des Gewebes soll die Fettverbrennung angeregt werden;

Arnikaextrakte oder Algen kühlen und führen im Anschluss zu einem reflektorischen Durchwärmungseffekt und damit zu Stoffwechselanregung und „Entschlackung";

weitere Wirkstoffe wie Kakao, Ginkgo, grüner Tee, Kokosnuss, Fruchtsäuren, Ruskus, Kolanuss und Ginseng dienen der „Entschlackung" und Festigung des Bindegewebes.

Bei der leichten Cellulite greifen Sie zuerst einmal zu Cellulitepräparaten, die am effektivsten wirken, wenn sie mit sanftem Druck zum Rumpf hin (in Abflussrichtung der Lymphbahnen) eingestrichen werden.

Bitte beachten Sie, dass diese Präparate oft nur eine Vorbereitung auf die viel wichtigere Aktivierung des Lymphflusses sind.

Eine Aktivierung des Lymphflusses kann z. B. durch Behandlungen mit Anti-Celluliteprodukten unter Anwendung von Massagen mit/ohne Massageroller, Sisalhandschuh oder Bürste erfolgen.

4.3.2 Manuelle kosmetische Cellulitebehandlungen

Zu den manuellen kosmetischen Cellulitebehandlungen zählen die **manuelle Lymphdrainage** (→ Kapitel 5), *Thalasso*behandlungen (→ Kapitel 2), **Kosmetische Wickel** (speziell *Body-Wrapping* und Kältewickel → Kasten unten), die *Garshan*-Massage (→ LF 6, Kapitel 5.5) und **Behandlungen mit Anti-Celluliteprodukten unter Anwendung von Massagen.**

> Die im Folgenden beschriebene Behandlung ist eine zusammengestellte Anti-Cellulitebehandlung eines Kosmetikinstitutes unter Berücksichtigung der Herstellerempfehlungen.

Wie bei jeder Behandlung führen Sie gemeinsam mit der Kundin eine gründliche Anamnese durch (→ Band B, LF 2.1). Diese ist im Rahmen einer solchen Behandlung sehr wichtig, um eine eventuelle Krankheit nicht durch unsachgemäße Behandlung zu verschlimmern.

Bei folgenden Erkrankungen sollten Sie besser keine Cellulitebehandlung durchführen **(Kontraindikationen):**

- Ateriosklerose, Krampfadern, Thrombosen
- Lymphstauungen/Ödeme
- akute Entzündungen, bakterielle Infektionen
- Diabetes
- nicht abgeheilte Wunden, offene Beine
- Asthma
- Herzerkrankungen, Blutdruckprobleme
- Allergien auf Kosmetikprodukte oder deren Inhaltsstoffe
- Schwangerschaft

Bitten Sie die Kundin in die Kabine und bestimmen Sie den Grad der Cellulite. Wählen Sie im Informationsgespräch über die verschiedenen Behandlungsmöglichkeiten die dazu passende Behandlung aus. In diesem Fall haben Sie sich z. B. gemeinsam mit der Kundin für eine **entschlackende Thalassobehandlung mit kosmetischer Balneotherapie** entschieden (→ Kapitel 2).

Bevor Ihre Kundin eingetroffen ist, haben Sie die **Kabine bereits vorbereitet:**

- Die Liege ist mit einer Wärmedecke, die unter einer Einmalfolie liegt, vorgeheizt;
- eine Infrarot Lampe gibt zusätzlich Wärme von oben;
- ein Einweg-Slip und eine Einmal-Haube liegen für die Kundin und ihre Haare bereit;
- Spatel, Pinsel und Schalen stehen sauber und/oder desinfiziert bereit;
- ein Körperpeeling ist vorbereitet und im Wasserbad angewärmt (besonders in der kalten Jahreszeit wichtig!);
- Handschuhe sind vorhanden;
- Wickelfolien/Einmalfolien liegen bereit.

Ihre Kundin liegt bequem auf der vorgewärmten, mit Einmalfolie bedeckten Liege und Sie tragen ein **Peelingpräparat** mit Enzymen oder Fruchtsäuren in leicht kreisenden Bewegungen in Richtung Rumpf auf. So werden Hornschüppchen entfernt und die Haut ist aufnahmebereiter für die Cellulitepräparate.

Waschen Sie die Reste des Peelings mit warmen Kompressen ab oder bitten Sie Ihre Kundin, das Peeling abzuduschen.

Tauschen Sie die Folienunterlage auf der Liege aus. Breiten Sie dann ein in Sole (→ Kapitel 2.6) getränktes Tuch darauf aus (Einmaltuch mit Meersalz-Wasser-Lösung, am besten im Wasserbad in der Verpackung belassen vorwärmen) und bitten Sie Ihre Kundin, sich wieder bequem auf die Liege zu legen.

Sie haben bereits das Thalassopulver mit einer Wirkstoffampulle angereichert und mit Wasser zu einem Brei angerührt. Nun tragen Sie nach Belieben die Masse mit den Händen (oft angenehmer für die Kunden), dem Spatel oder dem Pinsel auf den ganzen Körper auf.

Legen Sie Soletuch und Folie um die Kundin und zusätzlich noch eine Wärmedecke von oben auf.

> Den Bereich über der Lunge und den Hals aussparen, um Atemnot zu vermeiden.

Durch den Wärmeschub weiten sich die Kapillaren und mehr Sauerstoff und Nährstoffe werden in die Zellen transportiert. Der Entschlackungsprozess wird durch die Thalasso-Algenpackung und die Wärme gefördert. Das Ausschwemmen von Wasser wird durch das Soletuch, ebenfalls unterstützt durch die Wärme, gefördert (→ Kapitel 2.1).

Die **Algenpackung** der Thalassobehandlung kann zwischen 20 und 40 Minuten auf der Haut verbleiben, je nach Wohlfühlgrad des Kunden. Anschließend sollte gründlich abgeduscht werden.

Nach dem Duschen könnte Ihre Kundin etwas frieren, daher sollte die Heizdecke eingeschaltet bleiben.

> **Es ist wichtig, während der Behandlung die Kundin immer wieder zu fragen, ob Sie es genießt und es ihr gut geht.**

Sie haben auf der Liege Massagelaken ausgebreitet. Sie bitten die Kundin, sich auf den Rücken zu legen, und tragen nun die **Abschlusspflege** auf. In diesem Fall ist es ein spezielles Anti-Celluliteprodukt mit Inhaltsstoffen wie Gingko, Efeu und Guarana, die der Haut Feuchtigkeit zuführen und das Bindegewebe straffen sollen.

Beginnen Sie mit einer **Massage**, indem Sie an den Füßen mit mittelfesten Streichungen *(Effleurage)* zu den Knien gelangen. Dann führen Sie etwa 10 Minuten lang Knetgriffe an den Oberschenkelaußenseiten durch. Da die Oberschenkel innen etwas empfindlicher sind, massieren Sie diese mit weniger Druck als die Außenseiten. Zum Bauch hin führen Sie Streichungen durch, an den Hüften leichte Knetgriffe.

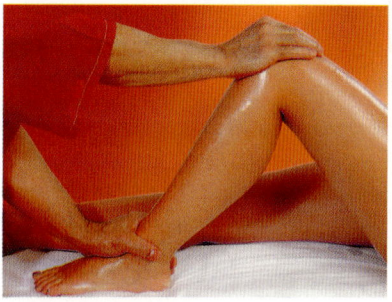

Effleurage

Abb. 4.7: Massage zum Ende einer manuellen Cellulitebehandlung

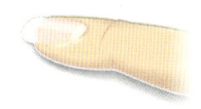

Nun bitten Sie die Kundin, sich umzudrehen, und behandeln die Rückseite im selben Ablauf. An den Stellen, an denen die Cellulite stärker ausgeprägt ist, sollten Sie länger massieren, um genau dort das Bindegewebe zu festigen.

> Einige manuelle Methoden können zu Hause zur Unterstützung einer Behandlung im Institut durchgeführt werden. So z. B. Algenmasken, die auf die Problemzonen aufgetragen und mit Frischhaltefolie umwickelt werden, oder Salzbäder die durch den Magnesiumgehalt eine osmotische Wirkung auf den Hautstoffwechsel haben (→ Kapitel 2) und so das Hautbild ebenmäßiger erscheinen lassen, oder Bürstenmassagen, die die Durchblutung anregen und den Schlackenabtransport fördern.

A **Body-Wrapping** (engl., Körper-Verpacken) als eine spezielle Anwendungsmethode von kosmetischen Wickeln (→ Kapitel 2.5) ist eine Kombination aus Präparateauftrag und Kompressionsbehandlung. Eine den Fettstoffwechsel aktivierende Creme wird aufgetragen und der Körper wird in den „Problemzonen" mit einer Folie bandagiert. Durch den so künstlich erzeugten Druck werden die Lymphklappen geöffnet und die Schlackenstoffe werden in Richtung Rumpf und der ableitenden Bahnen transportiert.

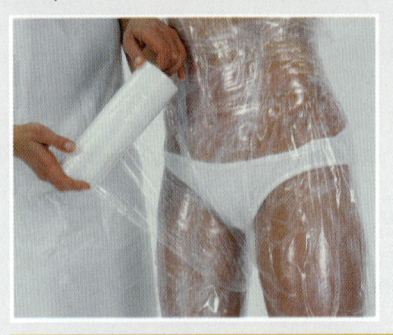

Abb. 4.8: Body-Wrapping

Empfehlen Sie Ihrer Kundin 1–2 wöchentliche Behandlungen. Sie darf nach der Behandlung sechs Stunden lang nicht duschen, da die Pflegepräparate noch nachwirken.
Sichtbare Effekte werden bei nicht zu stark ausgeprägter Cellulite erzielt.
Für Kunden mit Venenentzündung, Herz- Kreislaufbeschwerden, Niereninsuffizienz oder für Schwangere ist diese Behandlung nicht erlaubt.

B **Kältewickel**
So genannte Kälte- oder Eiswickel, in eine eiskalte Lösung aus Algenextrakten, Kampfer, Menthol und Alkohol getränkte Bandagen, werden ebenfalls bei Cellulite angewandt. Sie werden um die Problemzonen gewickelt. Das fördert die Durchblutung und hilft beim Fettabbau. Diese Kältepackungen kühlen die Hautoberfläche um mehrere Grad ab, dadurch wird der Körper in Schwung gebracht und neue Energie freigesetzt, die dann hilft, die Fettzellen zu verbrennen.

> Der Wareneinsatz (→ Band A, LF 5, Kapitel 7.3.3) bei manuellen Cellulitebehandlungen ist sehr unterschiedlich. Für z. B. das *Body-Wrapping* ist ein Wareneinsatz von ca. 150,00 Euro für 15 Behandlungen notwendig.

4.3.3 Apparative und spezielle Cellulitebehandlungen

Sie haben die Möglichkeit, manuelle, klassische und produktbezogene Cellulitebehandlungen durch den Einsatz von Geräten zu unterstützen. Als nachteilig für apparative Behandlungsmethoden sind oft hohe Investitionskosten, Wartungskosten und Stromkosten zu sehen.

> **Bei allen Kosten hat der Einsatz von Geräten im Kosmetikinstitut (z. B. zur Figurformung) den Vorteil, dass Sie parallel eine manuelle Behandlung durchführen können.**

Im Folgenden sind einige der Techniken und Geräte beschrieben. Um sich für den Einsatz von Geräten im Institut wirklich entscheiden zu können, sollten Sie sich im Internet, in der Fachpresse und auf Fachmessen genau informieren. Erfragen Sie auch immer die Kosten der Anschaffung und Unterhaltung eines Gerätes und kalkulieren Sie die möglichen und die realistischen Umsatzmöglichkeiten.

A Gleitwellenmassage

Hier arbeiten Druckluftkammer-Massagemanschetten, die an Armen, Beinen, Hüfte und Bauch befestigt werden können. Mithilfe dieses Gerätes kann eine so genannte **„mechanische Lymphdrainage"** ausgeführt werden. Wichtig ist das automatisch gesteuerte, in einer bestimmten Reihenfolge festgelegte und wechselnde Aufblasen und Erschlaffen der Manschetten. Die erzeugten Druckwellen „gleiten" über die Problemzonen und ein ableitender Lymphfluss wird in Gang gesetzt.

Abb. 4.9: Slide-styler

Die Kundin wird mit einer unterstützenden Cellulitepflege eingecremt, darüber werden Einmal-Kunststoffhüllen oder ein Folienanzug getragen; dann werden die Massagemanschetten, die kleine Luftkammern enthalten, angelegt. Die Behandlung dauert ca. 20–30 Minuten und erfolgt bei ca. 20–40 mbar Druck.

> **Bitte nicht anwenden bei Angina Pectoris, akutem Lungenödem und nässenden Hauterkrankungen (Dermatosen).**

B Rollenmassage

Sie wird mit einem Gerät, das kleine, motorbetriebene Holzrollen hat, durchgeführt. Fast wie auf einem Stuhl sitzend wird die Muskulatur und das Gewebe durch die rotierenden Rollen mechanisch massiert. Ein passives Gewebetraining findet statt. Das strukturelle und funktionelle Bindegewebe und auch tiefer liegendes Gewebe werden mobilisiert und gelockert, Fettstoffwechsel und Durchblutung positiv beeinflusst.

> Hier „behandelt" die Kundin sich quasi von allein. Da regelmäßig behandelt werden soll und kann, sind ein Abonnement oder der Verkauf von Zehnerkarten empfehlenswert.

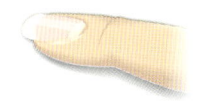

C Endermologie

Wenn neben Rollen auch ein Vakuumsog das Gewebe massiert und den lymphatischen und venösen Kreislauf in Schwung bringt, spricht man von **Endermologie.** Durch die Kombination von Vakuumsog und Rollen entsteht eine „Welle", die bis in die Subkutis wirkt – angenehme Entspannung für Ihre Kunden. Mit der Aktivierung der Fibroblasten in der Dermis (→ Band A, LF 2, Kapitel 1.5.3) steigt die Kollagen- und Elastinproduktion. Die amerikanische Gesundheitsbehörde FDA hat Endermologie als wirksame Methode gegen Cellulite zugelassen. Die Behandlung sollte zweimal wöchentlich für 35 bis 50 Minuten erfolgen. 7–8 Behandlungen sind notwendig, um eine Verbesserung feststellen zu können.

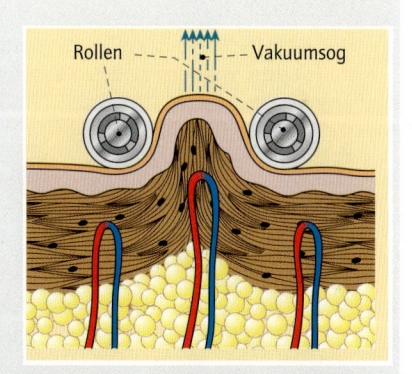

Abb. 4.10: Schema der Endermologie

D Die Saugpumpen-Massage (SPM)

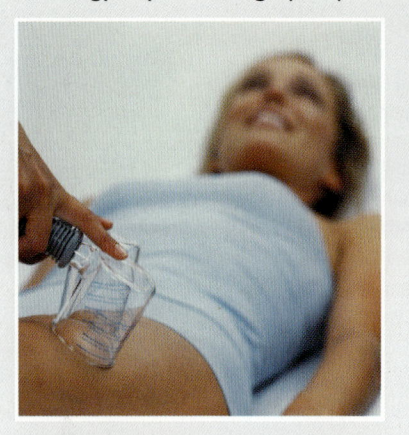

Sie wirkt durch einen mechanisch erzeugten Vakuumsog, der mithilfe von Saugglocken aus Glas oder Silikon auf den Problemzonen fixiert wird (ähnlich der Schröpftechnik ➔ Band B, LF 6, Kapitel 6.1). Die Sogwirkung kann in der Stärke variabel verstellt werden und das Gleiten über das betroffene Gewebe wird durch ein spezielles Gel unterstützt.

Weiterhin besteht die Möglichkeit der Einschaltung der Pulsation (unterbrochene Sogwirkung ➔ auch PPM in LF 6, Kapitel 6.1) für empfindliche Körperregionen oder für Cellulite schwacheren Stadiums.

Abb. 4.11: Arbeiten mit SPM-Glocken

E Vakuum-Massage/Unterdruckwellenbehandlung

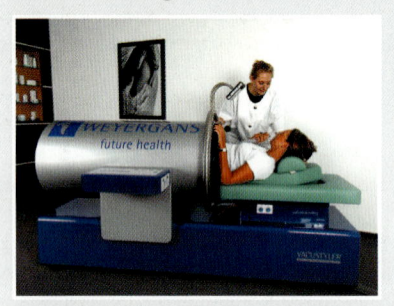

Mit z. B. dem Vacustyler der Fa. Weyergans wird ein den Weltraumanzügen nachempfundenes Vakuum erzeugt. Dieses Gerät in Röhrenform erzeugt einen abwechselnden Unterdruck und Druck. Bei Unterdruck werden frisches Blut und Sauerstoff in Füße und Beine „gesaugt", bei positivem Druck werden verbrauchtes Blut und Schlackenstoffe über die Venen und das Lymphsystem zurück in den Rumpf und zum Herzen transportiert. Durchblutung, Lymphfluss und „Entschlackung" finden statt.

Eine solche Behandlung dauert ca. 30 Minuten. Kontraindikationen sind: sehr niedriger Blutdruck, Thrombosen, Schwangerschaft und Venenentzündungen.

Abb. 4.12: Vacustyler

F Ultraschall

Durch die Beschallung der Haut erweitern sich die Zellzwischenräume und der Zellstoffwechsel wird positiv beeinflusst (➔ Band A, Grundlagen-Lexikon). Wirkstoffe können bei Schallwellengeschwindigkeiten von über 20 000 Schwingungen pro Sekunde besser eingeschleust werden und die Durchblutung und der Lymphfluss werden angeregt. Schlackenstoffe werden besser abtransportiert. Es findet eine so genannte Mikro-Massage in der Tiefe des Gewebes statt (weitere Information in ➔ LF 6, Kapitel 6.2 oder in ➔ Band B, LF 6, Kapitel 6.2). Diese Methode ist empfehlenswert speziell im Kampf gegen „Reiterhosen".

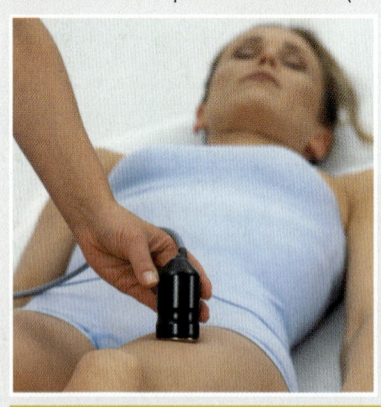

Abb. 4.13: Ultraschallanwendung

> Reiterhosen = lokale Fettansammlung an den Oberschenkeln bei Frauen

G **Tiefenwärme** entsteht entweder durch ein System von Gummibandagen, in denen Heizdrähte bis auf 40 Grad glühen, oder per Infrarotbestrahlung. Die Wärmebestrahlung dringt bis in die tieferen Hautschichten ein und regt den Gewebestoffwechsel an (➜ Kapitel 1.1). Sie ist deshalb auch eine gute Behandlungsmöglichkeit der Cellulite, weil durch die fieberähnliche Situation das Immunsystem angeregt wird. Die Sauerstoff- und Nährstoffversorgung der Zellen wird verbessert und das Gewebe soll so gestrafft werden. Eine Behandlung dauert ca. 50 Minuten.

Vorsicht! Nicht anwenden bei Besenreisern, da sie verschlimmert werden können oder auch neue entstehen könnten. Außerdem kann das Bindegewebe durch die Infrarotbestrahlung beschädigt werden.

H Durch **Reizstrom** (bitte in ➜ LF 6, Kapitel 6.4 nachlesen) werden die Muskeln wie bei einer Gymnastik aufgebaut und dadurch Depotfette und Nährstoffreserven verbraucht und umgewandelt. Das wirkt sich auch positiv auf eine bestehende Cellulite aus. Daher wird die Reizstrommethode kosmetisch bereits seit vielen Jahren angewandt. Der Strom imitiert die Nervensignale und reizt, völlig schmerzfrei, die Muskelzellen oder die die Muskeln versorgenden Nerven.

Kontraindikationen: Bei Hauterkrankungen, Taubheitsgefühl in der zu behandelnden Zone, Schwangerschaft, Herzrhythmusstörung und Herzschrittmacher sollte die Methode nicht angewandt werden.

I Die **ELOS-Technologie** (➜ Kapitel 3.7.2) ist eine Kombination aus optischer und elektrischer Energie und wirkt auf die Haut und das Unterhautfettgewebe ein. Sie ist eine Vier-Schritt-Methode:

- Radiofrequenzstrom (➜ Band A, Grundlagen-Lexikon, ELEKTROMAGNETISCHE STRAHLUNG) erwärmt die Fettgewebszellen in 5 – 15 mm Tiefe.
- Infrarotlicht (➜ Kapitel 1.1) wärmt gleichzeitig die darüber liegenden Hautschichten.
- Ein speziell pulsierendes Vakuum (➜ apparative Methoden in LF 6, Kapitel 6.1) ermöglicht eine sichere Zuführung dieser Energieströme.
- Zusammen mit einer sanften Massage und die im Gerät integrierten Massagerollen wird die Durchblutung im Bindegewebe erhöht.

Eine Behandlung dauert ca. 45 Minuten. Risiken oder Nebenwirkungen sind zurzeit nicht bekannt. Daher kann die Behandlung, die sehr schonend und angenehm ist, für alle Kunden empfohlen werden. Diese Behandlung wird von medizinisch geschulten Fachkräften durchgeführt.

J Bei der klassischen Form der **Mesotherapie** (entwickelt 1952 in Frankreich durch Dr. Pistor) handelt es sich um eine Kombination aus Neuraltherapie, Akupunktur und Arzneimitteltherapie. Neben der Cellulitebehandlung gibt es verschiedene Anwendungsgebiete. Durch viele Mikroinjektionen in die Haut, soll der Blutdurchfluss intensiviert , die Fettgewebevorräte reduziert und der Lymphfluss verbessert werden. Die Injektionslösungen beinhalten häufig Koffein, und Pflanzenauszüge wie Artischocke und Steinklee Sie stimulieren den Fettstoffwechsel und sollen das Bindegewebe und die Kollagenfasern regenerieren. Empfohlen wird eine Behandlung, einmal pro Woche, einen Monat lang.

(Das Verfahren der *kosmetischen Mesotherapiebehandlung* für eine Wirkstoffeinschleusung in die Gesichtshaut unterscheidet sich stark von der medizinischen und ist in ➜ Band B, LF 7, Kapitel 3.5.1 dargestellt.)

K Das Grundprinzip einer **Elektrolipolyse** besteht darin, elektrische Impulse mit Hilfe von 7,5 bis 12 cm langen Akupunkturnadeln in das Fettgewebe des betreffenden Hautareals einzuleiten. In Folge werden Stoffwechselvorgänge angeregt und bewirken, dass die Fettmenge innerhalb der behandelnden Zellen abnimmt. Die Bindegewebszellen werden *tonisiert* und eine Straffung des Gewebes kann erzielt werden.

Das Einführen der Nadeln in die Haut wird als nahezu schmerzlos empfunden und das dann eintretende Kribbeln durch den Strom als angenehm. Empfohlen wird für die Dauer von 5 Wochen je eine Behandlung pro Woche.

> Der Gesetzgeber beschreibt einen Eingriff in die Haut als Fachgebiet des Arztes. Die Behandlungsmethode der Elektrolipolyse bewegt sich im Grenzbereich, da der Arbeitsablauf zwar dem der Elektroepilation (➜ **Kapitel 3.7**) ähnelt, aber das Zielgebiet noch tiefer im Hautgewebe liegt.

Um Konflikte bezüglich der Behandlungserlaubnis zu umgehen, befragen Sie den Geräteanbieter oder Ihre Versicherung, ob eine derartige Behandlung abgesichert wäre.

> Einige wichtige **Begriffe, die im Zusammenhang mit Cellulite auftauchen:**
> **Adipozyten** = Bindegewebszellen, die der Fettspeicherung dienen
> **Hypertrophie** = Gewebe- oder Organwachstum durch Zunahme des Zellvolumens, oft bedingt durch erhöhte Leistungsanforderung an nicht teilungsfähige Zellen; Überernährung mit Massenzunahme
> **Hyperplasie** = Gewebe- oder Organvergrößerung durch Zunahme der Zellzahl, oft durch Hormone verursacht
> **Lipasen** = Fett auflösende Enzyme (➜ Band A, LF 10, Kapitel 4.4)
> **Lipolyse** = Fettspaltung, die Freisetzung körpereigener Fettbestände z. B. beim Fettstoffwechsel; durch freigesetzte Fettsäuren wird Energie gewonnen.
> *Klimakterium* = Wechseljahre
> *Ödeme* = Wasseransammlung im Bindegewebe
> *Östrogen* und *Progesteron* = diese HORMONE (➜ Band A, Grundlagen-Lexikon) bewirken die für den weiblichen Körper charakteristische Verteilung und Struktur des Unterhautfettgewebes
> **Reiterhosen** = lokale Fettpolster
> **Stoffwechsel„schlacken"** = gelöste Stoffwechselendprodukte und/oder Schadstoffe, die mit Hilfe von Blutgefäß- und Lymphsystem aus dem Gewebe abtransportiert werden

L In letzter Instanz gibt es die **Liposuktion** (Fettabsaugung). Hier werden die kompletten Fettzellen entfernt. Dies ist ein chirurgischer Eingriff und darf nur von Ärzten durchgeführt werden.

Besprechen Sie sich bei Interesse an dieser Möglichkeit mit einem Arzt ihres Vertrauens, informieren Sie sich z. B. im Internet über die Kosten, die Kliniken und die Nachsorge. Lassen Sie sich von Kliniken Informationsmaterial zusenden. Versuchen Sie einen Arzt zu finden, der von Ihnen empfohlen werden kann.

> *Sie haben nun einige verschiedene Möglichkeiten der Cellulitebehandlung kennen gelernt. Sicher haben Sie bereits Ihre Favoriten ausgesucht?*

Ideal im Kampf gegen Cellulite sind Kombinationen von Gerätebehandlung und manuellen Behandlungen. Aber auch dann werden Sie nur wirklich sichtbare Erfolge erzielen können, wenn Ihre Kunden aktiv mitarbeiten. Das heißt sich regelmäßig behandeln lassen, die Ernährung auf eine eher basische Form umstellen, regelmäßig Sport betreiben und auch zu Hause Anti-Celluliteprodukte verwenden. Es ist Ihre Aufgabe, die Kunden so aufzuklären und „zu schulen", dass die Behandlung mit allen ihren Komponenten erfolgreich wird.

Eine erfolgreiche Cellulitebehandlung ermöglicht es Ihnen, eine feste Kundenbindung zu erfahren, und es bietet Ihnen die Möglichkeit, mit glücklichen und zufriedenen Kunden ihre Umsätze zu steigern.

> Tipps zur Cellulitevermeidung oder -verminderung:
> - wenn möglich die Einnahme von Hormonen so gering wie möglich halten
> - viel Wasser trinken, ca. 2 – 3 Liter täglich
> - wenig Kaffee oder Schwarztee trinken
> - regelmäßig Sport treiben
> - wenn möglich nicht rauchen
> - wenig Zucker verwenden
> - ausreichend frisches Obst und Gemüse essen
> - wenig oder gar keinen Alkohol konsumieren
> - regelmäßige Gewichtskontrolle

A Fragen Übungen Aufgaben

1. *Wie äußert sich Cellulite? Nennen Sie die Stadien.*
2. *Beschreiben Sie mit eigenen Worten, wie Cellulite entsteht.*
3. *Welche werden als die häufigsten Ursachen von Cellulite gesehen?*
4. *Warum ist die Ernährung so wichtig?*
5. *Was hat Cellulite mit dem Lymphsystem zu tun? Bitte recherchieren Sie das Lymphsystem in den Ihnen zugänglichen Unterrichtsmaterialien und in anderen Kapiteln dieses Bandes (→ Kapitel 5 und → LF 6, Kapitel 2.5).*
6. *Die kosmetische Behandlung von Cellulite:*
   a) *Welche grundsätzlichen Behandlungsmethoden sind Ihnen bekannt?*
   b) *Was haben kosmetische Cellulitepräparate gemeinsam?*
   c) *Was haben kosmetische Behandlungsmethoden gemeinsam?*
7. *Welche zusätzlichen Maßnahmen empfehlen Sie Ihren Kundinnen, um eine bestehende leichte Cellulite nicht weiter voranzutreiben?*

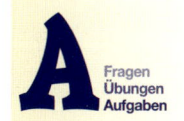

5 Manuelle Lymphdrainage

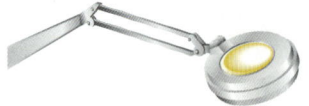

„Meine Schüler, pumpen, pumpen, pumpen Sie; die Handgelenke müssen locker arbeiten, so gibt es keine Ermüdung in Ihrem Körper; spielend müssen Sie sein in der An- und Entspannung. Die Lymphe fließt gleichmäßig, wenn Sie mit ‚Katzenpfoten' über den Körper arbeiten. Sie müssen ihn bearbeiten wie den zartesten, teuersten Mohärpullover, den man nur beim Waschen ausdrücken darf, sonst geht das sanfte Wollgewebe kaputt! Also nicht fest wringen oder drücken!

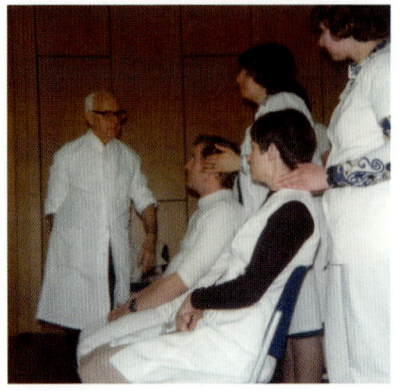

Abb. 5.1: Dr. Vodder mit Schülern um 1980

Unser Körper besteht zu 80 % aus Flüssigkeit. Das Lymphsystem ist das allerwichtigste Organsystem für das menschliche Leben. Der Körper muss im ewigen Fluss bleiben, dann können wir ewig leben. Alles Leben fließt, Stillstand ist Ende! Die manuelle Lymphdrainage bewirkt die „Flussversorgung" in unserem Körper. Sie transportiert alles (lebenswichtige Baustoffe und auch viele Giftstoffe) als lymphflüssige Last zurück in den Blutstrom. Also achtet auf den richtigen Lymphabfluss und arbeitet nie in verkehrter Richtung, sondern immer mit dem Strom! Dadurch wird das „Lymphwasser" im weichen Bindegewebe über Drainageröhren (Blut- und Lymphkapillare) weitergeleitet. Drainage heißt Entwässerung!

Die manuelle Lymphdrainage ist eine gesunde, natürliche, schmerzlose und wirksame Methode, die dem Leben, der Gesundheit und Schönheit eine neue Basis gibt. ..."

Viele so oder ähnlich ausgerufene Leitsprüche von Dr. Vodder, der noch in hohem Alter von 80 Jahren Kurse der manuellen Lymphdrainage leitete und temperamentvoll seine Arme bewegte, sind in Erinnerung geblieben und haben heute noch Gültigkeit.

Der Däne **Dr. Emil Vodder** und seine Ehefrau Estrid haben in den Jahren 1932 – 1936 die **Methode der manuellen Lymphdrainage (ML)** entwickelt. 1936 stellten sie diese auf der Gesundheitsausstellung in Paris der Öffentlichkeit vor. Auf dieser *„Santé et Beauté"* war die „Hautbehandlung mit der Lymphmassage" eine Revolution.

Die ML dient zum einen der therapeutischen Maßnahme, die Konzentration von Antikörpern und Lymphozyten zu mindern (z. B. zur Unterstützung nach einer Transplantation, um dem Abstoßen von verpflanztem Gewebe vorzubeugen) und hilft zum anderen Stauungen des Lymphflusses in Gewebe und Lymphbahnen und Stauungen in den Venen zu verhüten oder zu beseitigen.

Manuelle Lymphdrainage

Rohrbach-Medaille für Dr. phil. Emil Vodder
– Krönung seines Lebenswerkes

In Anerkennung und als Krönung seines Lebenswerkes wurde Dr. phil. Emil Vodder mit der Dr.-Rohrbach-Medaille, der höchsten Auszeichnung für besondere Verdienste auf dem Gebiet der physikalischen Therapie und Massage, geehrt. Dr. Emil Vodder, Ehrenvorsitzender der Gesellschaft für manuelle Lymphdrainage nach Dr. Vodder, ist der achte Träger der Dr.-Rohrbach-Medaille, die vom Verband Physikalische Therapie, Bundesverband für Masseure, med. Bademeister und Krankengymnasten vergeben wird. In nahezu 53 Jahren unermüdlicher und unbeirrter Arbeit, unterstwützt von seiner Mitkämpferin Estrid, hat Dr. Vodder die Massagemethode „Manuelle Lymphdrainage" entwickelt, die heute weit verbreitet ist und mit großem therapeutischen Effekt eingesetzt wird.

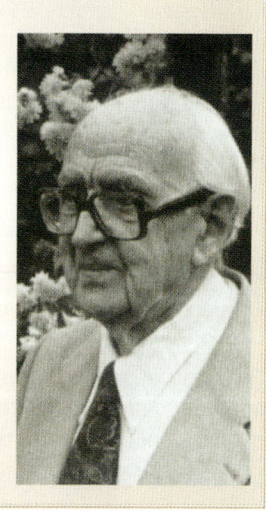

Die ML kann von Ihnen als Kosmetiker entweder während Ihrer Schulzeit (als Wahlqualifikationseinheit) oder später in einer Zusatzausbildung erlernt werden. Nach dieser zertifizierten Weiterbildung dürfen Sie als Kosmetiker(in) die ML im kosmetischen und im dermatologischen-kosmetischen, nicht aber im medizinisch-therapeutischen Bereich anwenden. Letzterer bleibt Krankengymnasten, Physiotherapeuten, Masseuren und medizinischen Bademeistern vorbehalten. (Vergleichen Sie hierzu auch → Kapitel 2.2.)

> **Die manuelle Lymphdrainage im kosmetischen oder kosmetisch-dermatologischen Bereich darf von Ihnen nur nach entsprechender Qualifikation und nur als gesund erhaltende oder prophylaktische Behandlung am gesunden Kunden vorgenommen werden.**

Bei einer **Ganzkörper-Lymphdrainage** beeinflussen Sie den **Lymphfluss**. Das gleitende und gleichmäßige Arbeiten Ihrer Hände bewirkt eine Pump-Saug-Wirkung, die das Bindegewebe und das Lymphgefäßsystem erreicht.

Kleine oder schwache Reize wirken dabei anregend auf den Lymphfluss, starke Reize wirken lähmend. Venenstau der Beine *(Varizen)* erhöht die Lymphmenge, einschnürende Kleidungsstücke können den Lymphabfluss beeinträchtigen.

> **Muskeltätigkeiten (Bewegung), Atmung, der pulsierende Blutstrom und Wärme fördern den Lymphfluss. Bewegungsmangel und Kälte dagegen hemmen den Lymphfluss und erhöhen die lymphatische Last.**

Varizen

Nicht nur, wenn wir wach sind, sondern auch im Schlaf fällt **lymphpflichtige Last** an. Zu den Organen, die immer „aktiv" sind, gehören z. B. die Verdauungsorgane, das Herz und die Lungen.

Das Lymphgefäßsystem ist unsere „Gesundheitsquelle" und vielleicht so auch Hüter unserer Gesundheit.

Kosmetische Spezialbehandlungen – LF 11

5.1 Unterschiede zur Körpermassage

Wie in ➔ LF 6, Kapitel 2.5 (Körpermassage) beschrieben, besitzt das Lymphgefäßsystem – anders als der Blutkreislauf – keine eigene Pumpe. Daher fließt die Lymphe in ihren Gefäßen sehr langsam. Sie wird durch leichte Kontraktion der Gefäßwände transportiert. Der Pulsschlag der benachbarten Arterien sowie Druckschwankungen im Brustraum durch die Atmung spielen weiterhin eine Rolle. Die größte auf die Lymphe wirkende Kraft jedoch ist die Kontraktion der Muskulatur.

> **Was unterscheidet die ML von der herkömmlichen Massage?**

Torr ist die alte, definierte Maßeinheit für Druck ➔ Band A, Grundlagen-Lexikon

Während dem Bereich der Lymphknoten und Lymphbahnen bei der Massage keine besondere Bedeutung zukommt, zielt die ML speziell auf diese Zonen ab:
Die Massagegriffe werden bei der ML durch eine Grifftechnik, die sehr sanft ist und über den Lymphknoten und -bahnen ausgeführt wird, ersetzt. Hierbei wird mit leichtem Druck, der 30 bis 40 Torr jedoch nicht übersteigen darf, gearbeitet.

Terminus

Durch diese Methode wird verbrauchte Gewebsflüssigkeit aus den verschiedenen Körperteilen zum **Terminus,** der Endstation der Lymphbahnen im Körper, bewegt, sodass frische Gewebsflüssigkeit und Lymphe nachfließen kann. Der Terminus befindet sich in der Schlüsselbeingrube des Menschen. Die zweitwichtigsten Sammellymphknoten des Körpers sind *axilläre* und *inguinale* **Lymphknoten** (die Lymphknoten in Achsel und Leistengegend). Alle zusammen werden für die ML als **Lymphausgangspunkte** bezeichnet.

axilläre/inguinale Lymphknoten

proximal

distal

Abb. 5.2: Wichtige Körperlymphknoten und Abflussrichtungen

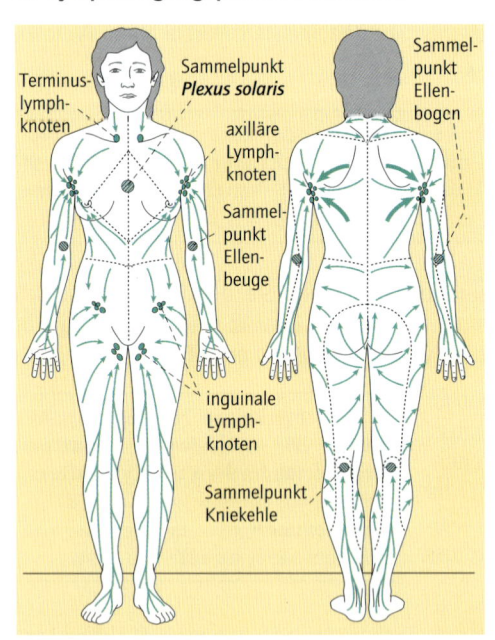

Die Drainagerichtung ist immer vom Terminus stufenweise in die Peripherie. So wird gewährleistet, dass das der **Körpermitte nächstgelegene** (lat. *proximale*) **Gebiet vor** dem der **Körpermitte fern gelegenen** (lat. *distalen*) Gebiet entleert wird, um der nachströmenden Flüssigkeit Raum zu schaffen.

Die gewünschte Pump-Saug-Wirkung im Gewebe wird erzielt, indem die Kreisbewegungen mit einer unterschiedlichen, stufenlos gleitenden Druckstärke ausgeführt werden. Hierbei dauert die Druckphase eines Kreises länger als seine Entspannungsphase.

Die Druckrichtung verläuft stets in Richtung der abführenden Lymphgefäße und Lymphknoten.

Sämtliche Griffe werden mit einem **monotonen Rhythmus** durchgeführt und **5- bis 7-mal wiederholt.** Rötungen und Schmerzen dürfen keinesfalls auftreten.

5.2 Grundgriffe der Ganzkörper-ML
Folgende Grundgriffe sind für eine Ganzkörper-ML notwendig:

Ausstreichgriff
Eine ML beginnt und endet immer mit dem Ausstreichgriff. Beginnen Sie am der Körpermitte nächstgelegenen Lymphknotengebiet und arbeiten Sie dann in die der Körpermitte ferner gelegenen Zonen. Hierbei streichen Sie dreimal fächerförmig mit dem Daumen von den **Lymphausgangspunkten** zur Seite. Die letzte Streichung wird entlang der gesamten behandelten Körperfläche gleichmäßig immer in Richtung Lymphabfluss ausgeführt.

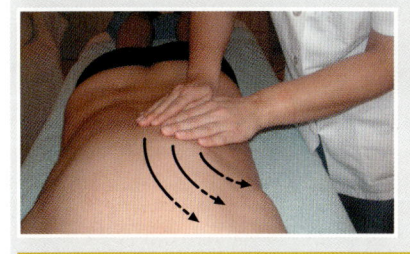

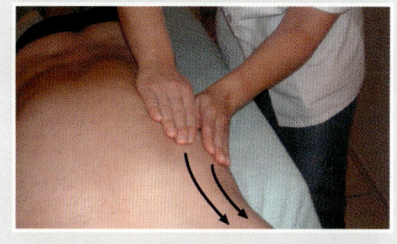

Abb.: Ausstreichgriff

Stehende Kreise
Die Finger werden – je nach Größe des zu behandelnden Hautgebietes – entweder einzeln oder alle Finger gemeinsam flach auf die Haut gelegt und immer auf die Kleinfingerseite zu kreisförmig verschoben.

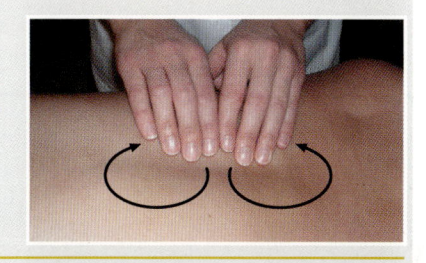

Abb.: Stehende Kreise

Spiralförmige Kreise
Die Grundtechnik gleicht dem Griff der stehende Kreise. Am Ende (in der Nullphase) eines beschriebenen Kreises gleiten die Hände hier jedoch um einige Zentimeter weiter.

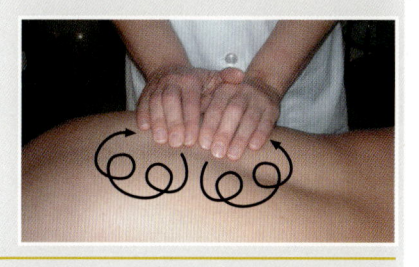

Abb.: Spiralförmige Kreise

Pumpgriff
Die Handfläche und Finger der einen Hand zeigen Richtung Fußboden. Daumen und Finger bewegen sich aufeinander zu und in Richtung Lymphabfluss. Die Drainagebewegung erfolgt mit der flach aufgelegten Handfläche. Strecken Sie die Finger, denn es sollte kein Druck alleinig durch die Fingerspitzen entstehen.

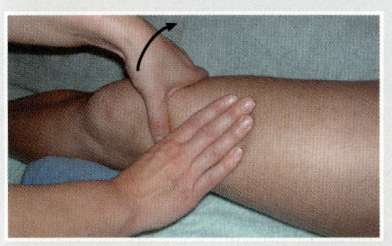

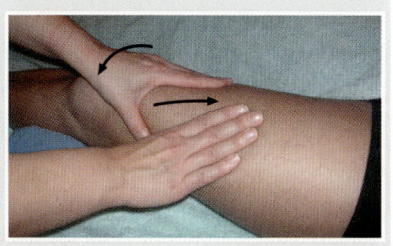

Abb.: Pumpgriff

Die zweite Hand unterstützt streichend in Richtung Lymphabfluss.

Schöpfgriff

Er wird auf großflächigen Körperpartien und an Armen und Beinen angewandt. Die Handinnenfläche ist hier hohl (das Handgelenk zeigt himmelwärts). Im Verlauf des „Schöpfens" wird die Haut in einem ovalen Kreis auf den Daumen zu seitlich nach oben verschoben. Das Handgelenk wird im Umkehrpunkt des Griffs extrem hoch bewegt und so Daumen und Finger gesteuert. Sie arbeiten korkenzieherähnlich in der Bewegung, wobei der Drehpunkt das Zeigefingergrundgelenk darstellt. Der Griff kann ein- und beidhändig ausgeführt werden.

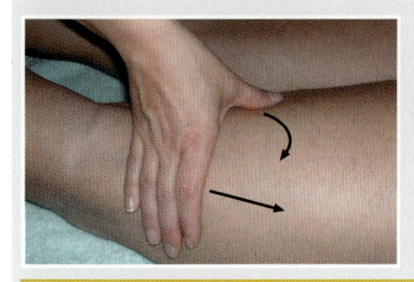

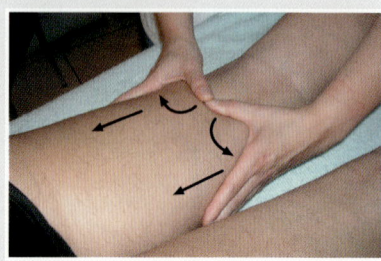

Abb.: Schöpfgriff

Drehgriff

Er wird hauptsächlich auf flächigen, ebenen Körpergebieten wie z. B. an der Schulter angewandt. Die Handflächen liegen der Haut flach auf und die Fingerspitzen zeigen nach vorn. In der Bewegung hebt und senkt sich das Handgelenk („raupenähnliche Bewegung") und der Daumen dreht in Richtung Zeigefinger. In der „Druckphase" werden die Handgelenke ohne Druck angehoben, während die vier Finger weiterwandern und der Daumen zum Druck ansetzt, was den Drehgriff vollendet. Es ist ein Weiterschieben oder eine seitliche Verschiebung des Gewebes in Richtung Lymphausgangspunkt.

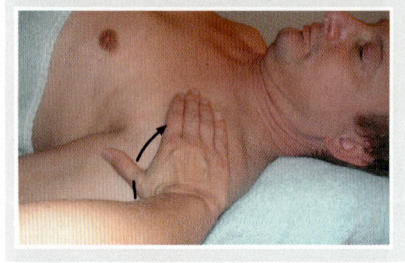

Abb.: Drehgriff

Dr. Vodder sagte dazu: „... Vergleicht diese Druckänderungen mit der tastenden Druckzu- und -abnahme von Katzenpfoten, die über ein instabiles wackeliges Brett schreiten, ohne dieses zu erschüttern. ..."

Während der gesamten Behandlung der ML sollten Sie darauf achten, dass Ihre Hände nicht über die Haut des Kunden rutschen. Verzichten Sie daher nach Möglichkeit auf den Gebrauch von Ölen oder anderen Massagemitteln.

Eine ML wird ohne gleitende Massagemittel ausgeführt.

Mit der ML-Massagetechnik und den ML-Griffen wird der Lymphabfluss sanft stimuliert, ohne Druck auf das Gewebe auszuüben. Also immer korrekt arbeiten!

Ein gesunder Wasserhaushalt (➜ Band A, LF 10, Kapitel 7) ist wichtig, da viele lebenswichtige Stoffe nur in flüssigen System transportiert werden können. Die Flüssigkeiten in unseren Körper werden unterteilt in 10% (ca. 4 l) Blut, 20% (ca. 8 l) Gewebsflüssigkeit und 70% (ca. 24 l) Zellflüssigkeit (➜ Band A, LF 10, Abb. 7.3). Die ML-Massage fördert den Strom von Blutflüssigkeit und der darin gelösten Stoffe in den extrazellulären Raum und unterstützt den Austausch von Zellflüssigkeit mit diesem. Außerdem fördert sie den Abtransport der Gewebsflüssigkeit in die ableitenden Bahnen von Blut- und Lymphgefäßsystemen. Eine ML unterstützt so das Transportsystem im Körper.

5.3 Abfolgen manueller Lymphdrainagen

Beginnen Sie für eine Ganzkörper-ML mit dem Kunden in Rückenlage. Decken Sie nicht zu behandelnde Körperregionen mit einem Laken oder einem Handtuch ab. Lagern Sie Ihren Kunden bequem.

> **Sie beginnen – auch bei der Ganzkörper-ML – immer mit dem Abstreichen (Entleeren) des Terminusgebietes vom Kopf in Richtung Schlüsselbein.**

Die zugehörige Reihenfolge lautet: *Profundus-Terminus, Occiput-Profundus-Terminus,* und danach Nacken- und Schulterregion-*Terminus*.

Profundus-Terminus, Occiput-Profundus-Terminus

Die sich hinter den lateinischen Bezeichnungen verbergenden Begriffe für die Lymphknotenregionen am Kopf können Sie in ➔ Band B, LF 6, Kapitel 5.2, nachlesen. Die Empfehlung lautet diese so genannte **Lymphknotenkettenbehandlung (LKK)** zu Beginn einer jeden ML dreimal auszuführen.

Drainieren Sie Ihren Kunden am Nacken entweder weiter in der Rückenlage (und führen Sie eine ML an Brust und Bauch durch), lassen Sie ihn sich für die ML am Rücken in die Bauchlage drehen oder bitten Sie gleich um das Drehen in die Bauchlage.

Die nach der ML an Rücken und Bauch weiter beschriebenen Abfolgen der ML an Armen und Beinen können in Bauch- oder Rückenlage durchgeführt werden.

A Manuelle Lymphdrainage Nacken

- **Streichen** Sie von den Brustwirbeln bis zu den Halswirbeln aufwärts.
- Führen Sie **stehende Kreise** im Nacken, beginnend vor und hinter dem Ohr (➔ Band B, LF 6, Kapitel 5.2), zum vorderen Hals bis in die Schlüsselbeingrube (Terminus) aus. Arbeiten Sie danach vom Hinterkopf mit spiralförmigen Kreisen den Nacken hinunter.
- Ebenso eignen sich **stehende Kreise** vom Haaransatz bis zum Schulterrand, den Kapuzenmuskel entlang (Trapeziusrand).
- Die Schultern nun von außen nach innen mit dem **Pumpgriff** bearbeiten. Weiterpumpen und Weiterschieben am Schulterrand (am Ansatz des Oberarmes).
- Der **Drehgriff** am Schultergürtel ist parallel mit dem Pumpgriff möglich (die Schultermuskulatur wird dann von innen nach außen zur Achsel hin durchgearbeitet).
- Danach **stehende Kreise** mit acht Fingern an der Halswirbelsäule rechts und links entlang (vom Querfortsatz der Wirbel nach unten) ausführen.
- Zum Abschluss einen **Ausstreichgriff**.

B Manuelle Lymphdrainage Rücken

- An die Nackenbehandlung in Rücken- oder Bauchlage können Sie die Rückenbehandlung anschließen und mit **Streichungen** des Rückens von der Lendenwirbelsäule zur Brustwirbelsäule und von der Halswirbelsäule zum Achselbereich (3-mal aufwärts) fortfahren.
- Nun folgt der **Drehgriff** im Wechsel über die rechte Schulter und die rechte Rückenseite. Dabei immer von der Wirbelsäule aus in Seitwärtsrichtung zur Außenseite arbeiten.

- **Rippenschieben (Pumpgriff):** Die Zwischenrippenräume werden mit langsamen Druckbewegungen gepumpt und gestrichen. Dabei den Druck immer in kreisenden Bewegungen nach innen geben.
- Seitlich abwechselnd mit beiden Händen von der Rückenmitte zur Außenseite den **Drehgriff** anwenden.
- **Danach pumpen und weiterschieben** ohne Daumen mit der flachen Hand.
- **Stehende Kreise** an der Außenseite in Richtung Armhöhle (Achsel) durchführen. Stehende Kreise auch vom Oberarm rückwärts und aufwärts bis zu Achsel und Nacken ausführen.
- Dieselben Griffe von der anderen Körperseite aus behandeln (wechseln Sie Ihre Massageposition zur anderen Seite).
- Danach mit beiden Händen (das sind acht Fingerbewegungen) die Schulterblattkanten mit einem **Drehgriff** umkreisen. Druck jeweils in Richtung Achsel richten.
- Links und rechts der Wirbelsäule, von der Lendenwirbelsäule zur Halswirbelsäule, **stehende Kreise** mit Druck auf die Wirbelsäule ausführen.
- Zum Abschluss einen **Ausstreichgriff** anwenden.

C Manuelle Lymphdrainage am Po
- An die Rückenbehandlung können Sie die Behandlung des Pos anschließen. Sie kann in der Seitenlage oder in der Bauchlage erfolgen.
- Beginnen Sie am Beckenkamm mit **Pumpgriffen** Richtung Kreuzbein, arbeiten Sie großflächig weiter bis zum Hüftansatz und umkreisen Sie beidseitig mit **Schöpfgriffen** die Gesäßregion.
- Danach mit **Drehgriffen** parallel fächerförmig seitwärts mit flachen Fingern von der Lendenwirbelsäule zur Hüfte und zur Gesäßmuskulatur hin arbeiten.
- Dann **stehende Kreise** fußwärts über dem Kreuzbeindreieck ausführen – parallel und im Wechsel.
- Zum Abschluss mit den acht Fingern ganz flach über den Gesäßmuskel in Richtung der *inguinalen* Lymphknoten **streichen**.

D Manuelle Lymphdrainage der Brust
- Bitten Sie den Kunden/die Kundin, sich auf den Rücken zu legen.
- Beginnen Sie mit **Ausstreichen und Daumenkreisen** vom Brustbein zur Achsel.
- Führen Sie unterhalb der Armhöhle **stehende Kreise** zur Außenseite der Brustdrüse (lat. *Mamma*) hin aus.
- Danach erfolgen Griffe, die **pumpen** und wieder zur Armhöhle hin **seitlich weiterschieben**.
- Die daran anschließenden **Drehgriffe** sind im Wechsel vom Brustbein seitlich über die Rippen hin auszuführen.
- Arbeiten Sie nun mit **acht Fingern** am Brustbein und am Ansatz der Rippen mit leichtem Druck.
- Die Zwischenrippenräume bearbeiten Sie (vom Brustbein bis zum Terminusgebiet unter dem Schlüsselbein) mit **Fingerkreisen** und leichtem Druck nach innen.
- Mit **flachen Händen** umkreisen Sie beiderseits die Brüste.
- Danach erfolgt ein abschließender **Ausstreichgriff**.

Mamma

E Manuelle Lymphdrainage Bauch
- Die Bauchlymphdrainage wird in der Rückenlage ausgeführt, bei eventuell angewinkelten Beinen der Kundin/des Kunden. Eine Stütze (Unterlage) an den Knien ist für eine entspannte Lage dabei wichtig!
- Beginnen Sie mit dem **Ausstreichen** der Bauchregion vom Schambein bis hin zum Brustbein. Danach arbeiten Sie mit leichten **Drehgriffen** über den Plexus solaris hinweg. Der *Plexus solaris* oder das Sonnengeflecht befindet sich in der Mitte des Brustbeins.

Plexus solaris

- In Richtung und über den Dickdarm mit beiden Händen den **Drehgriff** ausüben. Dabei bitte die Reihenfolge aufsteigender, querlaufender und absteigender Dickdarm unbedingt einhalten!
- Dann arbeiten Sie mit **vier auf vier Fingern stehenden Kreisen** wieder in Richtung des Dickdarms hin. Mit fortschreitenden Kreisbewegungen drainieren Sie dann mit etwas Druck der Fingerspitzen die Bauchdecke.
- Der nun folgende **Pannikulosegriff** ist eine kleine, leichte Grifftechnik mit eindrehendem Daumen gegen den Zeigefinger. Sie wenden ihn hier in Richtung Leistenlymphknoten an, um den Hautlymphabfluss zum Leistenkanal hin positiv zu beeinflussen.
- Nun folgen **Abschlussausstreichungen** der Bauchdecke mit flachen Händen über Schambein und Leisten aufwärts bis zum Rippenbogen.

> Es ist von Vorteil, wenn Sie während der Abschlussstreichungen mit der Kundin/dem Kunden Atemübungen ausführen: beim Einatmen sanft zum Brustbein hin streichen und beim Ausatmen Daumenstreichungen entlang der Rippenbogen in Richtung zu den Leisten hin ausführen.

F Manuelle Lymphdrainage Arme
- Beginnen Sie am Oberarm mit dem **Schöpfgriff**.
- Führen Sie einen **Pumpgriff** am Deltamuskel („Schulterkuppe") mit der rechten Hand aus.
- Der **Pumpgriff** am Oberarm wird so ausgeführt, dass Ihre linke Hand den Arm im Ellenbogen hält, während Ihre rechte Hand arbeitet.
- Mit beiden flachen Händen nun die Schulter umkreisen **(Drehgriff)**.
- Die Lymphgegend an der Achsel mit **stehenden Kreisen** (Abflussrichtung Armhöhle) bearbeiten.
- Danach vom Ellenbogen zum Oberarm **pumpen**.
- Die Daumen beider Händen kreisen um den Ellenbogenknöchel **(Drehgriff)**.
- Führen Sie den **Schöpfgriff** am Unterarm mit einer Hand aus, während Sie den Unterarm mit der anderen Hand halten.
- Nun folgt der **Drehgriff** wechselweise über dem Handgelenk und dem Handrücken (jeweils an der Kleinfingerseite beginnend).
- Die Handinnenfläche mit **spiralförmigen Kreisen** von der Spitze der Finger über die Handflächen zum Handgelenk hin bearbeiten.
- Abschließend erfolgt ein **Ausstreichen** von Hand zu Achsel.

> **G Manuelle Lymphdrainage Beine**
> - Beginnen Sie mit einem langen **Ausstreichgriff** und gehen Sie in den **Pumpgriff** am Oberschenkel, beginnend im Leistenraum, mit rechter und linker Hand im Wechsel über.
> - Führen Sie nun vier und acht Finger kreisende Bewegungen **(stehende Kreise)** der Leistenlymphknoten in Abflussrichtung aus. Der/die Daumen pumpen und schieben als **Drehgriff** weiter auf den Oberschenkel.
> - Es folgt ein **Schöpfgriff** bis zum Knie und das Aufwärtsschieben zum Oberschenkel.
> - Die Kniekehle mit vier Fingern flach nach oben **schöpfen**, während die andere Hand das Kniegelenk (im etwas gebeugten Knie) hält. In Rückenlage auf der Kniescheibe mit **stehenden Kreisen** arbeiten.
> - Nun folgt ein **Pumpgriff** über das Knie mit einer Hand, während die andere Hand das Knie seitlich umfasst.
> - **Drehgriff** mit Daumenkreisen wechselweise an den beiden Knieseiten durchführen.
> - Bearbeiten Sie den Unterschenkel des Kunden mit einem **Pumpgriff** über das Schienbein, indem Sie ihn das Bein aufstellen lassen. Ihre andere Hand führt an der Wade den **Schöpfgriff** aus. Danach können Sie mit beiden Händen vom Fußknöchel bis zum Knie mit dem Schöpfgriff arbeiten.
> - Nun das Fußgelenk wechselweise mit **spiralförmigen Kreisen** drainagieren. An Fußrücken und Fußsohle mit dem **Drehgriff** arbeiten, und zwar von den Zehenspitzen nach aufwärts.
> - Die Quergewölbe des Fußes von den Zehenspitzen Richtung Ferse mit **Pumpgriffen** bearbeiten.
> - Zum Abschluss folgt ein **Ausstreichgriff** vom Fuß bis zum Oberschenkel.

Eine Ganzkörper-ML dauert **insgesamt zwischen 60 und 90 Minuten,** eine Teilbehandlung entsprechend kürzer.

Nach einer Ganzkörper-ML ist eine **Nachruhezeit von 10 bis 30 Minuten** von Vorteil. Ihr Kunde sollte in dieser Zeit gut zugedeckt liegen.

Die erfolgte Anregung des Lymphflusses ist mit der Behandlung nicht beendet. Einmal in Gang gesetzt, bleibt ein kontinuierlicher **Lymphfluss für ein- bis zwei Stunden nach der Behandlung** noch erhalten.

> Raten Sie Ihren Kunden von geistigen Höchstleistungen und körperlichen Anstrengungen nach der ML-Behandlung ab. Es sollten lieber nur ruhige oder entspannenden Tätigkeiten verrichtet werden. Viel Trinken nach der Behandlung unterstützt die erfolgreiche Entschlackung des Körpers.

> *Sollte der ganze Körper auf einmal behandelt werden?*

Es ist nicht immer sinnvoll, den ganzen Körper auf einmal zu behandeln, denn die Intensität der Anregung des Lymphflusses kann den Körperkreislauf und seine Gefäßsysteme überfordern. – Lieber mit dem Kunden Behandlungen in entsprechenden Zeitabschnitten vereinbaren.

> **Beispiel**
> Regen Sie mit einer ersten Behandlung erst einmal den Lymphfluss nur an, indem Sie mit einer **Lymphknotenkettenbehandlung (LKK)** einsteigen und die Reaktion des Körpers bis zum nächsten Termin abwarten.
> Gestalten Sie einen **Lymphdrainageplan** ähnlich einem ➜ Massageplan (LF 6, Kapitel 1.3) bedarfsmäßig. Bei Cellulite werden nur Beine und Po behandelt, als begleitende Behandlung der abheilenden Akne im Dekolletee- oder Rückenbereich werden diese Regionen einer intensiveren Behandlung unterzogen.
> Besprechen Sie mit dem Kunden eine **Lymphdrainage-Strategie** gegen immer wiederkehrende Flüssigkeitsansammlungen oder Stauungserscheinungen, Hautirritationen und zum Entschlacken.
> Schlagen Sie **prophylaktische ML-Behandlungen** vor. Hier können Sie z. B. gezielt das Immunsystem mit nur im oberen Körperbereich durchgeführten Teilkörperbehandlungen gegen Heuschnupfenanfälligkeit stärken oder auch der Neigung zu häufigen Erkältungen entgegenwirken oder Beinlymphdrainagen für Kunden mit hauptsächlich sitzenden Tätigkeiten planen. Diese können Stauungen in den Beinen und Füßen vorbeugen.

5.4 Indikationen und Kontraindikationen

Die Wirkungsweise der manuellen Lymphdrainage ist vielfältig:

▶ **Entschlackende und entstauende (entödemisierende) Wirkung**

Durch die ML wirkt mit einer bestimmten Druckstärke eine Hautverschiebung auf das Bindegewebe ein. Hier werden störende Schlackenstoffe und überschüssige Flüssigkeit aus dem zu behandelnden Gewebe leichter gelöst und entfernt. Das Lymphgefäßsystem transportiert die Stoffe zu den Lymphknoten. Dort werden sie ggf. unschädlich gemacht (➜ IMMUNSYSTEM, Band A, Grundlagen-Lexikon). Der Abtransport erfolgt über die Ausscheidungsorgane im Körper. Nach dem „Auslösen" von Schlackenstoffen und Flüssigkeit können die Zellen des Bindegewebes besser versorgt werden. Das Gewebe kann sich durch die ML besser regenerieren.

▶ **Wirkung auf das Immunsystem**

Das Immunsystem ist ein Schutzsystem für unseren Körper. Da durch die ML der Lymphfluss angeregt wird, werden erkannte Fremdstoffe von den Lymphknoten schneller aufgenommen und Antikörper besser im Kreislauf (Flüssigkeitsräume und Körpergewebe) verteilt.

▶ **Wirkung auf das vegetative Nervensystem**

Das vegetative Nervensystem wird durch die ML positiv beeinflusst, denn die Griffreihenfolge besteht aus monotonen, langsamen, rhythmischen und mit leichtem Druck ausgeführten Bewegungen. Dadurch kommt es zu einer für den Kunden *parasympathisch* ausgelösten, sehr beruhigenden Wirkung.

parasympathisch

Die Gründe (Indikationen) für die Anwendung der ML sind:

allgemeine Erschöpfungserscheinungen (Stress), Wunsch nach Wohlgefühl, kosmetische Hautpflege, Cellulitebehandlung (➜ Kapitel 4), Darmträgheit, als Begleitbehandlung bei Fastenkuren, alte Narben (z. B. atrophisches Gewebe und

> Wann ist die Durchführung einer ML sinnvoll?

Liposuktion

Verbrennungen), begleitende Nachbehandlung bei kosmetischen Operationen (wie z. B. nach „Reiterhosen-OP" oder anderen Oberschenkelkorrekturen, Bauchstraffung und Entfernung von Fett (*Liposuktion*).

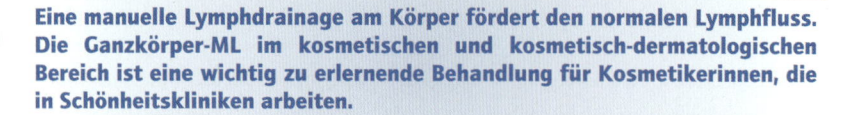

> Eine manuelle Lymphdrainage am Körper fördert den normalen Lymphfluss. Die Ganzkörper-ML im kosmetischen und kosmetisch-dermatologischen Bereich ist eine wichtig zu erlernende Behandlung für Kosmetikerinnen, die in Schönheitskliniken arbeiten.

Beispiel: Frischnarbenbehandlung

Wunden schließen sich mit Narbenbildung, egal ob sie durch Verbrennungen, Operation oder andere Verletzungen entstanden sind.

Eine fachgerecht ausgeführte kosmetisch-dermatologische ML macht die Narbenumgebung weich, die Narbenbildung wird eingeschränkt und Narbenschwellungen treten kaum auf.

Dabei wird Narbengewebe über den Hautlymphabfluss behandelt. Großflächige Narben (die z. B. durch Verbrennungen entstanden sind) werden durch gezielte ML-Behandlungen flacher und weicher. Dabei wird nicht nur das Narbengebiet behandelt, sondern es wird immer eine Ganzkörper-Lymphdrainage durchgeführt.

Arbeiten Sie in Längsrichtung über die Narbe, unter Anwendung von sanften Dreh- und Pumpgriffen. Drainieren Sie von der Narbe weg und der weitere Lymphabtransport wird wieder angeregt. Durchtrenntes Gewebe und Hautlymphbahnen werden durch das Narbengewebe hindurch bearbeitet. Der Heilungsprozess wird angeregt und die Narben flachen ab.

Durch diese manuelle Behandlung unterstützen Sie die Bildung von stabilem, elastischem Gewebe (Bindegewebe).

In Fällen mit diesen Begleiterkrankungen sollte keine ML vorgenommen werden (Kontraindikationen):

- Bei **bösartigen Tumoren.** Hier könnten sich entartete Zellen durch den angeregten Lymphfluss im Körper ausbreiten.
- Bei **Herzerkrankungen.** Wasseransammlungen in Gesicht, Armen und Beinen sind häufige Begleiterscheinungen von Herzerkrankungen. Würden diese durch eine ML zum Abfließen angeregt, wäre der Herzmuskel nicht in der Lage, die anfallenden „Wassermengen" abzutransportieren. Die Folgen wären Atemnot und ggf. sogar ein Lungenödem.
- Bei **Thrombose mit Emboliegefahr.** Die ML kann unter Umständen das Lösen von Gefäßablagerungen begünstigen. Diese können eine Schlagader verstopfen (Embolie) und so zum plötzlichen Ausfallen der Blutversorgung in einem Körpergebiet führen (Infarkt).

Naevi
- Bei **Leberflecken** *(Naevi)*. Bestimmte Arten von „Muttermalen" sind in der Lage, sich in einen bösartigen Hautkrebs zu verwandeln (→ Band A, LF 2, Kapitel 4.9). Daher sollten diese niemals äußeren Einflüssen wie Druck, Reibung oder sonstigen mechanischen Beanspruchungen ausgesetzt werden.
- Bei **infektiösen Hauterkrankungen,** wie z. B. bei Herpes, oder bei **akuten Entzündungen,** wie z. B. einem Erysipel (Wundrose/Rotlauf → Band A, LF 2, Kapitel 4.2). Hier wird durch die ML der Lymphfluss angeregt und so können die Erreger im Körper verbreitet werden.

- Aktive **keloide Narben** (→ Band A, LF 2, Kapitel 3.2) werden im kosmetischen Bereich nicht bearbeitet, denn hier könnte es u. U. zu einer Reizung des Gewebes und zu noch weiter verstärkter Wucherung kommen.
- Auch ein vorhandenes **Lymphödem** liegt nicht in Ihrem (rein kosmetischen) Behandlungsbereich, sondern ist medizinischen Bademeistern, Physiotherapeuten oder Lymphdrainage- und Ödemtherapeuten vorbehalten (→ Band A, LF 1, Kapitel 1.5).

Deshalb ist eine genaue Anamnese in Form der Befragung des Kunden (→ Band B, LF 2, Kapitel 2.1) vor der ML-Behandlung erforderlich.

> **Für Sie als Kosmetiker(in) gilt grundsätzlich: Behandlung nur am gesunden Menschen durchführen. Richtig ausgeführt gibt es keine negativen Reaktionen auf die Ganzkörper-ML.**

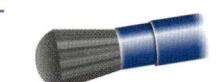

Ist der Körper aber geschwächt (z. B. durch Ansammlung von Gewebsflüssigkeit in den Beinen nach einem langen Flug oder nach einer Schönheitsoperation) sollten Sie mit einer kürzeren Behandlungszeit beginnen. Der geschwächte Körper braucht eine längere Zeit zur Aktivierung und Normalisierung des Stoffwechsels und des Abtransportes von Stoffwechselendprodukten über Gefäße und Lymphbahnen. Es empfehlen sich daher kurze Behandlungsabstände (z. B. in Schönheitskliniken das morgendliche und abendliche Drainieren).

Neben den richtigen Indikationen und der fachgerechten Ausführung erhöhen **günstige äußere Bedingungen** die Wahrscheinlichkeit für eine erfolgreiche ML-Behandlung.

Hierzu gehören die in → LF 6, Kapitel 3.1 u. a. genannte Gestaltung des Behandlungsraumes, die gute Vorbereitung, die richtige Arbeitskleidung, die fachgerechte Lagerung des Kunden und eine angemessene eigene Körperhygiene und Verhaltensweise.

Die ML des Gesichtes finden Sie in → Band B, LF 6, Kapitel 5.2, beschrieben.

> Es wird eine Vielzahl an ML-Kursen als Weiterbildungsmöglichkeit in Ihrem Berufsstand angeboten. Informieren Sie sich aber immer bei der 1976 gegründeten Deutschen Gesellschaft für Lymphologie e. V. (DGL, Sektion kosmetisch-dermatologische Lymphdrainage, z. B. im Internet unter www.dglymph.de) und der Gesellschaft für ML nach Dr. Vodder mit Sitz in Walchsee, Österreich.
>
> Deren Kurse sind in verschiedene Kursabschnitte unterteilt, die Spezialisierung wird immer weiterentwickelt, auch für den kosmetischen Bereich, denn die ML-Behandlung ist auch eine Facette des *„Wellness-Trends"*.
>
> Regelmäßige Information und jährliche Treffen (oder Fortbildungen) sind wichtig, um in diesem Anwendungsbereich auf dem neuesten Stand zu sein.

„Das Lymphsystem ist das allerwichtigste Organsystem für das Leben von Menschen und Tieren.", lautete ein überlieferter Ausspruch eines der ersten „Lymphforscher" in Amerika, Prof. Cecil Drinker. Und Dr. Vodder meinte: „Das größte Wunder vollbringt die Lymphe in der Selbstverteidigung als Immunsystem!"

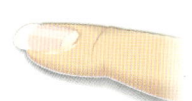

Kosmetische Spezialbehandlungen – LF 11

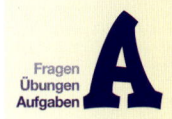

Fragen Übungen Aufgaben

1. Überlegen Sie, warum die manuelle Lymphdrainage für einen nervösen, sensiblen Menschen und Hautzustand besser geeignet ist als eine normale Massage.
2. Was sind die Unterschiede zwischen einer ML im kosmetischen, im kosmetisch-dermatologischen und im therapeutischen Bereich?
3. Was sind die Hauptunterschiede in Ausführung, Ziel und Wirkung zwischen ML und Massage (→ LF 6)?
4. Welche neue Grifftechnik wird bei der ML erlernt und angewendet?
5. Wo am Körper wird mit der ML immer begonnen?
6. Wann wenden Sie eine Ganzkörper-ML an, in welchen Fällen raten Sie zu Teilkörperbehandlungen? Nennen Sie Beispiele.
7. Was haben Lymphgefäßsystem und Immunsystem miteinander zu tun?
8. Beschreiben Sie stehende und spiralförmige Kreise der ML. Was genau ist der Unterschied?
9. Was verstehen Sie unter Lymphdrüsenketten?
10. Was kann alles noch gestaut sein, wenn Ihnen geschwollene Lymphknoten am Hals auffallen?
11. Wo im Körper findet sich eine hohe Konzentration von Lymphozyten?
12. Stellen Sie eine entspannende ML für eine Kundin, die eine Cellulitebehandlung wünscht, zusammen.
    a) Welche Reihenfolge am Körper wählen Sie?
    b) Welche Grifftechniken sind geeignet und in welche Richtung drainieren Sie?
    c) Wann empfehlen Sie der Kundin, diese Behandlung wiederholen zu lassen?

Bildquellenverzeichnis

Abott GmbH & Co KG, Wiesbaden: 81.2, 81.3 (aus Broschüre „Ihre Füße sind es wert – Leben mit Diabetes");
adpic Bildagentur, München: 265.1;
AID e. V., Bonn: 375.1;
American Nails, München: 63.1 (Ileana Schnell);
AOK Bundesverband, Bonn: 274.2, 275.1, 305.1, 325.1; 328.2, 335.1
archivberlin, Berlin: 328.1;
argus Fotoagentur, Hamburg: 289.1 (Helmut Schwarzbach);
Ausfelder, Kurt Grafiker & Designer, Darmstadt: 307.1;
Bäderhaus Bad Kreuznach: 324.1;
Bassus, Birgit, Rödermark: 18.1, 38.1, 236.1, 236.3;
Biotherapy s.r.o., P.O. Box: 306.1;
Das Fotoarchiv Christoph & Friends, Essen: 274 (John Powell), 287.2 (Jochen Tack), 326.1 (Jochen Tack), 328.1 (Jochen Tack), 332.1 (Jochen Tack);
DEKA Ästhetik Vertrieb, Aschaffenburg: 364.1, 364.2;
Deutsches Medizinisches Zentrum (DHZ) Häckel GmbH, Grünwald: 300.3;
Die Haarentferner (Stefanie Westerweller), Frankfurt am Main: 367.1, 368.1, 369 (beide);
Eduard Gerlach GmbH, Lübbecke: 98.2, 102.2, 103.1–3, 103.7, 114.1, 119.5 (aus: Fußpflege aktuell 1/2008), 134.2, 134.3, 135.2, 136.3, 137.1, 141.1;
Elipa elektrologie, Iris Gminski, Weil der Stadt: 360 (beide), 362.1;
Emendagio Haarentfernung, Berlin: 357.2–4,
F1 Online Bildagentur, Frankfurt am Main: 323.3, 330.1;
Fitness-relax-etage GbR, Weiterstadt: 339.1;
Fleischner, Dr. med. Gerhard, Schliersee: 76 (beide), 77 (beide), 108.1, alle aus: Spezielle Anatomie des Beines für den medizinischen Fußpfleger, München 1987;
Flora Press, Hamburg: 378.1;
FOCUS Agentur, Hamburg: 11.2 (Pascal Meunier/Cosmos);
Fotostudio Günter Hogen, Lautertal: 8.2, 9.2, 9.3, 10 (beide), 11.1, 12 (beide), 16.1, 16.2, 25.1, 27 (beide), 29.1, 31.1, 32.1, 32.2, 33.2, 33.3, 34 (alle), 35 (alle), 36 (alle), 37.1–6, 43.1, 45/46 (alle), 47 (alle), 49.1, 49.2, 50.1, 52/53 (alle), 55.1, 56 (beide), 58.1, 59 (alle), 60 (alle), 61 (alle), 64 (alle), 68.1, 91.1, 96.1, 100 (beide), 101.1, 101.3, 102.1, 104/105 (alle), 110.1, 122.1, 123 (beide), 124/125 (alle), 131 (beide), 133 (alle Fotos), 134.1, 135.1, 135.3, 135.4, 136.1, 136.2, 138/139 (alle), 140.1–3, 144/145 (alle), 151.1–4, 155 (alle), 156 (alle), 157.1, 159.3, 163 (beide), 198 (alle), 204 (beide), 205.1, 206.2, 206.3, 207 (beide), 208.3, 208.4, 209.1, 209.4, 210.1, 210.2, 210.5, 211.1, 211.4, 212.1, 212.3–7, 213.1, 213.3, 214.2, 214.3, 215.3, 216.1–4, 217.1, 217.2, 218.4, 218.5, 220.4, 221.1, 221.2, 221.4–6, 222.1, 222.3, 222.4, 223.1–3, 236.2, 247 (alle), 253.1, 254 (alle), 255 (alle), 256.1, 257.1, 258.1, 258.3, 260 (alle), 261.1, 263 (alle), 264.1, 267 (alle), 268–272 (alle), 276.1, 277 (alle), 278.1, 284.1, 285.2, 285.3, 292.1, 295.2, 304.1, 321 (beide), 322.1, 322.2, 322.4, 323.1, 329.1, 334.1, 343.1, 346.2, 346.3, 353 (alle), 354 (alle Fotos), 355.4; 358 (alle), 361.1, 363.1, 363.2, 372.1, 377.1–3, 377.6;
Gebhardt, Dieter, Grafik- und Fotodesign, Asperg: 51.1, 91.2, 92.1, 93.2, 129.2, 324.2, 374.1;
Globus Infografik, Hamburg: 128.1;
Greppmayr, Günter, Praxisgemeinschaft für med. Fußpflege und Podologie, München: 97.5;
Harnecker, Ingrid, Ingelheim: 206.1, 208.1, 208.2, 209.2, 209.3, 210.3, 210.4, 210.5, 211.2, 211.3, 212.2, 213.2, 213.4, 214.1, 214.4, 214.5, 215.1, 215.2, 215.4, 216.5, 217.3, 217.4, 218.1–3, 219 (alle), 220.1–3, 221.3, 222.2, 223.4, 223.5, 224 (alle), 225.1, 226 (alle), 227 (alle), 232.1, 235 (beide), 288.2, 322.5;
Haussen von, Christoph: 234.1;
Hautklinikum Hanau, PD Dr. Ockenfels: 98.1, 299.1. 300.1, 300.2, 301 (beide), 313 (beide), 315 (beide), 316 (beide);
Hellmut Ruck GmbH, Neuenbürg: 99 (alle), 101.2, 103.4–6, 106 (alle), 107 (alle), 119.1–4;
Hild, Claudia, Angelburg: 25.2, 90.2, 112.1, 127.1, 147.2, 148 (alle), 150.2, 166.1, 172.2, 173.3, 175.1, 311.2, 366.1;
Images.de, Berlin: 229.2 (Birdsall);
imago stock & people. Berlin: 49.3;
Ionto-Comed Bildagentur, Eggenstein: 195.1, 229.1, 240.1, 243.1, 244 (beide), 317.1, 330.2, 330.3;
Isotrop Peter Latsch GmbH, Bad Camberg: 161.2, 196.1, 199.1, 285.1;
JAAL Cosmetics The Taste of Lurury (Alexandra Lea Weinberg), Frankfurt am Main: 336.2, 336.3;
Jahreszeitenverlag, Hamburg: 295.1, 333.1;
jump Fotoagentur, Hamburg: 280.1 (Kristiane Vey);
KLAPP Cosmetics, Hessisch Lichtenau: 48.2, 161.1, 230.1, 231.1, 233.1, 320.1, 322.3, 340.1, 341.1, 381.1;
Maaß, Doris, Bad Kreuznach: 32.3;
medicalpicture GmbH, Köln: 118.1;
Melag Medizintechnik, Berlin: 24.1;
MEV Verlag, Augsburg: 48.1, 250.1, 288.1, 289.2, 303.1, 323.2, 338.1, 339.2, 346.1, 376.1, 377.4–5;
Moravan Warenhandels GmbH, München: 146.1, 311.1, 327.1, 331.1, 336.1, 338.2, 352.1;
movere Praxis für Physiotherapie, München: 298.1;
OKAPIA GmbH, Frankfurt am Main: 18.2 (Dr. med. J. P. Müller), 19.1 (Neufried), 19.2 (Neufried), 21.1 (Leonard Lessing/P. Arnold Inc), 21.2, 22.2 (Neufried), 39.1 (Dr. med. J.P. Müller), 39.2 (Neufried), 39.3 (Neufried), 40.2 (Dr. med. J.P. Müller), 93.1 (Christian Grzimek), 127.3 (Neufried), 129.3 (Dr. med. J.P. Müller);
Pharmetic AG, Smart Buy: 355.1–3, 357.1;
Pneumed Medizintechnik GmbH, Idar-Oberstein: 239.1;
Praxis für Physikalische Therapie (Brigitte Stelle), Mainz: 19.3, 39.4, 67 (beide), 80.3, 80.4, 81.1, 83 (alle Fotos), 84 (beide), 85 (beide), 86 (beide), 87.1, 89.1, 90.1, 91.2, 92.2, 92.3, 93.3, 94.1, 96.2, 97.1–4, 108.2, 108.3, 113 (alle), 114.2, 114.3, 115 (alle), 116/117 (alle), 118.2, 120.1, 127.2, 128.2, 129.1, 130.1, 132.1, 137.2, 140.4, 141.2, 141.3, 142.1, 147.2 (Foto), 150.2 (Foto), 151.5, 152/153 (alle), 158 (alle), 159.1–2, 159.4, 388.1, 389.1, 391 (alle), 392 (alle);
Rintelen, Henriette, Velbert: 8.1, 14.1, 15.1, 16.3, 33.1, 37.7, 37.8, 44 (alle), 69.1, 70.1, 71 (beide), 73.1, 74/75 (alle), 80.2, 82.1 (b), 83 (alle Zeichnungen), 88.1, 95.1, 110.2, 110.3, 111 (alle), 133.2, 147.1, 147.3, 150.1, 168.1, 172.1, 173.1, 173.2, 174.1, 176.1, 178.1, 180.1, 181 (alle), 183.1, 185.1, 186 (beide), 193.2, 203.1, 249.1, 249.2, 249.4, 252.1, 258.2, 259.1, 279.1, 302.1, 345.1, 346.4, 347 (alle), 348.1, 354.1, 363.3, 372.2, 383.2, 390.1;
Schmidt, Sabine, Hannover: 91.2 (Überarbeitung);
Senger, Dr. med. Erik, Rödermark: 373.1;
Universität Erlangen: 20.1, 22.1, 40.1;
Weber, Wolfgang Maria: 9.1
Weyergans High Care AG, Düren: 241.1, 382.1, 383.1, 384 (alle);
Wilde Cosmetics GmbH, Eltville: 65 (beide);

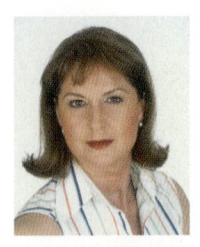

LF 4

Renate Raptis, ursprünglich Dipl.-Geografin, arbeitet seit 1999 als Kosmetikerin mit medizinischem Schwerpunkt und als staatlich genehmigte Fachlehrerin für Kosmetik und Hygiene. Seit 2001 ist sie verantwortliche Fachbereichsleiterin und Lehrkraft an einer privaten Kosmetikschule in Kerpen mit dreijährigem Ausbildungsgang. Neben ihrer hauptberuflichen Lehrtätigkeit arbeitet sie weiterhin als selbstständige Kosmetikerin und bietet Seminare an, in den Bereichen Manuelle Lymphdrainage, Cellulitebehandlung, Haarentfernung, Business-Outfit, Visagistik und Entspannungsverfahren.

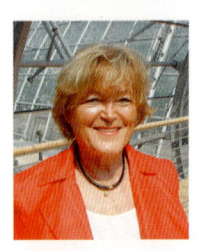

LF 8, LF 11 Kapitel 5

Brigitte Stelle ist Sportphysiotherapeutin und staatl. geprüfte Masseurin, Kneipp- und medizinische Bademeisterin, Kosmetikerin, Fußpflegerin und Gesundheitsberaterin. Seit 1966 ist sie selbstständig in eigener Praxis für Physikalische Therapie in Mainz tätig. Seit vielen Jahren unterrichtet sie an einer staatl. anerkannten Kosmetikschule in Mainz Fußpflege. Sie referiert außerdem an der Volkshochschule (VHS), beim Physiologen-Verband, beim Sportbund Rheinhessen und anderen Vereinen in Fußreflexzonenarbeit, Akupunktur, Energielehre (T.C.M.) und in Gesundheitsberatungslehre.

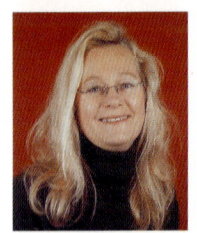

LF 6

Ingrid Hartmann ist Kosmetikerin und Apothekenhelferin und war sieben Jahre in der Kosmetik selbstständig tätig. Kosmetische Massagen und kosmetische Behandlungen sowie Schulungen im Bereich kosmetische Ganzkörpermassage gehörten zu ihrem Arbeitsfeld. Seit 2009 orientiert sie sich beruflich um.

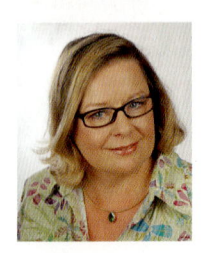

LF 10

Angelika Kaluza ist Dipl. Oecotrophologin, hauswirtschaftliche Elektroberaterin und Ernährungsberaterin (VDO_E). Seit 1996 lehrt sie als verantwortliche Lehrkraft in der Krankenpflegeschule der Universitätsklinik Mainz Ernährungslehre und Diätetik.

Seit 1999 unterrichtet sie zusätzlich an einer staatlich anerkannten Kosmetikschule Ernährungslehre und Beratung, seit 2003 auch Haltung und Entspannung als unterstützende kosmetische Maßnahmen.

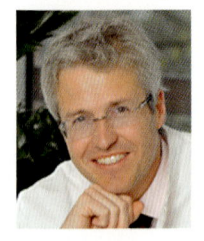

LF 11 Kapitel 1

Professor Dr. med. **Hans-Michael Ockenfels** ist leitender Arzt einer Haut- und Allergieklinik in Hanau. Als Leiter eines Laserzentrums für Dermatologie und Medizinkosmetik beschäftigt er sich mit allen Fragen der Hautoberfläche, ist häufiger Experte bei Funk und Fernsehen für entzündliche und tumoröse Hauterkrankungen und führt als Zusatzbezeichnung „dermatologisch medizinische Kosmetologie". In seiner Funktion als Dermatologe und Allergologe doziert er an der Universität Essen und an einer privaten Kosmetikschule in Hanau.

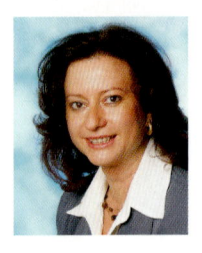

LF 11 Kapitel 2

Birgit Bassus ist medizinische Dokumentarin, war lange Jahre in der Pharmaindustrie als Klinische Forschungsreferentin, Auditorin und GCP-Trainerin tätig, seit 1997 in diesen Funktionen selbstständig. Im Jahr 2002 nahm sie ihre Tätigkeit als Lektorat für das Bildungshaus Schulbuchverlage auf, seit 2003 betreut sie als externe Lektorin das Lehrwerk Kosmetik.

LF 11 Kapitel 3

Doris Maaß ist seit 18 Jahren selbstständige Kosmetikerin und Inhaberin von mittlerweile zwei Kosmetikinstituten. Neben Kosmetik gehören Fußpflege, Nageldesign, Farb- und Stilberatung und professionelles Make-up zu deren Behandlungsportfolio. Angeschlossen ist das eigene Fortbildungsinstitut *Derma-College*, das hoch qualifizierte Seminare in den Bereichen Kosmetik, Fußpflege und Nageldesign anbietet. Die Autorin arbeitet seit vielen Jahren als freiberufliche Referentin für verschiedene Institutionen und schult Mitarbeiter von Apotheken und Kosmetikinstituten im Kosmetikverkauf. Sie ist Fachautorin für die Kosmetik-International Fachzeitschrift und arbeitet freiberuflich für verschiedene Verlage.

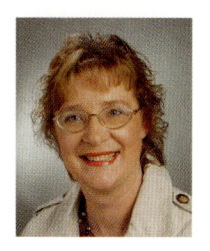

LF 11 Kapitel 3 (Fotoepilation)

Stefanie Westerweller ist seit 1992 im kosmetischen Bereich tätig. Nach der Eröffnung eines Nagelstudios und der Fortbildung zum *Permanent-Make-up-Artist* hat sie sich seit 2002 auf die dauerhafte Haarentfernung mittels IPL-Methode spezialisiert. Sie besitzt ein entsprechendes Institut in Frankfurt.

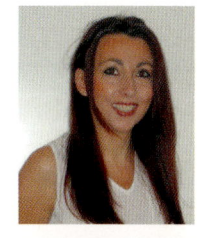

LF 4 Kapitel 5, LF 11 Kapitel 4

Alexandra Lea Weinberg ist Kosmetikerin und Einzelhandelskauffrau und studierte in den USA *Science of Medicine*. 14 Jahre lang leitete sie ihr eigenes Kosmetikinstitut in Frankfurt. Sie gehört der Prüfungskommission für Kosmetik der HWK Hessen an. Seit 2010 ist sie in einer Unternehmensberatung, die sich auf Friseur- und Kosmetiksalons spezialisiert hat, selbstständig tätig.

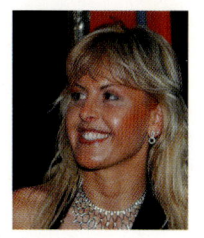

Herzlichen Dank nochmals an Abbott GmbH & Co. KG, American Nails, AOK Bundesverband, Bäderhaus Bad Kreuznach, Biotherapy, DEKA Ästhetik Vertrieb, Deutsches Medizinisches Zentrum (DMZ), Dr. med. Gerhard Fleischner, Eduard Gerlach GmbH, Emendagio, Günter Greppmayr (Podologe), fitness-relax-etage, Hellmut Ruck GmbH, Ionto-Comed, Iris Gminski (Elipa elektrologie), Isotrop, KLAPP Cosmetics, Melag Medizintechnik, Moravan, Pharmetic AG, Pneumed Medizintechnik, Dr. med. Erik Senger, Weyergans High Care und Wilde Cosmetics für die kostenlose Bereitstellung der im Lehrwerk abgedruckten Abbildungen.

Sachwortverzeichnis

A

Additive Farbmischung 307
Anti-Cellulitemittel 378 f.
Apparative Methoden
– kosmetische Ganzkörpermassage 238 f.
– Cellulitebehandlungen 382 f.
Aquajogging 275
Arbeitshaltung 247, 261, 350
Arbeitsplatz
– Maniküre 27
– Pediküre 122 f.
Armmuskulatur 179 f.
Aromaölmassage 228 f.
Aromatherapie 285 f.
Arterien 190 f., 390
– am Fuß 77 f., 89
Atemübungen 289, 290 f., 395
Ätherische Öle 35, 46, 124, 136, 200, 285 f., 378 f.
Atmung 288 f., 290 f., 326, 390
Aufbau eines Haares 345
Aufbau und Funktion
– Arterien und Venen 190 f.
– Fuß 68 f.
– Halteapparat 170 f., 248 f.
– Hand 13 f.
– Knochen 170 f.
– Lunge 290
– Lymphknoten 193
– Nägel 13 f., 16 f., 109 f.
– Nervensystem 187 f.
– Wirbelsäule 189, 249 f.
Aufgaben des Haares 345 f.
Aufgaben der Pediküre 121 f.
Aufgesplitterte oder brüchige Nägel 13, 18, 38
Auftrittsfläche (Fuß) 81
Aufwärmen 262, 334
Ausdauersportarten 274 f.
Ausdauertraining 262, 277 f.
Ausstreichgriff (ML) 391
Auszupfen 358
Autogenes Training 281 f.
Ayurveda 195, 287 f.
Ayurveda-Massage 232 f.

B

Balneo-Fototherapie 300, 337
Balneotherapie 321, 380

Bänder
– am Fuß 71 f.
– an der Hand 14 f.
Bandscheiben 249 f., 253, 259
Bauchlage 198, 207, 235, 260 f., 268
Bauchmuskeln 183 f., 251, 269 f.
Becken, Beckengürtel 171 f., 249
Behandlung von Hühneraugen 98 f., 104 f., 134
Beinenthaarung 355
Beinmuskulatur 184 f.
Beratungsgespräch
– Depilation 498 f.
– Fotoepilation 367
– Laserbehandlung 318
– Maniküre 10
– Massage 166 f.
– Pediküre 123 f.
Besondere Massagearten 228 f.
Beuger (Flexoren) 15, 72 f., 75, 179, 181, 184 f.
Bewegungsübungen 247 f., 288
Bimsstein 99, 103
Bizeps 180 f., 187
Blasen am Fuß 91 f., 127, 129 f., 370
Blaufärbung (der Nägel) 116
Bleichcreme 359
Blutblase 91
Blutgefäßsystem 189 f.
– wichtige Arterien 190
– wichtige Venen 191
Body-Wrapping 333, 380, 382
Brüchige Nägel 13, 18, 38, 51
Brustkorb 171 f., 174 f., 290 f.
Brustlymphgang 194
Brustwandmuskulatur 182
Bücken 249, 257 f.

C

Cellulite 372 f.
– Behandlungen 242 f., 271 f., 309, 325, 377 f., 382 f., 397
– Stadien 377
– Ursachen und Auslöser 373 f.
Chemische Behandlung von Hornhaut (am Fuß) 98

Chemische Depilation 345, 359
Colortherapie 306
CO_2-Laser 313 f.
Creme 50, 136 f.

D

Dampfanwendungen 331 f.
Dampfbad 331 f.
Daumen 13 f.
Day Spa 341
Dehnung (Stretching) 53, 145, 155, 213, 251, 276 f.
Depilation 344
– Kontraindikationen 349
– Vorbereitungen 349 f.
Depilatorien 345, 359
Dermatologische Fototherapie 299 f.
Desinfektion 23 f., 31, 131, 349
Diabetischer Fuß 100, 129
Drehgriff (ML) 392
Duftlampe 196, 281, 285 f.
Dynamisches Dehnen 276
Dynamisches Sitzen 255
Dynamisches Training 266
Dynamische Übungen 264

E

Eckzange 101, 104, 123, 133
Edelsteinmassage 229
Effleurage 36, 144, 202 f.
Eigenschaften von Laserstrahlung 312
Eindringtiefe von Licht 297, 366
Eingewachsener Nagel 114
Elektroepilation 345, 360 f.
Elektrolipolyse 386
Elektrologistin 360
Elektrolyse 361
Elektrostimulation 243, 245
ELOS-Technologie 366, 385
Emulsion 51
Endermologie 383
Entfernung von Hühneraugen 104 f.
Enthaarung 314, 318, 347, 348 f.
– chemische 359
– dauerhafte 360 f.
– fototechnische 364 f.
– elektrotechnische 360 f.
– mechanische 351 f.
– vorübergehende 359

Sachwortverzeichnis

Enthaarungscreme 359
Entspanntes Liegen 258 f.
Entspannung 279 f.
Entspannungsausgleichgriff (am Fuß) 151
Entspannungsmethoden 280 f.
Entspannungsübungen 281 f.
Epilation 344 f., 360, 366
Epilationssonden 362
Erbium-YAG-Laser 313 f.
Erfrierungen (Stadien) 94
Ernährung bei Cellulite 335 f., 377, 387
Ernährungseinflüsse 111, 165, 250, 271, 279, 287
Excimer-Laser 299, 316

F

Faltenbehandlung 313
Faltenbildung 49, 164, 245, 261, 305
Farbe 306 f.
Farblichtbehandlungen 306 f.
Farblichtbestrahlung 311, 326
Farblichttherapie 296
Farbmischgesetze 307
Farbwahrnehmung 306
Farbwirkungen 308 f.
Fehlhaltung 81, 250, 257, 279
Fehlstatik 79 f.
Feilen 27, 32
Felderhaut 44, 89
Fersensporn 130
Fettläppchenstruktur der Subkutis 372
Feuermale 315
Fingerknochen 14
Fingerübungen 52 f.
Fissuren 93
Floating 339
Fotoepilation 345, 360, 364 f.
 – Behandlungsablauf 369 f.
 – Nebenwirkungen 370
 – Vorgespräch und Vorbereitung 367 f.
 – Wirkungsweise 264
Fotothermolyse 312, 314
Fräser 101, 104, 119 f., 123, 134 f.
French Manicure 64, 140
Friktion 144, 202 f., 205

Frischnarbenbehandlung 398
Frostbeulen 94, 128
Fruchtsäure 45
Fuß 67 f.
 – Gelenke 70 f.
 – Gewölbe 71 f., 80
 – Skelett 68 f., 84
Fußbad 124
Fußbefund 125 f.
Fußberatung 127 f.
Fußcreme 136
Fußdeformationen 82 f.
Fußdiagnose 125 f.
Fußgymnastik 154 f.
Fußhautpflege 136 f.
Fußmasken und -packungen 137 f.
Fußmassage 143 f., 213 f.
Fußmuskulatur 72 f.
 – Fußmuskeln 75
 – Unterschenkelmuskeln 73 f.
Fußnägel 109 f.
 – Aufbau und Funktion 109 f.
 – Behandlung 113 f.
 – Deformationen 112 f.
 – Formen 111
 – Lackieren 140
 – Modellage 118 f.
 – Schneiden 132 f.
 – Schleifen und Polieren 134 f.
Fußnagelspangen 119.
Fußparty 158 f.
Fußpilz 114, 127 f.
Fußpuder 137
Fußreflexmassage 147 f.
Fußrücken 75, 89
 – Gefäße 77
 – Nerven 76
Fußschweiß 88, 130, 137
Fußsohle 75, 81 f.
 – Gefäße 77
 – Nerven 76

G

Ganzheitliche Kosmetik 163
Ganzkörper-Lymphdrainage 391 f., 393 f.
Ganzkörpermassage 207 f.
 – Berarung 166 f.
 – Geschichte 162 f.
 – Kontraindikationen 167
 – Massagemittel 199 f.
 – Risiken 168 f.
 – Vorbereitungen 195 f.
 – Wirkungen 164 f.

Garshan-Massage 231
Gefäße des Fußes 77
Gelbfärbung (der Nägel) 20, 117
Gelenke 14, 69 f.
Gepulster Farbstofflaser 316
Geruchssinn 285, 287
Geschichte der Maniküre 11
Geschwür 129
Gewebeflüssigkeit 192 f., 390, 392
Gleitwellenmassage 383
Grundspannung 257, 266 f.
Grünfärbung (der Nägel) 20

H

Haar 345 f.
Haarentfernungsmethoden 344 f.
Haarwachstum 346 f.
Haarwachstumsstörungen 347 f., 363
Haarzyklus 346
Hacken (Massagegriff) 202, 206
Hagelundferse 130
Hallux valgus 83, 85, 107
Halsmuskulatur 182
Halteapparat 248 f.
Haltung 79, 247 f.
Haltungsschäden 242
Hand 13 f.
Handcreme 50 f.
Handgymnastik 10, 52
Handinnenfläche 43 f.
Handknochen 13 f.
Handmassage 34 f., 221 f.
Handpackung 46 f.
Handpeeling 44 f.
Handpflege 42 f.
Handrücken 43 f.
Handschutz 49 f.
Hand- und Fingermuskulatur 14 f.
Hand- und Nageldiagnose 25
Hautalterung 302, 305
Haut am Fuß 87 f.
Hautfeile 99
Hautveränderungen Fuß 90 f.
 – kosmetische Behandlung 98 f.
 – mechanische Behandlung 99 f.
Hautzange 34, 101, 123
Heben 257 f.
Helio-Therapie 303

Hohlfuß 84
Hohlhandanwendung 202, 205
Hohlmeißel 100, 123
Hohlnagel 18, 38, 113
Hornhaut 90 f.
Hornhautfehlbildungen 91 f.
Hornhauthobel 100
Hornhautraspel 99
Hornschwielen 92
Hot-Stone-Massage 231
Hüftbeuger 185
Hüftgelenk 69
Hüftnerv 76, 189
Hühnerauge 95 f., 98 f.
– Behandlung 104 f.
Hydrostatische Wirkung 326
Hydrotherapiebehandlungen 320 f.
Hygiene 23, 57, 122 f.
Hygienemaßnahmen 23
Hygieneplan 42, 160
Hyperkeratose 90, 95, 115, 129
Hyponychium 16, 110

I
INCI-Deklaration 28, 98, 124, 359
Infrarotlicht 297 f.
Infrarotstrahler 298
Infrarotstrahlung 297
Instrumente
– Enthaarung 349
– Maniküre 27
– Pediküre 123
Iontophorese 244
IPL-Geräte 318, 360, 365 f.
Ischiasnerv 76, 189
Isometrisches Training 266
Isometrische Übungen 264

J
Joggen 273 f.

K
Kälteeinwirkung 324
Kältewickel 382
Kaltwasserbehandlungen/-kuren 324
Kapuzenmuskel 176
Klang- oder Klangschalenmassage 234
Klassische Maniküre 31 f.
– Planung und Ablauf 23 f.

Kleine Chirurgie 98
Kleiner Kreislauf (am Fuß) 150 f.
Klopfen 202, 205 f.
Knickfuß 85
Kniegelenk 69 f., 173 f.
Kompressen 334 f.
Kompression 333
Kontraindikationen
– apparative Massagebehandlungen 238 f.
– Cellulitebehandlungen 380 f.
– Elektroepilation 363
– Enthaarungen 349
– Fotoepilation 367
– Fußmassage 144
– Ganzköpermassage 167
– Laserbehandlungen 318
– Maniküre 40
– Manuelle Lymphdrainage (ML) 398
– Pediküre 81, 122, 127, 131
Kopfmassage 226 f.
Körperbehaarung 199, 343 f.
Körperenthaarung 348 f.
Körperhaltung 248 f.
Körpermassage 161 f.
Körperstatik 79, 81
Körperübungen (Training) 262 f.
Kosmetikverordnung 28
Kosmetische Bestrahlungen 296 f.
Kosmetische Cellulitebehandlungen 372 f.
Kosmetische Fußbehandlung (Pediküre) 121 f.
Kosmetische Fußberatung 127 f.
Kosmetische Haarentfernung 343 f.
Kosmetische Spezialbehandlungen 295 f.
Kosmetische Wasserbehandlungen 320 f.
– Bäder 326 f.
– Dampfanwendungen 331 f.
– Duschen 329 f.
– Sprayanwendungen 330 f.
– Wickel und Auflagen 333 f.
Krafttraining 264 f.
Krallennägel 19, 39, 113
Krampfadern 77, 128

Kräuterstempelmassage 137 f., 230
Kundenkarte
– Maniküre 25 f.
– Pediküre 125 f.
Künstlicher Nagel (tip) 58 f., 120

L
Lackieren der Nägel 37, 140
Lagerung der Kunden 198, 259 f.
Längsrillen (der Nägel) 19, 39, 114, 117
Laser 299 f., 311 f., 360, 366
– Anwendungen und Therapien 311 f.
– Nebenwirkungen 318
– Niedrigenergielaser (Softlaser) 317
– Sicherheitsmaßnahmen und Umgang 317
Leistenhaut 44, 87
Leukonychie (Nagel) 20, 117
LFGB (Lebensmittel- und Futtermittelgesetzbuch) 28
Licht 296
Lichtblitz 366, 369
Lichtspektrum 296 f.
Lipolyse 386
Liposuktion 386
Löffelnägel 18, 38, 118
Lunge 290 f.
Lymphausgangspunkte 390 f.
Lymphdrainageplan 397
Lymphfluss 203 f., 241 f., 384 f., 389 f.
Lymphflüssigkeit 192 f., 392
Lymphgefäßsystem 192 f., 390
Lymphknoten 193, 390
Lymphknotenkettenbehandlung (LKK) 393, 397
Lymphpflichtige Last 389

M
Maniküre 17 f.
– Arbeitsplatz 27
– Geschichte 11
– Instrumente und Hilfsmittel 27
– möglicher Ablauf 31 f.
Manuelle Cellulitebehandlungen 380 f.

Manuelle Lymphdrainage (ML) 388 f.
- Abfolgen 293 f.
- Grundgriffe 391 f.
- Indikationen 397
- Kontraindikationen 398
- Unterschiede zur Körpermassage 390
Massage 162 f.
- Allgemeine Regeln 200
- Beratung 166 f.
- Fußmassage 143 f., 213 f.
- Fußreflex 147 f.
- Geschichte 162 f.
- Handmassage 35, 221
- Kontraindikationen 167
- Risiken 168
- Vorbereitungen 195 f.
- Wirkungen 164 f.
Massagegriffe 202 f.
Massageliegen 195 f.
Massagemittel 199 f.
Massageraum 195 f.
Massageroller 379
Matratzenphänomen 372
Mechanische Behandlung von Hornhaut (am Fuß) 99 f.
Mechanische Vibrationsmassage 242
Medizinisches Bad 328
Medizinischer Bademeister 328
Meeresalgen 338
Meerwasserbehandlungen 338 f.
Melanineinlagerung (Nagelplatte) 21
Mikromassage 241, 244 f.
Mineralerdepackung 138
Mobile Fußpflege 141 f.
Mobilisation (verschiedener Körperbereiche) 262 f.
Modellagematerial 60, 119
Modellierter Nagel 12, 55 f., 118 f.
Muskelaufbautraining 264 f.
Muskeln 165, 175 f.
- Arm 179 f.
- Bein 184 f.
- Fuß und Unterschenkel 72 f.
- Hand 15
- Rumpf 182 f.
- Schultergürtel und Schulter 175 f.
Muskuläre Dysbalance 251 f.
Muskulatur für Haltung und bewegung 251 f.

N

Nagel 16, 106 f.
- lackieren 37 f., 140
- schneiden 132 f.
Nagelanomalie 17 f., 112 f.
- kosmetische Behandlung 38 f., 113 f.
Nagelbad 33
Nagelbett 16, 110
Nagelcreme 51
Nagelfarbveränderung 20 f., 116 f.
Nagelform 33, 111
Nagelhärter 30
Nagelhautentferner 31, 34
Nagelhautstäbchen 27, 34
Nagellack 28 f.
Nagellackentferner 30
Nagelmodellage 12, 55 f.
- Arbeitsmaterialien 58
- Auffüllbehandlung 63
- Hygiene 57 f.
- Techniken 56 f.
- tip anbringen 58 f.
Nagelöl 31
Nagelpanaritium 21
Nagel-Patella-Syndrom 21, 40
Nagelplatte 16, 110
Nagelschere 27, 132
Nagelspliss 13, 18, 38
Nagelwachstum 17, 111
Naturlicht-Therapie 303
Nävuszellnävi 367
Nerven
- der Arme und Beine 189
- des Fußes 76
Nervensystem 164, 187 f.
Nordicwalking 274

O

Oberarmmuskulatur 179 f.
Oberarmskelett 172
Oberschenkelmuskulatur 184 f.
Oberschenkelskelett 173
Ohrkerzen 236 f.
Ölflecknagel 18, 21, 40
Onychodystrophie 18, 39
Onychogryposis 19, 113
Onycholysis 18, 39, 113
Optisches Fenster der Haut 297
Orangenhaut 271, 372

P

Pannikulosegriff (ML) 385
Paraffinfußbad 139
Paraffinhandbad 47
Parasympathikus 280, 323
Pediküre 121 f.
- Arbeitsplatz 122
- Arbeitsmittel 123 f.
- Arbeitsschritte 131 f.
- Muster-Kundenkarte 126
- Vorbereitungen 123 f.
Peripheres Nervensystem 14, 188
Petrissage 202, 204
Pflegen und Gestalten
- der Füße und Nägel 67 f.
- der Hände und Nägel 9 f.
Pilznagel 20, 114
Pincement 202, 205, 207
Plattfuß 86
Plexus solaris 151 f., 390, 395
Pneumatische Massage 239 f.
Pneumatische Pulsationsmassage (PPM) 239
Power-Walken 274
Pression 202, 207
Produktkunde Wachsenthaarung 356
Progressive Muskelentspannung 282 f.
Pumpgriff (ML) 391
PUVA-Therapie 301 f.

Q

Qi-Gong 288
Querfurchen (des Nagels) 19, 39, 117

R

Radfahren 275
Rasur 358
Reflektorische Wirkung
- Massage 164 f.
- Kälte/Kaltwasseranwendungen 324, 334
- Sprayanwendungen 330
- Wechselbäder 323, 325
Reiki 288
Reizstrombehandlungen 243, 385
Reiztherapie 320
Rhagade 93, 129
Richtiges Liegen 198, 258 f.
Richtiges Sitzen 31, 122, 253 f.

Sachwortverzeichnis

Richtiges Stehen 199, 256 f.
Rillenfüller 29
Rollenmassage 383
Rollnagel 114
Rotlicht 297, 309
Rückenlage 198, 259 f.
Rückenmark 174, 187 f., 249
Rückenmarksnerven 188 f.
Rückenstrecker 182, 251, 277
Rumpfmuskulatur 175 f., 182 f.

S

Salzlake (Sole) 337
Salzwasseranwendungen 337 f.
Saugpumpen-Massage (SPM) 384
Saunaanwendung 325
Schädel 170 f., 249
Schlammbad 335
Schlammpackung 335 f.
Schnell wachsender Fuß 86
Schöpfgriff (ML) 392
Schrunde 92
Schultergürtel-, Schultermuskulatur 175 f.
Schultergürtel 171 f.
Schutzhandschuhe 24, 42, 49, 123, 160
Schweißfüße 88, 130
Selbstmassage
 – am Fuß 146 f.
 – Fußreflex 151 f.
Senkfuß 84
Senk-Spreizfuß 84
Sesambeinchen 14, 68
Shiatsu 234 f., 288
Sichtbares Licht 297, 303, 306, 313
Skalpell (Hautklinge) 101, 123
Skelett 170 f.
 – der Hand 13
 – des Fußes 68 f., 84
Skin Rejuvenation 314
Sofortpigmentierung 305
Softlaser 317
Solarium 304 f.
Solbad 327
Sonde
 – Nadelepilation 360
 – Pediküre 123, 133
Sonnenlicht 303
Spätpigmentierung 305

Spiralförmige Kreise (ML) 391
Spitzfuß 85
Sprayanwendungen 330 f.
Spreizfuß 82 f.
Stabilisierung (Schulter-Nacken-Muskulatur) 267
Stadien der Cellulite 377
Stadien der Erfrierung 94
Statik 79 f.
Stauchung 168
Stehende Kreise (ML) 391
Sterilisation 24
Störungen im Lymphabfluss 128
Strecker (Extensoren) 15, 72, 75, 179, 181, 184 f.
Stress(faktoren) 279
Stretching 262, 275 f.
Strombehandlungen (Massage) 243 f.
Subtraktive Farbmischung 307 f.
Sympathikus 150, 280, 324
Synchronmassage 229, 233

T

Tai-chi 289
Tapotement (Massage) 202, 205 f.
Terminus (Lymphknoten) 390
Thalassobehandlung 338 f., 380 f.
Thalasso-Therapie 339
Thermalwasser 339 f.
Thermolyse 361 f.
Thermophorese 298
Tiefenatmung 290, 293
Tiefenwärme 297 f., 385
Tipps
 – Solariumsbesuch 305
 – Cellulitevermeidung oder -verminderung 387
Totes Meer 300, 339
Trachyonychie 22
Tragen (von Lasten) 257 f.
Training 262 f.
Trainingsgestaltung 264 f.
Trapezmuskel 176 f.
Trizep 180
Tüpfelnägel 19, 21, 39

U

Überlack 30, 37
Übermäßige Verhornung (am Fuß) 90 f., 127

Uhrglasnagel 21, 116
Ultraschall 240 f., 384
Umgang mit dem Laser 317
Unterarmmuskeln 15, 181
Unterarmskelett 172
Unterdruck 191, 237, 239, 290, 376, 384
Unterlack 30, 37, 140
Unterschenkelmuskulatur 72 f., 184 f.
Unterschenkelskelett 69 f., 173 f.
Ursachen und Auslöser der Cellulite 373 f.
UVA-Licht 298, 301, 303, 305
UVA-Therapien 301 f.
UVB-Bestrahlung 299 f., 303, 305
UVB-Bestrahlung mit Sole-Therapie 300
UV-Licht 298 f.
UV-Strahlung 303

V

Vakuum- oder Saugglockenmassage 239, 384
Vakuum-Saugpumpe 330
Varizen 192, 389
Venen 190 f.
Verspannung 279, 291
 – des Fußes (Bänder) 72
 – der Muskulatur 251, 279
Vibration 202, 207, 242
Vibrationsmassage 242
Vollspektrumlampen 303
Vorbereitungen
 – Depilation 349 f.
 – Kosmetisches Bad 327
 – Maniküre 31
 – Massage 195 f.
 – Pediküre 123
 – Schlammbad 335
 – Training 276

W

Wachsenthaarung 344, 351 f.
Wachs(enthaarungs)produkte 356
Wärmebehandlungen 289, 297 f., 335 f.
Wärmewirkungen 323 f., 335
Wärmestrahlung 297, 305, 311